ZHONGGUO ZAINAN YIXUE GAOJI JIAOCHENG

中国灾难医学高级教程

■ 主　审◎郑静晨

■ 主　编◎侯世科　樊毫军

■ 副主编◎范　斌　冯子健

華中科技大學出版社

http://www.hustp.com

中国·武汉

内 容 简 介

本书聚集全国灾难医学救援行业的研究者、实践者，经过数次研讨，结合灾难医学研究的最新成果和各地应对灾害的实践经验，旨在将灾难医学及其在灾难应对中所需了解的资源集中起来，重点介绍对于灾难性事件准备和响应所涉及的管理、技术、后勤等多个学科最新进展及其相互关系。

本书不仅为各级灾难医学救援队伍提供现场应对操作方法，还可以为从事相关领域的实践者和管理者提供理论借鉴。

图书在版编目(CIP)数据

中国灾难医学高级教程/侯世科，樊毫军主编. —武汉：华中科技大学出版社，2019.9
ISBN 978-7-5680-5499-7

Ⅰ.①中… Ⅱ.①侯… ②樊… Ⅲ.①灾害-急救医学-中国-教材 Ⅳ.①R459.7

中国版本图书馆 CIP 数据核字(2019)第 197649 号

中国灾难医学高级教程 侯世科 樊毫军 主 编
Zhongguo Zainan Yixue Gaoji Jiaocheng

策划编辑：蔡秀芳
责任编辑：余 琼 毛晶晶
封面设计：原色设计
责任校对：张会军
责任监印：周治超
出版发行：华中科技大学出版社(中国·武汉) 电话：(027)81321913
武汉市东湖新技术开发区华工科技园 邮编：430223
录 排：华中科技大学惠友文印中心
印 刷：湖北新华印务有限公司
开 本：787mm×1092mm 1/16
印 张：27 插页：2
字 数：685 千字
版 次：2019 年 9 月第 1 版第 1 次印刷
定 价：128.00 元

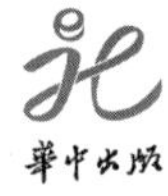

参编人员（以姓氏笔画为序）

丁　凡　中国疾病预防控制中心
丁　辉　天津大学灾难医学研究院
于海玲　北京急救中心
马　渝　重庆市急救医疗中心
马会来　中国疾病预防控制中心
马信龙　天津医院
王　彤　中山大学附属第八医院
王　钢　辽宁省人民医院
王　峪　天津市第一中心医院
王　越　天津大学灾难医学研究院
王天兵　北京大学人民医院
王月芹　郑州大学第一附属医院
王艾平　陆军军医大学
王永义　重庆市职业病防治院
王如刚　北京市疾病预防控制中心
王志翔　空军特色医学中心
王秀杰　哈尔滨医科大学附属第一医院
王超男　中国疾病预防控制中心
王新友　新乡医学院第二附属医院
井　玲　哈尔滨医科大学附属第一医院
韦　薇　天津大学灾难医学研究院
毛恩强　上海交通大学医学院附属瑞金医院
方　涛　天津市第四中心医院
尹　文　空军军医大学西京医院
尹永杰　吉林大学第二医院
尹昌林　陆军军医大学西南医院
邓　进　贵州医科大学附属医院
邓　颖　哈尔滨医科大学附属第二医院
左素俊　山西省疾病预防控制中心
石　莹　武警部队特色医学中心
石忠琪　天津医院
石金河　新乡医学院第一附属医院
石爱丽　浙江省人民医院
卢　明　天津大学灾难医学研究院
卢　珊　中国疾病预防控制中心
卢　铖　新疆维吾尔自治区人民医院
卢　鲁　天津大学灾难医学研究院
卢中秋　温州医科大学附属第一医院
叶泽兵　广东省第二人民医院
申　奥　葫芦岛市中心医院
田军章　广东省第二人民医院
田建广　上海市医疗急救中心
田晋洪　武警山西总队医院
史　军　天津市职业病防治院
史　杰　天津大学灾难医学研究院
白　松　天津大学灾难医学研究院
白祥军　华中科技大学同济医学院附属同济医院
冯子健　中国疾病预防控制中心
冯晓莉　天津大学灾难医学研究院
兰　超　郑州大学第一附属医院
吕　琪　天津大学灾难医学研究院
朱　蕾　复旦大学附属中山医院
朱长举　郑州大学第一附属医院
刘　艳　武警河北总队医院
刘　莉　武警云南总队医院
刘　强　中国医学科学院放射医学研究所
刘　筠　天津市人民医院
刘　蕾　陆军军医大学西南医院
刘子泉　天津大学灾难医学研究院
刘正富　张家口市第二医院
刘汉斌　中国人民解放军西藏军区总医院
刘伦光　四川省疾病预防控制中心
刘明华　陆军军医大学西南医院

刘晓军　郑州大学第二附属医院
刘慧慧　中国疾病预防控制中心
闫新明　山西大医院
江　波　中国医学科学院放射医学研究所
许　真　中国疾病预防控制中心
许　铁　徐州医科大学
孙　勇　哈尔滨市急救中心
孙同文　郑州大学第一附属医院
孙全富　中国疾病预防控制中心
孙承业　中国疾病预防控制中心
劳炜东　广东省第二人民医院
苏　旭　中国疾病预防控制中心
苏　彬　武警部队特色医学中心
杜海科　武警部队特色医学中心
李　宁　天津大学灾难医学研究院
李　冰　中国疾病预防控制中心
李　群　中国疾病预防控制中心
李　霆　天津市第四中心医院
李文强　武汉大学人民医院
李占飞　华中科技大学同济医学院附属同济医院
李宏涛　武警天津总队医院
李松峰　首都医科大学附属北京同仁医院
李尚伦　天津市急救中心
李建国　河北省人民医院
李保军　沈阳急救中心
李晓雪　解放军总医院第三医学中心
李寅飞　河南省人民医院
李湘民　中南大学湘雅医院
杨　炯　解放军总医院第三医学中心
杨　健　北京大学医学部
杨小勇　江苏省疾病预防控制中心
杨吉林　昆明医科大学第一附属医院
杨定位　天津医院
杨蓉佳　甘肃省人民医院
肖立屏　云南省急救中心
吴　迪　上海市消防总队医院
吴　静　中南大学湘雅医院
吴小军　武汉大学人民医院
吴国平　海南医学院第一附属医院
吴群红　哈尔滨医科大学
邱泽武　解放军总医院第五医学中心
何恩奇　江苏省无锡市急救中心
何跃忠　军事科学院军事医学研究院
余宁乐　江苏省疾病预防控制中心
邹圣强　江苏大学附属镇江三院
汪永新　新疆医科大学第一附属医院
沈美华　武警上海总队医院
宋　维　海南省人民医院
张　丹　重庆医科大学第一附属医院
张　华　海南医学院国际护理学院
张　茂　浙江大学医学院附属第二医院
张　泓　安徽医科大学第一附属医院
张　洪　深圳市急救中心
张文艺　中国医学科学院放射医学研究所
张文武　深圳市宝安人民医院
张永忠　天津大学灾难医学研究院
张伟华　天津市人民医院
张志军　安阳市人民医院
张丽杰　中国疾病预防控制中心
张连阳　陆军特色医学中心
张宏顺　中国疾病预防控制中心
张劲松　南京医科大学第一附属医院
张剑锋　广西医科大学第二附属医院
张彦平　中国疾病预防控制中心

张海龙　武警部队特色医学中心
张维新　江西省人民医院
陈　芳　湖南省人民医院
陈　康　四川省人民医院
陈　锋　福建省立医院
陈小松　海南医学院第一附属医院
陈肖华　军事科学院军事医学研究院辐射医学研究所
陈治国　承德市中心医院
陈真英　青海省人民医院
陈晓莉　武汉大学健康学院
陈雁西　复旦大学附属中山医院
武镇龙　天津大学灾难医学研究院
范　斌　天津大学灾难医学研究院
罗瑞明　厦门市医疗急救中心
金　焱　重庆市职业病防治院
金红旭　北部战区总医院
周　斌　河南医学高等专科学校
周　强　深圳市急救中心
周　静　中国疾病预防控制中心
周文正　新疆维吾尔自治区人民医院
单爱民　深圳市人民医院
屈　波　天津大学灾难医学研究院
屈纪富　陆军特色医学中心
孟　玲　中国疾病预防控制中心
孟祥艳　天津大学灾难医学研究院
赵中辛　上海市东方医院
赵会民　广西医科大学第二附属医院
赵艳梅　天津大学灾难医学研究院
赵晓东　解放军总医院第四医学中心
郝　潇　河南医学高等专科学校
郝凤桐　首都医科大学附属北京朝阳医院
胡　海　四川大学华西医院
胡国瑾　天津大学灾难医学研究院
侯世科　天津大学灾难医学研究院
施国庆　中国疾病预防控制中心
姜恩海　中国医学科学院放射医学研究所
洪广亮　温州医科大学附属第一医院
姚建义　中国疾病预防控制中心
秦历杰　河南省人民医院
袁　龙　中国疾病预防控制中心
袁　媛　中国疾病预防控制中心
都定元　重庆市急救医疗中心
聂善华　武警湖北总队医院
柴艳芬　天津医科大学总医院
晏　会　四川大学华西医院
钱　欣　福建省立医院
徐天同　天津市人民医院
徐永刚　陕西省人民医院
徐晓燕　应急管理部消防救援局
高岩升　驻马店市中心医院
高恒波　河北医科大学第二医院
高景利　河北唐山开滦总医院
郭小兵　首都医科大学附属北京安定医院
唐子人　首都医科大学附属北京朝阳医院
唐海阔　中山大学附属口腔医院
唐雪峰　四川省疾病预防控制中心
唐新宇　山西省太原市急救中心
陶　雪　中国疾病预防控制中心
陶小根　中国科学技术大学附属第一医院
黄　婕　湖南省人民医院
菅向东　山东大学齐鲁医院
曹　煜　四川大学华西医院
曹春霞　天津大学灾难医学研究院

龚　平　大连医科大学附属第一医院
龚燕华　天津大学灾难医学研究院
崇　巍　中国医科大学附属第一医院
康　正　哈尔滨医科大学
康　健　大连医科大学附属第一医院
章桂喜　香港大学深圳医院
董士民　河北医科大学第三医院
董文龙　天津大学灾难医学研究院
蒋龙元　中山大学附属第二医院
韩　伟　深圳大学总医院
韩慧娟　武警部队特色医学中心
焦　玲　中国医学科学院放射医学研究所
谢剑炜　军事科学院军事医学研究院
靳　衡　天津医科大学总医院
雷　韦　新疆维吾尔自治区人民医院
路倩颖　天津大学灾难医学研究院

詹　红　中山大学附属第一医院
解立新　解放军总医院第一医学中心
窦　宁　河南医学高等专科学校
蔡文伟　浙江省人民医院
裴红红　西安交通大学第二附属医院
裴迎新　中国疾病预防控制中心
鲜于云艳　武汉大学人民医院
廖晓星　中山大学附属第七医院
谭远飞　中山大学附属第七医院
谭映军　中部战区总医院
熊　艳　中山大学附属第一医院
樊毫军　天津大学灾难医学研究院
潘　菲　解放军总医院第一医学中心
潘东峰　宁夏回族自治区人民医院
潘险峰　解放军昆明总医院

院士序

突发事件多发、毁灭性大、难以防范是世界各国不得不面临的现实课题之一。进入21世纪以来，全球范围内自然灾害、事故灾难、公共卫生事件、社会安全事件等突发事件频发，10多亿人遭受灾害，300余万人被吞噬，仅自然灾害就吞噬了近70万人生命，受灾人口多达3亿，加上事故灾难、突发公共卫生事件及社会安全事件等造成的生命及财产损失更是难以估计，已经引起世界各国人民的普遍关注和深入思考。

灾难医学是一门新兴的交叉学科，它指导广大卫生应急工作者直面灾难，综合利用医学、管理、信息、工程等手段，高效地抢救伤员、挽救生命，实现医学救援决策优化，将突发事件对人类社会的损害程度控制到最低水平。科学有效的灾难医学实践不仅能为政府树立良好形象、评价应急管理工作效率，而且能够挽救生命，减轻伤残，对公众安全、社会稳定有着极其重要的意义。我们虽然不能杜绝灾害的发生，但是通过科学的医学救援，可以将灾难对人类的危害降到最低程度。人的生命是最宝贵的，救人是决定救灾成功的首要因素，灾难医学救援是关乎无数生命的重大研究领域。

自2003年SARS疫情暴发之后，我国政府认真总结经验和教训，开展预案、体制、机制和法制的“一案三制”建设，拉开了我国应急管理体系构建的序幕。2013年成立国家安全委员会，习近平主席亲自担任国家安全委员会主席，加强对国家安全工作的集中统一领导，把重大突发事件、社会安全事件纳入其中，并加大技术、装备、人才、法律、机制等方面能力建设。2018年国务院整合13个部门和单位组建应急管理部，各省区市相继成立应急管理局(厅)，全面统筹突发事件应急救援管理工作，将灾难医学应急处理提升到国家高度。针对灾难事件的特点，国家卫生健康委员会在全国建成紧急医学救援、突发急性传染病防控、突发中毒事件处置、核和辐射突发事件卫生应急处置4大类58支国家级医学救援队。另外，各省区市级政府、军队以及民间组织也成立了相应的卫生应急队伍。在人才培养和科学研究方面，侯世科教授、樊毫军教授及其团队，于2006年参与创建我国第一个救援医学本科专业，打造了“医教研救”四位一体灾难医学体系，2017年该团队核心成员加盟天津大学，成立了我国专业化灾难医学研究机构——灾难医学研究院，致力于开展灾难医学的教育培训、科学研究和救援装备研发等工作。本书主编侯世科教授作为中国国际救援队医疗队原队长兼首席医疗官，曾亲自带队参加印尼海啸、海地地震、印尼日惹地震、汶川地震、玉树地震、黑龙江森林火灾、天津腺病毒防控、天津8·12特大火灾爆炸等30余批次国内外医疗救援任务，具有丰富的实战经验。近年来，为进一步推动灾难医学学科发展，2014年起他们相继与美国哈佛医学院、美国灾难医学中心、佐治亚大学、法国巴黎急救中心、韩国延世大学、以色列国家民防学院等国外机构建立了学术交流及协作机制，互派访问学者，交流和借鉴国际上先进理念，形成了具有中国特色的灾难医学学科理论体系。

灾难医学是一门实践性非常强的学科，呈现出急救社会化、结构网络化、抢救现场化、知识普及化，以及跨学科、跨部门、跨地区、跨国界合作的趋势。本书从章节编排到内容撰写，都是为专业救援队员量身定做、精心设计的，为其提供理论指导、技术支持、专业支撑，我认为本书对专业救援队员的培训和高层次人才培养具有很高的实用价值。

中国工程院院士 [签名]

2019 年 6 月 6 日

主编序

灾难伴随着社会发展的全过程。人类的文明史，就是一部与各类灾难抗争的奋斗史，从史前文明记载的人类大洪水——诺亚方舟以及我国的大禹治水，到人类历史上死亡人数最多的地震——明嘉靖关中大地震，再到19世纪末鼠疫全球范围大流行，均给人类社会发展造成了难以抹去的伤害。随着近代工业化发展进程加快，灾难事件的种类和发生频率也随之大幅增加，近二十年来世界10多亿人遭受灾难，300余万人被灾难吞噬。在未来世界，虽然科技快速发展，但灾害侵袭仍将是人们生存的大敌，灾难救援将是医学科学发展的眉急。在灾害中消除灾难可造福人类，在救援中救死扶伤是医学领域的责任。

我国幅员辽阔，地质生态环境多样，自然灾害频发，加之人口众多，经济发展迅速，社会形式复杂多样，事故灾难也时有发生。民政部提供数据显示，从2013年至2017年，我国各类自然灾害造成11.5亿人次受灾，因灾死亡失踪7754人，直接经济损失19937.9亿元。这些灾难均对人民生命财产安全、社会稳定和国家安全造成巨大的影响，特别是我国目前正处于大发展、大变革和大调整时期，加强突发事件的应急处置能力，对于全面建成小康社会，夺取新时代中国特色社会主义伟大胜利，实现中华民族伟大复兴具有极其重要的意义。

灾难医学不同于传统的急救医学，它是研究在灾难条件下进行医学救援的科学规律、方式、方法及组织的一门学科，涉及灾难救援的各个方面、各个阶段，是灾难救援的重要组成部分。灾难医学是医学的重要分支学科，灾难医学是专业医护人员必须掌握的第二专业，贯穿防灾准备、响应救治、灾后重建的全过程，涵盖了医学、管理学、工程学、气象学、心理学、社会学等多个学科。它涵盖医学救援处置机制、快速评估机制、决策指挥机制、协调联动机制及信息发布机制等；它包括灾难现场大规模伤员的搜索、营救、检伤分类、紧急救治、危重伤员运输后送、移动医院建立和运作、恢复重建灾区医院、灾区卫生防疫、心理干预等内容，也包括医学应急救援组织机构、资源配置系统、医疗救助系统、装备保障系统、法律支持系统和医学信息服务系统等构成要素。

《中国灾难医学高级教程》一书，共16章74节，该教程编写内容贴近救援实战、可操作性强，涵盖了卫生应急管理概述、医学救援队建设与管理、医学救援通用技术、医学救援基本技术、医学救援专科技术、医学救援护理技术、突发急性传染病事件防控、核与辐射事件处置、突发中毒事件处置、航空医疗救援、国际医学救援、后勤保障装备与技术等内容，重点阐述了灾难医学救援的新理念、现场救援原则、现场技术操作要点及经典案例剖析，是针对专业救援队员的高级培训教程，对专业救援队处置突发事件具有重要的现实指导意义。

最后，我必须要提及本书的编写得到了全国100余家单位专家的大力支持和技术指导，他们长期从事灾难医学一线救援实战、教学培训、科学研究等工作；本书内容丰富，虽经全体编者反复修改，书中难免有疏漏和不当之处，敬请广大读者指正。最后对支持本书成稿的各界人士和所有编审人员表示诚挚的感谢！

侯世科

2019 年 6 月 6 日

前　言

有史以来，人类社会在不断遭受着各种自然灾害的损害，同时也面临着恐怖活动等人为因素灾难的威胁。进入21世纪以来，随着经济全球化、社会信息化的深入发展和生态环境的变化，各领域的相互影响和依赖性逐渐加强，各类灾害事件呈现多发、频发态势。灾害事件具有明显的突发性、高度的灾难性、典型的社会公共性与应急救援的政府性和多主体性等特征。

灾难医学是研究在现代社会生产生活中发生的各种突发事件情况下，利用现代医学技术、管理技术、装备信息等综合手段，对伤病员实施科学救助，以最大限度拯救生命、减少伤残为目的的学科。它以卫生应急管理、急救医学、临床急诊、危重监护为基础，但又相对独立。同时，它是一门综合性学科，涉及面较广，与医学、管理学、建筑学、气象学、地质学、心理学等学科密切相关。它指导广大卫生应急工作者与多个响应机构互动，直面灾害，统一、合理利用全社会各方面资源，实现医学救援决策优化，采取有效措施，综合利用医学、管理、信息、工程等手段高效地抢救伤病员、挽救生命，将突发事件对人类健康的损害程度控制在最低水平。科学有效的灾难医学实践不仅为政府树立良好形象，为评价其应急管理工作效率和进步程度提供机遇，而且能够保障生命，减轻伤残，对公众安全、社会稳定有着极其重要的意义。

灾难医学不同于院前急救、院内急诊和ICU。在纵向上，它包括灾害现场大规模伤病员的搜索、营救、检伤分类、紧急救治，危重伤病员运输后送，移动医院建立和运作、恢复重建灾区医院、灾区卫生防疫、心理干预等。在横向上，包括医学应急救援组织机构、医药卫生资源配置系统、医疗救助系统、紧急医学救援队伍系统、后勤卫生装备保障系统、法律支持系统、医学信息搜集和服务系统等构成要素。在应急处置流程机制上，它涵盖医学救援先期处置机制、医学救援快速评估机制、医学救援决策指挥机制、医学救援协调联动机制、医学救援信息发布机制。灾难医学救援必须认识灾害事件的酝酿、初发、暴发、缓解、善后各个阶段所造成的人员伤亡特征，医学应急救援需求具有不同特征和规律，否则会导致医学应急救援工作模式效率较低下，信息资源不能完全共享，不能完全实现联勤联动。如果医学应急救援力量不足与人满为患、物资保障不足与过度保障并存；各个医学救援力量各自为政，没有统一的标准和规范，最终就会造成医学应急救援力量不能对重点区域、重点人群采用针对性医学救援技术手段。

本书聚集全国灾难医学救援行业的研究者、实践者，经过数次研讨，结合灾难医学研究的最新成果和各地应对灾害的实践经验，旨在将灾难医学及在灾难应对中所需了解的资源集中起来，重点介绍了对于灾难性事件准备和响应所涉及的管理、技术、后勤等多个学科最新进展及其相互关系。

灾难医学是一门实践性非常强的学科，我们在编写中努力运用理论与实践相结合的方法，尽可能汲取国内外有关救援医学应急管理的理论研究中所积累的理论与实践的精华。我们希望，本书不仅能为各级灾难医学救援队伍提供现场应对操作方法，还可以为从事相关领域的实践者和管理者提供理论借鉴。

编　者

目　录

第一章 卫生应急管理概述

第一节 相关概念

当今世界，正处于大发展、大变革、大调整时期。随着世界多极化、经济全球化、社会信息化的深入发展和生态环境的变化，各领域的相互影响和依赖性逐渐加强，各类突发事件呈多发、频发态势，且危害程度显著增加。所有的突发事件，不论其发生的原因如何，都会造成大量人员伤亡。灾难医学是研究各种突发事件的医疗卫生救援规律、医学救援的组织管理等问题的学科，它以“挽救生命、减轻伤残”为目的，力求通过科学合理的医学救援预防与应急准备、监测与预警、应急处置与救援、恢复与重建，高效地抢救伤员、挽救生命，将突发事件对人类健康的损害程度控制在最低水平，并争取灾后人类生存和发展。

一、突发公共事件

《国家突发公共事件总体应急预案》中指出，突发公共事件，是指突然发生，造成或者可能造成重大人员伤亡、重大财产损失、重大生态环境破坏，影响和威胁本地区甚至全国经济社会稳定和政治安定局面的，有重大社会影响的涉及公共安全的紧急事件。根据突发公共事件的性质、演变过程和发生机制，突发公共事件主要分为以下四类。

（一）自然灾害

主要包括水旱灾害，台风、冰雹、雪灾、沙尘暴等气象灾害，火山、地震、山体崩塌、滑坡、泥石流等地质灾害，风暴潮、海啸等海洋灾害，森林草原火灾和重大生物灾害等。

（二）事故灾难

主要包括民航、铁路、公路、水运等重大交通运输事故，工矿企业、建设工程、公共场所及机关、企事业单位发生的各类重大安全事故，造成重大影响和损失的供水、供电、供油和供气等城市生命线事故，通信、特种设备等安全事故，核辐射事故，重大环境污染和生态破坏事故等。

（三）公共卫生事件

主要包括突然发生，造成或可能造成社会公众健康严重损害的重大传染病（如鼠疫、霍乱、肺炭疽、传染性非典型肺炎等）疫情、群体性不明原因疾病、重大食物和职业中毒、重大动物疫情，以及其他严重影响公众健康的事件。

（四）社会安全事件

主要包括重大刑事案件、涉外突发事件、恐怖袭击事件、经济安全事件以及规模较大的群体性事件等。

随着形势的发展，今后还会出现一些新情况，突发公共事件的类别和内容将适当调整。

二、灾难

灾难（disaster）是能导致社区秩序和功能严重损害，引发大面积人员伤亡，造成物质、经济和环境损失，并超出社区现有承受能力的突发性、破坏性的形势或事件。

虽然世界各国对灾难的定义各不相同，但对灾难共有特征的概括如下。突发性和不可预知性：造成人员、物质、经济和环境损失；超过社区自身应对能力，需要借助于外力的支持和援助。灾难常与危机交替使用，但灾难往往指突然发生的和带来重大伤亡、损失或广泛毁坏的事件，一般来说，灾难强调的是事件已经发生，并已经造成了严重后果。

三、应急

应急是对正在发生和预测将要发生的突发事件所采取的防范、应对措施和活动。广义的应急指需要立即采取某些超出正常工作程序的行动，以避免事故发生或减轻事故后果的状态。应急的结果可能表现为以下几种形式：通过人们的及时行动化解了危机，导致紧急事态缓解并恢复到常态；未能出现缓解，仍处于紧急状态，表现为紧急事件；未能有效逆转和控制紧急情势，事态呈现危机状态，是危机的进一步深化，呈现为灾难事件。

四、卫生应急

卫生应急是指为预防和减少突发公共卫生事件的发生，控制、减轻和消除突发公共卫生事件引起的严重社会危机而采取的全过程的应急管理行为和活动；同时，也是控制和消除其他突发公共事件所引发的严重公共卫生和社会危害而采取紧急医学救援和卫生学处理的行为。其主要活动包括监测预警、风险评估、现场调查与处置、紧急医疗救援、危机沟通、心理援助、恢复和重建等。

卫生应急有狭义和广义之分。狭义的卫生应急主要是指突发公共卫生事件发生后，人们所采取的紧急响应、处置和控制措施。而广义上的卫生应急行动则不仅仅包括突发公共卫生事件发生后的紧急应对行为，还包括对突发公共卫生事件以及由其他自然灾害、事故灾难、社会安全事件所引发的公共卫生和社会危害事件所采取的事前的监测、预警、物资储备和各种能力准备行动，事中的流行病学调查、现场紧急救援与处置等行动，以及事后的各种恢复行动。

五、卫生应急管理

卫生应急管理是指为了实现灾后医学救援决策优化，将灾难对人类健康的损害程度控制在最低水平，并争取灾后人类生存和发展，研究灾难引发的严重公共卫生和社会危害事件的发生、发展、演变规律以及人类应对行动和策略的学科，是通过对灾难的预防与准备、响应与处置、恢复与重建等过程的计划、组织、协调与控制等全过程、全方位的管理实践以及相关理论、方法及综合策略的系统探索，来预防、消减和控制灾难危害和影响的一门学科。

第二节　学科特点

卫生应急管理学是以国家特殊需求为导向，以现代危机管理理论知识为引领，以公共卫生、基础医学、临床医学等相关学科理论知识为支撑，以培养具有扎实的公共卫生危机理论基础、突出的危机应对管理能力和较强的研究创新能力，能够在国家应急管理及相关机构从事卫生应急管理的高层次、复合型、应用型人才为目标的一门新的学科。

一、跨学科性

卫生应急管理起初不是一个专门的研究领域，各国学者根据突发公共卫生事件发生、发展、演变过程所展示的多维现象和特征，以及在应对过程中所涉及的众多部门和领域，尝试从不同的角度来开展研究，如从决策科学、政治学、社会学、管理学、心理行为科学、法律、医学与公共卫生等众多的学科领域和视角来研究它，从而逐步形成了卫生应急管理的多学科视角。

二、动态不确定性、决策的非程序化特性

突发公共卫生事件具有许多不确定性，并且会随着时间的推移不断发生变化。因此，要求卫生应急管理者运用权变管理和动态管理等手段对其进行管理。卫生应急管理的动态性与不确定性，使卫生应急管理具备了非程序化决策的特征。虽然卫生应急管理的目的是为管理者在危机情境下提供一整套可以参照执行的处理方案，但是突发公共卫生事件应对过程的变化多端性，要求管理者必须结合现实状况，具体情况具体分析，实现灵活创新和权变管理。卫生应急管理的权变管理要求人们既要善于建立规制，又要善于打破规制，根据不断变化的情况采取灵活多样的应对模式。

三、系统性和协调性

应急管理的过程实质就是破坏力量与修复力量之间的抗衡、斗争的过程，是一项复杂的系统工程，需要协调和调动多个部门以及多种资源，统一步调共同应对。对于卫生应急管理来说，需要公共卫生部门、政府部门、营利部门以及社会公众之间明确职责，加强信息和工作交流，建立多部门协调和各地区联防互动机制。

卫生应急管理所具有的主体多元性、事件的快速传播性及影响广泛性、卫生应急响应手段和策略运用的多样性，迫切要求卫生应急管理能够不断完善卫生应急反应体系，使其具有高效、快速的管理和组织系统，能够实现统一领导、有效协调、分工协作的目标。

四、非常态管理与常态管理的有机结合性

卫生应急管理是事前、事中、事后管理的有机结合。其中的事前和事后管理主要属于常态管理的工作范畴，而突发公共卫生事件的事中管理则主要属于非常态管理的范畴。最有效的卫生应急管理是将三阶段的管理工作和活动有机衔接。目前，各国政府和学者在关注突发公共卫生事件响应与处置研究的同时，也在关注将卫生应急管理纳入常态管理的必要性，将注意力从应“急”的事件发生阶段转移到事件发生前的各类风险源的识别、管理和处置上。因此，如何实现应急管理与常态管理的有机结合，已被提上了各国政府和学者的议事日

程。二者的有机结合和无缝连接是确保卫生应急管理真正实现关口前移、防患于未然目标的重要手段，也成为卫生应急管理的新特征，同时也极大拓展了卫生应急管理的内涵与外延。

五、理论与实践的相互依存与互动性

卫生应急管理产生于人类应对突发公共卫生事件的实践活动中，最初关注的重点是解决卫生应急管理实践过程中的各种迫切现实之需，探索如何在操作层面解决卫生应急管理中面临的各种技术问题。因此，卫生应急管理一直具有很强的实践色彩和操作导向性。然而，随着卫生应急管理实践的不断深入，人们越来越意识到，卫生应急管理实践的进一步深入发展，离不开更高层次的理论指导。卫生应急管理实践丰富和发展了卫生应急管理理论，而理论的不断升华、发展，反过来也更好地指导了卫生应急管理实践。二者相互依存、彼此推动，不断促进卫生应急管理学科的发展。

六、科学、技术、管理立体支撑性

各种突发公共卫生事件的有效处置，首先离不开应急处置所必需的各项专业知识与专业技能；然而，突发公共卫生事件处置的日趋复杂性以及应对的有效性，同样也在很大程度上依赖于卫生应急管理的知识、技能、策略和手段，需要通过有效的决策、规划、领导、协调来调动和整合各方面的应对活动。因此，卫生应急管理从重技术、轻管理，转向技术与管理并重，是实现对突发事件有效控制目标的关键。然而，以管理技能和操作技能为导向的应急管理实务，同样需要借助于科学的理论和方法的指导。对突发公共卫生事件发生、发展、演变规律以及人类的应对规律等系统的应急管理科学知识和理论方法体系的研究和探索，不仅充实和完善了卫生应急管理学的内涵，还在很大程度上指导并改进了卫生应急管理的实践活动。因此，成熟的卫生应急管理学应是科学、技术、管理三位一体的有机结合体。

第三节　相关理论

一、卫生应急管理过程理论

（一）概述

过程管理理论是由过程管理学派创立的，其创始人为亨利·法约尔（Henri Fayol，1841—1925年，法国），代表人物是哈罗德·孔茨（Harold Koontz，1908—1984年，美国）。过程管理理论认为，管理就是在组织中通过别人或同别人一起完成工作的过程。管理的职能包括计划、组织、指挥、协调和控制五项。其主要特点是将管理理论同管理人员所从事的工作联系起来。无论组织的性质、所处的环境有多么不同，管理人员所从事的管理职能却是相同的。管理活动的过程就是管理的职能逐步展开和实现的过程。

从突发公共卫生事件的“生命周期”入手，对其不同阶段的活动进行计划、组织、指挥、协调和控制的管理活动和过程称为卫生应急的过程管理。尽管卫生应急管理与危机管理的概念有所区别，但当前对卫生应急管理过程理论的研究主要借鉴危机管理的相关内容，并且不同危机事件经历的生命周期和阶段大致相同。关于危机管理的具体过程，不同学者有不同的界定。当前学术界对危机管理过程理论的划分主要有以下几种：二阶段论、三阶段论、四

阶段论、五阶段论和六阶段论。

（二）各种理论简述

1. 二阶段论　该理论由斯奈德（G. H. Snyder）和狄辛（P. Diesing）所创建。该理论将危机分为两个阶段：危机前阶段和危机阶段。危机前阶段转变为危机阶段，在于跨越了危机门槛，即危机警戒线。

2. 三阶段论　那纳美克（J. F. Nunamaker）等将危机管理分为三个阶段：危机暴发前、危机发生期间和危机解决后。每一阶段的工作各有侧重：第一阶段要求在危机发生之前做好防范工作，及时获得有关危机的信息，建立早期警报信息系统；第二阶段要求制订控制危机的对策，在危机发生之后把危机损害降到最低，加强教育和培训，使参与者具备控制危机、应对危机的基本素质；第三阶段则是在危机结束后，制订措施挽救各种损失。

3. 四阶段论　危机管理四阶段理论是目前学术界比较认可和广泛流行的。不同的研究人员根据各自的标准，提出了不同的四阶段论。

PPRR 理论是危机管理应用较为广泛的理论，即由预防（prevention）、准备（preparation）、响应（response）、恢复（recovery）四个阶段组成的危机管理通用模式。

美国联邦应急管理局（FEMA）对 PPRR 理论进行了修正，将危机发展过程分为减缓（mitigation）阶段、准备（preparedness）阶段、响应（response）阶段和恢复（recovery）阶段，所以又称“MPRR”模式。

罗伯特·希斯（Robert Heath）在此基础上进一步提出“4R”理论。他在《危机管理》一书中率先提出危机管理 4R 模式，即削减（reduction）、预备（readiness）、响应（response）、恢复（recovery）。

4. 五阶段论　五阶段危机管理模式由米特洛夫（Mitroff）和皮尔森（Pearson）提出，五个阶段的内容分别如下。

1）信号侦测（signal detection）阶段　识别危机发生的预警信号。

2）准备及预防（preparation and prevention）阶段　对可能发生的危机采取措施，尽力减少潜在损害。

3）损失控制（damage containment）阶段　在危机发生之后努力使危机不影响组织的其他部分或外部环境。

4）恢复（recovery）阶段　尽快从危机的伤害中恢复过来，实现正常运转。

5）学习（learning）阶段　组织成员回顾、审视所采取的危机管理措施，并整理使之成为今后的运行基础。

5. 六阶段论　美国学者诺曼·R·奥古斯丁（Norman R. Augustine）将危机管理划分为危机的避免、危机管理的准备、危机的确认、危机的控制、危机的解决和从危机中受益六个阶段。

二、危机决策与战略管理相关理论

（一）危机决策

1. 危机决策的定义　决策包括和平时期常规状态下的程序化决策和危机时期非常规状态下的非程序化决策两个方面。危机的突发性、紧急性及其所造成的不确定后果，给决策者带来了高度的压力。危机决策是一种非程序化决策。通俗地说，危机决策（crisis decision making)是指决策者在有限的时间、资源、人力等约束条件下，确定应对危机的具体行动方案的过程。即在一旦出现预料之外的某种紧急情况下，为了不错失良机，而打破常规，省去决策中的某些“繁文缛节”，以尽快做出应急决策。

2. 危机决策的特点 危机决策是一种非程序化决策。由于决策背景和决策问题的特殊性，与常规决策相比，危机决策通常具有四个方面的特点。

1）决策目标动态权变 危机发生之前的事前决策的主要目标是以预防为主。人们通过对组织结构的合理优化以及有效地防控监督，把危机事件尽可能消灭在萌芽状态。事前的决策主要以常规决策和程序化决策为主。决策的问题一般都具有良好的结构，可以广泛征求大家的意见，充分发扬和体现民主决策。危机一旦发生，危机的决策目标就会随着危机事态的演变而变化，人们需要不断地做出调整和修正。决策的第一目标是控制危机的蔓延和事态的进一步恶化，这时决策者通常以经验和直觉决策为主。由于情况紧急，往往是将权威决策者的决定作为最后的决策结果。

2）决策环境复杂多变 决策环境可分为组织外部环境、组织内部环境以及决策者的心理环境。组织外部环境通常指存在于组织边界之外并对组织有直接或间接影响的因素（如政治、经济、人口、生态等）。危机决策的外界环境具有高度的不确定性，这种不确定性主要表现在状态的不确定性、主观认知的不确定性以及后果影响的不确定性。因此，决策变量具有一定的模糊性、随机性和未知性，要求决策者充分运用已有的经验知识，勇于创新。

3）决策信息有限 主要表现为信息的不完全、不及时以及不准确三个方面。

首先，信息不完全。危机的形成以及危机态势的发展具有很大的未知性和不确定性。危机信息随着危机态势的发展而不断演变，决策者不可能完全掌握危机的事态信息。另外，由于人们对危机本身机制认识的有限性，也导致了决策者对危机信息认识的不完全。决策者在做出决策之前，要对信息进行价值和时效性分析，尽可能掌握关键信息。

其次，信息不及时。信息不及时主要是指信息的采集和传递不及时，以及由于对信息加工处理的拖延而导致时间的滞后。通常情况下，危机信息从危机现场传递给决策者时，要经过一些中介环节，因此，最高决策者对信息的掌握就可能出现滞后。另外，提取、加工进而得到有用的信息，是要花费一定的时间的，这也在一定程度上占用了决策者用于决策的思考时间。因此，要尽可能缩小信息的时间滞后差。

最后，信息不准确。人们可将危机决策的过程看作一个由信息输入到信息输出的过程。在这个过程中要经过发现问题、确定目标、选择评价标准、拟订方案、评估方案以及最后的方案实施等步骤。信息在传递和反馈的过程中可能会造成信息失真，难以保证信息的准确性和有效性，因此，在危机决策过程中应尽量减少中介环节。另外，要加强监督，建立严密有效的监督网络。

4）决策步骤非程序化 决策程序是决策规律的概括和总结。按决策问题的性质，可将决策分为程序化决策与非程序化决策两种。程序化决策是指曾经经历过并且做过的决策，有正确的客观答案，可以使用简单的规则、策略、数学计算来解决。非程序化决策是指在新的、复杂的、没有确定结果的事件处理中，没有既定的程序可循的问题，各种可能的解决办法各有利弊，决策者必须灵活变通，结合实际做出合理决策。从上面危机决策的界定中我们可以看出，危机决策是典型的非程序化决策，没有固定的决策模式可供遵循，而且决策过程往往表现为无结构，甚至使人感到似乎没有规律可循。因此，在进行危机决策时应该尽量简化决策步骤，抓住关键步骤和步骤中的关键环节，因势而定，善于利用决策者和专家智囊团的经验和智慧，在尽可能获取更准确的信息支持下，做出判断和决策。

3. 危机决策的原则　危机决策的原则是处置危机的指导思想和价值准则的集中体现，它决定着危机决策的目标选择以及危机处置的后果。总体来说，危机决策应坚持以下原则。

1）快速反应　卫生应急事件事发突然，情况紧急，危害严重，救治机会稍纵即逝。所以，要求在尽可能短的时间内做出果断决策，采取具有针对性的措施，将事件的危害控制在最低程度。高效率连续作战是做到快速反应不可缺少的条件。

2）以人为本　突发公共卫生事件在不少情况下会带来生命或财产的损失，在卫生应急处置中首先要把保障公众健康和生命财产安全放在优先地位，积极有效地开展救援活动，最大限度地减少人员伤亡和减小危害。

3）分级负责　实行行政领导责任制，建立分类管理、分级负责、条块结合、属地为主的应急管理体制，建立联动协调制度，充分发挥专业职能部门和社会组织的作用。

4）依法处理　依据有关法律和行政法规实施应急管理，在法律的框架下行动，切实保障社会经济生活的正常运行，维护公众的合法利益，保障危机状态下公民的最低限度的基本权利。

5）依靠科技　加强公共安全的技术开发和投入，采用先进的监测、预测、预警、预防和应急处置的技术装备。公共卫生应急决策所涉及的因素非常多，而且复杂易变，由专家组成的智囊团提供的建议便成为决策者不可缺少的决策依据。

4. 危机决策的方法　危机决策涉及的未知、不确定的因素多，决策环境复杂，是一种典型的非结构化的决策问题，很难用一定的模型进行定量分析。在现代社会背景下，在掌握所拥有的信息和资源基础上，危机决策大都采用科学的处理方法、先进的信息处理技术和现代的管理手段，利用辅助决策支持系统、专家咨询系统对突发事件进行进行甄别、处理，动态评估各备选方案，从中选择最优方案付诸实施。因此，常常采用快速决策分析、专家紧急咨询法等。

（二）战略管理

1. 战略和战略管理的定义　战略管理（strategic management）是指政府、社会和组织对在一定时期内的全局的、长远的发展方向、目标、任务和政策，以及资源调配做出的决策和管理艺术。其核心是制定战略和谋略，同时注重将战略转化成具体的、可操作的战术。

目前全球处于突发公共卫生危机事件高发时期，并且在未来很长一段时间内，都将面临各种危机的强烈冲击。如何在尽可能短的时间内控制危机事态、减少危机损失，如何维护国家长远利益和政府公信力，对于各国政府都是一个亟待解决的重大问题。因此，突发公共事件管理者应具有战略思维，关注将危机管理常态化，不应总是在危机发生之后，而应在危机发生之前就能有效控制其风险隐患，并对卫生应急体系建设做出长远的规划和安排。

2. 战略管理的原则

1）适应环境原则　来自环境的影响力在很大程度上会影响目标和发展方向。战略的制定一定要注重所处的外部环境状态。

2）全程管理原则　战略是一个过程，包括战略的制定、实施、控制与评价。在这个过程中，各个阶段是互为支持、互为补充的，忽略其中任何一个阶段，战略管理都不可能成功。

3）整体最优原则　战略管理要强调整体最优而不是局部最优。战略管理不强调某一个局部或部门的重要性，而是通过制定宗旨、目标来协调各单位、各部门的活动，使它们形成合力。

4）全员参与原则　由于战略管理是全局性的，并且有一个制定、实施、控制和修订的全过程，因此战略管理绝不仅仅是领导和战略管理部门的事，在战略管理的全过程中，全体人员都将参与。

5）反馈修正原则　战略管理涉及的时间跨度较大，一般在五年以上。战略的实施过程通常分为多个阶段，因此，应分步骤地实施整体战略。在战略实施过程中，环境因素可能会发生变化。此时，只有不断地跟踪反馈方能保证战略的适应性。

3. 战略管理的内容及步骤

1）战略管理的内容　战略管理包含四个关键要素：战略分析——了解组织所处的环境和相对竞争地位；战略选择——战略制定、评价和选择；战略实施——采取措施发挥战略作用；战略评价和调整——检验战略的有效性。

2）战略管理的步骤　战略管理过程包括 9 个步骤。

（1）确定组织当前的宗旨、目标和战略：管理者必须搞清楚政府或组织的目标以及当前所实施的战略的性质，并对其进行全面而客观的评估。

（2）分析环境：环境分析是战略管理过程的关键环节和要素。组织环境在很大程度上限定了管理者可能的选择。成功的战略大多是那些能与环境相适应的战略。

管理者应很好地分析政府或组织所处的环境，了解政府法律法规对组织可能产生的影响。其中，环境分析的重点是把握环境的变化和发展趋势。关于环境的信息可以通过各种各样的外部资源来获取。

（3）发现机会和威胁：分析了环境之后，管理者需要评估环境中哪些机会可以利用，以及组织可能面临的威胁。机会和威胁都是环境的特征。威胁会阻碍组织目标的实现，而机会则相反。

（4）分析组织的资源：这一分析将视角转移到组织内部，如组织员工拥有什么样的技巧和能力，组织的资金状况如何等。这一环节的分析能使管理者认识到，无论多么强大的组织，都在资源和能力方面受到某种限制。

（5）识别优势和劣势：优势是组织可以开发利用以实现组织目标的积极的内部特征，是组织与众不同的能力（distinctive competence），即决定作为组织竞争武器的特殊技能和资源；劣势则是抑制或约束组织目标实现的内部特征。

（6）重新评价组织的宗旨和目标：按照 SWOT（strengths-weaknesses-opportunities-threats）分析和识别组织机会的要求，管理者应重新评价其宗旨和目标。

（7）制定战略：战略需要分别在管理层、事业层和职能层设立。在这一环节组织将寻求自身的恰当定位，以便获得领先于竞争对手的相对优势。

（8）实施战略：无论战略制定得多么有效，如果不能恰当地实施，仍不可能保证组织的成功。另外，在战略实施过程中，最高管理层的领导能力固然重要，但中层和基层管理者执行计划的主动性也同样重要。

（9）评价结果：战略管理过程的最后一步是评价结果：战略的效果如何？需要做哪些调整？这涉及控制过程。

4. 战略管理在卫生应急中的应用　制定和实施科学合理的卫生应急管理战略，首先要建立维系国家公共卫生安全的战略思想。这需要在国家层面上，针对各种社会危机事件制定一种高瞻远瞩的应对各种突发事件的长久的战略部署、制度计划和组织机构安排，需要决策者、管理者、危机管理专家根据突发事件的特点以及以往各种突发事件应对的经验和教训，构建维系国家长治久安的管理战略。其次，通过立法制定社会遵循的规章制度，规定在应急状态下各种组织的法律责任和行政权力，以利于集中统一管理。再次，建立应急管理的体制，提高应急管理的综合应对能力。最后，完善机制和资源保障，以长久地防范一切可能的危机，保障国家公共卫生安全。

三、连锁危机相关理论

（一）蝴蝶效应理论

1. 基本概念　蝴蝶效应(the butterfly effect)是混沌学理论中的一个概念，指在一个复杂动力系统中，初始条件下微小的变化能带动整个系统的长期的巨大的连锁反应。蝴蝶效应在卫生应急管理中有广泛应用：一个坏的微小的机制，如果不加以及时地引导、调节，会给社会带来非常大的危害，称为“龙卷风”或“风暴”；一个好的微小的机制，只要正确指引，经过一段时间的努力将会产生轰动效应或称为“革命”。

2. 理论基础及内在机制　“蝴蝶效应”理论认为在一个大的复杂系统中，初始条件十分微小的变化经过不断放大，就会对其未来状态造成极其巨大的影响。所谓复杂系统，是指非线性系统且在临界性条件下呈现混沌现象或混沌性行为的系统。非线性系统的动力学方程中含有非线性项，它是非线性系统内部多因素交叉耦合作用机制的数学描述。正是这种“诸多因素的交叉耦合作用机制”，才导致复杂系统的初值敏感性即蝴蝶效应，导致复杂系统呈现混沌性行为。一个坏的微小的机制，如果不加以及时地引导、调节，就有可能造成整个集体内部的分崩离析；一个好的微小的机制，只要正确指引，经过一段时间的努力，将会产生轰动效应，与前者有天壤之别。

3. 蝴蝶效应在卫生应急管理中的应用　“蝴蝶效应”在卫生应急管理中也是同样适用的。卫生应急事件的暴发和传播可能会引起一系列连锁反应而影响相关的领域。“蝴蝶效应”理论可以帮助我们理解这一关联性，蝴蝶效应说明危机之间存在着一种极为敏感的关联关系。如 2003 年 5 月 20 日，加拿大主要牛肉生产地阿尔伯塔省发现一头牛患有疯牛病后，整个加拿大的养牛业随即遭到了沉重打击，当年加拿大牛肉出口骤然减少 90%；2003 年发生在中国的 SARS 危机本身是一起危及人们身体健康的公共卫生事件，但它却波及旅游业、交通业、运输业、餐饮业，甚至进出口贸易，对中国的政治、经济和社会生活的各方面都产生了深远的影响，甚至还波及世界各国。全球政治、经济的一体化也加深了危机事件的关联性。正是危机事件的关联性引起了危机事件各种各样的“综合并发症”。

（二）多米诺骨牌效应理论

1. 基本概念　多米诺骨牌效应是指在一个相互联系的系统中，一个很小的初始能量就可能产生一连串的连锁反应。

2. 理论基础及含义　多米诺骨牌效应常指一系列的连锁反应，即“牵一发而动全身”。这种效应的物理道理：骨牌竖着时，重心较高，倒下时重心下降，倒下过程中，将其重力势能转化为动能，它倒在第二张牌上，这个动能就转移到第二张牌上，第二张牌将第一张牌转移来的动能和自己倒下过程中由本身具有的重力势能转化来的动能之和，再传到第三张牌上……所以每张牌倒下的时候，具有的动能都比前一块牌大，因此它们的速度一个比一个快，也就是说，它们依次推倒的能量一个比一个大。

3. 多米诺骨牌效应在卫生应急管理中的应用　危机发生之后并不会马上结束，会继续发展或恶化。在这过程中，危机会带来一系列的连锁反应，使其影响范围不能完全为人力所控制，并且可能继续产生危害。例如，2003 年发生的 SARS 不仅严重影响了中国，还在全球产生了一系列多米诺骨牌效应。第一，生命健康的损失，据报告，全球共有 8422 例 SARS 感染病例，其中 916 例死亡。第二，直接和间接的经济损失，据北京大学学者的初步分析，2003 年 SARS 流行对经济的影响总额为 2100 亿元，对人们的经济和社会生活造成了广泛影响。第三，社会生活的停滞。除了巨大的医疗卫生投入和干预疾病流行所付出的巨大社会和经济成本外，SARS 还直接导致了正常社会生活秩序的中断以及生命质量和心理健康的损失。学校、医院和一些边境口岸被关闭，成百上千人被隔离，人们的出行和旅游度假活动大大减少。第四，中国社会政治和国际形象的负面影响。SARS 的流行不仅对中国政府的执政能力和公信力提出了严峻的考验，还对中国的对外开放形象造成了不良的国际影响。

四、权变管理与复杂适应系统理论

（一）权变管理理论

1. 权变管理的概念 “权变”的意思就是权宜应变。权变管理理论（contingency theory of management）就是通过组织的各子系统内部和各子系统之间的相互联系，以及组织和其所处的环境之间的联系，来确定各种变数的关系类型和结构类型。权变管理理论认为，每个组织的内在要素和外在环境条件各不相同，因而在管理活动中不存在适用于任何情景的原则和方法，即在管理实践中要根据组织所处的环境和内部条件的发展变化随机应变，没有什么一成不变的、普适的管理方法。成功管理的关键在于对组织内外状况的充分了解和制订有效的应变策略。

2. 权变管理理论的主要内容 目前，有关权变管理理论的研究主要集中在组织理论、人性和领导科学三个方面。

1）组织结构的权变管理理论 这类理论把组织看作是一个开放系统，该系统是动态平衡的，并试图从系统的相互关系和动态活动中考察和建立一定条件下最佳组织结构的关系类型。

2）人性的权变管理理论 该理论认为人是复杂的，要受多种内外因素的交互影响。因而，人在劳动中的动机特性和劳动态度，总要随其自身的心理需要和工作条件的变化而不同，不可能有统一的人性定论。其代表理论有莫尔斯和洛尔施的超 Y 理论。

3）领导的权变管理理论 该理论认为领导是领导者、被领导者、环境条件和工作任务四个方面因素交互作用的动态过程，不存在普遍适用的一般领导方式，好的领导应根据具体情况进行管理。这方面比较有代表性的是费德勒有效领导模式的研究和弗罗姆等人关于领导参与模式的研究。

3. 权变管理在卫生应急管理中的应用 在卫生应急管理中，卫生应急事件的不确定性使得应对没有所谓的“标准模式”或“正确模式”，而是动态发展的，需要依事态发展做出及时调整。权变管理理论要求我们不但要善于权衡建立规章制度，而且要懂得在恰当的时机打破既有的平衡和规制，跟随不断变化的情况采取灵活多样的危机应对模式。这其中最重要的一点便是，掌握好“破”与“立”的有效时机，学会在“恒”与“变”之中掌握动态权变的危机管理战术。权变管理是卫生应急事件应对的必备手段。

（二）复杂适应系统管理

1. 复杂适应系统管理的概念及基本思想 复杂适应系统是指具有中等数目和基于局

部信息做出行动的智能性、自适应性智能体的系统，如在某一时间、地理空间内的人群。

复杂适应系统(complex adaptive systems，CAS)理论由 Holland 提出，其基本思想：系统中的个体(元素)被称为智能体，智能体是具有自身目的性与主动性，有活动能力和适应性的个体。智能体可以在持续不断地与环境以及其他实体的交互作用中“学习”和“积累经验”，并且根据学到的“经验”改变自身的结构和行为方式，正是这种主动性及智能体与环境的、其他实体的相互作用，不断改变着他们自身，同时也改变着环境，是系统发展和进化的基本动因。整个系统的演变或进化，包括新层次的产生、分化和多样性的出现，新的聚合而成的、更大的主体的出现等，都是在这个基础上派生出来的。复杂适应系统理论包括微观和宏观两个方面，在微观方面研究的是主体，在宏观方面研究的是系统。微观层面的不同层级的个体通过相互交流，可以在上一层次或者在整个系统层次上出现新的结构、现象和更复杂的行为。复杂适应系统的复杂性起源于其对智能体的适应性。

2. 复杂适应系统管理的主要特征 尽管在不同领域中存在着众多的复杂适应系统，并且每一个复杂适应系统都表现出各自独有的特征，但随着人们对复杂适应系统认识的不断深化，可以发现它们都有以下四个方面的特征。

1）一定数量的智能体 对于一般的系统，可以按照系统内智能体的数目以及相互作用的强度分为简单系统、无组织复杂系统和有组织复杂系统。

2）智能体的智能性和自适应性 这意味着系统内的元素或智能体的行为遵循一定的规则，根据“环境”和接收信息来调整自身的状态和行为，并且智能体通常有能力根据各种信息调整规则，产生以前从未有过的新规则。通过系统智能体的相对低的智能行为，系统在整体上显现出更高层次、更加复杂、更加协调的有序性。

3）局部信息，没有中央控制 在复杂系统中，没有哪个智能体能够完全知道其他所有个体的状态和行为，每个智能体只可以从一个相对较小的集合中获取信息，处理“局部信息”，做出相应的决策，系统的整体行为是通过个体之间的相互竞争、协作等局部相互作用而涌现出来的。

4）多样性 在适应过程中，由于种种原因，个体之间的差别会发展与扩大，最终形成分化。这是复杂适应系统的一个显著特点。另外，复杂适应系统还具有突现性、不稳定性、不确定性、不可预测性等特征。

3. 复杂适应系统管理在卫生应急管理中的应用 作为一项复杂的系统工程，卫生应急管理不是某个单位、某个社会团体能够独立完成的。它不仅需要在技术设备、经济资助等方面的全社会共同支持，还需要包括组织机构、网络信息、应急队伍、支持系统、法规建设、教育培训、国际合作等在内的多个部门相互合作。在危机发生之后，政府必须充分调动一切可用的资源和力量，统一指挥调度多个部门，形成一个自上而下的应急管理体系，汇聚力量全力应对。

第四节 突发事件应急管理模式

一、突发事件应急管理模式概述

(一) 突发事件应急管理模式的概念

突发事件应急管理模式即是指为了应对城市公共危机、保障城市公共安全，实现城市经济发展、社会的稳定与社会的发展而建立起来的一种突发事件应急管理的程序与方式。它是基于一定先进技术平台，集决策、指挥、救助和处理活动为一体的模型化管理组织规则或体系。也可以认为是一种危机管理体系，为采纳某种模式创造条件。采用的突发事件应急管理模式，取决于各地区的规模、经济实力、管理水平。

（二）突发事件应急管理模式的分类

根据管理模式中政府发挥的作用、所要达到的目标、重点应对的灾害种类、管理的思路与方向等的不同，将突发事件应急管理模式进行分类。

1. 根据政府在管理模式中发挥的作用大小分类 将管理模式分为集权型、分散型、公众互助型这三种类型。集权型管理模式是指政府将应急管理的权力集中于一个统一机构用以应对突发事件的一种危机管理模式；分散型管理模式是指政府将权力分散，由各个机构实施应对突发事件，而不是由一个统一机构应急管理的一种危机管理模式；公众互助型管理模式是指由政府协调指导，而应对突发事件的主要力量来自公众互助的一种危机管理模式。

2. 根据管理模式所要达到的目标高低分类 将管理模式分为民主型、稳定型、安全型这三种类型。民主型管理模式是指以实现社会民主、和谐和繁荣为目标而构建的一种危机管理模式；稳定型管理模式是指以实现社会的稳定与发展为目标而构建的一种危机管理模式；安全型管理模式是一种最基本的危机管理模式，是指以实现社会最基本的安全为目标而构建的一种危机管理模式。

3. 根据管理模式重点应对的灾害种类分类 将管理模式分为治安型、自然灾害型、社会危机型这三种类型。治安型管理模式是指主要用于应对社会公共治安而构建的一种管理模式；自然灾害型管理模式是指主要用于应对社会自然灾害而构建的一种管理模式；社会危机型管理模式是指主要用于应对社会综合性公共危机而构建的一种管理模式。

4. 根据突发事件应急管理的思路与方向分类 将管理模式分为原因型、结果型、循环型这三种类型。原因型管理模式是指选择对应负责的行政部门，是针对突发事件的类别、原因的一种突发事件应急管理体系；结果型管理模式是指选择对应负责的行政部门，是针对公共危机事件造成的结果的一种突发事件应急管理体系；循环型管理模式是指应对突发事件的思路与方向，更注重能否做到灾前预防和灾后迅速恢复，而不仅仅是针对突发事件类别、原因和造成的结果的一种突发事件应急管理体系。循环型管理模式是一种全过程科学管理模式，其强调突发事件应急管理应达到循环发展，要不断反复进行和改善。

二、突发事件应急管理体系

1. 突发事件应急管理体系的含义 突发事件应急管理体系是指以防止或减少危机发生为目的，由政府整合资源，根据相关法制，针对突发事件的性质、特点及可能造成的社会危害，建立起的工作体系。

此体系是一个巨型的复杂系统，并非简单的垂直线性系统，其是由突发事件应急管理实施机构、公共危机管理方法、相关专业技术和行为规范组成的有机结合体，是包含了决策系统、辅助系统、执行系统与保障系统在内的一体化综合系统。该系统的建设应满足预防预报、应急救援、灾后重建等在社会面临各类公共安全问题时所需的全方位保障。近几年来，由于人们对突发事件应急管理体系建设的重视，对应相关的研究也在逐渐开展。对于应对处置突发事件，国外一些国家已形成了具有本国特色的应急管理体系：如美国的应急管理体系可分为纵向和横向两个方面。纵向和横向都有明确的机构发挥着重要作用，在应急管理中充当着协调、组织、实施等角色。这些机构和机制形成了纵向垂直协调管理、横向沟通交流、资源充分共享、组织机构完备且可覆盖全国范围的应急管理网络。美国还制订健全的应急管理计划，可有的放矢对突发事件展开有效处置。俄罗斯的应急管理体系与美国有所不同，该体系由总统直接领导，并设有联邦安全会议应急管理体系的决策机关，专职负责国家安全战略的重要机构。这一强有力的中枢决策机构是该国应急管理体系的一大特色。其应急管理体系同样有完备的法律和计划，任何层次的所有应急管理机构都有单独的应急管理计划，并整合形成国家的、全民的应急管理计划。这些对我国城市公共危机管理体系的构建都有着积极的指导作用。

突发事件应急管理体系的建立是突发事件应急管理模式选择的物质与技术基础，选择突发事件应急管理模式的同时要建立起对应的突发事件应急管理体系。不同地区的突发事件应急管理体系，基本构成要素是相同的，各地区根据重点不同的各类突发事件，制定不同的基本构成要素匹配比例，强调突发事件应急管理体系的某些要素职能，从而选择不同的突发事件应急管理模式来应对突发事件。

2. 突发事件应急管理体系的构成　突发事件应急管理体系的构成，按逻辑层次来分，分为微观操作层、中观管理层和宏观指导层。其中，微观操作层是整个体系的基础，对应着灾害应对策略中的救灾部分，应为最先建设的部分；中观管理层是使整个体系得以顺利运转的重要保障，它对应着灾害应对策略中的减灾部分，包括具体的运行机制的设计等；而宏观指导层则对定应急管理的原则与制度环境，在关注救灾和减灾的同时，更加注重防灾，宏观指导层的关注、参与和深度介入可提高应急管理的效率。

按构成要素来分，突发事件应急管理体系由突发事件应急管理法制基础、突发事件应急管理组织体系、突发事件应急管理技术支撑系统、突发事件应急管理运行机制四个方面构成。突发事件应急管理体系的硬件系统由突发事件应急管理技术支撑系统与应急管理组织体系两个要素构成。而突发事件应急管理体系的软件系统则由突发事件应急管理运行机制与应急管理法制基础两个要素构成。

突发事件应急管理体系的法制基础，是开展各项应急活动的依据，是突发事件应急管理体系的核心因素。分为以下四个层次：由立法机关通过的法律；由中央政府及各地方政府颁布的规章；以政府命令形式颁布的政府法令规定，包括预案；与应急管理法规直接相关的标准或管理办法。

突发事件应急管理组织体系，是为减少层次制约、提高效率、节约资源，在现行制度下对公共安全的责任分工与部门定位。在尽可能避免多重管理的现象发生的同时还要使公共安全的需求全面覆盖。科学完善的组织体系更有利于社会资源的有效调动和利用。其可由决策指挥层、综合管理层、研究咨询辅助层、专业管理层和横向管理执行层五个部分构成的。职能分别如下：

1）决策指挥层　研究决定公共安全总体规划，协调处理跨地区、跨部门、跨行业的重大等级公共安全问题。

2）综合管理层　执行公共安全管理委员会决定事项，遇有重大等级危机事件时，保障委员会所领导的应急指挥平台，实施统一决策指挥。

3）研究咨询辅助层　根据建设需要，围绕地区公共安全的战略规划、体系建设、应急指挥等方面，提供决策咨询。

4）专业管理层　在公共安全应急指挥中心的领导下，根据整体规划部署，承担监测预报、分析预警、危害评估、应急指挥等职责，建立和完善突发事件应急系统，编制预案，组建救援队伍，配备装备。

5）横向管理执行层　将城乡基层社会组织、群众团体、民兵等社会群体作为减灾单元，分地区开展跨部门与跨行业的危机灾害管理的横向减灾工作，军民结合、群防群治，是政府运行危机灾害管理系统的坚强保障。

三、突发事件应急管理模式的基本原则

突发事件应对工作应坚持以人为本、预防为主、预防与应急相结合的原则。以人为本原则，体现了社会主义制度的本质要求，反映了人民的根本意愿。突发事件应对工作关系着国家经济社会发展全局和人民群众生命财产的安全，是各级政府坚持以人为本、执政为民、全面履行政府职能的重要体现。突发事件应急管理模式的基本原则主要分为以下几种，即以防为主原则、分级管理原则、平急结合原则、因地制宜原则与全民参与性原则。

（一）以防为主原则

传统危机应对以被动应急为特征，而现代应急管理则以主动防范为主，把突发事件的监测、预警、预防作为政府危机管理的中心环节。

预防是整个危机管理过程的第一阶段。无论是人为原因引起的突发事件，还是自然原因引起的突发事件，都是可预防的。政府危机管理须坚持“以防为主”的原则，要战胜危机就须把应对危机重点转到事前的主动防范，在危机暴发前做好充分的思想准备、组织准备、制度准备、物资准备和技术准备。树立全民危机预防意识，建立危机预案，完善应急管理体系，为可能发生的危机建立“防火墙”，提高“抵抗力”。当危机暴发时，可及时启动应急预案，从容应对，避免危机扩大，防止危机升级和失控，减少危机造成的损失。将可能发生的突发事件扼杀于萌芽状态，通过采取预防措施消除危机隐患，避免危机发生，对于无法控制的突发事件损失，特别是对人的生命安全有危害的损失，将损失减到最小。无数案例也已充分证明，被动应对向主动防范的转变可大幅度提高人们的公共应急管理能力。在应急法制建设中，特别强调危机预防和应急准备的重要性，坚决贯彻以预防为主、预防与应急相结合的方针。

（二）分级管理原则

分级管理原则的含义可分为两层：一是对危机本身的分级管理；二是按照行政管理的等级进行划分。

按照对危机本身的分级管理，即按照战争、恐怖、骚乱及灾害程度将其分为不同等级。根据危机对社会心理造成的影响及人的生命和财产安全造成的危害程度来分，可将战争危机作为政府危机管理的最高等级，即最危险级；恐怖危机作为政府危机管理的第二等级，即危险级；骚乱危机作为政府危机管理的第三等级，即次危险级；灾害危机作为政府危机管理的第四等级，即次次危险级。灾害危机也会给人们的生命及财产安全带来巨大危害，并且，其危害后果可能会比恐怖危机和骚乱危机还要严重得多。同时，不同的危险等级所对应的不同警戒等级也并不是绝对的，如战争危机管理中局部动员的警戒等级可能与灾害危机管理中地区动员的警戒等级是相同的。

按照政府行政管理的等级来分，可将危机管理划分为中央和地方政府不同层次的危机管理。按照时间的先后顺序，应该先地方政府危机管理，后中央政府危机管理。在地方政府

危机管理中，则是先层次较低的地方政府危机管理，后层次较高的地方政府危机管理。这里有一个前提，即前者无法处理，则需要后者支援。

（三）平急结合原则

立足灾时、着眼平时、服务社会的行为统称为平急结合。平急结合原则是指平时危机管理与战时危机管理相结合，使“平”“急”在组织体系、工程建设、应急准备与指挥程序等方面有机统一。

平急结合是政府危机管理工作的一个基本出发点。要求人们在平时政府危机管理工作时，也要未雨绸缪，考虑到灾难危机管理工作。同时，在设计战争灾难管理工作时，也要兼顾平时危机管理的需要。

平急结合还应体现在应急指挥体制、队伍与装备上，平时政府危机管理的体制、队伍与装备是政府危机管理的有机组成部分。通过平时的危机管理锻炼来提高应对灾难时指挥能力、反应能力与应急处置能力，可更好地保护公众生命和财产安全。

（四）因地制宜原则

突发事件应急管理模式的选择应因地制宜，选择有利于本地区公共安全的管理模式，否则不会真正地解决本地区的公共危机问题，反而还会造成过多的管理资源的浪费，根本无法应对本地区的公共危机，也无法确保本地区的稳定与发展。

（五）全民参与性原则

充分发动全民积极应对突发事件，可更有效、科学地应对突发事件，并确保社会的安全与发展。只强调政府的主导，不充分发动全民参与，突发事件应急管理的成本将会提高，也无法全面、科学地应对突发事件。

四、突发事件应急管理模式的选择

（一）突发事件应急管理模式选择的方法

突发事件应急管理模式选择的方法采用平面坐标分析法与层次分析法这两种分析方法。

1. 平面坐标分析法　以地区规模大小的不同和地区经济实力的强弱为标准，可把地区分为发达地区、新兴发展地区、老工业地区和落后地区这四类不同的地区。再以各类地区所处的地理位置和发生突发事件的影响程度为依据，选择突发事件应急管理模式。

2. 层次分析法　用来确定各类危害要素对本地区的影响大小，选择出重点危害要素，强化防范和处理，并将其作为依据，选择突发事件应急管理模式。

（二）突发事件应急管理模式选择的步骤

首先，对本地区进行全面分析，初步制订突发事件应急管理体系，并进行可行性研究分析，为突发事件应急管理模式的选择打下基础。

其次，根据平面坐标分析法，确定所研究地区的类型，从而确定所选的管理模式是政府主导、政府引导还是政府协调等具体形式。

最后，在之前的基础上，根据影响公共安全的危害要素来确定评价标准并且构建评价指标体系，采用层次分析法，计算各地区危害要素的影响大小，确定重点危害要素，根据各地区所要实现的社会目标，来确定地区所选的突发事件应急管理模式的类型。

（三）层次分析法在管理模式选择中的应用

1. 层次分析法的基本原理 层次分析法（AHP）是一种系统化、层次化的分析方法。可有效整合那些影响复杂系统的因素和信息。在突发事件的实践中，通常有多种方案可供选择，而每种方案都含有多方面因素需要考虑，这些方案本身及影响因素的权重难以量化。层次分析法将人们的思维过程和主观判断数学化，简化了系统分析与计算工作，同时保持了决策者思维过程和决策原则的一致性，将一些量化困难的定性问题在数学运算基础上量化，将定量、定性混杂的问题统一成整体进行分析。层次分析法在处理应急事件、选优排序等方面有着广泛应用。

2. 层次分析法的基本步骤 如图 1-4-1 所示。

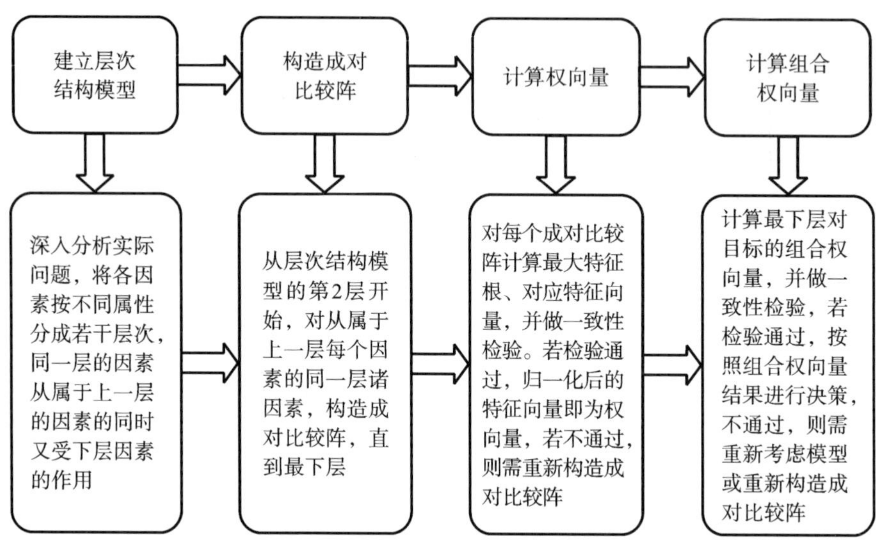

图 1-4-1 层次分析法基本步骤示意图

3. 层次分析法在模式选择中的应用 采用层次分析法确定各类危害要素对地区公共安全的影响程度，把握重点危害要素，以强化防范和处理，进而选择符合本地区发展的应急管理模式。

1）确定评价指标体系 建立以下几个方面的评价指标，形成地区公共安全影响因素的指标评价体系。如图 1-4-2 所示。

自然灾害因素（R_1）的主要指标包括：气象灾害程度（R_{11}）、地质灾害程度（R_{12}）、生物灾害程度（R_{13}）。

事故灾害因素（R_2）的主要指标包括：交通事故程度（R_{21}）、安全生产事故程度（R_{22}）、公共设施事故程度（R_{23}）。

公共卫生事件因素（R_3）的主要指标包括：人体卫生安全程度（R_{31}）、动物防疫安全程度（R_{32}）、其他影响公众健康安全程度（R_{33}）。

社会安全事件因素（R_4）的主要指标包括：恐怖袭击事件程度（R_{41}）、经济安全事件程度（R_{42}）、涉外突发事件程度（R_{43}）。

2）评价指标权重的确定 确定权重即确定一级指标 R_i 及其所包含的二级指标 R_{ij} 的优先权重。

聘请有经验的专家，以上级层次要素为准则对下一层次要素的相对重要性两两比较，建

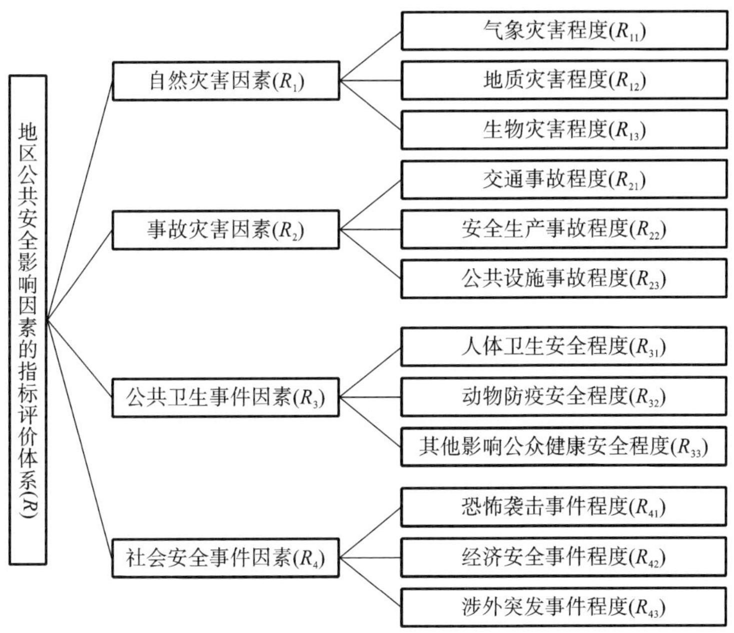

图 1-4-2　地区公共安全影响因素的指标评价体系图

立判断矩阵。其重要程度以数量 1、3、5、7、9 表示，标度取值含义如表 1-4-1 所示。

表 1-4-1　取值 1～9 的标度及含义

标　　度	含　　义
1	R_i 和 R_j 同等重要
3	R_i 比 R_j 稍重要
5	R_i 比 R_j 重要
7	R_i 比 R_j 重要得多
9	R_i 比 R_j 特别重要
2、4、6、8	上述相邻判断的中值
1/2、1/3、…、1/9	R_i 因素与 R_j 因素重要性地位互换

建立一级指标 R_i 层判断矩阵 $\boldsymbol{R}=\{R_i\,|_{i=1,2,3,4}\}_{4\times4}$，以要素 R 角度考虑 R_i 和 R_j 的相对重要程度。

建立二级指标 R_{ij} 层判断矩阵 $\boldsymbol{R}_i=\{R_{ij}\,|_{j=1,2,3}\}_{3\times3}$，以要素 R_i 角度考虑 R_{ij} 和 R_{ik} 的相对重要程度。

采用方根法计算指标权重：

第一步：元素按行相乘：$\boldsymbol{M}_i=\prod_{j=1}^{4}C_{ij}\ (i=1,2,3,4)$

第二步：计算 M_i 的 n 次方根：$\boldsymbol{\mu}_i=\sqrt[4]{M_i}\ (i=1,2,3,4)$

第三步：权重计算。对向量 $\boldsymbol{\mu}=(\mu_1,\mu_2,\mu_3,\mu_4)$ 进行归一化处理，得到指标权重 $W_i=\dfrac{\mu_i}{\sum\mu_i}$

W_i即为所求特征向量，用以确定各因素对地区公共安全的影响程度，为管理模式的选择提供依据。

（四）平面坐标分析法在管理模式选择中的应用

根据各地区经济实力强弱和地区规模的大小，我国地区可分为发达地区、新兴发展地区、老工业地区和落后地区。发达地区主要是指人口多、地区规模大、经济实力强的地区，如广东省等；新兴发展地区主要是指人口较多、地区规模较大、经济实力强的新兴发展地区，如四川省等；老工业地区主要是指人口较多、地区规模大、经济实力不强的地区，如吉林省等；落后地区则主要是指人口较少、地区规模较小的地区，如广西壮族自治区等（图 1-4-3）。由于各地区所处的位置、规模、面对的主要突发事件种类不同，因此在选择应急管理模式时应因地制宜、有所侧重，采用科学合理的突发事件应急管理具体模式。

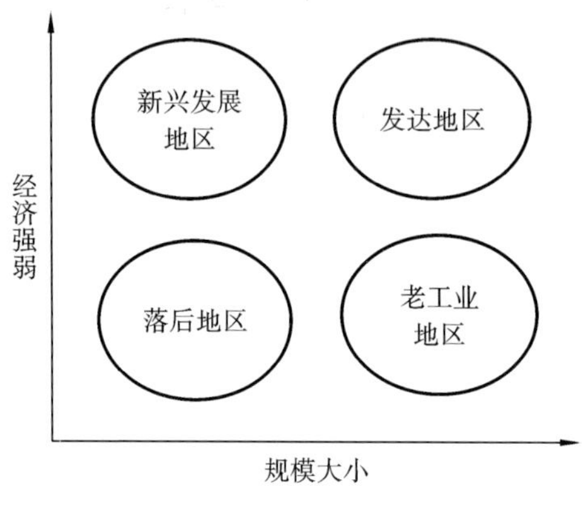

图 1-4-3　地区分类图

1）各地区突发事件应急管理模式的选择　结合平面坐标分析法与层次分析法，分析各地区特点、占比较重的危害要素与突发事件应急管理模式的建设重点，给予突发事件应急管理模式建设的建议，如表 1-4-2 所示。

表 1-4-2　突发事件应急管理模式建设建议

地区类型	地区特点	占比较重的危害要素	突发事件应急管理模式的建设重点
发达地区	规模大，人口多，经济发达；自我保护意识强，互助观念强；危机管理制度机制健全，公职人员工作效能高；设备装置健全，技术发达	危害要素的影响大致均等，其中人口多要素所占比重最大	保护民生、以民为本
老工业地区	规模大，人口较多，经济实力不强；自我保护意识较强，互助观念较强；危机管理制度机制较健全，公职人员工作效能较高；设备装置较健全	危害要素的影响不一样，公共治安犯罪要素、自然灾害要素较突出	应对公共治安犯罪、自然灾害的处理和救助工作

续表

地区类型	地区特点	占比较重的危害要素	突发事件应急管理模式的建设重点
新兴发展地区	规模较大,人口较多,经济实力强;自我保护意识较强,互助观念较强;危机管理制度机制较健全,公职人员工作效能较高;设备装置健全	危害要素的影响大致均等,无特别突出的危害影响要素	以民为本,强调整体服务性能的最优化,而非侧重应对某种突发事件处理和救助工作
落后地区	规模较小,人口较少,经济不发达;自我保护意识不强,互助观念不强;危机管理制度机制较健全;少数民族居多,易受国内外分裂势力的影响,易引起恐怖活动发生	危害要素的影响不一样,公共治安犯罪、恐怖主义、暴力活动、自然灾害等要素较突出	以民为本,应对公共治安犯罪、恐怖主义及分裂主义的暴力活动处理和救助工作

2）各地区选择突发事件应急管理模式的建议

在发达地区,建议突发事件应急管理模式可考虑采用政府引导的民主型。其主要内容:以保护民生、以民为本为建设原则。强化社会动员机制建设,调动公众积极性,使公众积极参与突发事件应急管理建设,同时科学地发挥政府服务职能;强化管理系统平台技术体系的建设,以提高应急救助的反应效率;强化立法建设,以法律形式保障公众应对突发事件的权力和自由。

在老工业地区,建议突发事件应急管理模式可采用政府主导的自然保护型。其主要内容:以民为本为建设原则。强化社会动员机制建设,同时强化政府的管理职能;强化管理系统平台技术体系建设,以提高应急救助的反应效率;加强立法建设,着重发挥管理模式以应对公共治安犯罪、自然灾害等突发事件。

在新兴发展地区,建议突发事件应急管理模式可采用政府引导的整体最优型。其主要内容:以民为本为建设原则。强化社会动员机制建设,调动公众积极性,使公众积极参与突发事件应急管理建设,同时发挥政府的服务职能;强化管理系统平台技术体系建设,以提高应急救助的反应效率;加强立法建设,发挥管理模式整体性能最优化。

在落后地区,建议突发事件应急管理模式考虑选择政府主导的稳定型。其主要内容:以民为本为建设原则。强化社会动员机制建设,调动公众积极性,使公众积极参与突发事件应急管理建设,同时强化政府的管理职能;强化管理系统平台技术体系建设,以提高应急救助的反应效率;加强立法建设,着重发挥管理模式以应对公共治安犯罪、恐怖主义和分裂主义的暴力活动等突发事件。

参考文献

[1] 闪淳昌.应急管理:中国特色的运行模式与实践[M].北京:北京师范大学出版

社,2011.
[2] 吴群红,杨维中.卫生应急管理[M].北京:人民卫生出版社,2013.
[3] 闪淳昌.应急管理的发展态势与思考[J].安全,2015,36(1):1-2.
[4] 闪淳昌,薛澜.应急管理概论:理论与实践[M].北京:高等教育出版社,2012.

第二章　卫生应急体系

第一节　国外卫生应急体系

一、形成与发展

现代意义上的救援起源于欧洲的山地救援，而真正使用现代化的搜索与救援装备并接受专门的训练进行救援活动，则是从1945年开始的。救援力量的组成经历了从军队、消防等部门，到现在的应急管理部成立（以职业救援队伍为主、志愿者为辅）的演变过程。救援种类也从单纯的山地救援，逐渐细分为水上救援、高空救援、狭窄场地救援、沟渠救援、有害物体泄漏救援、丛林失火救援、山地救援、冰雪救援和建筑物倒塌救援（或称重型救援）等。救援任务也从失踪人员的搜索与救援，演变为参与处理包括事故灾难在内的各种灾害事件。有的国家还明确将恐怖主义事件作为救援力量的主要任务。为了保证救援行动的实施，很多国家已经形成了包括国家、地方和民间力量在内的多元化应急救援体系，并建立了相关的法律和行政法规、技术标准、培训等体系。联合国有关机构也正着手建立国际城市搜索与救援体系，其中包括法律框架，即国际搜索与救援公约，也包括与救援技术有关的标准和救援程序等。

20世纪70年代后，灾害事件发生的种类、规模、频率和影响持续增强，各种各样的灾害给人民生命财产造成损失的巨大，对生态和人类生存环境产生破坏，对正常的社会秩序和生活秩序产生了重大负面影响，乃至引发社会和政治的不稳定，严重威胁着公共安全。20世纪90年代，严重自然灾害所造成的经济损失比20世纪80年代增加了三倍。世界各国纷纷建立起涵盖所有灾害危险、整合所有各种资源、动员所有机构参与、实行全过程的综合管理体系。一种以一体化和全过程为特征的防灾救灾应急管理体制模式，开始逐步在许多国家形成，并在灾害管理中取得重大成功。这里的一体化，是应急管理组织机构体系的一体化，是指各级政府部门、社会组织、工商企业、社区组织和公众，在政府的统一领导下，分工协作，相互配合，共同进行防灾救灾工作；这里的全过程，是指对应急管理的预防、准备、反应和恢复四个阶段，采取不同的应对措施，实施全过程的管理。这种通过组织整合、资源整合、行动整合，运用法律、规划、科技、信息教育、培训、财政等手段，组织动员政府和全社会的力量共同应对灾害的应急管理模式，可称为一体化和全过程的综合应急管理体系。

现有国外灾害应急管理体系的特点有以下几个方面。

（一）建立综合防灾救灾体系

当代重大灾害事件频繁发生，风险危害增长的事实，受到国际社会的广泛关注。1987年第42届联合国大会通过169号决议，确定1991—2000年为“国际减轻自然灾害十年”，宗旨是通过国际社会的共同努力，减少自然灾害，如地震、热带气旋和其他风暴、海啸、洪水、滑坡、火山、野火、蝗灾等虫灾、干旱、沙漠化以及其他自然因素产生的灾害所带来的，特别是给发展中国家带来的人员伤亡和财产损失以及减轻社会和经济的破坏。1988 年，联合国成立了“国际减灾十年指导委员会”。1989 年第 44 届联合国大会又通过了《国际减轻自然灾害十年决议案》《国际减轻自然灾害十年国际行动纲领》，并建立了相应的机构统一协调世界各国的减灾活动。

在联合国内部设立有多个应对自然灾害的机构。例如，负责综合的灾害协调机构“联合国人道主义事务协调办公室”，总部设在日内瓦。联合国儿童基金会解决和评估全球儿童发展状况和童子军问题，同时也为紧急状况下的儿童提供医疗服务。世界卫生组织是解决公共卫生问题和应对公共卫生突发事件的国际组织。世界粮食计划署主要提供粮食援助，每年为 1 亿多人提供粮食，被救助的大部分人口都处于冲突频发的地区。联合国难民署是主要为难民提供相关救援的组织。粮农组织主要负责农业问题、农业项目的组织和实施。联合国预防艾滋病计划署负责全球艾滋病防控。联合国在各国设有灾害管理小组，主要应对灾害紧急事件。经灾害管理小组向联合国秘书长汇报有关所在国需要援助的情况。非政府组织有国际红十字会组织(红新月会)，在公共卫生、粮食援助方面都发挥着重要的作用。

国际减灾十年活动和联合国相关机构的努力，使各国人民普遍认识到自然灾害和人们频繁的失控破坏活动，造成灾害危险增长的事实，并且认识到必须进行减灾。实施防灾救灾是一项系统工程，应当实行综合应急管理，才能发挥更大的减灾效益。如：建立国家综合防灾减灾体系，提高政府和社会应对新型灾害、重大灾害和复杂灾害的能力；把防灾减灾和政府应急管理纳入国家可持续发展规划中；成立或完善应急管理的专门机构，重点是综合协调机构，对防灾减灾实行统一领导、统一管理、统一指挥；完善制定国家和地方的应急管理法律、规划和预案；加强应急管理教育、培训、演习；鼓励和支持人们参与防灾减灾事务。

经济合作与发展组织 2003 年发表的《21 世纪面临的新风险：行动议程》，总结了各国综合防灾救灾规划的新趋势。主要包括：按国际先进水平去评估、预防、应对传统的和新型的危机或危险；加强应急反应，不仅在灾害或危机发生之前，而且在发生过程中、发生之后都应立即采取行动；采取综合、协调的方式，把政府、志愿者、民间机构团结在一起，做好预先计划、组织和安排；利用新兴技术，进行有效监测和监视，落实紧急状态应急计划与做好协调工作，对媒体宣传进行合适的管理，控制成灾范围，在紧急行动上加强国际协调；完善预防体制，制定风险预防、监督的责任和补偿，增加透明度和提供信息等制度和措施。

（二）建立一体化的应急管理组织机构体系

所谓应急管理，就是指为了应对灾害事件而进行的一系列有计划、有组织的管理过程，主要任务是有效地预防和处置各种灾害事件，最大限度地减少灾害的负面影响，确保公共安全。经验表明，应对突发灾害事件，特别是重大突发事件，需要广泛动员各种组织和力量参与，需要统一指挥、统一行动，需要各个方面相互协作、快速联动，需要有技术、物质、资金、舆论的支持和保障，需要有法律和政策的依据。从世界上一些主要国家的做法和经验看，现代应急管理体系一般由政府部门和各种社会主体共同组成，包括政府机构、非政府公共组织、新闻媒体、工商企业、公民社会等主体，其核心部分是警方、消防、紧急救助、环境保护和新闻宣传等部门。这就需要通过组织整合、资源整合、行动整合等应急要素整合，形成一体化应急管理组织机构体系。

（三）建立全程综合管理运作模式

现代，在各国，无论在理论上还是在实践上，人们主张将应急管理作为由预防、准备、回应和恢复四个阶段组成的完整过程，在各个不同阶段应当采取相应的应对措施，对各种灾害实施综合性的应急管理。其中：预防是指在危机发生之前，为了消除突发事件出现的机会或者为了减轻危机的损害所做的各种预防性工作；准备是指针对即将发生的或者潜在的突发事件所做的各种应对准备工作，准备得越充分，应对灾害就会越有成效；回应是指在灾害发生发展过程中，进行的紧急处置和救援等应急反应工作；恢复或重建是指在灾害事件得到有效控制之后，为了恢复正常的状态和秩序所进行的工作。从实践上看，现代各国为了有效防灾救灾，大都实行全过程的灾害综合管理模式，并形成了一套比较标准的运作模式。为了应对不同规模等级的灾害事件，各国政府还建立了逐级做出应急反应的运作体系，即当灾害规模扩大升级、下级政府无力应对时，可逐步上移，由上一级政府负责应急管理，直至上升到由中央政府负责应急管理。

（四）建立相互协作的应急反应机制

现代灾害应急管理以相互协作、密切配合、反应快速为特征。主要包括：通过计算机联网和明确信息报告责任形成的信息资源共享机制；通过设定危机类别和等级进行风险提示的预警机制；通过明确分工、制订应急计划、建立统一指挥中心形成的分工协作、应急联动、快速反应机制；通过与民间组织、工商企业、社区组织、专业技术人员乃至国际组织签订协议形成的广泛参与和协作机制等。

例如，9·11 事件和炭疽病毒攻击事件后，美国着手从六个方面完善其应对突发公共卫生事件的应急管理机制。一是通过加强国家、地区/州、地方之间的沟通和协作，提高公共卫生领域的危机准备和预警能力。二是建立疾病监测报告系统，加强流行病监测培训，与科研机构进行合作，以加强疾病监测跟踪能力。三是开展广泛的科学研究和实验，为有效应对生化武器、传染病和其他威胁公众健康的突发事件提供必要的知识、技术和设备，在全国范围建立多级实验室反应网络。四是利用 IP 技术和网络技术，建立有效的紧急状态沟通渠道，加强对资料和信息系统的保护，从而构建安全的公共卫生信息传递系统，发展全信息技术支撑。五是改善指挥的沟通观念，在应急小组内建立快速无障碍的联系，同时利用新闻发言人制度向外界提供权威信息，建立任务报告和评价系统，并确保在第一时期将公共卫生突发事件通知媒体和公众。六是动员各相关领域专家广泛参与到应急系统中，同时将教育、培训融合到以上五个领域中。

（五）建立现代化的应急信息分析系统

及时准确地收集、分析和发布应急管理信息是政府科学决策和早期预警的前提。现代国家都把利用最新信息通信技术，建立信息共享、反应灵敏的应急信息系统作为应急体系建设的核心部分，许多发达国家的应急信息系统还得到计算机系统、数据库系统、地理信息系统、卫星定位系统、卫星现场图像实时传送系统、无人值守机房集中监控系统、无线调度通信系统、无线联动数据传输系统、遥感系统和视频系统的支持，并在对上述系统进行高度集成的基础上，建立了统一的信息接收和处理平台，实现了信息资源和通信手段的共享。

（六）建立强有力的应急支持保障系统

现代应急管理体系必须有技术、物资、资金、培训等方面的支持保障。通过物质储备、财政预算、与工商交通运输企业签订协议等方式，为应对危机提供物力财力的保障；通过组织人员培训和教育，不断提高应急管理人员和社会公众的应急处置能力、协作能力和自我保护能力；通过借助新闻媒体的渠道和影响力，提高全社会的危机意识和防护能力；通过专业技术机构和人员的参与合作为应急管理提供技术、智力支持等，都是许多国家的流行做法，并为政府应急管理提供有力的支持保障。

（七）建立完备的应急管理法律体系

应急管理需要政府采取特殊的应对措施，但也必须有法律依据，依法实施应急措施。在应急管理方面，发达国家一般都制定有紧急状态管理和防灾减灾救灾的法律法规，政府制定的应急管理计划也具有法律效力。这些法律法规对紧急状态下政府管理权限、应急处置措施和程序、政府责任、公民权利和义务等方面都有明确的法律界定，为政府实施应急处置提供了具有可操作性的法律依据，同时可以起到限制滥用行政权力的作用。

美国在灾害管理方面先后制定了国家紧急状态法、灾害恢复紧急救援计划法，2001 年发生 9·11 事件后，为了适应反恐的需要，美国又颁布了《国土安全法》等一整套防灾救灾、反恐的法律和实施细则，对各级政府灾害管理工作进行了详细规定。英国先后制定了国内紧急状态法、民防条例、紧急状态权力条例、民用航空条例、反恐怖主义条例、放射物规章、食物和动物饲料规章、港口区域危险物质规章、矿区逃离和营救规章、商船运输规章、公路运输危险品规章、放射物紧急状态下的公共信息规章、管道安全规章等，形成了由基本法、条例、规章和法令等组成的防灾救灾法律体系。

（八）建立防灾救灾的国际合作框架

灾害是不分地域的，所有的国家和地区都在遭受各种灾害的破坏和威胁，建立防灾救灾的国际合作框架，受到世界各国的重视。联合国、世界卫生组织、国际减灾组织等国际组织也为此持续开展了一系列国际减灾活动，促进减灾知识和科技传播的国际合作。实践表明，这种国际合作有效提高了各国防灾救灾的能力。首先，世界各国在应对各种自然灾害方面开展的防灾科技合作项目，使人们对气旋、飓风、海啸、地震、野火等自然灾害的认识和应对能力有了很大提高，在水坝、核电站、管线、炼油厂、化工厂等高危行业开展的安全生产合作项目，使相关国家从这种国际合作中受益，大大降低了灾害事故的发生率，并提高了处置安全事故的能力。其次，许多国家通过防灾救灾科学技术的国际交流项目，学习防灾救灾的新思想和新方法，总结减灾带来的经济效益，针对灾害设置专门的大学课程，针对实际减灾工作方法召开交流会和讨论会，进行防灾人员的培训交流和实际工作者的交流，设立留学生计划和国际奖学金计划，使用地球卫星进行电视教育，利用个人计算机建立国际培训交流。最后，世界各国在应对各种重大灾害事件中，积极开展信息、科技和人员方面的交流合作，向受灾国家提供救援物资和捐助资金，提高了各国应对重大灾害、复杂灾害的能力。

近几年来国际紧急救援的发展趋势，是对大规模自然灾害和各种突发事件采取国际人道主义的联合救援行动。联合国人道主义事务协调办公室（OCHA）成立了 3 个组织：国际搜索与救援顾问组、联合国灾害评估与协调队（UNDAC）和军事与民防体。世界上有 20 多支政府或非政府的搜索与救援队伍注册参加了国际搜索与救援顾问组，全球现有 133 名专家为联合国灾害评估与协调队成员。国际救援行动遵循的是《国际城市搜索与救援反应指南（试行本）》，同时联合国正在组织起草《国际城市搜索与救援公约》，以在救援现场有效地协调各国救援队协同行动。

总之，世界上经济发达国家已基本建成完善了紧急救援体系。先进的紧急救援管理和强大的应急反应与处置能力，体现了政府管理的高效能和政府对救助生命的高度重视，这已成为社会文明进步的标志。

二、美国应急救援系统

美国是个灾害频发的国家，各种自然灾害均有发生，大多数国土遭受部分或多种灾害危害。1900 年以来，由于灾害预报、预警和疏散措施的完善，美国因灾害死亡人口在不断减少。但是，因灾害造成的社会、经济和环境破坏及保护费用在急剧增加。例如，每年因洪水造成的财产损失（建筑和基础设施）超过 200 亿美元，农作物损失超过 100 亿美元。单个灾害事件造成的损失就超过几百亿美元，如 1992 年的 Andrew 飓风、1993 年的中西部大洪水、1994 年的 Northridge 地震和 1999 年的 Floyd 飓风。而 2005 年 8 月的 Katrina 五级飓风导致大水淹没新奥尔良市，死亡人数至少为 1833 人，经济损失达 1500 多亿元。预计未来的大飓风损失会达 250 亿～550 亿美元，加州的大地震损失约达 850 亿美元。一场灾害事件可能会使 50 多万人需要转移安置。所以，美国高度重视灾害应急救援与管理。

（一）美国灾害救援的相关概念

美国的灾害指的是由于极端的自然、人为因素或者它们的共同作用，超过了当地的承受能力而演变成为灾害。灾害的应急管理指的是对即将出现或者已经出现的灾害而采取的救援措施，这不仅包括紧急灾害期间的具体行动，如紧急转移到安全地区、防洪抢险、消防灭火等，还包括灾害发生前的各种备灾措施、灾害发生后的救灾工作、防止和减少可能由自然灾害和社会相互作用而导致灾害出现的减灾措施等。所以，灾害应急管理是一个有效地组织协调可利用的一切资源，应对灾害事件的过程。这不仅包括紧急灾害发生期间的行动（如消防灭火、用沙袋修建防洪坝、撤退到安全区等），更重要的是，还包括灾害发生前的备灾措施和灾害发生后的救灾工作。其根本目的，就是尽可能通过科学有效的组织协调，来保护并挽救公民生命，使他们免受灾害的危害，并将经济财产损失降到最低程度。

（二）灾害救援法律体系

美国政府主要的灾害政策建立在一系列的法律基础上。这些法律最早的是在 1950 年制定的《灾害救援法》，然后是《国家紧急状态法》《灾害恢复紧急救援计划法》《国际紧急状态经济权力法》《紧急事件管理与救援法》《联邦公民防御法》《紧急机构信息法案》《联邦储备条例》《国家防御授权法》《紧急状态医疗服务法》《紧急计划与公民知情权法》等一整套防灾救灾法律和实施细则，特别是 1988 年专门制定了一部关于授权和规定联邦政府提供灾害救援的《斯塔福特救灾与紧急援助法案》，对各级政府灾害管理工作进行了详细制定。2001 年发生 9·11 事件后，为了适应反恐的需要，美国又颁布了《国土安全法》等反恐法律，并采取措施减少联邦政府的财政支出比例，把部分灾害救援费用转为由私人机构承担。这就导致了人们对保险的重视，通过这一机制调整损失负担和转移风险。这也增加了非政府组织和私人机构在制定灾害管理政策和项目中的发言权。

（三）救援体系

美国的紧急救援管理体系分为联邦、州和地方政府三级。应急救援一般采用属地原则和分级响应原则。美国的灾害应急管理由国土安全部负责，具体由联邦紧急事务管理署（FEMA）负责全面协调灾害应急管理工作。FEMA 还在全国设立了 10 个应急管理分局。其中国家级主要负责制定灾害应急管理方面的政策和法律，组织协调重大灾害应急救援，提供资金和科学技术方面的信息支持，组织开展应急管理的专业培训，协调外国政府和国际救援机构的援助活动等。

联邦政府的地质调查局、国家海洋与大气管理局、林务局、美国陆军工程兵团、农业部等部门，也承担着自然灾害应急管理等方面的管理职能。如美国地质调查局负责开展水利-地质灾害的监测研究，发布火山爆发、地震和滑坡灾害警报；国家海洋与大气管理局负责气象灾害、海洋灾害、洪水等灾害的监测预报管理；美国林务局负责森林火灾风险管理；农业部负责农业上的干旱、冰冻、暴风雪的监测和应急管理等；美国陆军工程兵团在修复灾害损坏工程、监督跨州飓风疏散计划实施等方面发挥重要作用。

州政府主要负责制定州一级的应急管理和减灾规划；建立和启动州级的应急处理中心，监督和指导地方应急机构开展工作；组织动员国民警卫队开展应急行动；重大灾害及时向联邦政府提出援助申请。地方政府承担灾害应急一线职责，具体组织灾害应急工作。

根据灾害应急管理职责和运作程序，由灾害发生或可能发生地的政府首先开展灾害应急工作，当灾害发展到超过其应急管理权限和应对能力时，逐级由上一级政府负责接管灾害应急工作。如果灾害威胁大、影响面广，可直接由高层组织机构启动应急行动。

1. 联邦政府

1）美国总统　美国总统是政府首脑和应急管理的最高行政首长，负责对国家防灾救灾工作进行统一领导，在发生重大灾害时，通过国家安全委员会对政府应急处置实施统一指挥和协调。

2）国家应急综合协调机构　美国紧急救援管理的最高行政机构是美国联邦紧急事务管理署(FEMA)，成立于 1979 年，总部设在华盛顿。由国家消防管理局、联邦洪水保险管理局、民防管理局、联邦灾害救济管理局和联邦防备局等机构合并而成，主要负责联邦政府对大型灾害的预防、监测、响应、救援和恢复工作。紧急事务管理局在全国常设 10 个区域办公室和 2 个地区办公室，每个区域办公室针对几个州，直接帮助各州开展救灾计划和减灾工作。紧急事务管理局组织建立和管理 28 支城市搜索与救援队，分布在美国 16 个州和华盛顿特区，其中有 2 支国际救援队。9・11 事件后，美国政府建立了国土安全部，将海岸警卫队、海关、移民规化局、交通安全管理局及联邦紧急事务管理局等 22 个联邦机构纳入这个内阁部中，直接由总统负责，成为联邦政府中仅次于国防部、卫生与人力服务部的第三大部，职员有 17 万人，以保证对紧急情况迅速有效地做出反应。政府实现“4R”思路，即：削减(reduction)、预备(readiness)、响应(response)、恢复(recovery)。现在，国土安全部是美国灾害管理特别是反恐活动的主要协调机构，主要任务：防止国内遭受恐怖袭击；减少美国受到恐怖袭击的可能性；最大限度地减少恐怖袭击和自然灾害带来的损失。主要职责包括：负责紧急事件的处理和迅速反应；通行与交通安全；移民与边境安全；调查与信息综合分析；防止生化和放射武器的袭击和威胁。国土安全部所属的 22 个联邦机构，有相对大的独立性，实行“一头领导，分头运作”的运作模式，如联邦紧急事务管理局仍然负责自然灾害的预防、准备、响应和恢复工作。

3）国家应急管理工作机构　美国联邦政府各部门负责职责范围内的防灾救灾工作，对各自主管领域发生的灾害事件进行应急处置。联邦政府主要通过提供技术和资金援助，来帮助州和地方应对灾害。发生灾害时，州长可以要求美国总统宣布该州进入紧急状态，然后由总统要求国会拨资金来帮助该州。根据 2002 年制定的《美国联邦反应计划》，如果发生的灾害超越了受灾州的应对能力，州长可以向联邦政府请求援助，由联邦紧急事务管理局、受灾州和地方机构联合进行灾害评估，如果评估结果确定灾害的破坏程度和级别达到了《斯塔福特法案》规定的标准，总统将批准发布重大灾害或紧急状态声明，并提供联邦支援。

2. 州政府应急管理机构　美国各州依照宪法规定独立行使职权。在防灾救灾方面，当地方政府遇到无法应对的重大灾害时，州政府有责任和义务给予帮助。州政府各职能部门，如警察、消防、医疗卫生、环保等部门，负责各自职责范围内的防灾救灾工作，发生灾情时负责进行应急处置和救援。为了加强对防灾救灾的综合管理和统一指挥，州政府都设有应急管理办公室作为常设办事机构，负责州防灾救灾工作的日常管理和综合协调，主要职责是协助州长处理州应急管理事务，协调州政府各部门、公立机构和私人机构的关系，指导地方政府应急管理工作，协调联邦与地方政府之间的关系。

3. 地方政府的应急管理机构　美国地方政府在防灾救灾方面，一般性灾情由当地政府自己处置和应对；如果遇到无力应对的重大灾害时，可请求州和联邦政府提供帮助。地方政府行政首长是所辖区域内应急管理事务的最高领导，负责领导和协调本地防灾救灾工作。地方应急管理办公室由行政首长直接领导，负责地方应急管理事务的日常管理和组织协调。地方政府各职能部门对各自主管业务范围的防灾救灾工作负责。如：自然灾害由应急管理办公室、气象局、交通局、卫生防疫局、国民卫队参与处置；公共工程事故由公共建设工程局、消防局负责；火灾爆炸由消防局、警察局负责；公共卫生和健康事件由紧急医疗救护中心、卫生防疫局负责；社会安全事件由警察局、紧急医疗救护中心参与处置。

地方应急管理中心是由地方政府和部门组成（有的城市建有911中心），作为直接受理和处置各种突发事件的实战机构。应急管理中心或911中心大多设在警察局，有的为独立机构，其核心组成部门包括警方、消防和紧急医疗救助机构，其他政府部门在该中心都设有固定席位，直接处理与派驻部门相关的事件，或者联系派驻部门采取联合行动。

4. 社会防灾救灾组织　在美国，志愿者组织、新闻媒体、工商企业、社区等社会组织，通过各种形式参与防灾救灾工作，成为灾害管理体系的组成部分。在平时，这些社会组织参与防灾救灾事务管理；当灾害发生的时候，则是政府开展减灾工作的依靠力量。例如，9·11事件发生后，美国红十字会参与了一系列的救援活动，在纽约、阿灵顿、新泽西州等地建立了许多庇护所和家庭援助中心，开设咨询电话，帮助公众寻找家属下落；提供了大量的救灾物资；组织精神科医生给救援人员和公众提供咨询和帮助；社区血源中心全国协会也与军方联系，向纽约市各大医院紧急输送了大量的血源。

三、俄罗斯应急救援系统

俄罗斯是世界上国土面积最大的国家，横跨亚洲和欧洲最北部，受其复杂的自然环境和气候特征的影响，俄罗斯北部经常发生冰川崩塌事故，同时低温（冰冻）、森林大火、火山喷发、地震、水灾、旱灾等自然灾害也较为严重。化学事故、辐射事故、矿井事故、交通事故、建筑物坍塌、火灾、爆炸、气体泄漏等人为事故也困扰着俄罗斯。

（一）灾害救援法律体系

1986年，苏联的切尔诺贝利发生了大规模核泄漏事件，造成了重大的人员伤亡，促使苏联政府加速了灾害应急管理的改革，公共安全防护重点从20世纪90年代初的公共安全防卫扩展到预防和降低风险、减少自然灾害和技术性灾害（包括危险放射性物质泄漏和溢漏事件）发生上。1989年成立"紧急事务国家委员会"，后移交俄罗斯联邦改名为民防、应急与减灾部，简称"紧急情况部"（EMERCOM）。1991年5月17日，还未独立的俄罗斯公布了《俄罗斯苏维埃联邦社会主义共和国紧急状态法》，1994 年通过《联邦共同体应急管理法案》，建立了俄罗斯联邦预防和消除紧急情况的统一国家体系（USEPE）。到 2001 年为止，俄罗斯联邦关于应急救援已经通过了大约 40 个联邦法律和大约 100 个联邦法规，俄罗斯联邦政治实体的立法机构也通过了约 1000 个行政区法案。各个联邦实体颁发的几百条法律和法规必须与 USEPE（预防和消除紧急情况的统一国家体系）统一起来。此后俄罗斯联邦又相继颁布和修改了一系列相关法律，不断完善灾害管理的法律体系，来面对和处理各种灾害事件。

（二）救援体系

俄罗斯是一个联邦制国家，政府体系分联邦政府、联邦主体（类似于联邦制国家的州）政府、地方政府三个层级。

1. 联邦政府

1）国家应急决策机构　俄罗斯总统是联邦应急管理事务的最高行政领导，全面领导俄罗斯的防灾救灾工作，遇到重大紧急事件，进行直接指挥和处置工作。联邦安全会议是俄罗斯国家和社会安全问题的核心决策协调机构，由总统任主席，总理任副主席，会议秘书由总统任命并对总统负责，会议常委和委员由国防、外交、情报、安全等强力部门首长出任。

联邦安全会议的基本任务包括：确定社会和国家的至关重要利益，阐明安全主体面临的内外威胁；确保俄罗斯联邦安全战略的主要方向，组织筹备保障俄罗斯联邦安全的联邦总体纲要；向总统提供就保障个人、社会和国家安全问题采取重要决策时所需要的建议；制定协调联邦执行权力机关和联邦主体权力机关在执行有关保障安全的行为过程中活动的建议，并评估这些活动的效果；改组现有或者建立新的负责保障个人、社会和国家安全的机构，完善安全保障系统。

联邦安全会议下设宪法安全、国际安全、独联体合作、军事安全、信息安全、国防工业安全、经济安全、生态安全、边防政策、居民保健、社会安全和反犯罪及反腐败、动员准备与动员等常设的跨部门委员会，分别负责相关领域的应急决策、咨询和协调工作。

2）国家应急救援和协调机构　1990 年，俄罗斯联邦政府成立了紧急救援管理机构民防、应急与减灾部（简称紧急情况部），部长直接向总统报告，成为俄罗斯联邦政府五大强力部门之一，主要职能是在继续防护大规模战争攻击的同时，加强水灾、火灾和地震等自然灾害以及灾难性工业事故等人为灾害的紧急救援工作。紧急情况部内设人口与领土保护司、灾难预防司、部队司、国际合作司、放射物及其他灾害救助司、科学技术管理司等职能部门，以及森林灭火委员会、抗洪救灾委员会、海洋河流盆地水下救灾委员会和营救执照管理委员会等协调机构。紧急情况部下辖联邦紧急状态行动指挥中心，该中心内设民防与灾害管理研究所和救援培训中心，即“179 部队”，并在莫斯科、圣彼得堡、顿河畔罗斯托夫、萨马拉、叶卡捷琳娜堡、诺瓦西比斯克、契塔和卡巴洛夫斯克分设 8 个区域紧急状态行动指挥中心及 8 支专业救援队伍。地方的紧急救援管理机构按行政区划逐级分设。救援队伍建设实现了救援力量主体的专职化、专业化和军事化，如 179 救援培训中心，空降和防御部队，以及生化防御、生命保障、扫雷、警卫、医疗救援、警犬等 11 个专业分队和 3 个汽车分队。据统计，仅 2005 年俄罗斯紧急情况部消防人员在救火过程中就挽救了 9 万多条生命。俄罗斯的灾害应急管理体系不断趋于完善，为该国的政治、经济和社会发展提供了更加安全的环境。

3）国家灾害管理工作机构　俄罗斯联邦政府各部门分别负责相关领域的防灾救灾工作。在应对重大和复杂的灾害事件过程中，联邦政府的强力部门，如联邦紧急情况部、国防部、外交部、联邦安全局、对外情报局、联邦通信与情报署等联邦机构，在应急管理中发挥着至关重要的作用，形成应对重大灾害和违纪事件的应急组织结构。

2. 州和地方的应急管理机构　俄罗斯有85个联邦主体（包括共和国、边疆区、州、直辖市、自治州和民族自治区），联邦主体下设地方自治机关（包括区、市、市辖区、镇和村）。俄罗斯各州政府和地方政府负责本地灾害事件的预防和处置工作，一般灾害事件分别由相应的政府主管职能机构负责处置。遇到较大灾害事件发生时，俄罗斯紧急情况部的地区中心会提供紧急帮助，或者直接由地区中心进行应急处置。在紧急情况部的直接领导下，每个地区中心负责所辖地区重大灾害事故的预防和处理，向州和地方的灾害管理提供各种帮助。

（三）运作过程

在发生危及社会和国家安全的重大灾害事件时，联邦安全会议作为中枢决策指挥机构，在俄罗斯总统领导下，确定应急处理的重要问题，统一协调国防部、紧急情况部、联邦安全局等机构的应急行动。对于一些特别重大的灾害事件，俄罗斯总统常常直接进行统一指挥和协调。

紧急情况部统一负责联邦自然灾害、技术灾害和人为灾害的紧急救援和行动协调。该部设有信息中心，可以自动接收联邦机构和各地的灾害信息。紧急情况部和各地区的监测和预测机构，对可能发生的灾害风险进行预测和预警，并采取相应的预防灾害措施。在俄罗斯联邦范围内，紧急情况部以中心城市为依托，下设区域性应急行动中心，负责85个州的救灾活动。每个区域和州都设有指挥控制中心，下辖80个中央搜索分队，每个分队约由200名专业救援队员组成。

在灾害应急行动中，联邦紧急情况部负责统一收集和分析来自联邦、地区和联邦部委的灾害信息。通常情况下，重要灾害信息将很快上报俄罗斯总统，由总统召开安全会议进行研究和做出决策，在讨论中一般由安全会议秘书向总统汇报形势、分析、预测和行动方案，然后由总统最终决策，而后联邦政府行动部门负责执行决策，采取各种应对措施，紧急情况部将具体负责协调联邦部门和地区的应急行动，并与总统、联邦部门、州政府、地方政府和其他机构相互协作。

除上述部门的活动外，安全会议下设的12个跨部门委员会也各司其职，充分进行应对灾害情况的专业管理与指挥活动。如利用国家政府的通信系统和沟通渠道收集信息、公布灾情；调查救险人数；召集相关专家和学者评估灾害可能产生的经济后果和社会后果，按照法定程序与总统办公厅直属部门、国家权力机关、俄罗斯主体政权机关及相关国际组织开展合作等。

四、日本应急救援系统

日本位于地震和火山活跃的环太平洋活动带。日本的国土面积虽然仅为全球面积的0.25%，但发生的地震次数和活火山分布占全球的比重却很高。全世界6级以上地震约20%发生在日本。全球共有活火山829座，其中86座在日本，占全球总数的10.4%。同时，由于特殊的地理、地形和气象条件，日本还经常遭受台风、暴雨和大雪等灾害。

（一）灾害救援法律体系

日本十分重视防灾救灾立法工作。在基本法方面，制定了《灾害对策基本法》《灾害对策基本法实施令》《灾害对策基本法实施细则》；在地震灾害方面，制定了《大地震对策特别措施法》《大地震对策特别措施法实施令》《大地震对策特别措施法实施细则》；在灾害救助方面，制定了《灾害救助法》《消防组织法》《灾害救助法实施令》《灾害救助法实施细则》《灾害时实施应急措施人员的损害补偿条例》《灾害时实施应急措施人员的损害补偿条例实施细则》。而且，在每次重大灾害发生后，日本都及时制定了新的灾害管理法律，不断健全灾害管理法律体系。例如，日本在1995年发生阪神大地震的同年，就制定了《地震防灾对策特别措施法》《受灾街区恢复特别措施法》《关于对应阪神淡路大震灾的特别财政援助资助的法律》，并对《灾害对策基本法》进行了修改；1995年发生地铁沙林事件，同年日本政府马上制定了关于防止沙林等侵害人身的法律。1999年发生东海村核材料加工设施事故，政府很快就颁布了《原子能灾害对策特别措施法》。这些法律种类多，覆盖灾害的预防、应急和灾后重建各个方面。

（二）救援体系

日本的紧急救援管理体系分为中央政府、都道府县政府和市町村政府三级。

1. 中央政府

1）国家应急决策机构　内阁总理大臣（首相）是日本中央政府应急管理的最高行政首长，负责领导防灾救灾工作，并担任中央防灾会议的主席。中央防灾会议是日本中央政府防灾救灾的主要决策议事机构，首相为会议主席，由防灾大臣（1名）、各省厅大臣、指定的公共部门首长（4名）和专家学者（4名）组成。中央防灾会议的主要职责：制定和组织实施防灾计划；制订和推动实施灾害应急计划措施；根据首相和防灾大臣要求审议有关事宜；就重要事宜向首相和防灾大臣提出建议。

2）国家应急综合协调机构　内阁官房作为首相的辅佐机构，在政府日常应急协调管理方面发挥着重要作用。为了确保在发生大规模灾害时，日本首相官邸、中央省厅与相关防灾公共机构间的情报收集、联络，便于灾害本部做出正确的判断，在内阁府还设置了被称为中央防灾无线网的情报通信网络。内阁官房应急管理的主要职责：收集危机信息并向有关部门传达；召集各省厅建立应对危机的机制；综合协调各省厅的应急决策措施；负责对外宣传，以消除国民的恐惧和不安。为了提高灾害综合管理的能力，1998年日本通过修改《内阁法》，在内阁官房设立了内阁危机管理总监（副大臣级），组建由该总监直接领导的安全保障与危机管理室，专门负责危机管理事务（除国防外）的日常协调管理。内阁危机管理总监的主要职责：在应急时，负责分析事件形势，做出第一手判断，迅速与有关省厅联络和进行综合协调，发布最初应急措施，辅助首相和官房长官采取应急对策。在平时，则站在内阁的立场上，研究制订政府危机管理对策，检查和改善各个省厅的危机管理体制。通过以上措施，日本政府改变了以往各省厅在危机处理中各自为政、相互保留所获得信息、管理分割的局面。

3）国家应急管理工作机构　日本中央政府各个部门分别负责各自职责范围内的防灾救灾工作，处置可控范围内的突发事件。发生较大灾情时，中央政府各个部门将根据灾害管理法律和规划，在首相及内阁危机管理总监的总体协调下，开展紧急救援救助工作，其中警视厅、消防厅、气象厅、自卫队等部门是应急管理的核心部门。

2. 地方应急管理机构　根据国家《灾害对策基本法》和地方防灾会议条例，日本都道府县和市町村地方政府都设有自己的防灾会议，作为地方防灾救灾的决策议事机构。行政首长（知事）是地方政府防灾救灾工作的最高领导，直接负责本地应急管理工作。防灾会议由当地行政首长（任会议主席）、地方政府部门、公共机构和都道府县或市町村的代表组成，主要任务是制订防灾规划和推进实施。都道府县等地方政府与中央机构配套，都设有灾害管理总监或危机管理总监，主要职责：发生紧急事件时辅助行政首长进行应急处置，强化政府各局的应急功能，协调相关机构的应急救援行动。同时，地方的城市政府以及农村的村町政府也设有专门灾害管理人员，协助地方行政首长进行防灾救灾工作。

综合防灾部是地方政府应急管理的综合协调机构，由危机管理总监领导。综合防灾部由信息管理和实际行动两个方面的部门组成。信息部门主要负责灾害信息的收集、分析、战略判断，灾害发生时，警视厅、消防厅、自卫队等部门的派驻人员将本部门渠道收集的信息汇总到信息部门。实际行动部门主要负责灾害发生时的指挥协调。综合防灾部在危机管理总监的管理和指挥下，进行防灾救灾工作的日常管理和综合协调，与政府各局进行沟通联系，确保政府防灾机构之间的信息联络。

地方政府各部门根据地方制订的灾害管理规划、手册、预案等，都有明确的职责分工。例如，在发生灾害时，总务局负责与相关防灾机构进行联络协调，与市町村进行联络沟通，收集和分析灾害信息，进行通信联络，履行灾害对策的综合协调等职责。财务局负责灾害对策的预算、车辆的调度、紧急通行车辆的确认标志、征用应急设施工程等职责。生活文化局负责灾害的宣传，听取居民意见，收集灾害纪录、照片和信息，与外国团体联系，支持志愿者活动等职责。教育局负责受灾学生的救护和应急教育，发放受灾学生的学习用品，检查、改善和维修文教设施，与避难场所协作等职责。

3. 社会防灾救灾组织　在日本，民间防灾组织、志愿者、社区组织、企业、公民等各种社会组织，都是防灾救灾工作的参与主体，通过组织和资源整合成为防灾救灾体制的组成部分。根据法律规定，日本的红十字会、医疗卫生、民间电视台、汽车运输业等社会组织，都被确定为公益性防灾机构。各级政府通过与这些社会机构签订协议的形式，使社会团体在平时和应急时都能积极参与防灾活动，以充分利用各种社会资源进行救援，确保应急物资、人员、设施和设备，减轻政府负担。各级政府通过制定法规和规划，明确了各种社会组织在防灾救灾中的具体责任，加强地区、社区和单位的灾害管理功能和能力。为了使各种社会组织有效参与防灾救灾工作，各级政府和防灾部门通常制订有各类规划、手册、指南、预案，明确提供应该采取的行动和选择。

第二节　我国卫生应急体系

一、形成与发展

我国有着悠久的灾害记录与管理的历史，各类古籍上对灾害和灾害救援的记载详尽。中华人民共和国成立后，党和国家对于灾害救助给予了高度重视。主要表现：一是 1949 年初，中央就确立了统一的救灾领导体制，成立了中央救灾委员会，统一领导、组织和协调灾害救助事务。1949 年 12 月 19 日，政务院颁布《关于生产救灾的指示》，要求各级人民政府必须组织生产救灾委员会，包括内政、财政、工业、农业、贸易、合作、卫生等部门及人民团体代表，由各级人民政府首长直接领导。1950 年 2 月 27 日，中央救灾委员会成立，统筹全国救灾工作。中央颁布的《中央救灾委员会组织简则》规定了灾害管理工作的工作任务，明确了救灾的日常工作由内务部负责。二是中央政府于 1950 年就及时制订了“生产自救、节约度荒、群众互助，辅之以政府必要的救济”的救灾工作方针。以后，这一方针逐步修订为“依靠群众，依靠集体，生产自救，互助互济，辅之以国家必要的救济和扶持”。这一方针目前依然发挥着重要的指导作用。三是中央政府投入了大量的财政资金用于支持救灾工作。从1950至1966年，中央用于救灾的投入共达55.08亿元，每年中央都投入几亿元用于救灾工作。特别是在20世纪60年代初，中央每年救灾的投入几乎都在4亿元以上，1964年投入达到约11亿元，而在此期间，中央的年度财政收入仅有300亿元左右。正是由于中央的高度重视，1949年以后的多次严重自然灾害得到有效的救助，保证了我国社会生活的正常秩序。同时，国家针对长江、黄河、淮河、海河等水患严重的大江、大河进行了有史以来的最大规模的整治。

随着全球气候变化和我国进入地震灾害活跃期，我国自然灾害造成直接经济损失平均高达3000亿元。2008年5月12日四川汶川地震更是人员伤亡惨重。

我国安全生产形势也十分严峻，每年因交通、生产等导致的各类事故50余万起，造成人员死亡高达10万人以上，经济损失严重，政治影响很大。我国公共卫生事件常有发生，2003年的SARS、2005年四川人感染猪链球菌病、近年来的高致病性禽流感、2008年安徽阜阳EV71病毒引发儿童的手足口病死亡病例，这些都严重影响了人民生命安全与社会主义建设事业。同时，社会公共安全与经济安全事件也引人注意。至于金融、物资、粮食和水等方面的安全问题，虽然已做大量工作，取得较好成绩，但是全球形势迫使我们必须更加警惕，应未雨绸缪，预防在先。我国政府十分重视民生安全减灾及应急工作。到目前，我国已形成了国家、省市及全民的安全减灾及应急系统。

2018年3月13日，第十三届全国人民代表大会第一次会议审议国务院机构改革方案。组建应急管理部，不再保留国家安全生产监督管理总局。将国家安全生产监督管理总局的职责、国务院办公厅的应急管理职责、公安部的消防管理职责、民政部的救灾职责、国土资源部的地质灾害防治职责、水利部的水旱灾害防治职责、农业部的草原防火职责、国家林业局的森林防火相关职责、中国地震局的震灾应急救援职责以及国家防汛抗旱总指挥部、国家减灾委员会、国务院抗震救灾指挥部、国家森林防火指挥部的职责整合，组建应急管理部，作为国务院组成部门。

二、系统构成

（一）灾害管理的领导和协调体制

我国自然灾害管理的基本领导体制：党政统一领导，部门分工负责，灾害分级管理。在灾害管理的过程中，党中央、国务院统揽全局，总体指挥，地方各级党委和政府统一领导，各有关职能部门分工负责，强调地方灾害管理主体责任的落实，注重中国人民解放军指战员、武警官兵、公安干警和民兵预备役部队突击队作用的发挥。实行各级党委和政府统一领导的灾害管理体制，是我国多年来成功的救灾经验，可以充分发挥我国的政治和组织优势，明确各级党政领导的责任，最有效地全面协调辖区内的各种救灾力量和资源，形成救灾的合力。

关于我国灾害管理的综合协调机制：在国务院统一领导下，中央层面上设立有国家减灾委员会、国家防汛抗旱总指挥部、国务院抗震救灾指挥部、全国抗灾救灾综合协调办公室和国家森林防火指挥部等机构，负责灾害管理的协调和组织工作（图2-1-1）。这些协调机构既为中央灾害管理提供决策服务，也保证了中央灾害管理的决策能够在各个部门得到及时落实。

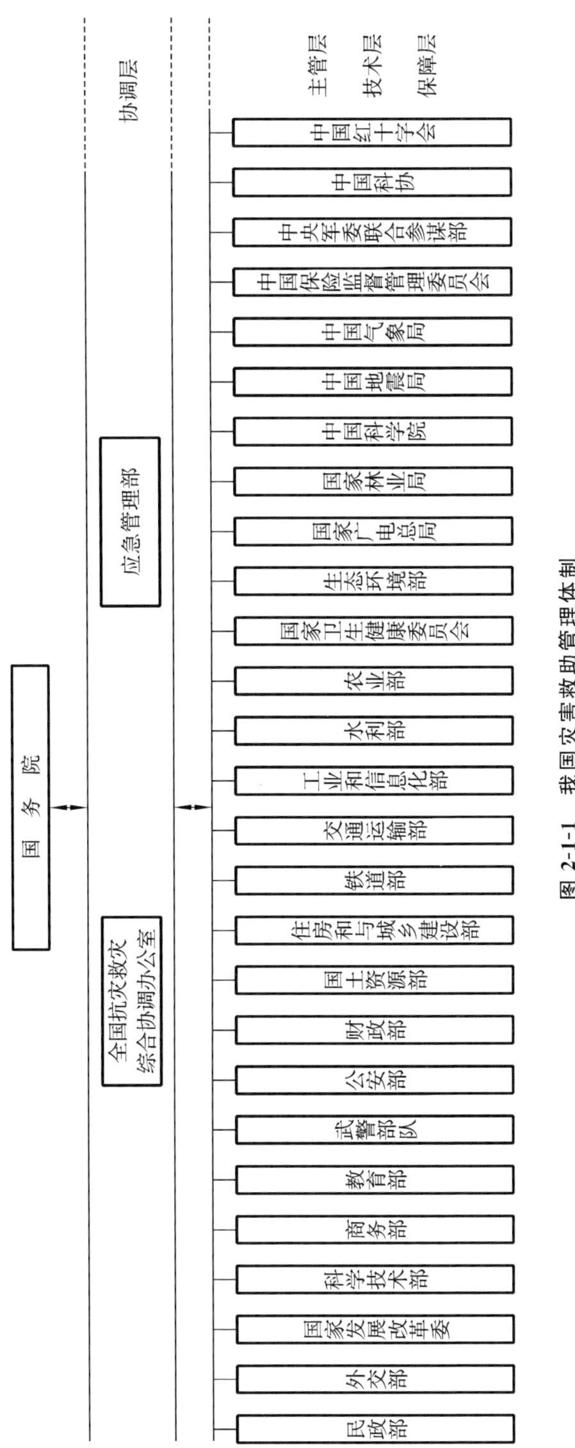

图 2-1-1　我国灾害救助管理体制

（二）主要协调机构

1. 国家减灾委员会 国家减灾委员会的前身，是中国政府响应联合国倡议于1989年4月成立的中国国际减灾十年委员会，2000年10月更名为中国国际减灾委员会，2005年4月更名为国家减灾委员会，其成员由国务院有关部委局、军队、科研部门和非政府组织等单位组成。国家减灾委员会主任由国务院领导（副总理）担任，办公室设在民政部。

国家减灾委员会是国务院领导下的部级议事协调机构，其主要任务：研究制订国家减灾工作的方针、政策和规划，协调开展重大减灾活动，指导地方开展减灾工作，推进减灾工作的国际交流与合作。

2. 国家防汛抗旱总指挥部 1950年6月7日，经中央人民政府政务院批准，正式成立中央防汛总指挥部。1971年6月6日，国务院、中央军委决定撤销中央防汛总指挥部，成立中央防汛抗旱总指挥部。1985年7月2日，重新恢复中央防汛总指挥部。1988年6月2日，国务院和中央军委决定成立国家防汛总指挥部（国发[1988]34号）。1992年8月15日，国务院办公厅以国办发[1992]45号文，将国家防汛总指挥部更名为国家防汛抗旱总指挥部，组成单位不变。其成员由国务院有关部委局、军队和武警部队等单位组成。

国家防汛抗旱总指挥部主任由国务院领导（副总理）担任，负责国家防汛抗旱总指挥部的日常工作，简称国家防总办公室。主要职能是按照《中华人民共和国防洪法》和国务院"三定方案"的规定，国家防汛抗旱总指挥部在国务院领导下，负责领导组织全国的防汛抗旱工作。

3. 国务院抗震救灾指挥部 国务院抗震救灾指挥部负责领导、指挥和协调地震应急工作，其指挥长为国务院领导（副总理），副指挥长为中国地震局局长、国务院副秘书长，总参谋部、发改委和民政部的领导，共有多个部、委（单位）及武警部队的领导为指挥部成员。

4. 全国抗灾救灾综合协调办公室 全国抗灾救灾综合协调办公室设在民政部，主要职责是根据国务院的指示，负责综合协调国务院系统有关部门对于抗灾救灾的工作意见，为国务院提供抗灾救灾对策和意见，落实有关部门对灾区的支持意见。在中央建立规范的协调运行机制的同时，从中央到地方，各级政府都有特定的部门承担灾害管理工作。有关部门各司其职，密切配合，形成了灾害管理的工作网络，相关部门的人员、资金和物资为开展灾害管理工作提供了坚实的保障。

5. 国家森林防火指挥部 为进一步加强对森林防火工作的领导，完善预防和扑救森林火灾的组织指挥体系，充分发挥各部门在森林防火工作中的职能作用，国务院于2006年5月29日成立由国家林业局局长任总指挥，由国家林业局、外交部、国家发展改革委、公安部、民政部、财政部、铁道部、交通运输部、工业和信息化部、农业部、国家广电总局、中国气象局、总参谋部、武警部队等单位组成的国家森林防火指挥部。办公室设在国家林业局，其主要职责：指导全国森林防火工作和重特大森林火灾扑救工作，协调有关部门解决森林防火中的问题，检查各地区、各部门贯彻执行森林防火的方针政策、法律法规和重大措施的情况，监督有关森林火灾案件的查处和责任追究，决定森林防火其他重大事项（图2-1-1）。

（三）我国常见灾害应急管理系统

按照2006年1月8日发布的《国家突发公共事件总体应急预案》的相关规定，我国常见灾害分为以下四大类。

1. 自然灾害 包括洪涝、干旱、地震等诸多灾害。由一名副总理负责，国家减灾委员会、国家防汛抗旱总指挥部、水利部、民政部、农业部、国土资源部、中国地震局、中国气象局、国家林业局、海洋局等共同承担减轻自然灾害的工作。

2. 事故灾难 包括航空、铁路、公路、水运等重大事故；工矿企业、建设工程、公共场所及各机关企事业单位的重大安全事故；水、电、气、热等生命线工程、通信、网络及特种装备等安全事故；核事故、重大环境污染及生态破坏事故等。由一名副总理负责，国家建有国家生产安全委员会及安全生产监督管理总局，涉及住宅和城乡建设部、铁道部、交通运输部、工业和信息化部、商务部、各大工矿企业、各大城市市政管理部门。

3. 公共卫生事件 包括突发重大传染病（如鼠疫、霍乱、肺炭疽、SARS 等），群体性不明原因疾病，重大食物及职业中毒，重大动植物疫情等危害公共健康的事件。由一名副总理负责，涉及国家卫生健康委员会、红十字会、爱国卫生运动委员会、国务院防治艾滋病工作委员会、血吸虫病研究委员会以及数以万计的医院、卫生院等。

4. 社会安全事件 包括恐怖袭击事件、重大刑事案件、涉外突发事件、重大火灾、群体性暴力事件、政治性骚乱；经济危机及风暴、粮食安全、金融安全及水安全等。前部分由中央政法委书记负责，建有中央政法委、中央反恐领导小组等，涉及公安部、安全部、司法部等部门。后部分由主管金融工作的副总理负责，建有中央财经委员会，涉及国家发展改革委、财政部、农业部、水利部、商务部、各大银行、证券公司、保险公司、银监会、证监会、保监会等。

（四）我国灾害应急法律制度

1. 水旱灾害应急法律制度 为了合理开发利用和有效保护水资源，防治水害，充分发挥水资源的综合效益，适应国民经济发展和人民生活的需要，制定了《中华人民共和国水法》。为了防治洪水，防御、减轻洪涝灾害，维护人民的生命和财产安全，国务院制定了《中华人民共和国防汛条例》，后制定了《中华人民共和国防洪法》。国务院制定了《防洪规划》，县级以上地方各级人民政府制订了防御洪水方案和措施，国务院和地方各级人民政府都成立了防汛指挥机构。同时，法律、行政法规明确规定，省级人民政府防汛指挥部可以规定汛期的起止日期，县级以上人民政府可以宣布进入紧急防汛期。在汛期内应当进行定期巡查，可以进行洪水调度，并应按规定报告险情；防汛指挥机构在紧急防汛期内可以依法调用物资、设备、交通运输工具和人力，有权取土占地、砍伐林木、清除阻水障碍物，在情况紧急时还可以依法启用蓄滞洪区。同时，明确规定，各级政府应当增加防洪投入，防汛救灾物资不得挪作他用，防汛救灾资金要专款专用，水文气象等部门要加强配合。此外，国务院及其有关部门还制定了《中华人民共和国河道管理条例》《蓄滞洪区运用补偿暂行办法》《中央级防汛物资储备管理细则》《特大防汛抗旱补助费使用管理办法》等一系列行政法规和规章。在应对旱灾方面，我国还没有专门的法律、法规，但是，国务院及其有关部门制定了一系列的政策、措施。主要有国务院批转水利部等部门的《关于北方地区抗旱打井情况和今后意见的报告》、国务院办公厅转发水利电力部的《关于加速解决农村人畜饮水问题的报告》、有关部门制定的《特大防汛抗旱补助费使用管理办法》等。这些文件和部门规章，对北方地区抗旱打井、城市应急供水工程建设、农村人畜饮水等问题都做了明确规定。

2. 气象灾害应急法律制度 气象灾害主要包括暴雨、冰雹、龙卷风、雪灾、寒潮、沙尘暴、台风、高温、大雾等灾害。为了发展气象事业，准确、及时地发布气象预报，防御气象灾害，制定了《中华人民共和国气象法》。根据该法的规定，国家应当加强气象设施的建设与管理，编制气象设施规划；气象部门应当及时发布灾害性天气的预报和警报，加强突发性灾害天气的短时预报工作，有关媒体应当安排专门时间和版面发布灾害性天气警报，对重大灾害性天气警报应当及时增播或者插播；突发性天气灾害发生后，县级以上地方人民政府应当组织实施气象灾害防御方案，采取各种有效的预防和抢救措施；各级政府应当将气象事业纳入本级国民经济和社会发展规划与财政预算，鼓励和支持气象科学技术研究，推广先进的气象科学技术成果。2001 年 8 月通过《中华人民共和国防沙治沙法》，对沙尘暴天气进行监测、预报，必要时公布灾情预报，并组织林业、农(牧)业等有关部门采取应急措施，避免或者减轻风沙危害。此外，国务院及其有关部门还制定了《人工影响天气管理条例》《防雷减灾管理办法》《关于进一步加强突发性天气短时预报服务工作的意见》《沙尘天气预警业务服务暂行规定》《人工影响天气安全管理规定》等行政法规、规章和规范性文件，对有关气象灾害的预防、预警和保障措施等做了具体规定。

3. 地震灾害应急法律制度 我国是一个地震多发的国家。为了加强对破坏性地震应急活动的管理，减轻地震灾害损失，国务院于 1995 年 2 月制定了《破坏性地震应急条例》，对地震应急机构、应急预案、临震应急、震后应急等方面的措施，做了全面规定。1997 年 12 月制定了《防震减灾法》。该法专门设置了地震应急一章，对地震应急预案的制定、地震应急预案的内容、抗震救灾指挥机构的设定、地震应急和救助准备、震后紧急应急措施等做了明确规定。根据这些法律、行政法规的规定，国务院还制定了国家破坏性地震应急预案，成立了国务院抗震救灾指挥部，建立了国务院防震减灾工作联席会议制度。国务院地震、建设、卫生、水利、电力等 24 个部门和县级以上地方各级人民政府都制定了地震应急预案，许多企事业单位也都制订了本单位的地震应急预案。此外，国家地震局还制定了《地震灾情速报规定(试行)》《地震现场工作规定(试行)》《地震灾害损失评估工作规定(试行)》《地震应急检查工作制度》等规章和规范性文件，对防震减灾、地震应急等方面的有关问题做了进一步具体规定。

4. 地质灾害应急法律制度 地质灾害主要包括山体崩塌、滑坡、泥石流、地面塌陷、地裂缝、地面沉降等与地质作用有关的灾害。为了防治地质灾害，避免或者减轻地质灾害造成的损失，国务院于 2003 年 11 月制定了《地质灾害防治条例》。该条例确立了“预防为主、避让与治理相结合，全面规划、突出重点”“自然因素造成的地质灾害由各级人民政府负责治理，人为因素引发的地质灾害谁引发、谁治理”和“统一管理，分工协作”等三项原则；规定了地质灾害调查、地质灾害预报、地质灾害危险性评估等制度；并规定国家建立地质灾害监测网络和预警信息系统，县级以上地方人民政府应当制定年度地质灾害防治方案并公布实施，制定和公布突发性地质灾害的应急预案，根据需要成立地质灾害抢险救灾指挥机构，地质灾害易发地区的县、乡、村应当加强地质灾害的群测群防工作。此外，国务院有关部门还制定了《关于加强地质灾害防治工作的意见》《地质灾害防治管理办法》《关于建立全国汛期地质灾害防治应急指挥系统的通知》等规章和规范性文件，对地质灾害防治工作提出了许多具体要求。

5. 海洋灾害应急法律制度 海洋灾害包括风暴潮、巨浪、海啸、海冰等灾害。目前，我国还没有防治海洋灾害的专门法律、行政法规。国务院有关部门制定了《海洋环境预报与海洋灾害预报警报发布管理规定》《关于加强近岸海域赤潮预防与管理的通知》《国家海洋局海上应急监视组织实施办法》(试行)等规章和规范性文件，对海洋灾害的预防和预警等问题做了规定。

6. 生物灾害应急法律制度 生物灾害包括植物病虫害，新传入的对农业和林业生产造成严重威胁的检疫性生物灾害，入境口岸截获的重大动植物疫情以及利用基因工程技术改变基因组构成的转基因生物，对人类、动物、植物、微生物和生态系统构成严重危险，具有高度侵袭性、传染性、转移性、致病性和破坏性的生物灾害等。为了防止动物传染病、寄生虫病、植物危险性病，虫、杂草以及其他有害生物传入、传出国境，保护农、林、牧、渔业生产和人体健康，制定了《进出境动植物检疫法》《植物检疫条例》《进出境动植物检疫法实施条例》《动物防疫法》《关于进一步加强动物防疫工作的通知》《进出境植物检疫禁止进境植物名录》。1985 年制定《中华人民共和国草原法》对草原病虫害防治工作做了原则规定，要求做好草原病虫害的监测预警、调查和防治工作。制定《中华人民共和国森林法》《森林法实施条例》《森林病虫害防治条例》，确立了森林病虫害防治实行"预防为主，综合治理""谁经营、谁防治"等原则，并对森林病虫害的预防和除治等做了具体规定。为了加强农业转基因生物安全管理，保障人体健康和动植物、微生物安全，保护生态环境，2001 年 5 月制定了《农业转基因生物安全管理条例》。

7. 草原、森林火灾应急法律制度　制定《草原法》《草原防火条例》《关于加强草原保护与建设的若干意见》，对草原防火责任制、防火管制期、防火设施、火险天气监测预报、草原火灾的扑救和组织指挥以及善后处理、草原火灾统计标准等制度，做了具体规定。《中华人民共和国森林法》《森林防火条例》《国家处置重、特大森林火灾应急预案》，对森林防火组织、森林火灾的预防与扑救、森林火灾的调查与统计制度等，做了明确规定。

（五）各省市的安全减灾及应急管理系统

依照国家安全减灾及应急系统的"条块结合，以块为主"的属地原则，各地方是应急处理第一线，多建立以中心城市为基础的，以市长为一把手的综合性安全减灾的应急系统。有几种基本类型：

1. 北京型　市长总负责，组建市区两级应急系统。市级将组成专用系统，并建刑侦、交通、火灾、公共卫生、防洪、地震、生命线工程等垂直分系统；18 区县建二级系统，并延伸至基层社区。

2. 联动型　例如广西南宁市，由市领导负责，建立了全市公安(110)、交警(122)、消防(119)、急救(120)、防洪、防震、护林防火、人民防空、公共事业(包括市长公开电话网络、城管投诉、水电及线路抢修、工程抢险、燃气管道抢修)等的统一指挥调度平台，实现了市民的所有报警、急救、求助、投诉，只需拨打统一的特服电话号码就能得到政府相应部门的救助。该系统引进美国 911 系统，由美国摩托罗拉公司负责系统的设计，集成了计算机辅助调度、地理信息、电讯、信息技术网络、无线调度通信、语音记录、大屏幕显示、车辆定位、卫星现场图像实时传输、安全监控、电源等子系统和相关配套系统。该系统通过先进的计算机通信技术，自动快速地获取报警、急救、求助、投诉人的详细地址，并显示出救助事件地点附近的公安、交警、消防、急救等部门警力和救助资源的分布，信息网络根据事件类型自动提供相应的事件背景信息和最优的解决方案，由指挥员利用这些信息快速地跨部门、跨警区、跨警种下达指令，完善的无线覆盖网使各联动单位能及时地收到指令，赶赴现场处理各种事件。这种全新的指挥调度模式使得离散的资源得以互联和共享，能实施迅速高效的各部门联合行动，最大限度地减少了国家和人民生命财产的损失。现在每月处理数十万个市民电话，受到普遍欢迎。

3. 办公厅型　鉴于政府重大事件信息均由办公厅发布并直通主要负责人，一些省市就以办公厅为依托，扩大处理各类应急事务。

4. 公安型　考虑到很多应急事件是以公安部门(刑警、消防警察及交警)为一线，一些省市以公安部门代行省市应急工作权限，重大事件再由省市负责人出面管理。

（六）我国现有的安全防灾救灾队伍

经过多年建设，我国已拥有了上千万个安全防灾的专业和非专业队伍。

1. 自然灾害方面

1）防洪抗旱水利系统　数十万名职工长期从事水利建设，拥有 15 万多个水文雨量站、3200 个水文站、1.4 万个井水文站及 1200 个水位站及相应部门。在全国七大江河、重点水库和海堤组建多支重点防汛机动抢险队、省级防汛机动抢险队、支市县级防汛机动抢险队。还建有县级抗旱服务队、乡镇级抗旱服务队。同时，在天津、辽宁、黑龙江、安徽、河南、湖北、湖南、广西、四川、陕西等省（区、市）民政厅（局）建立中央级救灾储备物资代储单位。中央级救灾物资定点储备在天津、沈阳、哈尔滨、合肥、郑州、武汉、长沙、成都、南宁、西安这 10 个城市。

2）气象系统　数万名职工长期监测预报各类气象灾害，拥有多个气象台站、多个雨量站、多个气象雷达站及相应的预测预报、卫星、通信、计算机等系统设备。2006 年中国气象局就制订了《重大气象灾害预警应急预案》，2008 年 1 月下旬南方大面积冰雪灾害以来，中国气象局严格按照预案下达“启动重大气象灾害预警应急预案三级应急响应命令”“应急响应命令从三级提高到二级”，通过实时监测、滚动预报、准确预警、业务监控、跟踪服务和影响评估工作，以最快的速度把天气预测信息发向全国。

3）农业防灾系统　在 8 亿多农民的农业生产中，数以万计的农业防灾人员活跃在第一线，设有 1900 多个农情预报监测站及相应部门。

4）地质防灾系统　数以万计的地质防灾队伍长期从事滑坡、泥石流及各类地质灾害防治工作，在三峡地区、云贵川等灾害多发区建立了相应的监测部门。

5）地震系统　全国上万名地震人员在密切监视预测我国地震灾害，拥有多个台站及相应监测、预报和 GPS 等观测系统。中国地震局按照“一队多用、专兼结合、军民结合、平战结合”的原则，联合中国人民解放军总参谋部、武警部队总医院成立了国家地震灾害紧急救援队。几年来，先后到伊朗、巴基斯坦、印度尼西亚和我国巴楚、伽师、四川汶川等地参加灾害救援。目前，中国地震局正在积极推动成立区域级紧急救援队，计划在西南和西北地区各建一支区域级紧急救援队。黑龙江、辽宁、厦门、天津等部分省市也组建了地方级的救援队。

6）林业防灾系统　全国数十万林业职工监视着林业火灾及森林病虫害，拥有多个林虫监测站及多个林火监测站及相应监测部门。我国还组建了世界上唯一一支担负森林防火扑火任务的武装力量——武警森林部队，作为维护国家森林生态安全的生力军和突击队。目前，武警森林部队驻守在多个省（区、市）（黑龙江、吉林、内蒙古、新疆、甘肃、西藏、云南、四川、福建、北京），主要担负着森林和草原的执勤和森林防火灭火任务。自 1999 年隶属关系调整以来，武警森林部队共出动兵力扑灭森林草原大火数千起，担负执勤任务数万次。从 2007 年开始，武警森林部队还奉命先后执行跨区远距离支援湖南、江西、湖北、山西 4 省和重庆市森林防火灭火任务，为保护国家森林资源做出了重大贡献。

7）海洋防灾系统　成千上万名海洋人员监测管理赤潮、海冰、风暴潮等海洋灾害，拥有多个观测站及飞机、船只、卫星等系统设备。并建立中国海上搜救中心，负责全国海上应急救援工作，日常办公在交通运输部海事局，在沿海多个省、区、市建立省级搜救中心，并建有“长江水上搜救中心”。在北海（北部海域和黑龙江干线）、东海（东部海域和长江干线）、南海（南部海域和珠江口）建立三大救助局。

8）民政灾情及救灾系统　全国数以万计的民政人员从事全国灾情及救灾工作，各省市均设有10人左右的省市级救灾办公室，从事每年灾害的救济工作。

9）减灾科研系统　中国科学院、各部门研究所、各主要大学均设有专门研究防灾减灾的科研部门，全国从业人员估计上万人，已有相应中心多个。

2. 事故灾难方面

1）交通运输　我国铁路、公路、水上及空中运输涉及数百万从业人员，他们都与安全运输密切相关，其中至少有1%，即数万人是专门从事安全工作的。相应的通信、安检、导航系统是保证安全的重要系统。

2）生产建设　工业生产涉及数千万职工，以安全生产管理人员占1%计，达数十万。大型企业建有良好的安全系统，中小企业问题较多。

3）工商经营　全国各类工商经营场店人员可达上千万人，安全条件差异很大。这类场所购物流动人员众多，应加强管理，建立相应的安全引导及救援系统。

4）矿山生产　我国事故灾难多发区是矿山生产，尤其是煤矿生产。我国数以百万矿工中有数万人从事安全管理，有数万人的专业救援队伍。2002年2月，国家安全生产监督管理局（国家煤矿安全监察局）成立了“矿山救援指挥中心”和“国家矿山应急救援委员会”，并建立国家矿山应急救援体系。

5）公共设施　大型公共设施如体育场馆、地铁、歌舞厅、会议厅等人员集中区是事故多发区，分属公安、地铁等不同单位管理。

6）核与辐射　我国的核事故应急工作实行国家、地方和核电厂三级管理体系。由国防科学技术工业委员会牵头，在国务院设立国家核事故应急协调委员会，负责全国的核事故应急管理工作。由核电厂所在地的省、自治区、直辖市人民政府指定的部门负责本行政区域内的核事故应急管理工作，必要时，由省、自治区、直辖市人民政府领导、组织、协调本行政区域内的核事故应急管理工作。核电厂运营单位设立应急指挥部，负责本单位的应急管理工作。国务院核安全部门、环境保护部门和卫生部门等有关单位在各自的职责范围内做好相应的核事故应急工作。中国人民解放军作为核事故应急工作的重要力量，在核事故应急响应中实施有效的支援。

7）生态环境　主要抓重大而急迫的生态破坏及环境污染，如海上石油泄漏、化学毒气污染、大面积植被破坏等。我国环境保护部、林业局等可组织管理具体的工作。

8）城市生命线工程　城市水、电、油、气等关系百姓生活的各项工程由各省市市政管理委员会承担。全国数十万市政管理人员组成了一支重要的队伍。

3. 公共卫生方面　在公共卫生方面，我国已有国家卫生健康委员会（含国家食品药品监督管理总局）、红十字总会，加之爱国卫生运动委员会、国务院防治艾滋病工作委员会、血吸虫病研究委员会等机构。全国数以万计的医院，数百万医生、护士及相关医务人员是防治及应急处理各种重大传染病（如鼠疫、霍乱、肺炭疽、SARS、禽流感等）、群体性不明原因疾病、重大食物中毒和职业中毒事件、重大动植物疫情等公共卫生事件的重大力量。

4. 社会安全方面

1）重大刑事案件　我国公安部门自中央到地方的百万公安警力及公众支持，已有较完善的人力、技术及经验完成这类任务。

2）重大交通事件　公安部门的数以十万计的各级交警已拥有比较现代化的交通及信息系统，管理城市及高速、快速公路汽车交通事件。

3）重大火灾事件　城市及乡村火灾是频发的社会安全问题，公安部的消防部门在全国已有12万消防大军，拥有较好的装备，承担起火灾等救灾任务。

4）恐怖袭击　诸如"9·11"的重大恐怖事件，我公安、武警、国家安全部等将全面协同，将在国务院领导下应急处理，必要时请求军队支持。

5）金融安全　各大银行、银监会、证监会、保监会等涉及金融职工数十万人，在公安部支持下，除一般防金融抢盗之外，关键确保国家金融安全，防止类似1997年东南亚"金融风暴"之类的重大突发金融事件。应加速建立金融安全应急系统。

6）经济物资安全　商务部、农业部、食品药品监管局、全国生产合作社等全国几十万职工特别应注意经济物资应急，尤其注重粮食、食品、衣物等人民常用物资安全供应。

7）涉外安全　外交部、安全部、公安部及各驻外机构已有较完整的涉外事件反应能力，关键是建设现代化应急反应系统。

8）群体突发事件　按照属地原则，中央及各省市应急机构，由主要负责人组织公安、国家安全部及相应部门迅速处理。

总之，我国各部委、各省市及人民群众之中已拥有了庞大的安全防灾队伍，承担着繁重的日常安全防灾任务，为重大突发公共事件应急打下了良好基础。

（七）我国综合协调体制的优势

我国灾害管理的领导和协调工作体制，使灾害管理工作在防灾、抗灾、救灾和灾后恢复重建方面融为一体，具有巨大的管理优势。1998年的长江、松花江流域，2003年淮河流域的严重洪涝灾害，2008年四川汶川地震灾害，在党中央、国务院的坚强领导下，灾区各级党委、政府高度重视，认真负责，直接组织开展灾害管理工作，各有关部门通力协作，中国人民解放军指战员、武警官兵、公安干警和民兵预备役部队积极参与、努力拼搏，从而形成了强大灾害管理的工作合力，有效保障了抗灾救灾工作卓有成效地全面开展，极大地减少了灾害造成的人员伤亡，最大限度地减轻了灾害造成的直接经济损失。1998年，全国紧急转移安置受洪水威胁的灾民达1839万人，因水灾死亡4150人，远远少于1931年因灾死亡14.5万人和1954年因灾死亡3万多人。

2008年5月12日汶川地震后，解放军和武警官兵立即开赴灾区，组成小分队，在通信、道路中断的情况下，冒着余震、泥石流、滚石等危险，翻山越岭，克服艰难险阻，于5月14日中午前到达全部受灾县，15日24时前到达全部重灾乡镇，19日14时28分前到达灾区所有村庄。地震灾害发生以来，共出动解放军、武警部队兵力14万余人，公安民警、消防官兵和特警2.8万余人，民兵预备役人员7.5万余人，国内外地震专业救援队5257人；出动各种飞机7084架次，解救被困人员、运送救灾物资。截至6月23日，共解救转移被困群众146万余人，累计从废墟中抢救被掩埋人员84017人。在全力搜救被困人员的同时，尽最大努力挽救伤病员生命。迅速向灾区调派大批医护人员、救护车、药品和医疗器械，空运医疗队到达偏远乡村，派遣医疗专家参加和指导救治，组织专列、包机等向20个省（区、市）转运了10015名重伤病病员，争分夺秒，确保伤病群众得到及时救治。截至6月23日，累计投入医疗卫生人员9.68万人，救治伤病员204.01万余人次，其中住院治疗96140人，已出院82325人。

同时，为全力安置受灾群众，保障上千万受灾群众的吃、穿、住、用，国务院决定在3个月内，向灾区困难群众每人每天发放500 g口粮和10元补助金，为孤儿、孤老和孤残人员每人每月提供600元基本生活费，对因灾死亡人员的家庭按照每位遇难者5000元的标准发放抚慰金。紧急调运大量救灾物资，受灾群众生活得到了基本安置。截至6月23日，已调运救灾帐篷157.97万顶、活动板房42.59万套、成品粮油16.63万吨、被子486.69万套、衣物1410.13万件、瓶装水216万箱。四川等受灾省份通过建造简易住房、组织投亲靠友等多种方式安置受灾群众。优先安排教学用房，使灾区学生尽快复课。各灾区累计紧急转移安置受灾群众1510.62万人。灾区各级党委、政府组织党员干部和专业人员深入受灾群众，开展心理安抚和思想疏导工作。加强灾区社会治安工作，严厉打击各种违法犯罪行为，确保了灾区治安稳定。

为做好灾后重建准备工作，一是制定了关于地震灾区恢复生产的指导意见，按照统筹安排、确保重点，调整结构、优化布局，主动自救、多方支援，注重安全、维护稳定的原则，提出工业、农业、商贸流通、基础设施、金融服务和旅游业恢复正常运行的主要任务。二是制定出台了《汶川地震灾后恢复重建条例》，确立了灾后恢复重建工作的指导方针和基本原则，规定了一系列制度和措施，使灾后恢复重建纳入依法进行的轨道。三是成立了国家汶川地震专家委员会，负责进行地震和地质构造的现场调查和评估，为制定灾后恢复重建规划提供科学依据。四是专门组建了灾后重建规划组，组织有关方面和专家，就灾后重建的原则、目标、思路和任务等进行了研究，提出了灾后重建规划工作方案。

三、我国卫生应急体系概述

卫生应急肩负着突发公共事件紧急医学救援的重大使命，是推进健康中国建设和落实国家公共安全战略的重要内容。从2003年抗击非典，到2008年汶川地震医学救援，再到防范应对西非埃博拉出血热疫情，中国卫生应急化危为机，在积极应对挑战中建立完善卫生应急体系，不断提高处置能力和救援能力。

中国政府对应急工作给予了高度的重视，明确要求建立健全中国突发公共卫生事件应急体系。特别是2003年非典疫情流行以来，政府加大了对卫生应急工作的支持，卫生应急工作得到了很大发展。一是卫生应急法规和预案体系建设不断得到加强。国家出台了《中华人民共和国突发事件应对法》，制定了一系列的法律性文件。二是卫生应急指挥体系已经初步形成。2004年3月，卫生部设立了卫生应急办公室，同时全国各个省、自治区、直辖市的卫生厅局也都设立了卫生应急办公室。初步建立了国家、省、地市三级突发公共卫生事件应急指挥系统。三是卫生应急协调机制逐步健全。卫生部根据不同类型事件的防范和应对工作需要，建立了各种卫生应急协调机制。四是卫生应急监测和预警能力不断加强。2004年以来，中国正式启动了以传染病个案报告为基础的传染病与突发公共卫生事件的信息报告管理系统。这是目前世界上最大的传染病信息报告系统。五是卫生应急准备工作和应急队伍建设得到了加强。卫生部成立了专家咨询委员会，建立了突发公共卫生事件的专家库，同时明确了应急物资储备和紧急情况下的调运机制。六是信息发布和通报的管理得到完善。卫生部制定了关于法定传染病和突发公共卫生事件信息发布方案。七是国际和地区之间的交流合作不断拓展。八是卫生应急响应工作的指挥体系已经初步形成。

2003年，在战胜非典疫情过程中，我国突发公共卫生事件应急防控水平显著提高。事后，初步构建起囊括各类突发事件应对和紧急医学救援的法规和预案体系，建立起20多个部门参加的联防联控工作机制，建成全球最大、最先进的传染病疫情和突发公共卫生事件网络直报系统，平均报告时间由5天缩短为4 h，具备72 h内检测300余种病原体的能力。

2008年，在汶川特大地震抗震救灾过程中，我国紧急医学救援体系发挥了重要作用。之后，建立了37支国家卫生应急队伍、2万支地方卫生应急队伍，上海承建的国家紧急医学救援队成为首批通过世界卫生组织认证的国际应急医疗队之一。同时，建设卫生应急综合示范县（市、区）和核辐射损伤、化学中毒救治基地，完善应急物资储备机制，卫生应急基础条件、保障水平和科技含量明显提升。

2014 年，西非部分国家暴发埃博拉出血热疫情。党中央、国务院做出加强国内疫情防控和援非抗疫的决策，我国卫生应急从被动防御迈向主动出击的新阶段。2015 年，尼泊尔大地震发生后不到 48 h，中国 4 支医疗防疫队赶赴地震灾区，在医疗救治和卫生防疫中发挥了支撑作用。

我们也应看到，尽管我国卫生应急整体实力和能力迈上了一个大台阶，但形势依然严峻，任务依然艰巨。当前，突发急性传染病的威胁持续存在，远距离传播的风险不断增加，突发事件关联性、衍生性、复合性和非常规性不断增强。国际上，疾病跨国传播的风险提高，国际社会期待我国在全球公共卫生事件应急中发挥更大作用。同时，人民群众渴望更加健康安全的环境，对卫生应急提出了更高要求。面对新情况新要求，卫生应急工作仍面临一些问题，如观念上重事后处置、轻事前预防；实践中保障措施不完善，信息、资源共享不充分，基层应急能力薄弱，公众有序参与应急管理的程度低等。

在今后很长的一段时期内，应以卫生应急体系和核心能力建设为"体"，以突发急性传染病防治、突发事件紧急医学救援为"翼"，加快实现关键环节、重点领域的突破，构建更为科学高效、更具可持续性的中国特色卫生应急体系。

加强卫生应急体系和核心能力建设。推进卫生应急决策指挥平台建设，建成以各级卫生计生行政部门应急指挥中心为枢纽，纵向覆盖各级疾控机构、医疗机构、院前急救机构和应急队伍等节点，横向与灾害灾难管理、口岸卫生检疫、气象等多部门协作联通的卫生应急决策指挥平台体系。加强部门间、跨区域的协调与配合，强化信息沟通与措施联动，健全突发公共卫生事件联防联控工作机制。加强卫生应急演练，提高人民群众在突发事件中自救互救的技能和素养。

建立健全突发急性传染病防治体系。按照全要素、全覆盖理念，将应急准备、监测预警、疫情控制和病例救治有机结合，实现突发急性传染病防控的全程管理。一是加强预防预警措施。严格管理传染源，切断传播途径，保护易感人群；开发并强化综合性监测预警系统，提高早期发现和科学预警能力。二是提高快速反应能力。建设各级突发急性传染病防控队伍，完善国家级快速检测平台和高等级生物安全实验室网络功能，实现快速反应。三是确保事件有效处置。提高现场处置、患者安全转运和定点医院救治能力，全力防范疫情传播扩散。

建设突发事件紧急医学救援网络。第一，全面提高院前急救、专科救治、康复治疗的全链条能力，加快构建陆海空立体化转运机制。第二，充实紧急医学救援力量。升级完善国家紧急医学救援指挥中心，建设 7 个国家级紧急医学救援综合基地和 25 个区域紧急医学救援中心，引导推进省、地（市）、县级紧急医学救援网点建设。加强专项医学救援力量建设，加强突发中毒事件和核辐射突发事件紧急医学救援力量建设，推进应急心理救援力量建设。第三，拓展国际卫生应急交流与合作。按照卫生应急为国内、国际两个大局服务的总要求，妥善协调与世界卫生组织等国际组织的关系，积极开展国际合作，共同打造全球公共卫生安全屏障。

参考文献

［1］ 闪淳昌.认真学习贯彻《国家突发公共事件总体应急预案》,切实提高应对突发公共事件和风险的能力(上)[J].中国急救复苏与灾害医学杂志,2006,1(1):5-8.

［2］ 程红群,吴乐山,雷二庆.从系统论探讨医院应急医学救援体系建设[J].解放军医院管理杂志,2011,18(4):389-390.

［3］ 霍文静,王白石.医学救援及自救互救[M].北京:人民军医出版社,2009.

第三章　卫生应急管理基本流程

第一节　预防与准备

一、医学救援的应急

医学救援的应急是指在需要医学救援的突发事件发生后，各级救治力量立即根据预案启动应急响应机制，收拢人员，派出队伍到达现场，根据预案进行现场评估，做好医学救援和卫生应急处置准备工作的过程。

二、医学救援应急的流程

（一）启动应急响应机制

医学救援应急响应采用分级响应机制，根据突发公共事件导致人员伤亡和健康危害情况分为Ⅰ级、Ⅱ级、Ⅲ级和Ⅳ级响应。

1. Ⅰ级响应

1）Ⅰ级响应的启动　符合下列条件之一者，启动医疗卫生救援应急的Ⅰ级响应。

（1）发生特别重大突发公共事件，国务院启动国家突发公共事件总体应急预案。

（2）发生特别重大突发公共事件，国务院有关部门启动国家突发公共事件专项应急预案。

（3）其他符合医疗卫生救援特别重大事件（Ⅰ级）级别的突发公共事件。

2）Ⅰ级响应行动　国务院卫生行政部门接到关于医疗卫生救援特别重大事件的有关指示、通报或报告后，应立即启动医疗卫生救援领导小组工作，组织专家对伤病员及救治情况进行综合评估，组织和协调医疗卫生救援机构开展现场医疗卫生救援，指导和协调落实医疗救治等措施，并根据需要及时派出专家和专业队伍支援地方，及时向国务院和国家相关突发公共事件应急指挥机构报告和反馈有关处理情况。凡属启动国家总体应急预案和专项应急预案的响应，医疗卫生救援领导小组按相关规定启动工作。事件发生地的省（区、市）人民政府卫生行政部门在国务院卫生行政部门的指挥下，结合本行政区域的实际情况，组织、协调开展突发公共事件的医疗卫生救援。

2. Ⅱ级响应

1）Ⅱ级响应的启动　符合下列条件之一者，启动医疗卫生救援应急的Ⅱ级响应。

（1）发生重大突发公共事件，省级人民政府启动省级突发公共事件应急预案。

（2）发生重大突发公共事件，省级有关部门启动省级突发公共事件专项应急预案。

（3）其他符合医疗卫生救援重大事件（Ⅱ级）级别的突发公共事件。

2）Ⅱ级响应行动　省级卫生行政部门接到关于医疗卫生救援重大事件的有关指示、通报或报告后，应立即启动医疗卫生救援领导小组工作，组织专家对伤病员及救治情况进行综合评估。同时，迅速组织医疗卫生救援应急队伍和有关人员到达突发公共事件现场，组织开展医疗救治，并分析突发公共事件的发展趋势，提出应急处理工作建议，及时向本级人民政府和突发公共事件应急指挥机构报告有关处理情况。凡属启动省级应急预案和省级专项应急预案的响应，医疗卫生救援领导小组按相关规定启动工作。

国务院卫生行政部门对省级卫生行政部门负责的突发公共事件医疗卫生救援工作进行督导，根据需要和事件发生地省级人民政府和有关部门的请求，组织国家医疗卫生救援应急队伍和有关专家进行支援，并及时向有关省份通报情况。

3. Ⅲ级响应

1）Ⅲ级响应的启动　符合下列条件之一者，启动医疗卫生救援应急的Ⅲ级响应。

（1）发生较大突发公共事件，市（地）级人民政府启动市（地）级突发公共事件应急预案。

（2）其他符合医疗卫生救援较大事件（Ⅲ级）级别的突发公共事件。

2）Ⅲ级响应行动　市（地）级卫生行政部门接到关于医疗卫生救援较大事件的有关指示、通报或报告后，应立即启动医疗卫生救援领导小组工作，组织专家对伤病员及救治情况进行综合评估。同时，迅速组织开展现场医疗卫生救援工作，并及时向本级人民政府和突发公共事件应急指挥机构报告有关处理情况。凡属启动市（地）级应急预案的响应，医疗卫生救援领导小组按相关规定启动工作。

省级卫生行政部门接到医疗卫生救援较大事件的报告后，要对事件发生地突发公共事件医疗卫生救援工作进行督导，必要时组织专家提供技术指导和支持，并适时向本省（区、市）有关地区发出通报。

4. Ⅳ级响应

1）Ⅳ级响应的启动　符合下列条件之一者，启动医疗卫生救援应急的Ⅳ级响应。

（1）发生一般突发公共事件，县级人民政府启动县级突发公共事件应急预案。

（2）其他符合医疗卫生救援一般事件（Ⅳ级）级别的突发公共事件。

2）Ⅳ级响应行动　县级卫生行政部门接到关于医疗卫生救援一般事件的有关指示、通报或报告后，应立即启动医疗卫生救援领导小组工作，组织医疗卫生救援机构开展突发公共事件的现场处理工作，组织专家对伤病员及救治情况进行调查、确认和评估，同时向本级人民政府和突发公共事件应急指挥机构报告有关处理情况。凡属启动县级应急预案的响应，医疗卫生救援领导小组按相关规定启动工作。

市（地）级卫生行政部门在必要时应当快速组织专家对突发公共事件医疗卫生救援进行技术指导。

5. 医疗卫生救援应急响应的终止　突发公共事件现场医疗卫生救援工作完成，伤病员在医疗机构得到救治，经本级人民政府或同级突发公共事件应急指挥机构批准，或经同级卫生行政部门批准，医疗卫生救援领导小组可宣布医疗卫生救援应急响应终止，并将医疗卫生救援应急响应终止的信息报告上级卫生行政部门。

（二）收拢人员和派出队伍

救援力量主要包括基本医疗力量、医疗后送力量、卫生防疫力量和后勤保障力量。根据医学救援任务要求，结合平时的医学侦查和信息准备，对救援人员的规模、编组形式和人员配备可以按建制出动，也可以模块化组合，随即编组，使医学救援的组织形式、人员数量、物资装备与救援任务相适应。同时运用各种通信手段及时收拢人员和外出车辆，并对此次救援任务做简单的介绍。待人员装备准备完毕后及时组队出发。

（三）队伍机动

医学救援队实施远距离救援的机动方式以公路为主，也可有铁路和航空方式。行进顺序为指挥组、医疗组、保障组，编成一个纵队机动到集结地域。

1. 管控交通 保证行进通畅。如执行灾害救援任务时队伍单独开进，按照开进计划编组车辆行进序列，申请上级协调地方交管部门，尽可能实行必要的交通管制，或者启用应急车道，重点路段实施警戒调整，保证机动道路通畅。

2. 全程控制 保证快速安全。保持行进途中车辆队伍联络通畅，统一组织指挥，控制车辆行进速度，保持车距。及时处置车辆故障，灵活处理道路情况，保证行车安全。及时向前方指挥中心报告机动情况，提前协调进驻事宜，确保在规定时限内到达救治现场。有的单位在车队前方安排 1 名助理员、1 名护士长、1 名司机带步话机或手机组成先导组，提前 30 min 沿机动路线行进，随时将途中情况向指挥车汇报，以避免出现各种意外，做好提前应对。

3. 编组大小 当遇到小情况时，由两个机动组中的小机动组救治，当遇到车祸等伤亡较大情况时由大机动组处理，留下救护车 1 台，医疗人员和急救药材若干，大部队继续机动，必须按时到达集结地域。大机动组待伤病员现场救治并移交后续救援医疗机构后，立即赶赴集结地域或直接到达救护所展开地域归建。

（四）现场评估

到达现场后，要想采取快速而有效的行动来拯救生命，保护健康和稳定局势，避免情况恶化，前提是对现场形势进行准确评估。应急处置人员在达到现场后，如果不了解现场基本情况就盲目进行处置，不仅无法防止事态蔓延扩大，还会造成应急救援人员的伤亡，甚至造成更严重的损失。在对伤病员的医学处置中，也需要对受灾人员的情况进行评估，以达到快速高效地抢救受灾人员。同时，为防止重大传染病疫情的发生和传播，也要分析判断导致传染病发生与流行的危险因素，采取措施进行处置。在评估的整个过程中，重要的是收集信息并快速传递信息，要清楚说明采取何种措施和为什么采取这种措施。

1. 现场勘察 在医学救援人员到达灾区后，首先需要对此次任务进行分析，对执行救援任务的区域进行明确，进行分区划片，并对该区域进行医学救援评估和卫生学评估。包括对灾难的性质、灾难的类型、人员伤亡情况、所需资源、灾后潜在危险、经济损失、周围环境与条件的评估。

1）灾难的性质 处置任何灾难首先要明确性质。例如，在对爆炸事件进行现场评估时，要判明这是意外事故，还是人为破坏；是普通的刑事犯罪，还是恐怖袭击。如果是人为破坏，就需要在处置时对现场进行仔细的勘察和适当的保护，以发现和收集证据；如果是恐怖袭击事件，就需要考虑连环爆炸袭击的可能，注意勘查现场是否还有其他爆炸物未被引爆，或是延时引爆，同时要考虑对附近的人群进行必要的疏散。在评估中，要注意根据事故发生的原因、时间、地点，针对的人群，采取的手段等因素来判明事件性质，以便更有针对性地开展处置工作。

2）灾难的类型 我国灾害管理采用按灾害类型进行分类管理的方式，由不同的协调机构和相关部门负责。灾害类型不同，介入机构不同，如表 3-1-1 所示，关于大气圈及陆地表面之间的灾害，降雨、降雪、风、湿度、温度这些问题由中国气象局来管理；水利部直接管理综合性的东西，特别是对旱、涝、洪这些方面的管理；农业部、林业局分别管理农业病虫害、林业病虫害和森林火灾；国家海洋局管理风暴潮、台风、赤潮，台风的问题同时又是中国气象局和国家海洋局共同负责监测和管理的；地壳浅层的滑坡、泥石流、沉陷就属于国土资源部的管理范围；地震、火山，由中国地震局负责；城市火灾和应急人员救援由公安消防局负责；核、化学恐怖袭击由解放军防化团和武警反恐怖分队负责。只有迅速明确灾害类型，才能出动相应的专业分队，提高救援效率和效果。

表 3-1-1　中国自然灾害的减灾专业管理型分类

灾害发生圈层	主 要 灾 害	管 理 部 门
大气圈及陆地表面	降雨、降雪、风、温度等	中国气象局
	旱、洪、涝	水利部
	农业病虫害	农业部
	林业病虫害、森林火灾	林业局
海洋	风暴潮、台风、赤潮等	国家海洋局
地壳浅层	滑坡、泥石流、沉陷	国土资源部
地壳深层	地震、火山	中国地震局

3）人员伤亡的情况　人员伤亡情况不仅决定着事件的规模与性质、响应的级别，还是安排现场救护主要考虑的因素。在我国突发公共事件的报告制度中，人员伤亡情况是决定事件报告的时间期限、响应级别的重要指标。当人员伤亡的数量超出地方政府的响应能力时，必须及时请求上一级政府应急资源的支持。应急处置现场对人员伤亡情况的评估包括：确定伤亡人数及种类、伤员主要的伤情、需要采取的措施及需要投入的医疗资源。在事件刚刚发生时，估计人员伤亡的情况一般应以事发时可能在现场的人数作为评估的基准，根据事件的严重程度分析人员伤亡的大致情况。根据应急管理的适度响应原则，对人员伤亡的情况评估应尽量实事求是。如果估计过重，不仅会造成响应资源的浪费，还会加重事件对社会心理的冲击。如果估计过轻，则可能由于报告不及时，响应不足而错失救援的良机。

4）所需资源　灾难损失与应急资源是否匹配是决定应急救援工作能否取得成功的重要因素之一。应急资源不足，可能会造成对现场的控制不力，导致损失扩大，甚至激起民变。及时组织足够的应急资源参与现场处置，是保证处置工作顺利进行的基础，但动用过多的应急资源，也可能造成不必要的浪费。对现场情况和处置难度进行评估，及时合理地采取各种措施、调动相应的人力资源和物质资源参与现场处置，是保证应急处置快速、有效应对的重要保证。武警部队特别强调第一出动力量的重要性。有力的快速出动可以在处置之初有效控制事态。如果第一出动不足，再调集其他力量增援，则可能失去应急处置的最佳时机。值得注意的是，由于事件的性质和特点不同，其难度和处置所需的处置力量也不尽相同。例如，1995 年发生在东京的沙林毒气袭击事件造成了多人死伤，在处置过程中，防化、洗消、医疗急救等力量是必不可少的，但是破拆和消防力量则基本上没有用武之地。但是在 2005 年 7 月 7 日伦敦地铁爆炸事件现场处置中，破拆和消防力量却又是必不可少的。因此，评估的意义就在于因时因地因事的不同，通过评估调集适当的应急处置力量，达到快速妥善处置的效果。

5）灾后潜在危害　多数灾害事件的处置现场可能会存在各种潜在危险，会随时发生继发灾害或事态的蔓延和扩大，导致危害加剧，对灾民和应急救援人员的安全构成一定的威胁。因此，在进行应急处置时，必须对现场潜在的危害进行实时监测和评估，避免二次灾难的发生。例如，在爆炸事故中，由于现场可能存在未爆炸的危险物质，对这些物质的处置决定了处置工作的最终效果。一般应通过搬运、冷却等方法防止其发生爆炸。对无法搬走的危险物品，除采取必要的措施进行保护外，还必须安排有经验的人员对其进行实时监控，一旦发现爆炸征兆，及时通知所有人员撤离。2008 年 5 月汶川地震后周围河流上游形成多处堰塞湖，几十万吨河水悬在头顶，直接威胁下游几万灾民和救灾部队、群众的生命安全，后经解放军爆破队和武警水电官兵的工程施工，方才化解。2005 年吉林石化公司发生爆炸事故，消防人员在控制现场时，一方面组织人员扑救火灾，另一方面随时监控未发生爆炸的油罐，并通知外围警戒线不断外扩，最终在保证人员安全的基础上成功地控制了火势。但是，事故工厂没有注意消防污水的控制，使数千吨含苯、二甲苯的污水直接排入旁边的松花江，造成下游沿江黑龙江省哈尔滨市等城市大面积饮用水断水，一度造成几座城市和农村上百万人口的混乱和生活不便。甚至，因松花江汇入黑龙江后进入俄罗斯境内，还引起国际水污染纠纷，造成恶劣影响。最近的资料表明，我国有上千家大型化工厂坐落在国内上百条城市饮用水源河流的上游，随时可以导致水危机的发生。

6）经济损失　经济损失的情况评估包括直接和间接经济损失，以及事件可能带来的对经济的负面影响。例如，9·11 恐怖袭击事件对纽约相关产业造成了一定冲击，据专家估算，恐怖袭击事件发生后纽约至少损失了 46000 个就业机会，经济损失为 3000 多亿美元。中东地区连年的连环爆炸袭击事件对当地旅游业造成了严重的冲击，直接影响到当地居民的收入和生活水平。汶川地震导致大批业主房屋等不动产的一夜消失，银行因贷款和信用卡欠款的核销也损失惨重。但由于经济损失的估算一般需要技术人员和专业知识，现场处置人员一般只对损失进行观察、计数和登记，为日后进行专业估算提供依据。

7）周围环境与条件的评估　一些灾难性事故与事件在应急处置过程中依然处于积极活动期，随时可能造成新的危害后果，而周围环境与条件就是其再次爆发的主要因素，因此在应急处置时必须随时注意周围环境与条件对处置工作的影响。对事发现场的周围环境与条件的评估包括对空间、气象、处置工作的可用资源特点的了解与评估。不同类型事件的现场，对环境特点的把握应有不同的侧重点。例如，火灾的发展蔓延与火场的气象条件有密切的关系，但即使同是火灾，房屋建筑物火灾和森林火灾的气象特点的重要性也不相同。周围环境评估的重要性就在于，可以让灾难性事件的应急处置部门比较清晰地了解处置的具体条件，根据不同的空间、气象等环境条件，合理地配置和使用不同的处置资源，提高处置的效率，以达到预期的效果。

2. 医学救援评估

1）伤类分布　根据灾害的性质、程度和当地环境对可能造成的损伤的性质进行判断，以便在救援的过程中配备相应的人员和资源。如在地震中会有较多颅脑外伤、脊柱脊髓损伤、多脏器复合伤、骨折、大出血、挤压伤（挤压综合征）、休克、窒息、中毒、烧伤、冻伤等的出现。在火灾中主要是由于火焰、辐射高温、热烟气流、灼热物质作用于人体而引起皮肤损伤，还可深达肌肉骨骼，严重者能引起一系列的全身变化，如休克、感染等。在水上事故中，由于伤病员长时间暴露在寒冷的水中，特别是落于低温水中，身体热量散失而出现低体温现象，导致冻伤和意识丧失。

2）伤病员分布　对灾害现场的分区划片中，由于各地的受灾情况和人员的数量的不同，需要对其进行一个信息的收集和分析。如对当地的人群中的男女比例，各个年龄阶段的人数的比例，以及特殊人群如孕妇、老年人和残疾人的分布和数量的调查。

3）伤部分布　根据现场情况，结合统计学数据，对现场可能造成损伤的部位进行估计。包括：

（1）脑颅损伤：暴力作用于头颅引起的损伤，主要见于地震、交通事故等。包括头部软组织损伤、颅骨骨折和脑损伤。其中脑损伤后果严重，应特别警惕。

（2）胸部损伤：胸部损伤是通过直接暴力撞击胸部，引起的胸部开放伤与闭合伤。其中以发生肋骨骨折、气胸和血胸等最为多见。心脏区有外伤时，要注意是否有心包出血和心包填塞。常见原因是刀伤、钝器伤、火器伤与车祸伤。与此同时，胸部损伤常合并腹腔脏器等身体其他位置的损伤。这些严重损伤都威胁生命，要紧急处理后，送有关医院诊治。

（3）腹部损伤：常见于生产、交通和生活事故中。伤病员的预后取决于有无内脏损伤，常伴有其他部位伤，如脑外伤、胸外伤和骨折等，掩盖了病史和体征，而使其诊断不易明确；多数腹部损伤者同时有严重的内脏损伤，如果伴有腹腔实质脏器或大血管损伤，可因大出血而导致死亡；空腔脏器受损破裂时，可因发生严重的腹腔感染而威胁生命。因此，早期正确的诊断和及时合理的处理，是降低腹部损伤者死亡率的关键。

腹部损伤可分为开放性和闭合性两大类。开放性损伤时，腹壁伤口穿破腹膜者为穿透伤（多伴内脏损伤），无腹膜穿破者为非穿透伤（有时伴内脏损伤）。其中投射物有入口、出口者为贯通伤，有入口无出口者为盲管伤。根据致伤源的性质不同，也可将腹部损伤分为锐器伤和钝性伤。锐器伤引起的腹部损伤均为开放性；钝性伤一般为闭合性损伤。

（4）脊柱及四肢损伤：脊柱和脊髓的损伤多见于地震塌方等事故中的重物压砸、高空坠落和车祸等情况。伤情较严重复杂，低位脊髓损伤常致截瘫，高位脊髓损伤常可导致伤病员立即死亡。四肢损伤是指在各种致伤因素作用下，双侧上、下肢及结合部（肩部与髋部）的创伤，包括肢体的软组织伤、骨折、关节脱位以及合并的血管、肌腱或神经损伤等。根据致伤因素的不同分为火器伤和非火器伤两类，每类又根据具体的致伤物及其作用方式而分为多种类型。根据伤口或伤道的有无分为开放伤和闭合伤。

3. 灾区卫生与流行病学评估　灾害发生后会直接或间接导致一系列卫生方面的问题，如社会的恐慌反应、流行病发生、人群迁移、不良气候暴露、食物和营养缺乏、水供困难、环境恶劣、精神卫生和卫生服务机构破坏等问题。需要组织人员对其进行快速评估，以明确解决方案、政策和计划。

1）健康背景和人口学资料　对灾区人口资料、民族情况和特殊的人群状况，如高危人群、孕妇、残疾者和老年人资料进行收集。对居民的健康状况、营养状况和免疫接种状态，卫生保健机构工作人员及其工作情况和灾区流行病学资料进行收集和研究。

2）卫生机构和基础设施　对灾后现有卫生机构的数量、类型、运转情况进行评估，以及目前所能提供应急救援和防疫人员的规模进行统计。特别是对灾区供水供电状况和灾区厕所，废物、垃圾处理情况的勘察。

3）食品营养和水供应情况　对食品定量分布频率和供应周期进行评估，以及食品卫生的监督情况进行检查。对于灾区每天水的供应量、时间，水的来源、水质情况、供水点的数量和类型、水的运输方式等情况进行调查和研究。

4）环境卫生　对灾区的气候、温度、湿度、地形地貌、排水系统状况，灾民安置点卫生状况，衣服被褥供应情况，公共场所卫生状况，媒介（节肢动物、哺乳动物）种类、密度，现有排泄物处理设施和每个厕所服务的人数进行检查和勘测。

第二节 监测与预警

在国际安全科学领域里，有一条著名的“海恩法则”：每一起严重事故的背后，必然有29次轻微事故和300起未遂先兆，而这些征兆的背后又有1000个事故隐患。“海恩法则”是德国飞机涡轮机的发明者帕布斯·海恩提出的一个关于飞行安全的法则。它说明了飞行安全与事故隐患之间的必然联系。当然，这种联系不仅仅表现在飞行领域，也适用于应急管理。“海恩法则”的警示意义：任何一起突发事件都是有原因的、有征兆的，大多数突发事件是可以控制和避免的，至少可以把事件造成的损失降到最低。非典事件以来，我国应急管理工作重点从“事后处理”转移到“事前预防”和“事中监督”上来，大力推行风险管理的理念，不断地将应急管理的关口前移，这就要求预防在先、未雨绸缪，做好突发事件的监测与预警工作。

一、监测与预警的分级、分类与基本要素

（一）监测与预警的关系

监测与预警是突发事件应对工作的第一道防线。在应急管理实际应用中，监测与预警包含了3个层面的内容：一是对日常风险信息监视，根据一系列前提条件和参数预测突发事件的发生发展和危害性，发布警报。二是对突发事件实施动态监视，对突发事件下一步发展的趋势、影响进行分析，调整预警级别并重新发布。三是对次生、衍生事件进行监视，根据事件链对当前事件可能引起的次生、衍生事件进行定性、定量分析，发布警报。突发事件的监测与预警贯穿于突发事件发生发展的全过程，但重在事发前的监测与预警，这也是“预防为主”的工作要求。

突发事件的监测与预警是相辅相成、相互统一的关系。通过监测，及时收集可能发生突发事件潜在风险的有关信息，监控掌握能够表示危机严重程度和进展状态的特征性信息，对危机发生的可能性、发生的时间、发生的地点、发生的原因、可能影响的范围、可能造成的危害，以及危机的演化方向和变化趋势做出分析判断，发出预警信息，以便政府部门和公众及时掌握和提前应对，避免突发事件或减少突发事件造成的损失。简而言之，监测获得相关的信息并进行风险评估，而预警则将风险评估的结果传递给相关部门和人员。一方面，科学的监测是精确预警的前提和基础；另一方面，只有通过有效的预警才能把监测得出的结论及时地传递给相关部门和人员。

（二）预警的分级与分类

突发事件预警分级是指根据有关突发事件的预测信息和风险评估结果，依据突发事件可能造成的危害程度、紧急程度和发展态势，确定相应预警级别，标示预警颜色，并向社会发布相关信息。

1. 分级 按照《中华人民共和国突发事件应对法》的要求，将预警级别分为四级。《中华人民共和国突发事件应对法》第四十二条规定：可以预警的自然灾害、事故灾难和公共卫生事件的预警级别，按照突发事件发生的紧急程度、发展势态和可能造成的危害程度分为一级、二级、三级和四级，分别用红色、橙色、黄色和蓝色标示，一级为最高级别。预警级别的划分标准由国务院或者国务院确定的部门制定。在总体预案中，采用一致的预警分级方法。

预警分级综合考虑事故发生的概率以及可能造成的后果，对事件的严重程度进行评价

和分级；一般预警分级方法主要以人、财、物的损失来进行判断，采用各部门独立预警的模式。

预警级别并不等同于突发事件的分级，预警级别的确定往往是预测性的，并不是实际结果，一般是突发事件还处于未然状态；而突发事件的分级则是确定的，是基于突发事件已然状态的划分，预警级别和实际发生的突发事件的应急响应级别分级标准不一定一致，需要负责统一领导或者处置的人民政府根据实际情况及时进行调整和确定。另外，确定预警级别的依据主要是突发事件的紧急程度、发展态势和可能造成的危害程度，而突发事件的分级主要是按照社会危害程度、影响范围来划分。

2. 分类　由于突发事件的发生往往是不可预知的，其结果也具有不确定性，因此救援预警的种类也是多样的。如自然灾害救援预警、气象灾害救援预警、地质灾害救援预警、城市灾害救援预警、海岸带灾害救援预警、疾病灾害救援预警、单项传染病救援预警等。各类突发事件都应当建立健全预警制度。目前我国的预警级别设定还仅限于自然灾害、事故灾难、公共卫生事件。考虑到社会安全事件的特殊性，如社会敏感程度、紧急程度、发展态势和可能造成的危害程度不易预测的特点，未要求社会安全事件必须划分预警级别。

（三）监测与预警的基本要素

1. 监测与预警制度　监测与预警制度是指开展预测与预警的各项工作规范或行动准则。主要包括：风险隐患监测制度、信息接报与处理制度（应急值守制度）、风险评估制度、预警信息发布和传递制度、媒体管理制度等，其中，应急值守制度是监测与预警制度的重中之重。

突发事件来势凶猛，千变万化，及时掌握与了解事件的相关信息，是正确进行预测、预警、处置和救援的基本前提。信息报告的渠道畅通与否和传递效率的高低，不但对监测与预警有决定性的意义，而且影响到应急处置与救援、善后恢复与重建等工作。建立和完善应急值守制度，及时、准确地汇集、储存、分析和传输相关信息，有利于掌握突发事件的动态和发展趋势，为积极有效应对突发事件创造条件，同时，也有利于确保政府所必需的社会动态、舆情信息渠道的畅通，从而最大限度地减少突发事件所造成的损失。各专业机构、监测网点和信息报告员应当及时向所在地人民政府及有关主管部门报告突发事件信息。目前，我国各级人民政府和各有关部门大多建立了应急管理办公室或应急管理办事机构，大部分制定了应急值守制度和规范了突发事件信息处理流程。

2. 监测与预警系统　监测与预警系统是指以一定结构形式联结构成的具有某项预测与预警功能的有机整体。目前，我国已建立了包括自然灾害中的水文、气象、地震、地质、海洋、生物和森林类，公共卫生突发事件中的重大疾病、传染病引发的死亡，重大动物疫情以及环境、事故等突发事件的从中央到地方的监测预警系统。其中，在气象灾害的监测上，中国气象局、区域气象中心、省气象台等2600多个气象站形成了全国气候灾害检测、预报系统，利用以计算机为主要手段的实时业务系统、卫星云图接受处理系统、数字化天气雷达和高频电话辅助通信网等先进技术，在全国建立了一个完整的气象灾害监测预报服务网。

3. 社会预警机制　社会预警机制是指社会参与预警的过程和方式。社会力量一般包括科研机构、媒体、社会中介组织、基层自治组织，等等。各级政府应该建立起包括政府相关部门、科研机构、媒体、社会中介组织、基层自治组织等多元主体共同参与的预警体系，即政府权威主导、社会积极协作的政府与社会互动的预警网络。这里，政府的责任：一要设立专门的机构，长期从事社会预警的分析、研究和及时报告工作。二要建立相关的政府预警制度，包括人、财、物在内的储备制度，既可保证应急所需，也可稳定民心。三要建立规范化、制度化的监测、防控体系，把重大突发事件的隐患消灭在萌芽状态。四要建立畅通准确的信息沟通与处理体系，尽可能地化解矛盾和纠纷。五要注意加强平时对公众应对突发事件的危机意识的宣传教育，包括政策法规、应急预案、自救互救基本知识的宣传，不断提高政府的公信力，增强公众应对危机的信心。

4. 技术支撑机制 技术支撑机制是指科学技术对监测与预警提供支持的过程和方式。突发事件的监测与预警离不开科学技术的支持。例如，有的突发事件前兆十分明显，凭人眼观察就能发现和识别，但有的需要仪器甚至是非常先进的设备经过长期的检测才能发现；有的突发事件的发生发展趋势和危害性用常识很难判别，需要建立专业预测预警模型进行分析和推演。

1）运用科学的监测手段 现代科学技术的发展为有效地开展突发事件监测工作提供了良好的条件。它们能对监测目标进行不间断的跟踪，不断获取、处理数据，并将有关的精确数据和信息提供给管理者，为进行风险评估奠定坚实的基础。此外，由于突发事件的种类和特点不同，监测的手段也不尽相同。如对自然灾害而言，其监测主要通过观测仪器、装备和技术获取有关灾害的资料和数据，来满足事件的分析、评估、统计、科研和其他应急管理工作的需要。例如，对于气象灾害的监测，就是通过遍布各地的站点获取气象、水文信息，通过卫星获取卫星云图，预测可能发生的气象灾害。

2）建立科学的监测指标体系 指标体系是应急管理的一个重要测量手段和工具。它依据科学的方法，监测可能诱发突发事件的风险隐患，对突发事件的演进过程进行分析，找出各种测量和触发突发事件的敏感因素，识别并确认风险大小、评价事件发生的可能性和危害性。

3）全面深入评估分析 要建立统一的监测预警信息平台和社会信息反馈网络，将气象、地震、水利、森林防火等专业部门的监测机构上报的信息和各种社会信息汇总起来，结合灾害发生的历史规律，综合加以分析、研判。要充分利用各种信息和先进技术，建立包括各类突发事件信息识别模型、预测预警模型（包括次生衍生灾害预警模型、人群疏散避难模型等）、智能研判模型、评估模型等在内的相关专业模型，在第一时间内对突发事件的发生、发展、影响范围和危害性进行推演，提高预警的准确性。

二、监测与预警的主要内容

（一）主要内容

监测与预警的主要内容包括：对风险隐患进行排查和监控；通过各种监测手段获取丰富的实时数据支持预警；结合历史数据和各种信息进行风险分析，判断报警的临界点；采用公众容易接受的标准化预警术语，通过多种渠道，及时将警报发送给处于风险中的公众及有关应急响应者；教育、培训公众，使其有能力采取适当的行动；定期评估监测与预警的效能等。归纳起来，主要如下。

1. 风险隐患排查和监控 风险隐患排查就是对风险隐患进行辨识并登记建档，确定管理的重点。从突发事件演进的过程来看，风险隐患排查是应急管理在事发前最基础的一个环节。

风险隐患监控就是对风险隐患进行实时、持续、动态的监测，及时发现各种变化，收集相关的数据和信息，做好预控措施，同时，风险隐患监控得到的数据和信息为风险评估提供依据。2003 年我国抗击“非典”期间，中央政府通过卫生部门对“非典”疫情实行 24 h 监控，随时掌握变化情况和发展趋势，及时做出决策，夺取了抗击“非典”的伟大胜利。

风险隐患排查和监控是突发事件监测与预警的基础和前提，具有十分重要的意义。首先，有利于避免突发事件的发生。对容易引发突发事件的危险源、危险区域进行重点监控防范，防患于未然，发现问题并及时整改，可以将发生突发事件的可能性降至最低。其次，有利于快速应对处置，能够在早期采取相应的控制、处置措施，能将损失控制在较少的范围内和较低的程度上。最后，有利于采取正确有效的应对措施，不同的突发事件的处置措施不同，同一事件的不同阶段所采取的处置手段也不同，通过对风险的分析识别，在此基础上启动不同的应急预案，采取正确的应对措施。

风险隐患排查和监控是应急管理一项长期的基础性工作，必须建立完善的监控网络，划分监控区域，确定监控点和监控项目，明确排查区域和排查周期，提供必要的设备和设施，配备专职或专兼职人员，加大风险隐患排查和监控力度。

2. 风险评估　突发事件的风险由突发事件危险要素与社会脆弱性两个因素共同决定。危险要素是突发事件发生时产生危害的要素；社会脆弱性是衡量社会在突发事件发生时遭受危害大小的指标。因此，认识风险就要对危险要素和社会脆弱性进行综合评估，即进行风险评估。

风险评估即将调查、监测到的结果和其他收集到的信息进行整理和归纳，结合社会脆弱性分析，确定风险的大小，判别突发事件发生的可能性和危害性，为应对处置工作做好准备。只有经过风险评估，判别突发事件发生的可能性和危害性较大时才能发出预警信息。

突发事件风险评估是监测与预警的重要内容和承上启下的环节。一方面，它是对人们通过科学监测手段获得的数据和通过其他的手段收集到的信息的加工与处理；另一方面，它是人们做出报警决策的基础和依据。风险评估要求评估者具备良好的风险分析能力，要求根据政府部门和专业机构提供的危险信息和各种社会信息，结合社会系统的脆弱性分析和风险等级来评估。风险评估专业性较强，应当充分发挥专家、学者和专业技术人员的作用，在难以判别时组织其进行集体会商，防止评估出现偏差。2008 年的低温雨雪冰冻灾害期间，气象部门虽然做出了较为准确的预报，多次发出监控信息，但对灾害性极端天气的持续性和强度估计不足，致使我国南方地区仍然遭受严重灾害，损失巨大。

3. 教育、培训公众　教育、培训公众的内容包括：培训和演练计划、人员培训程度、公众宣传和教育。

培训职能包括：评估、制订和实施面向政府官员、非政府官员和应急响应人员的培训与教育计划。培训和演练的目的是使应急人员熟练地使用应急设备和设施，掌握事故发生后的通信和报警程序，明白自己在应急救援中的职责，并在演练中发现问题，以便其在应急救援中做得更好。

（二）预警的发布

1. 预警发布的制度　在各部门与各专业的专家共同参与下，根据特定的预警现象收集有关信息，对收集的全部信息进行多次分析研究，完成筛选工作，之后进行评价，确定这些信息项的实际重要性。

在确定信息的准确性与重要性后，会同有关专家，根据经验和理论来确定预警指标的临界值。当先兆的信息的某些参数接近或达到这个阈值时就意味着将有突发事件发生。一旦特性参数接近或达到阈值时系统就在合适的时间点上发出某事件即将发生的警告。采用传统方法与科技方法相结合的手段向相关工作人员和社会人员发出警报。

原则规定，突发事件发生地的县级政府享有预警警报的发布权，但影响超过本行政区域范围的，应当由上级政府发布预警警报。确定预警警报的发布权应当遵守三项原则，即属地为主的原则、权责一致的原则、受上级领导的原则。

2. 预警发布的内容 根据我国有关规定，国家所发布的突发事件预警信息，在内容上应包括突发事件的类别、预警级别、起始时间、可能影响范围、警示事项、应采取的措施和发布机关等。

预警所发布和传递的信息要以公众需求为导向。预警的语言必须简洁、清晰、易懂，避免使用冗长、晦涩的专业性语言；预警的内容一定要表述清楚可能发生的突发事件将会带来的威胁和影响，考虑到公众的价值判断与利益权衡等因素，提出有针对性的响应措施和建议；预警发布的对象应仅限于可能受到突发事件影响地区的公众，避免警报扰民的现象；预警的内容要充分考虑到不同人的不同需要，做到有的放矢。公众的情况千差万别，拥有不同的教育水平、经济实力、民族身份与信仰、语言、健康状况和灾害经历等，同样的预警内容会产生不同的效果。因此，预警所传递的信息要充分考虑到人的特定需要，实现以受众为导向。

3. 预警发布的手段 预警发布与传递的手段必须是有效的，具备以下特征：一是多样性。预警传播媒介既包括电话、手机、广播、电视、报刊、网络、警报器、宣传车，也包括鸣锣敲鼓、奔走相告等人际传播方式。当然，也可以多种手段并用。二是针对性。预警传播要针对不同的群体采取不同的手段，如在广播、电视信号无法接收的情况下，可采取发警报或奔走相告的方式，对老、幼、病、残、孕等特殊人群以及学校等特殊场所和预警盲区应当采取有针对性的公告方式。三是全覆盖性。预警的传播要确保可能受到突发事件影响的所有公众都能知晓警情。通常，应急管理部门应保持对特定群体发布预警手段的稳定性和经常性，使其能够密切关注相关信息。四是互动性。预警传递手段最好具备双向可达性，以便于公众及时反馈预警接收信息。

人们特别重视监测与预警中的技术因素，在发布和传递预警时过于强调利用各种技术和现代化的手段。实际上，监测与预警的效果还受到不容忽视的制度和社会因素的影响，一些“土”“老”的传递预警方法往往效果更为理想。

人们在选择预警传递的手段时可考察以下几个指标：一是精确性，即是否可将警报传递给精确锁定的受众，而不会影响其他的公众；二是渗透力，警报引起风险承受主体的关注程度；三是具体程度，即警报描述威胁、脆弱性等内容的详细程度；四是易被扭曲的程度；五是传播速度；六是发送和接受的资源需求。

4. 预警发布后应采取的措施 不同级别的预警警报代表了不同的危险警示程度和应该采取的相应预防措施。由于一级、二级预警级别高，发生灾难后所造成的危害大，相应采取的预防措施也更紧迫，要求也更高；三级、四级预警级别较低，相应采取的措施也要比一级、二级预警幅度和急切程度小一些。下面我们分别就一级、二级预警和三级、四级预警各自应该采取的具体预防措施介绍如下。

1）一级、二级预警 根据我国对突发事件预警级别的规定，一级、二级预警级别指的是“特别严重”和“严重”两个级别，分别用红色和橙色表示。发布一级、二级预警，意味着事态到了一触即发的态势，人民群众的生命财产安全面临威胁。针对这两个级别的预警，政府的应对措施主要是对即将面临的灾害、威胁、风险等做好早期应急准备，并实施具体的防范性、保护性措施。这些措施主要有：

（1）责令应急救援队伍、负有特定职责的人员进入待命状态，并动员后备人员做好参加应急救援和处置工作的准备。

（2）调集应急救援所需物资、设备、工具，准备应急设施和避难场所，并确保其处于良好状态，随时可以投入正常使用。

（3）加强对重点单位、重要部位和重要基础设施的安全保卫，维护社会治安秩序。

（4）采取必要措施，确保交通、通信、供水与排水、供电、供气、供热等公共设施的安全和正常运行。

（5）及时向社会发布有关采取特定措施避免或者减轻危害的建议、劝告。

（6）转移、疏散或者撤离易受突发事件危害的人员并予以妥善安置，转移重要财产。

（7）关闭或者限制使用易受突发事件危害的场所，控制或者限制容易导致危害扩大的公共场所的活动。

（8）法律、法规、规章规定的其他必要的防范性、保护性措施。

在这个阶段采取的应对措施既有助于防止和减少灾害损失，又有助于防止和减少对公民权利和正常的生产生活秩序造成一定程度的负面影响。依据我国《突发公共卫生事件应急条例》的有关规定，国务院有关部门和县级以上地方人民政府及其有关部门，应根据突发公共卫生事件应急预案的要求，保证应急设施、设备、救治药品和医疗器械等物资储备；县级以上各级人民政府应当加强急救医疗服务网络的建设，配备相应的医疗救治药物技术、设备和人员，提高医疗卫生机构应对各类突发公共卫生事件的救治能力；市级以上地方人民政府，应当设置与传染病防治工作需要相适应的传染病专科医院，或者指定具备传染病防治条件和能力的医疗机构承担传染病防治任务。根据《中华人民共和国价格法》有关规定，当重要商品和服务价格显著上涨或者有可能显著上涨，国务院和省、自治区、直辖市人民政府可以对部分价格采取限定差价率或者利润率，规定限价，实行提价申报制度和调价备案制度等干预措施。这些制度和措施实际上都是在危机来临之前的应急反应，属于应对危机的预备措施，在很大程度上能够起到抑制危机暴发的作用。根据《银行业监督管理法》有关规定，银行业监督管理机构发现可能引发系统性银行业风险、严重影响社会稳定的突发事件的，应当立即向国务院银行业监督管理机构负责人报告；国务院银行业监督管理机构负责人认为需要向国务院报告的，应当立即向国务院报告，并告知中国人民银行、国务院财政部门等有关部门。

2）三级、四级预警　根据我国对突发事件预警级别的规定，三级、四级预警级别指的是“较重”和“一般”两个级别，分别用黄色和蓝色表示。通过监测等措施，在比较准确地判断突发事件即将发生时，有关政府应当根据突发事件发生的紧急程度、发展态势和可能造成的危害程度，发布相应的预警级别。其中，三级、四级预警是比较低的预警级别。发布三级、四级预警级别后预警工作的作用主要是及时、全面地收集、交流有关突发事件的信息，并在组织综合评估和分析判断的基础上，对突发事件可能出现的趋势和问题，由政府及其有关部门发布警报，决定和宣布进入预警期，并及时采取相应的预警措施，有效消除导致突发事件的各种因素，尽量避免突发事件的发生。

三级、四级预警级别发布后应该采取的措施基本是一些强化、预防、警示性和劝导性的措施，总体目的是强化日常应急工作，做好预防、准备工作和其他有关的基础性工作，力求将可能发生的危机损失减至最小。这些措施主要有：

(1) 启动应急预案。采取有效措施加以应对，并指导全社会共同协作，共同应对危险局势。

(2) 责令有关部门、专业机构、监测网点和负有特定职责的人员及时收集、报告有关信息；向全社会公布反映突发事件信息的渠道，加强对突发事件发生、发展情况的监测、预报和预警工作，并对早期发现的潜在隐患以及突发事件可能发生的时间、规模、危害程度、发展态势，依照规定的程序和时限及时上报，为应急处置工作提供依据，做好准备。

(3) 组织有关部门和机构、专业技术人员、有关专家学者，随时对突发事件信息进行分析评估，预测发生突发事件可能性的大小、影响范围和强度以及可能发生突发事件的级别。这项工作不仅对有关部门和应急处理技术机构准确掌握危机事件的客观规律提供有益帮助，而且也为可能发生的突发事件的分级和制定应急处理工作方案提供可靠依据。

(4) 定时向社会发布与公众有关的突发事件预测信息和分析评估结果，并对相关信息的报道工作进行管理。发布预报和预警信息是政府的一种权力，也是政府的一项重要责任。基于突发事件的紧迫性和对人民生命财产的重大影响性，及时准确发布灾害预报、预警信息，可以在一定程度上为挽救人民生命财产提供有效保障，这同时也是满足公民知情权的需要。另外也应该看到，我国目前虽然已经初步建立了预报、预警信息发布机制和体系，但缺乏明确的问责制度建设，难以实现对危机预警工作失职或失误的现象进行充分有效遏制，因此还应当加强对相关信息报道的管理。

(5) 及时按照有关规定向社会发布可能受到突发事件危害的警告，宣传避免、减轻危害的常识，公布咨询电话。突发事件的来临和可能造成的危害一般都有一定的可预见性和可防范性，政府有责任向社会发布可能受到突发事件危害的警告，宣传应急和防止、减轻危害的常识。从而为提示全社会各方面提前做好应急准备和防范工作。

其中最重要的措施有三项：风险评估措施，即做好突发事件发展态势的预测；向公众发布警告，宣传避免、减轻危害的常识，公布咨询电话；对相关信息报道工作进行管理。

根据风险评估和预警措施评估结果，深入分析风险隐患产生的主客观原因，及时修订、完善相关规章制度，有针对性地制订和完善切实可行的预警措施，提高预警措施的针对性、可行性、规范性和科学性。完善预警措施实施后的反馈和评估机制，适时对预警措施进行监督检查和评估，建立预警措施更新调整机制，根据措施的实际效果不断完善预警措施。

5. 预警的调整与解除 突发事件从孕育到发生有一个过程，各种要素是不断变化的，其发生发展往往具有确定性和随机性的双重特性，因而预警的级别也可能在不断变化中。有可能会出现突发事件的影响和危险增大的情况，需要提高预警级别；有可能会出现突发事件的影响和危险减少的情况，需要降低预警级别；有时会出现突发事件不可能发生的情况，需要解除预警；甚至有可能会做出错误的判断，发出错误的预警信息。

如果突发事件的事态发生变化，则发布预警的人民政府应当适时调整预警级别并重新发布，这样既不会把低度紧张情况当成高度紧急情况来处理，造成应急资源和能力的浪费，甚至引起其他社会负面效应，影响人们的正常工作、生活秩序；也不会把高度紧张情况当成低度紧急情况来处理，造成应急资源的不足，影响对突发事件的应对处置工作，使损失扩大。如果有事实证明不可能发生突发事件或者危险已经解除，发布警报的人民政府应当立即宣布解除警报，终止预警期，并解除已经采取的有关措施。

针对突发事件的应急管理是属于非常状态下的非常规管理，而人们所希望的社会当然是常规管理状态下的正常社会。预警的调整和解除实质上是以常规社会状态为基本参照的调整性或恢复性管理措施。突发事件具有不可确定性，当紧急情势发生转变时，行政机关的应对行为应当适时做出调整并发布给公众知晓，这不仅是应对突发事件的现实需要，也是降低危机管理成本、保护行政相对人权益的有益举措。对任何突发事件的应对，不能只考虑行政机关的应急管理需要，还必须考虑要尽量避免行政紧急权力对现存国家体制、法律制度和公民权利的消极影响和冲击。行政紧急权力的设计和使用，应当受到有效性和正当性两个方面的规范与制约，当突发事件的情势发生改变之后，如果政府方面还在继续采用紧急情势下的应急措施，不仅不能有效地应对危机，反而还会加大滥用行政紧急权力的可能性，并因此可能会引起社会的不满。这就要求有关应对机关应当根据危机状态的发展态势分别规定相应的应对措施，并根据事件的发展变化情况进行适时调整，在突发事件平息之后要及时解除预警，恢复社会秩序。也就是说，在应急预警阶段，预警级别的确定、警报的宣布和解除、预警期的开始和终止、有关措施的采取和解除，都要与紧急危险等级及相应的紧急危险阶段保持一致性和呼应性。即使是具有极其严重社会危害的最高级别的突发事件，也同样具有不同的发展阶段，并不需要在每一个阶段都采取同样严厉的应对措施。所以，一旦突发事件的事态发展出现了变化，或者有事实证明不可能发生突发事件，或者认定危险已经解除的，发布突发事件警报的人民政府应当适时调整预警级别并重新发布，同时立即宣布解除相应的预警警报或者终止预警期，解除已经采取的有关措施。这不仅是有效应对突发事件、提高行政机关应对能力的要求，还是维护应急法治原则和公民权利的需要。

6. 促使公众采取应急响应行动 公众根据所接收的预警采取必要的响应行动，避免或者减少了突发事件所造成的损失，监测与预警的目的才最终达到。预警要能够促使公众迅速地采取适当的响应行动以规避风险。如果公众接收到预警，但是不理解预警内容，没认识到事件的严重性或者决策产生偏差，不采取所期望的响应行动，则监测与预警没有实际意义。

第三节 响应与处置

救援人员到达现场后，根据应急评估和现场条件，掌握现场街区乡村道路与建筑的分布图，或由熟悉情况的民众担任向导，选取尽量靠近伤病员多、有较大面积、靠近主要交通道路、地势较高的地方作为医疗救治点，展开功能组室，卸载物资，做好接收伤病员的准备，设立检伤分类场和门诊部，及时派出救援队。同时联络其他应急救援队伍，协调救援现场地区医疗急救资源，对车辆、通信、药品、器材、物品的流通与供应进行保障。对于20～30人救援队伍所需救治机构大小为100 m×100 m，30～50人救援队和方舱医院为200 m×300 m。必要时可建立直升机起降场，大小为100 m×100 m，地势开阔，地面平坦，土质坚硬，无易被直升机旋翼吹起的沙石和其他物体。白天挂红旗，夜晚挂红灯以明确标识，引导受灾群众就医。

一、现场检伤分类

创伤的检伤分类是医学救援的重要组成部分，是救援现场医疗急救的首要环节。当医疗救护人员面对现场大批伤病员，第一步救援措施就是快速检伤分类，尽快将重伤病员从伤亡人群中筛选出来；然后再分别按照伤情的轻重，依先后顺序给予医疗急救和转运送医院。所以说，灾难救援现场的检伤分类是救援成功与否的第一个重要环节。详细的检伤分类内容见相关章节。

二、现场急救

根据现场分类的情况，需对危重伤病员进行现场急救，其适应证包括各种原因导致的心搏骤停、外伤和急性呼吸道异物梗阻，主要运用通气、止血、包扎、固定、搬运和基础生命支持六大急救技术进行初步处理，目的是抢救生命。

（一）现场急救的救治范围

（1）加压包扎止血；如果加压包扎仍无效，用止血带，注意应注明时间，并加以标记。

（2）对呼吸、心搏骤停的伤病员，应立即清理上呼吸道，做口对口人工呼吸或通过口咽腔通气管行人工呼吸，同时做胸外心脏按压。

（3）对有舌后坠的昏迷伤病员，应取侧卧位，放置口咽腔通气管，防止窒息，保持呼吸道通畅。

（4）包扎伤口，对肠脱出、脑膨出的伤病员行保护性包扎，对开放性气胸伤病员做封闭包扎。

（5）对长骨、大关节伤，肢体挤压伤和大块软组织伤，可用夹板固定，也可就地取材，做临时性固定或借助躯干、健肢固定。

（6）对张力性气胸伤病员，在锁骨中线第二、三肋间用带有单向引流管的粗针头穿刺排气。

（7）采用口服或注射止痛药、保温等方法防治休克；口服抗菌药物，防治感染。

（8）对面积较大的烧伤，用烧伤急救敷料、三角巾、清洁的布单或衣服保护创面，粘在创面上的衣服不必去除。对磷烧伤的创面，应用清水冲洗和湿敷。

（9）对有放射性沾染的创面，先用纱布蘸去污物，再包扎伤口，初步除沾染，漱口。疑有放射性物质吞入时，应采取引吐措施；剧烈呕吐时，应服止吐片。

（10）对化学毒剂中毒人员，应及时注射相应的解毒药，清洗、消毒染毒的伤口，包扎。

（11）积极寻找伤病员，纠正和补充自救互救措施。

（12）对极度衰弱及低血容量的患者，应补充能量并扩充血容量。

（二）现场急救时对伤病员的观察与检查

1. 心跳 正常人每分钟心跳60～100次。严重创伤、大出血等伤病员，心跳多增快，但力量较弱，触诊时感觉脉搏细而快，心跳每分钟120次以上时多为早期休克。

2. 呼吸 正常人每分钟呼吸16～20次，垂危伤病员的呼吸多变快、变浅、不规则。在伤病员临死前，呼吸变缓慢、不规则直至停止呼吸。在观察危重伤病员的呼吸时，由于呼吸微弱，难以看到胸部明显的起伏，可以将一小片棉花或小薄纸条、小草等放在伤病员鼻孔旁，看这些物体是否随呼吸来回飘动，以此来判定伤病员还有无呼吸。

3. 瞳孔 正常人两个眼睛的瞳孔是等大、等圆的，遇到光照时可以迅速收缩。当伤病员受到严重伤害时，两侧的瞳孔可以不等大，可能缩小或散大；当用电筒突然刺激瞳孔时，瞳孔不收缩或收缩迟钝。

（三）现场急救处理

（1）对于目击下的心搏骤停，主要为心室颤动所导致，机体耐受能力差，为保证脑部供氧，应迅速行电除颤下的心肺复苏术。对于非目击下的心搏骤停，因其心脏储备的氧气、能量和代谢底物已经耗尽，所以无须实施电除颤，应首先实施心脏按压及呼吸支持，以保证心脏复搏，提供能量。

（2）外伤伤病员中，对于出血伤病员应及时止血，对于肢体骨折者应注意固定、保护头颈部和脊柱，对于烧伤伤病员，应积极补液、保护创面，对热力烧伤者局部降温，对化学烧伤者尽快用清水冲洗创面。对于能够减轻伤痛的外科治疗也是必须实施的，否则失血伤病员将发生失血性休克；骨折伤病员则因未加妥善固定而在运送途中发生骨折合并症如疼痛导致休克、骨茬刺破血管和神经加重伤害、脊柱损伤者发生或加重截瘫等；大面积烧伤伤病员如未能得到生命支持如补液等，其死亡率将大大增加。

（3）对急性呼吸道异物梗阻伤病员给予呼吸支持、排出异物及环甲膜穿刺及切开等措施。急性呼吸道异物梗阻是非常凶险的情况，完全梗阻后伤病员立即失去了氧气的供应，可导致伤病员迅速死亡，而不完全梗阻者也可能发展为完全梗阻，因此应该立即排除异物，至少边后送、边采取措施排除异物。

三、后送与途中监护

伤病员经过检伤分类和现场急救处理后，后送到后一级医疗救护机构进一步救治，并在后送途中监护伤病员情况，随时对伤病员突发情况给予医疗干预。

（一）后送指征

（1）经现场检伤分类后确定为生命体征稳定，但需立即手术的重伤伤病员。

（2）经现场紧急处置后生命体征趋于稳定的危重伤病员。

（3）完成本级治疗，需进行后一级治疗的伤病员。

（4）伤情危重、生命体征不稳定，但经过紧急救护可以存活，而现场无救护条件者应在严密医学监护下紧急后送。

（5）伤病员的重要部位或脏器有损伤，生命体征不稳定，如果伤情恶化则有潜在的生命危险，但短时间内不会发生心搏、呼吸骤停。院内救治或及时手术可以使这部分伤病员存活。因现场无手术条件应立即在医疗监护下后送到有治疗条件的医院内治疗。

（6）伤病员的重要部位和脏器均未受到损伤，仅有皮外伤或单纯闭合性骨折，而无内脏伤及重要部位损毁。此类伤病员的全部生命体征稳定，不会有生命危险，可在非医疗监护下后送。

（7）中毒物不明确的伤病员，应保持呼吸道通畅，按红色标识处理，并迅速后送。

（二）后送交通工具选择

1. 公路 接收医院距急救现场较近，公路交通通畅。

2. 铁路

（1）若当地医疗机构不能处理伤病员伤情，须向较远的上级医院转送，且伤病员呼吸、循环状态稳定。

（2）灾难现场公路交通受阻，经一级处置后生命体征稳定的伤病员，在医疗监护下，可经铁路后送。

3. 航空

（1）若当地医疗机构不能处理伤病员伤情，须向较远的上级医院转送，且伤病员呼吸、循环状态稳定。

(2) 灾难现场其他交通受阻，伤病员病情危重，需紧急治疗，而现场又无治疗条件，可在医疗监护下紧急后送。

所有后送实施由卫生行政部门协调完成。

(三) 后送顺序

1. 有医疗监护后送 T2 区伤病员→经现场处置后生命体征稳定的 T1 区伤病员→T3 区伤病员。

2. 无医疗监护后送 确定无重要器官损伤、生命体征稳定、病情缓解的 T3 区伤病员。

(四) 后送方式

1. 前接 后方救治机构派出运输工具，接回下级救治机构的伤病员。它的优点是由上级统一掌握卫生运输力量，便于掌握伤病员后送的全局工作，合理安排运输力量。缺点是当通信联络不畅时，不能及时转运伤病员。前接又分为逐级前接和越级前接。越级前接是对于伤情危急，需要很快到达后方医疗机构救治的伤病员。

2. 后转 现场救治机构利用自己掌握的运输工具将伤病员送到后方的方式。其优点是现场救治机构掌握自己的运输工具，便于安排和使用运输工具，掌握局部伤病员后送的主动权。缺点是运力使用分散，应对意外情况比较困难，不便机动使用。后转分为逐级后转和越级后转。

(五) 后送基本要求

后送的基本要求是迅速、安全。后送前要仔细检查伤病员的全身和局部情况，确定是否符合后送指征，对确定后送的伤病员做好后送前的医疗处理。后送工具的选择尽量选用快速安全的工具，并用固定装置固定好。后送过程中，派出医疗人员护送，随时注意伤病员情况。注意后送途中的安全防护，采用防震措施，汽车限速在 20 km/h 左右，直升机飞行高度不超过 200 m。

第四节 恢复与重建

恢复重建期间的管理具有独特性和挑战性，当务之急是要做好灾情评估和恢复重建的规划。由于区域性破坏程度不同，这就要求指挥部和卫生救援指挥组首先通过恢复期评估了解损失的具体情况，制定恢复重建评估调查表，然后结合安置计划，做出决策。

一、房屋及基础设施重建评估

在救援初期，受灾群众通常会得到外部资源的支持，可以停留在安置营地，或与原地未受灾或受灾轻的居民住在一起，也可以选择第三地重新安置或投亲靠友。无论哪种方式，重建房屋是首要考虑的问题。

灾难发生时，世界各国基本由当地政府机构、社会组织、企业、金融机构及灾区代表等共同组成评估组织，对灾区下列情况进行评估。

(1) 人员伤亡情况，城镇和乡村房屋受损程度和数量；需要安置人口的数量，需要救助的伤残人员数量，需要帮助的孤寡老人及未成年人的数量，需要提供的房屋数量。

(2) 基础公共服务设施、工农业生产设施与商贸流通设施受损程度和数量，农用地毁损程度和数量等；需要恢复重建的基础设施和公共服务设施，需要恢复重建的生产设施，需要整理和复垦的农用地等。

(3) 对毁损严重的水利、道路、电力等基础设施，学校等公共服务设施以及其他建设工程进行工程质量和抗灾性能鉴定，保存有关资料和样本，并开展灾害活动对相关建设工程破坏机制的调查评估，为改进建设工程抗灾设计规范和工程建设标准、采取抗灾设防措施提供科学依据。

(4) 环境污染、生态损害以及自然和历史文化遗产毁损等情况；资源环境承载能力以及地质灾害、地震次生灾害和隐患等情况。

(5) 水文地质、工程地质、环境地质、地形地貌以及河势和水文情势、重大水利水电工程的受影响情况，有无继发灾害的危险。

(6) 规范灾后重建房屋质量评估标准，完成周期。

(7) 明确房屋及基础设施重建的救灾资金数量和来源。

当地政府应当依据各自职责，分工明确，组织有关部门和专家，确保上述数据资料的准确性、真实性、及时性和评估结论的可靠性。应当收集、保存灾害前、灾害中、灾害后的所有资料和信息，并建立完整的档案。

二、继发性危害评估

初始危害评估包括对受伤、死亡和疾病的快速估计，确定公共基础设施、服务设施的破坏程度，而继发危害评估主要关心的是初始危害对受害者生活、经济及心理承受能力的影响。所以对继发危害的评估主要涉及下面三种类型的损失和影响。

(一) 生产、生活损失

主要包括：①由于灾害导致身体致残和精神障碍，从而丧失劳动能力；②损失了原材料、劳动工具、家庭劳动力(由于死亡或受伤)，失去了生产、生活必需品；③失去可耕地(滑坡、盐碱化、洪水、河流改道、沙漠化可造成这种情况)、家畜、种子或家庭设备；④失去了船、网或其他设备、渔场(由于淤塞、岸被破坏)或鱼市；⑤公共设施实体遭到破坏或政府救灾款的重新分配，使得人们不能使用公共资源等。

(二) 经济生活来源损失

主要包括：①用人单位灾后关闭或灾后很长时间不能开业，从而使受灾群众失业；②不能使用一般的资源，像牧场、森林、湿地，从而不能得到燃料或饲料，或不能得到工艺原材料等；③由于应对灾害、重新安置生活项目或重建房屋而负债，负债的生活更进一步加剧了生活来源丧失(如赔本卖地和家畜、抵押作物等)。

我国在这方面做得比较好，比如在我国南方水灾或北方、西部旱灾后，政府往往无偿提供速生或可以短期上市的蔬菜种子、种苗给灾民，以恢复农业生产。禽流感、猪烂耳病等动物疫情中，根据家禽或家畜大小给予不同金额的现金补偿，疫情过后地方政府多主动联系周边地区，及时以成本价为受灾户提供种苗，以快速恢复生产，减小损失。

(三) 心理承受能力

突发事件对受害者及其家属甚至救援者的心理造成极大的影响，引起焦虑、恐惧、抑郁、强迫、过度警觉等心理行为反应，有人还因此留下终生无法治愈的心理创伤。因此心理承受力的评估至关重要。心理干预与辅导是恢复重建阶段的重要工作之一，是一项长期而艰苦的工作。政府相关部门应做到积极预防、及时控制和减缓灾难的心理社会影响；促进灾后心理健康重建;维护社会稳定,保障公众心理健康。在美国,红十字会、救世军及其他志愿者组织等均在灾害应对与恢复重建阶段开展心理干预活动。

三、继发脆弱性评估

灾难不仅使灾区在生活、社会和文化上发生巨变,还可以使原本就脆弱的当地生态和地质环境更加脆弱,或发生新的变化,出现新的危险。例如,汶川地震后,当地龙门山断裂带发生巨大变化,地貌改变,道路淹没在水中,桥梁倒塌,交通断绝。大片植被消失,山上裸露的大块岩石在余震中随时会滚落伤人,掉入河流中可以阻塞河道造成堰塞湖淹没居民点。大量的碎石可以发生滑坡将居民点掩埋,一遇大雨因没有植物根系的固定,也可发生泥石流,吞没下方的村庄。所以,上次灾害的损失在下次灾害中会造成新的脆弱性,或使已有的脆弱性更差。恢复失败,或只是部分恢复,都会使人们在下次的紧急情况中更为脆弱危险。因此恢复计划要考虑这些人的居住安全,满足他们恢复和重建的需要。

四、尸体的搜寻整理

(一) 组织成立尸体处理小组

灾害发生后,根据灾害类型、规模和伤亡人数,现场指挥部择机成立尸体处理小组。

(二) 派出搜寻队

一般情况下,每支搜索队队员数量根据现场救援人数分配,需配备 1～2 名专业卫生人员或法医协助,每组处理尸体数量不超过 10 具,目的是能保证在较短时间内即可完成对尸体的初检和处理;避免因一组处理过多具尸体而出现秩序混乱。

(三) 尸体搜寻

现场搜寻队员根据实际情况分成若干个小组并将现场划段分片,紧张有序地进行搜索。搜寻队人员将灾害或群体性事件现场散布的尸体、尸块、人体组织、死难者的随身物品等一同提取并归拢在一处,每件都需贴有编号的防水标签,着重寻找死者随身携带的有效身份证件、手机、钱包、钥匙及能协助证明死者身份的相关物品等。需要注意的是,尸体搜寻小组成员应当穿戴防护性装备,并在处理尸体后用肥皂和水洗手,保证搜寻成员的安全。

(四) 尸体整理取样

搜索队员在破碎尸体灾害现场附近地域选择一个平整安全的场地摆放尸体,并进行现场初步复原。新鲜尸体取心血保存或 3 cm×3 cm 血纱布、指甲、骨骼、毛发等 DNA 样本。对于表面液化或已经开始腐败变质的尸体,取指甲、第七根肋骨上一块 5 cm 长的软肋,如尸体过多可直接剪取手指作为 DNA 样本。

(五) 尸体编号照相

1. 编号方法 编号根据遗体发现地点、法医编号、检验遗体顺序组合而成。每个遇难者都有唯一编号,如同身份证号,它将一直伴随遗体处置全过程。将死者所有遗物一一登记,统一录入计算机系统备查。

2. 照相 将编号卡放于透明塑料袋中,并置于遇难者胸前,拍三张照片(全身正面、个体明显特征、整个面部)。如条件允许,遗物也要拍照留档。必须使用带胶卷、有底片的相机拍摄,可作为法律证据。如条件不允许,尸体过多,时间仓促,也可使用数码相机。必须及时将照片转存入计算机中，避免丢失损坏，必要时冲印照片留档。

（六）记录并妥善保存

记录个体特征，包含其性别、身高、大致年龄范围、发型、体态、牙齿、体表的胎记、文身、瘤、疣、生理性或病理性（如手术）瘢痕、陈旧性骨折等；记录衣着特征，包含死难者身上的服装，对其手机型号、钥匙、钱包等物品也应进行记录和保存。

（七）尸体的处理

大多数灾害性事件会产生遇难者尸体，人们担心尸体会引发传染病的流行。目前尚无证据表明，尸体在自然灾害后有造成传染病流行的危险性，但应认真做好人与动物尸体的卫生处理，救援反应应适度，要快速做出评价，若反应不足可能会造成更大的伤亡代价。

1. 尸体处理的一般要求　对遇难者处理时必须给予充分的尊重；及时准确地利用现场遗留的证据辨认死者身份，对于以后遗产和保险的认定都具有重要意义。遵循及时就地、就近处理的原则。必须辨明身份而不能马上处理者，存放时间应尽量缩短。

2. 尸体暂时存放地的要求　存放地点应远离水源、避开低洼地、避开人员活动区。最佳存放环境温度为 2～4 ℃之间，存放时间在平均气温低于 20 ℃的情况下，自然存放不宜超过 4 天，放入存尸袋的尸体可适当延长存放时间，但应在尸体上下洒盖漂白粉，降低尸体腐败的速度，减少异味。如环境温度较高，或需要较长时间暂存的，可选择临时掩埋，地下温度低于地表温度，可以提供自然冷藏环境。尸体出现高度腐烂时应及时进行火化处理。条件许可的情况下适宜适当集中存放，便于管理。

3. 尸体包裹要求　首选统一制作的裹尸袋。也可就地取材选用死者生前使用的被褥等进行包裹。尸体的包裹要尽量严密结实，将包裹后的尸体，最好捆三道（头、腰、腿部），便于运输和以免尸臭散发。在尸体高度腐烂时在裹尸袋内要加棉织物吸收液体，并适当喷洒漂白粉、草木灰等其他消毒除臭剂。对轻度腐烂的一般性尸体，无须进行消毒除臭处理，为减轻周围环境的臭度，在尸体周围环境可适当喷洒消毒除臭剂。

4. 尸体的运输要求　尸体要用符合卫生要求的专用车辆运出，将包捆后的尸体及时运走，尽量选择人群较少的路线进行运输，尸体装车前要在车厢里衬垫液体吸收物，防止污染车厢。液体吸收物清除前需对液体吸收物与车厢用漂白粉等进行消毒处理。

5. 尸体的掩埋要求　埋葬点应距水源（如溪流、泉水、海滩及海岸线等）至少 200 m，在不影响市容环境的条件下，将尸体深埋地下 1.5～2 m，尽量选择人口密集区的下风向。对甲乙类传染病死亡者，应做彻底消毒后，以最快速度运出火化或者 2 m 以下深埋。对高度腐烂的尸体应进行消毒除臭处理。埋葬人数集中量大时或有特殊原因不能选择深埋方法时，如为避免对地下水的污染等，经现场卫生专家集体决定可选用浅埋（1 m）的方法。每具尸体埋葬时都必须有防水标签标示的唯一查询编号，该号码必须在地面明确标出并绘制地图以供日后参照。尸体埋葬的场所应由当地政府指定，不得随意乱埋。尸体过多，气温过高必须尽快处理尸体时，可以采取铺一层生石灰，放入一层尸体，再铺一层生石灰，再铺一层尸体，最上面铺一层生石灰再覆盖土壤的方法。

6. 场所消毒要求　对挖出遗体的区域用 1500～3000 mg/L 的含氯消毒剂或漂白粉或石灰进行消毒。尸体清理后需要对其场所进行消毒处理，可选用漂白粉液喷洒。

7. 尸体清理工作人员防护要求　尸体的清理、运输人员需要一定的防护意识和卫生防护设备，要戴医用防护口罩、戴手套、穿着工作服、穿胶鞋。尽量避免意外擦伤，出现外伤时需要及时进行医疗处理。应注意及时洗手并注意个人卫生。

8. 伤病员在转移救治过程中死亡的尸体处理方法 伤病员在转移救治过程中死亡的，由救治地民政部门指定当地殡仪馆统一负责遗体火化工作。殡仪馆要制订工作方案，指派专人负责，严格执行服务规范，免费提供遗体运送、冷藏、火化等服务，免费提供骨灰盒。骨灰可由亲属领回。遗体处理时要尊重死者尊严，尊重少数民族丧葬习俗，并做好亲属的安抚工作。遗体火化后无人认领的骨灰，由救治地殡仪馆编号后暂时保存。待灾区恢复正常生产和生活秩序后，救治地公安部门和殡仪馆再将负责保存的遇难者相关资料、骨灰等做移交。受伤人员在医疗机构死亡的，医疗机构要依法出具《死亡医学证明书》，及时通知当地民政部门指定的殡仪馆。对无法确认遇难者身份的，按照相关规定执行。汶川地震公安部、民政部、卫生部就于2008年5月23日专门下发了《公安部、民政部、卫生部关于做好“5.12”地震遇难人员遗体身份鉴别工作的通知》。

9. 动物尸体处理要求 对在灾后现场清理中清出的家畜家禽和其他动物尸体应用漂白粉或生石灰处理后进行深埋处理。

参考文献

[1] 刘江，王戎，葛毅. 军民融合式应急医学救援体系[J]. 解放军医院管理杂志，2010，17(5)：452-453.

[2] 王谦，陈文亮. 非战争军事行动卫勤应急管理[M]. 北京：人民军医出版社，2009.

[3] 沈烈，裴波，成明富，等. 应急医疗救援组织的概念与特点[J]. 人民军医，2010，53(12)：958，960.

[4] 张雁灵. 汶川特大地震医学救援行动及战略思考[J]. 解放军医学杂志，2009，34(1)：1-6.

第四章　卫生应急管理关键技术

第一节　风险评估

医学救援风险分析是医学救援风险管理的基础，医学救援风险分析主要研究医学救援过程中风险发生的可能性及其所产生的后果和损失。医学救援风险分析以系统安全的理念和方法为指导，侧重于对单一(具体)风险进行识别和分析。医学救援风险分析包括医学救援风险辨识和医学救援风险估计，这两个步骤相辅相成、缺一不可：医学救援风险辨识旨在对风险进行细化，是医学救援风险估计的前提；医学救援风险估计对具体风险进行量化评价，是医学救援风险辨识工作的深化。

一、医学救援风险辨识

(一) 医学救援风险辨识的作用

任何灾害性事故与事件在发生之前都有前兆，只不过有的前兆明显，有的前兆不明显：明显的前兆依靠人的感觉与理性就可以发现，不明显的前兆必须通过特定的仪器设备才能检测出来。这样，就需要对各种前兆进行监测、辨识和分析，为灾害性事故与事件的防范和处置工作提供科学的依据。

对灾难的医学救援风险辨识，简单地说就是在对灾害事件实施医学救援之前找出实施医学救援过程中可能存在的风险，以掌握应急处置的先机，赢得整个处置工作的主动权。这样就要设置一系列能反映灾难医学救援实施的信号与指标，并分析判断这些信息与实施灾难医学救援之间的关系。风险的辨识对灾难医学救援的实施具有十分重要的作用：首先，有利于医学救援应急处置的快速反应。在处置灾害性事故与事件时，如果能做到快速反应，就可能及时有效地控制事故与事件的规模，避免造成更大的损失。各种灾害性事故与事件一旦发生，随着时间的推移，医学救援和处置的难度会增大，带来的损失也会呈几何级数增加。如果能在早期采取相应的处置措施，无疑就争取到了处置的主动权，就可能将损失控制在较小的范围内和较低的程度上。其次，有利于采取正确有效的医学救援处置措施。每一种灾害性事故与事件的医学救援处置措施是不同的，在事故与事件发展的不同阶段，所应采取的医学救援措施也是不同的。通过对风险的辨识，判断风险存在的概率大小，并分析属于哪一种风险，在此基础上，启动相应的应急处置预案，采取正确的医学救援处置措施。

(二) 医学救援风险辨识的过程

医学风险辨识强调全面系统地收集信息，要尽可能地收集有关灾害性事故与事件医学救援风险源和发生征兆等信息，保证信息收集的全面性。要保证信息收集的全面性，就要分析确定风险源的分布状况和范围大小，在此基础上，决定信息收集的范围和种类。在全面收集信息的基础上，注意信息收集过程中可能会出现信息的失真，也就是信息从存在之初的原始状态到被收集，直至被处理、分析之前的这个阶段，可能会由于各种因素而与真实情况不相符。这种情形会影响到分析评价的结果。

要对所收集到的信息进行归纳整理，使之条理化，以便能够从整体上把握所收集到的信息，同时对信息进行辨别，以排除那些干扰信息、失真信息和虚假信息。排除不必要信息的第一个方法是对信息来源、信息传递过程的各个环节加以审查。如果信息的最初发出者与医学救援存在利害关系，信息来源缺乏客观性或者是信息的传递经过了许多的环节，信息传递过程中有许多干扰因素，那么信息的可靠性和真实性就非常值得怀疑。通过仔细审查这些过程，就可能辨别出哪些信息属于干扰信息、失真信息或者是虚假信息，从而加以排除。第二个方法是通过对收集到的信息进行比较来找出不必要的信息并加以排除。如果收集到的信息之间存在很大的矛盾，那么，这些互相矛盾的信息中必然存在着虚假信息。第三个方法是尽量收集有用的信息，以便减少干扰信息的信息量。干扰信息是指那些看似有用，其实是没用或用处不大的信息，但信息本身是真实的。干扰信息能产生干扰作用，这是由于当干扰信息的信息量非常大的时候，有用信息就会被埋没在其中，人们就无法有效地辨识和使用有用的信息。

二、医学救援风险估计

医学救援风险估计，是在医学救援风险辨识的基础上，对上述细化后的风险进行量化估计的过程。风险估计的两大手段是频率分析和后果分析。频率分析是分析特定风险发生的频率，后果分析是分析特定风险在环境因素下可能导致的各种事故后果及其可能造成的损失（主要指经济损失）。频率分析和后果分析是对风险进行量化的主要手段。

（一）频率分析

经过对信息的归纳整理后，我们就拥有了一些较为全面、真实、有用的信息，在此基础上，就可以组织具备相关专业知识的专家以及对灾难医学救援有着丰富经验的人员进行分析、论证，对过去同类灾害出现过的风险事件的频率进行分析，得出有关结论，为医学救援应急处置做好准备。

（二）后果分析

“后果”在现代社会一般用经济损失（换算为货币）来衡量，经济损失分为直接经济损失和间接经济损失。对于医学救援力量来说，直接经济损失指的是与风险事件有直接因果关系的经济损失，比如装备毁损就属于直接经济损失；间接经济损失指由风险事件引发的连锁反应导致的经济损失，比如装备毁损引发的救援能力下降、补充人员费用等。间接经济损失影响因素众多，难以测量，在实践中往往偏重于计算直接经济损失。救援分队的管理者需要将每次风险事件导致的损失计算出来，进行分层分析，计算基本的统计值。

三、风险评估步骤

（一）确定风险评估指标体系

评估的依据是指标，对复杂系统进行评估常常要涉及多个因素或多个指标，风险评估指标体系是由多个相互联系、相互作用的评价指标，按照一定层次结构组成的有机整体。风险评估指标体系是联系评估专家与评估对象的纽带，也是联系评估方法与评估对象的桥梁。只有科学合理地评估指标体系，才有可能得出科学公正的评估结论。

1. 合理选取评估指标

1）点面结合　“面”指的是“系统”。指标体系必须全面反映风险主体的内部环境和外部环境。救援分队面临的风险是一个复杂系统，我们在确立指标体系的时候，一定要树立系统风险的理念，站在全局的高度看问题。整个指标体系必须紧紧围绕评估目的层层展开，才能得出科学的评价结论。“点”指的是指标的独立性和代表性。独立性指每个指标要内涵清晰、相对独立，同一层次的各指标间评估内容应尽量不相互重叠。代表性指每个指标能够很好地反映评估对象某方面的特征。

2）简明科学　指标体系的大小必须适宜。如果指标体系过大、指标层次过多、指标过细，就会导致风险评估者精力集中到琐碎问题上，耗费大量精力；如果指标体系过小、指标过粗，则不能充分反映风险主体的真实情况。指标体系的制定过程、采用方法、结果表述要符合科学性原则。

3）指标可行　指标应符合客观实际水平，有稳定的数据来源，易于操作和测量。评价指标含义要明确，数据要规范，口径要一致，资料收集要简便易行。

2. 筛选指标　筛选指标一般采取专家评分法。请专家对各指标的重要性进行打分，可分为5个级别：极其重要、很重要、重要、一般、不重要，分别赋值5、4、3、2、1。计算各指标评分的平均值、满分比和变异系数。平均值的意义在于：如某技能的平均值大于2.5，说明该指标得到了大多数专家的认可；如果小于或等于2.5，则说明没有得到专家们的普遍认可，不进入指标列表。满分比是平均值的辅助指标，其取值在0%～100%之间。其值越大，说明给该技能满分的专家比例越大，该指标就越重要。如果该值为0%，则说明该指标不重要，不进入指标列表。变异系数反映专家对各指标相对重要性判断的一致性程度，其取值在0～1之间。变异系数越小，说明专家判断的一致性程度越高。如变异系数小于0.5，则说明对该指标专家的认知较为一致。如变异系数大于或等于0.5，不进入指标列表。

筛选指标还可采用专家会议法和“头脑风暴”法。专家会议法就是邀请相关专家开会讨论进行指标筛选。该法的主要优点是可以交换意见，相互启发，弥补个人决策之不足。专家会议也有明显的缺点，主要表现在易受心理因素的影响，不愿公开修正已发表的意见等。“头脑风暴”法就是为了克服上述缺点而开发出来的一种创造性思维方法，已在预测与评估中得到广泛应用，这种方法对参与会议的专家及意见表达方式都有一些规定。比如，当参加会议的专家相互认识时，要从同一职位的人员中选取，领导人员不应参加，否则对下属人员将产生心理压力；当参加者互不认识时，可在不同职位的人员中选取，这时不论成员的职务与职称等级，都给予同等对待，并且提倡会议的参加者即席发言，不对别人的意见提出质疑和批评等。这样，将有助于克服一般专家会议的短处，而发扬“头脑风暴”的长处。

3. 确定指标权重　利用挑选出来的指标建立评估模型时，还应适当考虑指标对评价结果的影响大小，即各个评价指标在评价模型中的权重问题。目前用于确定指标权重的方法很多，归纳起来有主观定权法和客观定权法两类。前者主要包括专家评分法、成对比较法等；后者主要包括相关系数法、熵权法等。目前使用最广的方法主要有两种：专家评分法和层次分析法。

（二）进行风险评估

1. 风险评估技术　风险评估可采取许多形式与方法，取决于风险种类、牵涉的系统以及风险发生的环境。过去几十年中已经发展了大量的风险评估技术，如以统计分析和灾害模型等方法为工具的自然灾害危害与风险评估，以估算剂量反应关系为依据的有害物质毒性评估以及对工厂或飞机之类高度结构化系统进行的安全性评估。这里主要介绍风险评估量表法、风险坐标图法和蒙特卡罗方法。

2. 脆弱性和能力评估 脆弱性和能力评估，亦称危险度分析或威胁分析，其目的是确定医学救援可能对社会、行动或组织所产生的影响，以及对医学救援所面临风险的预防和响应能力。这是灾难医学救援处理过程中极为重要的早期步骤。脆弱性评估可为降低甚至消除发展规划中的脆弱性提供方案，它能更有效地落实灾难医学救援风险的预防、减缓和响应准备措施；根据对需外部支援资源缺口的了解，可以加快相应的应急反应；它可以提供有关损害和操作困难方面的信息；还可以提供灾害前的情景，以便为恢复规划制定相应的目标。

（三）风险评估结果分级

每个风险事件（指标）的总分等于可能性、后果严重性、救援分队应对风险能力得分之和，总分越高，意味着风险越大、后果越严重。将单项风险事件总分乘以权重即得到该风险事件的加权得分，将各风险事件的加权得分求和即得到救援分队风险评估总得分，总得分越高，医学救援风险越大。如果我们采用层次法进行权重设定，可以计算综合评分指数（GI），根据综合评分指数的大小，对风险进行分级。

按照国外的做法，风险评估结果进一步量化后可分为 4 个级别：风险极高（extremely high risk）、风险较高（high risk）、风险一般（moderate risk）、风险较低（low risk）。风险极高指如果不及时处理风险因素，救援分队即将丧失功能；风险较高指如果不及时处理风险因素，救援分队的功能将出现下降或局部功能瘫痪；风险一般指救援分队有出现严重风险事件的可能，需要尽快对危险因素加以控制，否则救援分队将出现局部功能丧失或瘫痪；风险较低指救援分队的各种风险处于可控状态，各项工作平稳进行，安全工作开展情况良好，安全设施功能稳定。只要做好日常管理，出现较大风险事件的可能性较小。

需要说明的是，风险评估既可用于整体风险评估，也可用于专项风险评估和单项风险评估。风险评估结果为了更容易区分，可采用颜色标识：“红色”代表风险极高、“橙色”代表风险较高、“黄色”代表风险一般、“蓝色”代表风险较低，这样管理者就可以直观地感受到风险的严重性，便于管理和采取控制措施。

第二节 预案管理

一、医学救援预案的制定

救援预案是指为了保证事故救援工作的正常运行而预先制定的处理方案。预案制定是一项复杂的系统工程，一定要结合实际情况，认真考虑各种影响因素，并在预案制定后经过演练实践的检验，进行不断补充和修正，用预案指导救援准备、训练和演习，乃至迅速高效的救援行动。

事故救援预案的主要内容包括：对可能发生的事故进行预测和评价；人力、物资、资金等资源的确定与准备；明确救援组织和人员的职责；设计行动战术和程序；制定训练和演习计划；制定专项救援计划；制定事故后清除和恢复程序。事故应急救援预案是整个事故应急救援工作的指南，具有重要意义。

二、救援预案制定的原则和基本要求

（一）制定救援预案应遵循的原则

在《国家突发公共事件总体应急预案》中明确指出了制定应急预案的目的，即提高政府保障公共安全和处置突发公共事件的能力，最大限度地预防和减少突发公共事件及其造成的损害，保障公众的生命财产安全，维护国家安全和社会稳定，促进经济社会全面、协调、可持续发展。从这个根本目的出发，制定灾难性事故与事件应急处置预案应遵循以下原则。

1. 以人为本，健全机制　以人为本，健全机制是指把保障人民群众的生命安全和身体健康作为应急工作的出发点和落脚点，最大限度地减少灾难性事故与事件造成的人员伤亡和危害。通过预案的制定，不断提高应急处置的科学性，改进和完善应急处置的装备、设施和手段，提高应急处置人员的安全防护水平和指挥协调能力。充分发挥各级应急组织的主观能动性，依靠各级领导、专家和群众，发动与组织社会力量参与应急处置工作，建立健全组织和动员社会参与灾难性事故与事件应急处置的有效机制。

2. 依靠科学，依法规范制定应急预案　要充分发挥社会各方面力量，尤其是专家的作用，实行科学民主决策，采用先进的预测、预警、预防和应急处置技术，提高预防和应对灾难性事故与事件的科技水平，提高预案的科技含量。预案要符合有关法律、法规、规章，与相关政策相衔接，与完善政府社会管理和公共服务职能、深化行政管理体制改革相结合，以确保应急预案的全局性、规范性、科学性和可操作性。

3. 统一领导，分级管理　每一起灾难性事故与事件发生的时间、地点、环境、造成的损失和危害范围不同，因此所需要的应急处置资源也不同。要在统一领导的前提下，按照事件所需要的应急资源，实行分级管理、分级响应。在应急预案中需要落实各级应急处置机构的岗位责任制，明确责任人及其指挥权限，以及不同级别预案启动的相互衔接的机制。

4. 平急结合，资源共享　灾难性事故与事件属于小概率事件，人们往往会因为发生的概率小而忽视应急准备工作，而一旦发生又因为准备不足而显得应急工作漏洞百出。因此需要在平时就做好经常性应对灾难性事件的各种准备，包括思想准备、物质准备、预案准备、机制准备和工作准备，加强培训演练，做到常备不懈。同时，在一个地区、一个单位内，准备过程中要实现应急资源的共享，避免重复建设。在一个地区尽管针对不同类型的灾难性事件会有不同的部门负责制定预案，并负责应急处置工作，但有些资源是唯一的，必须充分共享，防止由于部门、系统之间的相互封闭、分割而影响资源的分配与共享。

（二）制定救援预案的基本要求

制定应急处置预案，要根据事故与事件的性质、发生原因、规模大小以及可能造成的危害后果等因素，来决定采取相应的处置办法和措施。在制定应急处置预案时，应当体现出以下几个方面的基本要求。

1. 基本情况清楚　无论是企业事业单位，还是政府的有关应急管理部门，在制定应急处置预案时必须将自身职责范围内的基本情况搞清楚，比如所在单位和地区存在哪些危险源，人员的数量、结构与分布情况，可能发生的灾难性事故与事件的类型，有哪些重要的区域和部位，可用的应急力量等。这些基本情况是制定应急处置预案最重要的基础。

2. 职责分工明确　灾难性事故与事件的种类较多，每一起事件的具体情况又都不同，所需要的应急处置力量也不尽相同。但即使这样，对灾难性事件的应急处置过程一般是各级、各种应急机构和力量联合反应的过程。因此各应急机构力量之间的职责分工就显得十分重要。如果职责分工不明确，势必会形成互相推诿的局面，影响应急处置目标的实现和处置效率。职责分工明确，首先要明确哪些部门是现场的操作部门，哪些是管理部门，哪些是指挥协调机构，哪些是支持与保障机构；其次要明确各个层次和部分的应急力量中，各自的具体职责，如哪个机构负责应对媒体，哪个机构负责心理干预，哪个机构负责现场的安全警戒等。这些都应当在预案中有所体现和明确。

3. 指挥决策统一 统一指挥决策是应急处置工作达到既定目标的重要保证。在多个部门参与的应急反应中，应有统一的指挥决策机构，指挥链要保证从上到下贯彻指挥员的命令，避免多头指挥带来的混乱局面。

4. 信息渠道畅通 信息渠道畅通的要求包含几个方面：一是有关灾难性事故与事件的各种信息要能够及时传递到指挥决策部门和人员手中，以对事件的实际情况做出正确的判断与决策；二是保证有关的信息能够及时传递给新闻媒介，以便新闻媒介把准确的信息传递给社会公众，避免不确切的信息传播；三是在发生灾难性事故与事件的单位和地区，要保证把有关的信息进行妥善处置和安排，如将人员疏散的计划等及时传递给潜在的受害人等。各种信息如何传递，由谁来传递，传递的途径是什么等相关问题都应体现在应急预案之中。

5. 建立咨询系统 建立应急处置的咨询系统是常常被人忽视的一个环节。为保证应急处置工作的科学化与避免发生连带反应，有必要建立咨询系统：一是应急处置的专家系统，为特殊的灾难性事故与事件提供专家支持，避免应急处置工作的失误；二是对社会开设咨询电话，为受害人、新闻媒介以及希望为应急处置工作贡献力量的社会公众提供必要的信息。

6. 重视善后恢复 善后恢复是对灾难性事件应急处置的最后一个环节，恢复阶段的工作主要是围绕使那些受到灾难性事件影响的人和环境秩序、工作秩序尽快恢复到正常的状态。在某些情况下，恢复阶段的工作难度大于反应阶段的难度。在应急预案的制定过程中，受害人心理干预、社会心理调查、受害人生活条件的安置等，都应引起足够的重视，并纳入应急的计划之中。

7. 周密性与灵活性相结合 这要求制定出来的预案要具备适应性、可调节性和灵活性。要做到周密性和灵活性相结合，就要把各种情况想得周全、严密，包括事故与事件发生的周围环境、发生的实际时间及天气状况，投入的人力，坚持的时间，使用的器材、通信装备和后勤供给等，这些预先都要考虑周全，否则就会给处置任务的完成带来一定的困难。在做到周密的同时，又要给实际任务的执行留有余地，不能把处置的措施、方法和手段规定得过于具体和细致，这是因为灾难性事故与事件的随机性、突发性强，涉及的因素众多，并且处于动态变化之中，很多情况难以预测，即便是经验丰富、精明强干的组织指挥者，也无法把一切情况都事无巨细地一一考虑清楚。因此，处置预案必须具有一定的灵活性，以提高应变能力。另外，从辩证的观点来看，要求处置预案做到"完全正确、有效"也是不现实的，无论什么类型的预案，都可能存在偏差和漏洞。而应急处置工作的成功与否直接关系到国家和人民的利益，关系到人民群众的生命财产安全，稍有偏差就会导致严重后果。因此，制定应急处置预案必须留有余地，对重大的灾难性事故与治安事件的处置要制定分级预案和多套工作预案，使现场应急处置的指挥人员具备临场处置的灵活性，以提高处置成功的保险系数。

除以上几个方面的要求之外，应急预案的演练、保证应急的重点、落实应急处置的人力资源等方面的内容，都应当在应急预案中予以考虑和体现。

第三节　应急演练

近年来，我国连续经历汶川大地震、青海玉树地震、舟曲特大山洪泥石流、南方地区洪涝灾害、冰冻雨雪灾害和西南地区旱灾等重大自然灾害，以及甲型（H1N1）流感、人感染高致病性禽流感、肺鼠疫疫情、全国手足口病疫情、广东地区登革热等重大传染病疫情，这些重大突发事件不仅对人民群众身体健康和生命安全造成了严重危害，也对如何进一步快速、有序、科学应对每次突发事件，及时、有效开展应对工作提出了更高要求。

目前在各级政府和政府的相关部门，已经按照国务院的要求完成了各类应急预案的编制工作，而且在各种预案的基础上，相应的专业部门已经完成了相关的业务工作的技术规范和方案。在预案和方案中，已经明确规定了在突发事件发生的各个阶段，相关部门和人员的职责、工作机制、工作内容和要求。因此，围绕预案和方案开展的演练工作，可以检验预案的适用性和可操作性，并有可能对预案与方案的科学性、完备性进行进一步的修正，并不断发现预案中存在的问题而加以修订完善；同时，演练也可促进应急预案所涉及的相关组织和个人进一步熟悉预案的内容。

一、预案演练的目的

开展预案演练的主要目的是培训救援队伍和人员，同时检验应急救援预案、实施方案和程序的实用性、可用性和可靠性，进而提升整个应急管理系统。因此，预案演练虽可以达到诸多具体目的，但总体可概括为以下两个层面。

（一）培训个体

救援队员能够实践各自的应急救援相关职能和角色，获得更多经验。从这个角度讲，演练也可以看作是一种特殊方式的培训，因此国际上通常将培训和演练同时列入工作计划和实施。

（二）完善和提升系统

完善和提升卫生行政部门和医疗卫生机构的应急管理系统。

二、演练的目标

预案演练是争取在真实事件发生之前，找到并解决现有预案或方案中存在的问题，因此，开展预案演练的主要目标包括以下内容。

（1）测试和评价现有应急救援相关预案、实施方案和实施程序。

（2）及时发现现有应急救援相关预案、方案和程序的缺陷。

（3）明确开展应急救援工作所缺乏的资源。

（4）加强部门、机构和组织间的协调和沟通。

（5）明确各部门、机构和组织的角色和职能。

（6）就各自的角色和职能培训相应人员。

（7）提高应急救援人员的能力和水平。

三、预案演练的内容

预案演练用于评价卫生行政部门和医疗卫生机构履行应急预案或实施方案中所赋予的

一个或多个职能的能力，因此，就预案演练的内容而言，应专注于各部门、机构、组织所肩负的应急相关职能。各类医疗卫生机构的性质及功能不尽相同，担负的职责也各不相同，所以各类演练规划的重点应是根据职能需求，着眼于测试履行职能的具体操作程序，不应过于关注模拟突发事件的类型。

四、预案演练的种类

（一）讨论型演练

1. 演练目的 一种概述或介绍，目的是使参演人员熟悉预案和方案，了解这些预案和方案所确定的角色职责以及与该角色相关的程序或装备。主题性研讨也可用来解决职责划分和协调方面的问题。

2. 主要特征 一种在较低压力环境下进行的活动，常表现为相关人员聚集在一起进行非正式的讨论。可分为讲座（seminar）和研讨（workshop）两种形式。各种研讨形式都能使用：主题性研讨、专家讲座、集体讨论、小组讨论、幻灯放映、视频展示或计算机演示等，主题性研讨由于几乎不用动用资源去实际模拟真实情况，因此主题性研讨之前常被认为不属于演练，而只是作为演练规划的一个准备工作。

讲座是一种非正式的讨论，其目的是让参与者熟悉新制定或更新的预案、方案与政策等。研讨需要有一定的产出，比如草拟或完善一个新的预案、方案或政策文件，通常在设计大规模演练的方案时采用此方式。

（二）桌面型演练

桌面型演练（table-top exercise，TTX）是在非正式和压力较低的环境下，在模拟的突发事件发生的场景下，受练人员通常聚集在会议桌周围讨论相关问题和程序。

1. 演练目的

（1）通过讨论来训练和使受练人员熟悉各自的角色、职责或程序。

（2）有助于参演人员基于现有的实施方案来尝试解决问题，找出方案中需要完善的部分。

桌面型演练是否成功很大程度上取决于能否将预案、方案涉及的所有相关方调动起来，通过全体参与来确定现存的问题（即发现所有的问题），也取决于受练人员的改进建议在完善预案、实施方案和程序方面的落实情况（即解决发现的问题）。

2. 主要特征 桌面型演练在场景模拟方面的要求较少，人员、物资等不被调用和部署，同时亦没有时限性的压力。桌面型演练的特色是抽象的逻辑推算，不是传达面对各种状况时的标准作业流程，在情境的压力下，只要反应的方式能符合基本的要求及原则，如可行、迅速、节省资源、有效、无重大错误等，基本上都应加以鼓励。

（三）单项实战演练

1. 演练目的 操练常用于测试某种特定的操作或职能，不会试图启动整个应急指挥中心。操练在整个演练规划中的作用是实践和完善应急预案的一部分内容，旨在做好大规模演练前的准备工作。操练的有效性在于其专注于整个应急管理体系中单一的、相对局限的部分。

2. 主要特征 操练包含真实的现场工作和装备使用，以作为对应急指挥中心启动的响应。同时，操练应该尽量接近于真实情况，使用与所操练的职能相关的设备和仪器。

（四）功能型演练

功能型演练是一种仿真的互动型演练，是在时间压力下应对模拟真实场景的协调性响应活动，类似于没有装备使用和人员部署的全方位演练。

1. 演练目的　功能型演练（functional exercise）目的是测试某个机构或组织对一起模拟事件的响应能力，具体测试或评价在突发事件情况下卫生行政部门或医疗卫生机构履行应急预案或实施方案赋予的一个或多个卫生应急职能的能力。

2. 主要特征　功能型演练不会动用真实的人员以及运送装备到现场，该类型演练重点关注的是机构或组织在模拟事件发生前、发生中以及发生后的各个阶段，其决策、程序、角色和职责方面的协调性、完整性和相互配合情况。

（五）综合实战演练

综合实战演练需要动用应急人员、装备和资源，是尽可能接近真实事件应对的一种实战型演练。将功能型演练的互动特点和操练的现场元素结合在一起，是一种耗时较长的演练，会涉及现场工作，尽可能多地使用在真实事件中使用的装备和人员。

1. 演练目的　综合实战演练的目的是在模拟的真实事件和应对的高压力环境下，考验整个应急管理系统，测试和评估应急管理系统的运转能力。

2. 主要特征　从某种意义上看，综合实战演练和单项实战演练一样是互动性演练，它含有单项实战演练所不具有的现场元素。理想的综合实战演练应满足三个基本要求：测试和评估应急预案或方案的大部分职能，协调几个机构或组织之间的工作，启用应急指挥中心。

五、演练流程

（一）演练准备

演练的设计需尽可能将所有的设计人员动员起来按照真实事件发生的状况去进行思考和行动，不仅工作量很大，还直接决定演练后续步骤的成败。演练设计通常被认为是整个演练的最初工作，但其实在开始演练设计之前，也需要开展相关准备工作，奠定成功完成演练设计的基础。演练设计的准备工作应包括以下内容。这些准备工作同时也是整个演练准备工作的一部分。

（1）回顾现有方案：包括现有应急预案和实施方案的理想目标、应对突发事件所需采取的行动和程序。

（2）开展需求评估：包括风险性和脆弱性，以及培训中应该关注的内容。

（3）评估开展演练的能力：也就是机构或组织在演练的设计和实施阶段可以调用的资源。

（4）明确演练要素。

（5）选择演练类型：选择在现有资源的情况下最能满足培训需求的演练类型。

（6）估计花费和损伤赔偿：演练在资金、人力资源以及损伤赔偿方面的消耗和储备。

（7）编写演练目的。

（8）获得支持：既包括从上级或权威部门得到支持，也包括从参与演练的其他机构或组织得到支持。

（9）组建设计团队。

（10）制定进度安排。

演练设计的准备工作一般不需要耗费太多时间，仅需要少数人员参与，大多数情况下都能在办公室完成。

（二）演练设计

演练，特别是桌面型演练、功能型演练和综合实战演练，可以按照以下8个步骤进行设计和开发，分别是：需求评估、确定演练要素、编写演练目的、明确演练目标、撰写背景故事、撰写主要事件和细节事件、列出预期的行动、准备事件进展信息。

其中的需求评估、确定演练要素和编写演练目的三个步骤在演练设计和演练实施中均非常重要。这三项工作既出现在演练准备工作的环节中，又出现在演练设计的环节中，并不仅仅是简单的重复。在较简单的演练中，早期开展的需求评估、确定演练要素和编写演练目的等工作已足够，可在演练设计环节直接使用，无须重复。但在比较复杂的演练中，设计者可能需要返回需求评估、确定演练要素和编写演练目的这三个步骤去修订和完善，以保证更加适应特定的演练。

（三）演练实施

实施演练的过程是整个策划工作中最重要的部分，第六章将具体介绍每种演练的实施。就所有类型的演练而言，以下注意事项对于保障演练的成功实施具有通用的指导性。

1）清晰　如果演练参演人员不能清晰地理解他们在演练中所扮演的角色和承担的责任，那么演练将不可能成功实施。许多演练失败的原因就在于演练中使用的基本原则和模拟技术没有解释清楚。

2）保持行动的连续性　在既设的场景下，应保持参演人员持续采取行动，最终实现演练目标。达到这一目的的主要方式是依靠事件进展信息。事件进展信息帮助所有的参演人员在整个演练中始终保持活跃和持续开展决策和行动，因此在整个演练过程中应仔细监控相关信息的流动。

3）保持真实感　鼓励演练参演人员想象真实可能发生的情况去对待模拟的应急场景，如通信过载或损坏、设备故障、运输受限、人员缺失等。

4）建立进程安排　建立合理的进程安排将有助于保持演练的每个节点都处在合适的序列上。

5）告知紧急终止程序　可以在演练开始前以简报的形式告知参演人员，以确保所有人员都理解紧急终止程序。

6）充分利用预料外状况　演练中若发生预料外状况，同样是有价值的，可以增加演练的压力，从而更有效地测试机构或组织应对真实事件的能力。

（四）演练评估

评估演练目标是否实现以及实现的程度是演练的重要组成部分。演练目标包括：卫生应急预案和方案中需要改进的方面、应急管理系统需要加强的地方、人员培训的重点和资源缺乏情况等。

演练评估工作的广度和深度取决于实际需要。对于一般的演练，仅靠控制人员的观察和评价就可以完成评估；而对于相对复杂的演练，就需要设立独立观察员，采取更多的分析方法来进行评估。评估报告应分析和解释演练中已实现及没有实现的目标，并针对发现的不足提出建议。评估人员应非常熟悉相关的应急预案和实施方案，以及自己所负责评估的领域。

（五）改进追踪

对改进建议落实情况的追踪是最容易被忽视的演练程序。一个缺乏评估和改进建议的演练不是一个完整的演练。同样，不对改进建议进行追踪以促进应急管理工作完善的演练也不能完全发挥功效。

第四节　指挥与协调

各级卫生行政部门接到关于突发公共事件的指示、通报或报告后，应立即调集紧急医疗救援中心和邻近医疗机构救治队伍，在第一时间到达现场开展医疗卫生应急救援工作。根据救援需要，再相继调集现场调查处理组、专业应急救治队伍和其他医疗机构赶赴现场开展医疗卫生救援工作。

一、现场指挥

各级卫生行政部门应在事发地区设置医疗卫生救援现场指挥所，指定卫生行政部门负责人以最快速度赶赴现场，协调指挥现场医疗卫生救援工作。医疗卫生救援现场指挥所必须服从现场应急指挥部的统一领导，协助做好应急处置工作。当辖区内的医疗卫生救援力量不足时，应及时报告上级卫生行政部门，由上级卫生行政部门迅速调集救援力量给予支援。

医疗卫生救援现场指挥所的职责：组织医疗卫生救援队伍赴现场开展紧急救援工作；根据救援需要，调集后续救援力量；确定收治伤病员的医疗机构，安排重伤病员的转送；做好现场信息收集，保证通信畅通，及时上报现场医疗卫生救援情况；协调相关部门做好医疗卫生救援保障工作。

二、紧急医疗救援中心(急救站)

各级紧急医疗救援中心（急救站）接到关于突发公共事件的指示、通报或报告后，要迅速调派距离最近的救护车辆及救治队伍赶赴现场并开展救援工作，及时将现场伤亡人员、医疗救治基本情况向当地卫生行政部门报告。

（一）实施现场抢救

1. 检伤分类　组建检伤分类小组，调集经过检伤分类训练、有一定经验的临床医师赶赴现场，穿戴统一的急救服装、臂章、胸牌，迅速将伤病员转出危险区，实施现场医疗急救和检伤分类。

分类标准：根据伤病员临床症状、生命体征等情况，分为重度、中度、轻度、死亡四类。重度指危及生命者，如呼吸、心搏骤停，窒息、大出血、严重中毒、休克者等。中度指伤情较重，只要及时得到处理，一般不危及生命者，如单纯性骨折、外伤出血、眼外伤者等。轻度指血压、呼吸、脉搏等基本生命体征正常者，可步行，症状较轻，一般对症处理即可，如挫伤、擦伤者等。死亡指意识丧失、颈动脉搏动消失，心跳、呼吸停止，瞳孔散大者。

分类标志：用红、黄、蓝、黑四种颜色分类标记法，分别对重度、中度、轻度、死亡病例做出分类标志，扣系在伤病员手腕或脚踝部位，方便病情辨认和采取救治措施。

2. 现场急救 按照“先救命、后救伤，先救重、后救轻”的原则进行伤病员现场急救。应随时对已检伤分类的伤病员进行复检，发现有呼吸、心搏骤停，窒息、活动性大出血、严重中毒、休克等危急重症现象者，立即进行抢救和治疗，维持伤病员的基本生命体征。

3. 伤病员的转运和途中监护 要按指定的地点及时转送伤病员，做到合理分流、伤病员与病情记录一并转送。途中要安排医护人员观察病情，维持救治措施，避免二次损伤。

三、专业性应急救治队伍

各级卫生行政部门应迅速组建应急救治队伍，协助紧急医疗救援中心（急救站）或独立完成伤病员检伤分类；对伤病员进行诊断、救治；参与伤病员转送和途中监护；向现场指挥所报告有关情况。

四、疾病预防控制和卫生监督机构

迅速开展卫生学调查、评价、卫生执法监督，提出专业技术意见和建议，采取有效预防控制措施，防止发生各类突发公共卫生事件，确保大灾之后无大疫。

第五节 突发事件应急资源储备

一、应急资源的概念及其在突发事件应急管理中的作用

目前，我国与其他国家同样面临着随时可能发生的各种突发事件，潜在危机增多，防控任务艰巨，各种灾害的应急管理矛盾与需求突显。突发事件应急管理是一项涉及多因素的系统工程。突发事件应急资源，也是一个内涵广泛的概念，它既包括自然灾害、事故灾难、公共卫生和社会安全等突发事件应对中所必需的保障性物资，也包括突发事件应急救援的技术和人才等资源。实践证明，做好应对突发事件应急资源储备，是提高应急综合能力的关键，特别是对提高突发事件应急救援水平具有十分重要的意义。

1. 突发事件自身的特性决定需要加强应急资源储备 根据我国相关法律、法规，我国把突发事件分为四大类。第一类为自然灾害类，如地震、洪涝、台风、泥石流等；第二类为事故灾难类，如交通事故、矿难、有害性化学原料泄漏等；第三类为公共卫生事件类，如“非典”、禽流感、埃博拉疫情等；第四类为社会安全事件类，主要是群体性暴力、恐怖行为等。突发事件不仅具有涉及面广、破坏力大等特点，而且具有突发性强、不确定因素多等明显特征。一般情况下，很难预测突发事件会出现的情况，因此，事先做好各种突发事件综合应变措施，加强各种资源储备显得至关重要。建立各级应急资源储备体系，保证当突发事件发生时，及时有效地控制灾害发展势头，实践证明，突发事件应急资源的准备工作越充分，防灾、抗灾、救灾效果就越好，把握性越大。

2. 突发事件应急管理工作需要应急资源储备作为基础 物资储备是一种有目的储存物资的行动，也是这种行动和其对象的总称，目的是保证社会再生产连续不断的有效进行。应急物资储备是指国家为了应对自然灾害、事故灾难、公共安全与核生化污染等突发事件，保障伤病员及相关人员的医疗救治、运送与生活需求，而在平时有计划地建立一定数量物资、货币等方面的储存或积蓄，主要包括物资储备、生产能力储备和财力储备等方面。“兵马未动，粮草先行”，合理的储备应急资源是保障突发事件应急管理的重要环节。一个地区的

整体应急管理能力是由该地区减灾的硬件与软件以及两者相互关系决定的，不仅包括统一、高效、权威的指挥体系，还包括可靠灵敏的通信网络，牢固实用的防灾救灾设备设施，快速精干的应急救援队伍和技术知识精湛的专家咨询团队等多种应急资源。因此，加强突发事件应急资源储备是提高突发事件应急管理水平的基础。

3. 加强突发事件应急资源储备是受灾地区应急救助的实际需要　遇到普通突发事件时，一般情况下，受灾群众都能在当地政府领导下，通过生产自救解决自身问题。但是，在遇到重特大突发事件时，部分自救能力差的群众就需要得到国家及地方政府救灾物资或款项的及时救助，特别是对一些会出现大量人员伤亡的洪涝、地震、强台风等自然灾害类，以及突发性公共卫生危机事件等灾害，更需要建立完善的救灾储备体系加以应对，保障能够及时提供抗灾的技术、人力和物资支持，从而提高抵抗灾害的应急救助能力与水平。

二、突发事件应急资源储备的基本内容

突发事件应急资源的储备，是实施紧急救助、安置受灾群众的基础和保障。它主要包括应急物资储备、应急设备与设施储备、应急技术储备和应急人才储备等内容。

1. 应急物资储备　为了切实保障突发事件发生时物资的供应与投放，在常态下，应建立若干救灾物资储备中心。简单来说，就是建立若干救灾物资仓库，即储存专项用于紧急抢救、转移、安置受灾群众生活的各类物资。救灾物资储备的基本内容如下。

1）编制应急物资分类目录　按照应急物资使用的紧急情况，可分为一般级、严重级和紧急级三类应急物资。一般级应急物资，是指有利于事件或灾害救援，减轻事件或灾害损失且必要的物资，如环保处理、工程建材、工程设备等类型物资。严重级应急物资，是指对减轻事件危害或减少灾害损失，缩小损失范围，对应急救援工作能够发挥重要作用，非常必要且重要的物资，如救援实施与运载、救援防护类物资。紧急级应急物资，是指对应急救援工作的展开，挽救生命财产损失，稳定局面局势，起关键性作用，必需且极其重要的物资，如生命支持、生命救助、临时食宿等类型物资。目前应急物资大致基于以下特点进行分类。

按应急物资的用途，可分为 13 类。即防护用品类、生命支持类、生命救助类、动力燃料类、救援运载类、交通运输类、临时食宿类、污染清理类、器材工具类、工程设备类、工程材料类、照明设备类、通信广播类。每一类又包括许多具体物资品种。

按应急物资的使用范围，可分为通用类和专用类应急物资 2 类。前者适合一般情况下救灾工作的普遍需要，如饮用水、食品、药品等，几乎在每次应急救援中都是必需品，也是比较重要的物资。而后者则适合于不同的事件或灾害，具有特定性与特殊性，应当视情况而定。如发生疫情后需要专门的药品、疫苗，发生洪灾需要救生衣、救生艇等，就属于此类范畴。

按引起应急物资需要的原因分类，可分为自然灾害类应急物资、事故灾难类应急物资、公共卫生事件类应急物资和社会安全事件类应急物资以及经济安全事件类应急物资这 5 类。

2）做好应急物资的储存与管理　为保质保量供应救灾物资，做好物资的购置、入库、保管、出库、维护等方面的管理工作十分重要。要按照“分类管理、科学管理、进出规范”的原则，引入现代管理手段，把应急物资管好管实。一是要建立应急储备物资管理制度；二是严格制定应急物资储备仓库建设和管理标准；三是规范应急储备物资的入库、出库、存放管理的要求。

3）管好应急储备物资的调拨与利用　应急物资，是受灾群众的救命物资，关系到人民的生命安全。因此，必须严格按照有关制度与程序，做好应急储备物资的调拨管理，严防意外以及贪污挪用现象的发生。具体方案：一是建立应急储备物资使用审批程序；二是明确应急储备物资调运接收要求；三是加强管理检查工作。

4）管好应急储备物资的使用与回收　为提高物资的使用效率，节约成本费用，一部分可以长期反复使用的应急物资应回收继续使用。一是明确应急储备物资发放使用要求，做到发放应急物资时，登记造册、责任明晰；二是用于救灾等部分物资要订立回收物资合同；三是确定储备物资使用回收期限以及报废处理办法，对报废物资及时处理。

2. 应急设备与设施储备　应急设备与设施储备是开展应急救援工作的必要条件。为保障应急工作有效实施，国家各地区以及相关应急部门，都应制定应急救援设备与设施的配备标准。平时做好仪器设备的保管工作，保持良好的备用状态，一旦发生应急事件应能立即投入使用。旧装备的配备应根据不同的应急救援任务与要求选配，选择装备要根据功能性、实用性、安全性和耐用性以及救援力量、仪器设备的客观条件配置。

灾害应急装备可分为以下两大类。

1）基本装备　一般指应急救援工作所需的交通工具、通信装备、照明装备和防护装备等。①交通工具。择优筛选交通工具是实施快速救援的可靠保证，在应急救援行动中，常用的运输工具主要为汽车和飞机。在国外，直升机和救援专用飞机的配合使用已经成为应急救援中心的常用运输方式，极大地提高了救援行动的快速机动能力。目前，我国的救援队伍的交通工具以汽车为主，在远距离的救援行动中，借助民航和铁路实施运输。②通信装备。我国应急救援所用通信装备一般分为有线和无线两类。在实际工作中，常采用有线和无线两套装备配合使用的方式。移动电话与固定电话是通信中常用的工具，由于其通信及时、快捷稳定、使用方便，在常规救援中已经成为主要的通信工具，同时，在近距离的通信联系中对讲机的使用也较为便捷。另外，传真机能够大大缩短空间与距离，其应用可以将救援工作所需资料及时传送到救援现场。③照明装备。在重大灾害的现场，由于情况较为复杂，在实施救援过程中，需要良好的光线条件。因此，需要为救援队伍配备必要的照明工具，保障救援工作的顺利进行。照明装备种类较多，在配备照明工具时，除考虑照明亮度条件外，还应该根据应急事件现场特点，注意照明工具本身的安全性能，如工程救援所用的电筒应选择防爆型电筒。④防护装备。救援人员得到有效的保护，才能顺利完成救援工作并取得成效。在应急救援行动中，各类救援人员均需配备个人防护装备，包括防毒面具和防护服等。救援指挥人员、医务人员和其他不进入污染区域的救援人员应配备密闭型防毒面罩，目前常用的为正压式空气呼吸器。

2）专用装备　主要指各级专业的救援队伍专用的工具或物品。各级专业救援队装备的配备上，除了应本着实用、耐用与安全的原则外，还应及时总结经验，研发一些简易实用的救援工具进行储备，特别是在工程救援方面，自制的一些简易救援工具，往往会取得很好的实际效果。①侦检装备。这类装备需具备快速准确的特点。目前多采用检测管和专用气体检测仪，其优点为快速、安全、易于操作、携带方便，缺点是具有一定的使用局限性。国外采用专用检测车，车上除配有取样仪、检测仪外，还装备了计算机处理系统，能够及时对水源、空气、土壤等样品现场进行分析处理，及时检测毒物种类及其浓度，并能够计算出扩散范围等各种所需救援数据。②医疗急救器械与药品。应急器械与药品的选配应根据需要有针对性地加以配置。应急药品，尤其是特殊药品、解毒药品的配备，应根据化学毒物的种类编制配备标准，做到额定编备，便于紧急调用。③应急设备。在救援现场经常需要重型应急设备及专项专业设备支撑，如消防设备、个人防护设备、清扫泄漏物的设备等，如果没有备足或设备选择不当，将对应急人员或附近群众造成严重影响与伤害，即使受过很好专业训练的应急人员开展救援也无法减缓应急事件的发展。

在一般的常规事件救援现场，所需应急设备工具有：消防设备与工具（输水装置、软管喷头、便携式灭火器、自用呼吸器等）；危险物质泄漏控制设备与工具（泄漏控制工具、探测设备、封堵设备、解除封堵设备等）；个人防护设备与工具（防护服、靴子、手套、呼吸保护装置等）；通信联络设备与工具（对讲机、移动电话、传真机、电报等）；医疗支持设备（主要是救护车、担架、夹板、氧气、急救箱等）；应急电力设备与工具（主要是备用的发电机等）；重型设备与工具（翻卸车、推土机、叉车、起重机、破拆设备等）。

3. 应急技术储备 技术储备主要是技术人员与技术方案的储备，主要从以下方面开展技术理论的研究储备工作。

（1）对各种应急事件成因的研究。各种应急事件的发生与发展均有其复杂的背景和内在的因素联系。因此，对各种不同应急事件的内在规律、机制、群发与伴生特性以及它们在时间和空间上的变化规律等方面开展研究，是有益防治的基础性研究。

（2）灾害的监测观测网络技术研究。现代航天技术、通信技术、遥感技术、信息处理技术均为一些应急事件，特别是灾害性事件的预测、监测、预报和警报提供了技术支持，在此基础上应进一步加大对各种先进技术手段的研究，用于对各类应急事件的发生、发展、转归，以及影响它们的各种因素进行连续的观测和监视。

（3）对各种应急事件及救援技术方案的研究。随着自然环境与社会环境的不断变化，一些新型突发事件不断发生，如何应对以及如何通过现代技术手段减少各种应急事件造成的损失，也需着重研究探讨。

4. 应急人才储备 主要是指对各种应急事件研究的人才储备与对应急事件救援人才队伍的储备。一是要通过调查，切实掌握各类应急事件救援技术人员的现状及可能的发展趋势，为拟制应急救援动员计划与实施可靠的动员提供依据。世界上很多国家都建有医疗及现场救援等技术人力资源数据库，作为国家数据库的分支系统，极大地方便了平时管理、核查以及灾时的调用。二是要加强基层救援队伍建设。基层救援技术专业队伍的建设，要突出专业知识的训练和快速出队的训练，并掌握必要的现场救护和防护等知识。三是要不断提高社会群防群救能力。平时应在基层与群众中有计划地组织各类应急事件紧急救援人员的培训，形成一定数量与规模的群众救援队伍，并在群众中普及自救互救知识，以减少应急事件发生时社会人员的伤亡。同时，在城市突发事件紧急救援人力资源建设方面，第一，应有效整合国家的救援力量，如军队、武警、消防等，形成分工明确、协调有力的应急救援力量；第二，可以通过政策引导与扶持，借鉴国外经验，吸引民间资本，建立专业的紧急救援服务企业，同时以城市社区为依托，通过专业的培训，组成具有一定自救、互救知识和技能的社区应急救援志愿者队伍。

三、突发事件应急资源储备体系的构建

突发事件是一种小概率事件，既有事件传播的全球性，又有该事件的地方化特点；既有发生的不确定性，又有先兆的可监测性特点；既有对生命或健康产生直接危害，又有导致人群心理损伤和对社会产生负面冲击的特点。对我国而言，应从加强应对突发事件资源储备

体系建设、加强突发事件应急物资仓储网络建设、加强应急事件科技与人才储备体系建设等多方面，做好长远规划。

1. 建设符合我国国情的应对各种突发事件的资源储备体系 根据国家有关要求，应急资源储备体系必须覆盖全国，同时，全国资源储备为各地区重特大突发事件应急工作服务。应建立资源管理综合协调机制。建设应对突发事件的资源储备体系的首要目标是预防应急事件的发生，这一体系的建立必须符合我国国情，实现与我国经济和社会同步发展。因此，建立纵横交错、覆盖全面的物资供应体系与救援力量储备十分关键。其内容包括：①构建以国家、省、市、县 4 个层级为核心的多层次应急物资储备制度，确保应急物资的全面充分供应，满足不同级别和地域突发事件的应急工作需求；②建立健全应急物资的存储、监控、调配工作预案，并进行预案的充分演练和培训，从而发挥预案的积极指导作用；③根据“先急后缓，保证重点”的原则，建立健全各层级的应急物资储备目录，涉及应急实物、产能的储备目录等多个方面，并在此基础上根据应急物资保障工作的需要，及时更新、修订有关应急物资的储备目录，动态监控应急物资需求；④加强部门间协作。各部门之间相互沟通配合，全面动态地把握应急物资需求，最终确保应急物资的供应落到实处。同时区域突发事件应急联动指挥中心要承担综合协调职能，解决过去突发事件应急管理工作中较为普遍存在的部门间协调性较差、信息沟通较少、应急处置工作多头宣传等问题，整合应急资源，增强应急工作的针对性，提高应急工作的效率和资源的使用效益，使我国突发事件应急管理工作逐步迈向专业化、规范化的轨道。

2. 建立突发事件应急物资仓储网络 首先，要优化储备结构，完善国家物资储备体系，使成品储备、能力储备和技术储备有机地结合起来。目前，国家民政部已建立中央物资储备库 19 个，分别分布在沈阳、天津、郑州、西安、成都、武汉、长沙、广州。同时，结合城市救灾、反恐和国际合作的需要，扩充北京、南京、合肥、哈尔滨、乌鲁木齐、拉萨的物资储备仓库。这样，就保证了全国无论哪里发生突发事件，都能及时保障应急物资的供应。其次，资源储备要合理布局：国家、地方、部门和企业根据储备特点，做到各有侧重、相互配合、形成合力，使区域整体应急资源储备体系适应应急需要。最后，要加强储备物资的管理，建立科学完善的管理制度，采用现代化的管理手段，使储备物资处于可随时调用状态，提高应急保障能力，各地特别是经常发生自然灾害的地区都应该积极落实应急物资储备制度，配备物资仓储设施，加强物资储备。同时要建立和完善应急物资储备管理制度，使其在紧急救援和安排群众生活方面发挥作用。

3. 建立突发事件应急科技与人才储备体系

(1) 建立动态升级的突发事件应急科技储备体系。突发事件应急管理领域是人才密集和技术密集型领域，各个部门及其活动的每一个环节，都离不开科学技术的有力支撑。有效应对突发事件必须建立在依靠科学技术的基础上，科学技术研究工作的水平与效率直接关系到应对突发事件工作的成效。因此，依托强大的研发平台，引入高科技、高精尖的研究手段，强化研究转化，打造“产学研用”四位一体链条，在应急资源储备体系建设中地位与作用突显。

(2) 强化专业人才培养。数量合理、训练有素的突发事件应急救援专业人员储备，是制定突发事件有效预防控制对策的基础，也是制定执行措施的重要保证。目前，我国突发事件应急处置人员培养中仍存在专业技术人员数量不足、质量不高、结构及分布不合理，人力资源没有得到充分合理利用，人才培育手段落后等问题，较难满足应对突发事件的需要。为加速建立应对突发事件的人才队伍，应及时建立专家数据库及不同层级和地区的专业人才库；充分合理利用现有人力资源，制定出严格的岗位职责要求和准入标准；推进人力资源开发，将人力规划、人力培训和人力的使用与管理视为一体；加强专业机构的建设，增加经费投入，提高师资水平，改革教学内容，改进教学手段，使培训和教学内容符合突发事件应急处置实际工作需要。

第六节　信息管理

一、工作要求

（一）提高认识，加强管理

及时准确掌握相关突发公共事件信息是实现快速有效处置的前提，也是卫生应急工作的核心内容之一。地方各级卫生行政部门和各级各类医疗机构要充分认识做好突发事件紧急医疗救援信息报告工作的重要性，切实加强管理，采取有效措施，落实信息收集报告职责，确保信息报告的及时性、准确性、完整性，为紧急医疗救援工作全面、有效开展提供充分、必要的决策依据。

地方各级卫生行政部门要将相关信息收集报告工作作为工作评估考核的重要内容之一，加强对本辖区突发事件紧急医疗救援信息报告的督导检查，定期汇总、分析辖区内突发事件紧急医疗救援信息报告情况，并在必要时予以通报。

（二）加强协调，密切沟通

强化与相关部门、单位沟通协调是及时获取信息的关键。各地要建立相关部门、行业和地区间突发事件紧急医疗救援信息通报机制。地方各级卫生行政部门要与政府应急办以及公安、交通、安全生产监管等部门建立突发事件紧急医疗救援相关的信息通报机制。各地急救中心（120）要与辖区内公安（110）、消防（119）、交通安全（122）等专业机构建立信息互通和应急联动机制。

突发事件伤病员救治工作涉及两个及以上同级别行政区域时，承担主要救援任务的卫生行政部门要与相关地区卫生部门间建立信息沟通和工作协调机制，统一收集和报送医学救援信息。突发事件伤病员转送和转院过程中，相关急救中心和医疗机构要做好伤病员医疗救治信息资料的交接工作，相关信息要及时报告上级卫生行政部门。

（三）把握重点，注重时效

各地要把握重点，特别重视信息报告时效。对于涉及 10 人及以上人员伤亡的事件，各地急救中心和各级各类医疗机构在接到报告或在收治伤病员并初步确认后，应当立即向所在地卫生行政部门和上级卫生行政部门报告基本情况，并及时续报。地方各级卫生行政部门在接到特别重大、重大级别突发事件或在敏感时期、敏感地区、敏感人群发生的突发事件医学救援信息时，应当立即同时向同级人民政府和上一级卫生行政部门报告，在紧急情况下，可先以电话或短信形式报告简要情况，再进行书面报告。较大、一般级别的突发事件医疗救援信息报告按照相关预案和规定执行。医疗救援信息报告内容的重点包括突发事件发生时间、地点、致伤人数和医疗救治工作情况及需要提供的支持援助等，突发事件的级别、事件原因、现场死亡人数、事件伤病员身份等非医学救援紧密相关信息可暂不涉及。

（四）规范报告，简化形式

各地要规范突发事件紧急医疗救援信息报告的形式和内容。根据实际情况，地方各级卫生行政部门可采取初次报告、进程报告和终结报告的形式报送紧急医疗救援信息。初次报告内容应当包括：事件发生的时间和地点、事件类别、医疗机构接诊和收治伤病员人数及伤情分类，已采取的医学救援措施，是否需要上级卫生行政部门支持等。进程报告应当包括：伤病员门诊留观和住院治疗人数、伤情分级及转归、在不同医院的分布情况，进一步的医学救援措施等。终结报告应当包括：突发事件伤病总体情况，紧急医疗救援工作整体开展情况、问题与经验教训、改进措施和建议等内容。各地、各单位报告可结合实际情况，采取工作简报、信息专报、专题报告等多种形式，简化程序，快速报送突发事件紧急医疗救援信息。初次报告和伤病情每日统计报告可以固定表格形式报送。特别重大和重大突发事件发生后，在伤病员病情尚未稳定的应急救治阶段，应当每日报告医疗救治信息。

二、分内容信息管理

（一）突发公共事件卫生应急相关信息的报告

1. 报告原则 依法报告、统一规范、属地管理、准确及时、分级分类。

2. 报告范围 传染病，食物中毒，职业中毒，其他中毒（食物中毒、职业中毒以外的急性中毒），环境因素事件，意外辐射照射事件，传染病菌、毒种丢失，预防接种和预防服药群体性不良反应，医源性感染事件（医源性、实验室和医院感染暴发），群体性不明原因疾病，各级人民政府卫生行政部门认定的其他突发公共卫生事件。

3. 报告内容

1）事件信息 包括事件名称、事件类别、发生时间、发生地点，涉及的地域范围、人数，主要症状与体征、可能的原因、已经采取的措施、事件的发展趋势、下一步工作计划等。

2）事件发生、发展、控制过程信息 ①初次报告：事件名称、初步判定的事件类别和性质、发生地点、发生时间、发病人数、死亡人数、主要的临床症状、可能原因、已采取的措施、报告单位、报告人员及通信方式等。②进程报告：事件的发展与变化、处置进程、事件的诊断和原因或可能因素，势态评估、控制措施等内容。重大及特别重大突发公共卫生事件至少按日进行进程报告。③结案报告：事件结束后，应进行结案信息报告。达到《国家突发公共卫生事件应急预案》分级标准的突发公共卫生事件结束后，由相应级别卫生行政部门组织评估，在确认事件终止后2周内，对事件的发生和处理情况进行总结，分析其原因和影响因素，并提出今后对类似事件的防范和处置建议。

4. 报告方式、时限和程序 获得突发公共卫生事件相关信息的责任报告单位和责任报告人，应当在2 h内以电话或传真等方式向属地卫生行政部门指定的专业机构报告，具备网络直报条件的同时应进行网络直报。不具备网络直报条件的责任报告单位和责任报告人，应采用最快的通信方式将突发公共卫生事件相关信息报告卡报送属地卫生行政部门指定的专业机构，接到突发公共卫生事件相关信息报告卡的专业机构，应对信息进行审核，确定其真实性，2 h内进行网络直报，同时以电话或传真等方式报告同级卫生行政部门。

（二）重大人员伤亡紧急医疗救护信息报告

1. 适用范围 引发1人以上死亡或5人以上受伤（中毒）、需要紧急医疗处置，并主要由以下原因引发的伤亡：

（1）火灾、水灾、地震、台风等自然灾害。

（2）各种重大交通事故和群体性暴力斗殴或恐怖事件。

（3）各种原因引起的爆炸（厂房、矿山、压力容器等）事件。

（4）各种建筑物体，山塘、水库堤坝倒塌和各类山体滑坡事件。

（5）核泄漏、核污染，生物制品或化学物品或物理辐射物质泄漏，可能造成或已造成人身伤害事件。

（6）食物和化学物品等原因引起的群体性中毒事件或职业性中毒事件。

（7）甲类传染病的发生或各类传染病的暴发流行及新发不明原因的疾病。

（8）突发和严重的医院内感染。

（9）涉外事件（不论人数多少均要报告）。

（10）其他对公众生命或健康构成严重威胁的各种突发的相关事件和政府关注的事件等。

2. 报告内容　突发事件发生的时间、发生的地点、伤亡人数、主要伤情、重要人物的身份，事件的简要经过，影响范围及发展趋势，已经采取的主要措施及效果，需要有关部门协调解决的主要问题及下一步的处置方案与建议。

3. 报告程序　接诊或知悉突发事件的医务人员（医疗机构、卫生防疫及卫生监督机构、社区卫生服务机构、乡村卫生机构人员），应立即报告单位有关行政人员，各单位负责人在第一时间内上报县（市、区）卫生局，下班时间和节假日报县（市、区）卫生局值班室。县（市、区）卫生局有关人员接到电话报告后，必须立即报告分管领导，重大事项还必须同时报告主要领导，并及时通报有关科室。需向县（市、区）区党委、政府和市卫生局报告的事项，统一由办公室按规定上报；下班时间和节假日由局值班人员通过传真上报县（市、区）区党委、政府和市卫生局值班室。

4. 有关要求　①报告时间：重大事项原则上都要在第一时间内报告，第一次书面报告要在得知事件的 2 h 内上报至县（市、区）卫生局。②报告形式：遇到紧急情况时，可先口头电话报告，然后根据事件的性质和有关具体情况，再书面传真上报；先报简要情况，再报详情；随着事态的进展，随时上报进展情况。③其他：如遇到需保密的事项，单位和县（市、区）卫生局要做好对外保密工作，但不得影响事件概况的报告。

（三）重大传染病疫情、不明原因肺炎病例信息报告

1. 传染性非典型肺炎疫情报告　参照《人禽流感疫情报告管理方案》，实行专病报告管理，比照甲类传染病的规定进行疫情报告及信息管理，已发现疫情的地区，须实行疫情每日“零”报告制度。各级医院及其指定部门或专（兼）职人员负责传染病疫情报告工作，严格按照《传染性非典型肺炎防治管理办法》和《全国不明原因肺炎病例监测实施方案（试行）》等有关规定做好疫情报告工作。医务人员发现患者或者疑似患者，必须立即向当地疾病预防控制机构报告。疾病预防控制机构发现疫情或者接到疫情报告，立即报告上级疾病预防控制机构和当地卫生行政部门。任何单位和个人对传染性非典型肺炎疫情，不得隐瞒、缓报、谎报或者授意他人隐瞒、缓报、谎报。

2. 人禽流感疫情报告

1）疫情报告及信息管理工作的原则　按照“网络直报，逐级审核上报，分级管理，分级负责，属地化管理，依法报告，依法管理”的原则，任何单位和个人不得隐瞒、缓报、谎报或授意他人隐瞒、缓报、谎报。

2）疫情报告单位和报告人　①责任报告单位和报告人：各级各类医疗保健机构、疾病预防控制机构及其执行职务的医务人员、检疫人员、疾病控制人员及个体开业医师和疾病管理系统计算机网络管理人员。②义务报告单位和报告人：除责任报告单位和报告人外的任何单位和个人。

3）报告内容　①传染病报告卡；②人禽流感病例或疑似病例的订正和转归情况的报告；③人禽流感个案调查表。

4）报告程序和时限　责任报告单位和报告人在接诊人禽流感病例或疑似病例时，城镇应于 2 h、农村应于 6 h 内以电话或传真和计算机网络向当地县级疾病预防控制机构报告疫情。

5）疫情报告的种类和时限　①新发病例报告：责任报告人在接诊时，发现人禽流感病例或疑似病例的首次报告，城镇应于 2 h、农村应于 6 h 内以最快通信方式向发病所在地的疾病预防控制机构报告。②订正报告：责任报告人对已报告人禽流感病例或疑似病例的诊断进行动态订正的报告，包括疑似病例转临床诊断病例、疑似病例转排除、临床诊断病例转疑似病例、临床诊断病例转排除。③转归报告：责任报告人对人禽流感病例或疑似病例治愈出院、转院以及死亡等情况的报告，城镇应于 2 h、农村应于 6 h 内向当地疾病预防控制机构报告。跨地区疫情报告，疾病预防控制机构要在调查核实后 24 h 内电话通知现住地疾病预防控制机构。

3. 不明原因肺炎病例监测报告　各级各类医疗机构均要按照《全国不明原因肺炎病例监测实施方案（试行）》开展不明原因肺炎病例的监测报告。

4. 灾害事故医疗救援的信息报告

（1）灾害事故发生地的医疗卫生机构或医疗卫生技术人员应当及时将灾情报告其所在地的县级以上卫生行政部门。凡事故发生地丧失报告能力的，由相邻地区卫生行政部门、医疗卫生机构或医疗卫生技术人员履行报告程序。

（2）医院接到灾情报告或救援指令后，应当立即通知有关单位，组织现场抢救，并及时报告。

（3）医疗救援情况按以下规定报告：①伤亡 20 人以下的，6 h 内报市级卫生行政部门；②伤亡 20～50 人的，12 h 内报省级卫生行政部门；③伤亡 50 人以上的，24 h 内报国务院卫生行政部门；④地震、水灾、风灾、火灾和其他重大灾害事故，虽一时不明伤亡情况的，应尽快逐级上报至国务院卫生行政部门。

（4）报告内容：①灾害发生的时间、地点、伤亡人数及种类；②伤病员主要的伤情、采取的措施及投入的医疗资源；③急需解决的卫生问题；④卫生系统受损情况。

（5）疫情报告和公布按照《中华人民共和国传染病防治法》等规定实施。

三、医院卫生应急工作报告制度

（1）医院预诊护士或急诊一线医师，工作中接诊群体性患者或连续有多个相似病症的患者后，应立即向急诊中心（科）二值班和医院总值班报告。

（2）急诊中心（科）二值班和医院总值班在做出应急响应的同时，应立即分别向急诊中心（科）主任和医院应急领导小组报告。

（3）医院应急领导小组在做出应急响应的同时，向当地卫生行政部门报告。

（4）在医院应急领导小组领导下，各工作组切实负起责任，及时处理、解决问题并及时报告。

(5) 医院卫生应急各工作组在工作中遇到重大问题,须向医院应急领导小组报告,经集体讨论决定或送上级卫生行政部门审批。

(6) 涉及医院卫生应急各工作组之间的问题,由应急办主任牵头,在医院应急领导小组领导下协调处理。

四、医院卫生应急信息发布制度

(1) 突发公共事件发生后应按照国家突发公共卫生事件信息发布的有关规定和基本要求,由有权机构发布疫情及相关信息。

(2) 医院应急领导小组应指定专人负责与医疗救治信息相关新闻的传递、发布工作,发布前应向卫生行政部门报告。

(3) 医院其他任何部门、科室、个人不能发布相关信息或单独与新闻单位联系。

(4) 信息发布要及时、准确、客观和全面。

第七节　沟通管理

卫生应急沟通可被定义为卫生领域紧急状态或突发事件情景中信息交换和意义共享的过程。这些危机包括重大传染病疫情、群体性不明原因疾病、重大食物和职业中毒以及其他严重影响公众健康的事件等。

一、卫生应急沟通的特点

(一) 应急沟通是不确定情景中的压力型沟通

危机情境充满着不确定性,夹杂着混乱和无序,这使得应急沟通充满压力和复杂性:沟通渠道不畅或错位;信息不足引发谣言,组织与利益相关者既定的意义空间被打破,意义的真实性、准确性遭到质疑,误读、错解滋生。

(二) 应急沟通是信息系统失衡状态下的共识型沟通

危机状态下,常态沟通系统失衡,充斥着各种噪声无法求证的信息碎片。应急沟通是在此背景下修复沟通系统、传播有效信息的共识型沟通,在组织和利益相关者间达成有效共识。

(三) 卫生应急沟通还具有人本性和公共性特征

卫生领域与人们的日常生活和身心健康休戚相关,因此卫生应急沟通必须将人放在第一位,在沟通中"以人为本",尊重危机中人们的感受和生命的尊严。

二、卫生应急沟通经典理论

(一) 说服研究相关理论

传播的说服效果主要体现在认知、态度和行为的单一变化或综合改变上,可以概括为"知信行"。说服研究以行为主义心理学为基础,以心理试验为方法,对态度和说服进行了集中研究,包括传播者、传播内容和受众三个部分。

1. 传播者的可信度　研究证明,传播者的可信度越高,其说服效果越大;可信度越低,说服效果越小。在构成可信度的众多因素中，权威的专业知识、诚实的人格魅力和不谋私利的超然态度是三个突出因素。

近年来有关传播信源的研究又发现了一些影响说服效果的新因素，包括性别、传播者和目标对象的相似性和表达方式等。结论显示：在其他条件相同的情况下，异性间的传播效果更好；如果受众觉得传播者与自己的相似性（身份、背景、阶层和地位等）越大，说服效果会越好；此外，如果传播者的表达不够熟练、结巴、生硬等，说服效果会降低，反之效果会较好。

2. 内容组织和表达 关于说服性传播的内容效果研究分为两个部分：激发性诉求、信息的组织。前者主要研究了恐惧诉求，后者分析了信息的组织结构。

3. 说服研究在卫生应急沟通中的应用

1）提升卫生应急沟通主体的可信度 这可以从改善自身传播特质和借助第三方两个方面实现。

2）变“正面报道”为“正面效果” 根据耶鲁研究结论，单一的正面报道和利好信息并不一定产生正面效果。总体而言，正反两面报道提示说服效果更佳，而且可以对反面信息形成免疫。因此，卫生应急沟通主体需摒弃传统的“正面报道”思维，以追求“正面效果”为导向。纵观“非典”应急沟通过程，不难发现，政府主管部门经历了从“家丑不可外扬”到一面提示的“正面报道”，再到正反两面提示的“正面效果”的转变。

3）仔细研究目标对象 从耶鲁说服研究不难看出，受众的智力水平、参与程度以及其所在的群体归属等都会对说服效果产生影响。因此，卫生应急沟通主体需准确锁定目标对象并对其特点进行分析，提高沟通的针对性。

（二）议程设置理论

“影响公众想什么”是指媒体可以告诉公众哪些客体（信息、话题、对象等）是重要的，“影响公众怎么想”是指媒体可以教会公众如何认识客体特征和属性，并将此固化为一种认知框架。二者共同影响人们对客体的意见、态度和行为。

既然媒体议程可以设置公众议程，那么又是谁设置了媒体议程呢？研究发现，信息来源、影响力大的媒体和新闻规范综合作用，最终塑造了媒体议程。政府机构和官员、经济组织和企业家、公关机构及其从业人员是三类主要信息源。影响力大的权威媒体经常可以影响其他媒体议程，比如新华社、中央电视台和人民日报等重要媒体在重大事件的报道中会影响其他媒体议程；新闻采编流程、原则与规范也会对媒体议程产生影响，比如新闻价值决定了记者和编辑对多元客体进行筛选，截稿时间会影响最终的媒体报道等。

该理论在卫生应急沟通中的应用如下。

该理论的内在逻辑可以概括为：信息来源—媒体议程—公众议程。消息来源能够影响、干预媒体报道议程，媒体通过对客体和属性的选择报道可以塑造客体形象、影响公众舆论和行为，消息来源借助媒体桥梁实现了对公众议程的设置。

借助议程设置机制，卫生应急组织可以打造第一权威信息来源，主动设置媒体议程，进而净化公众舆论、树立良好形象。

（三）两级传播理论

由大众媒体经意见领袖过滤再到个体的信息流动过程称为两级传播。两级传播理论虽然存在诸多缺陷（比如很多媒体信息会直接流向受众而不会经过意见领袖），但却成为传播研究的经典，因为它提出了意见领袖的概念，发现了人际传播的影响力，逐渐发展为多级传播模式。

该理论在卫生应急沟通中的应用如下。

(1) 医护人员：在卫生应急领域，医护人员是典型的意见领袖，包括医学专家和一线救护人员，权威专家便是这类意见领袖的代表。

(2) 公共知识分子：在危机中，一些公共知识分子更加关注公众心理、社会秩序和公共精神，进而对社会公众产生影响。

(3) 网络意见领袖：在危机期间，有少数患病网友撰写“隔离日记”，用文字、图片和视频等方式记录自己被隔离期间的经历和心情，得到了网友的广泛关注。这些撰写日记的网友发挥了网络意见领袖的作用。

鉴于医护人员、公共知识分子和网络意见领袖在卫生应急沟通过程中对舆论的引导力和影响力，政府及卫生专业系统需加强与这些意见领袖的合作，与之建立多元互动、协同倡导的关系，以获得政治、经济和文化的整体性眼光，提升卫生应急沟通层次与效果。

三、卫生应急沟通原则与形式

卫生应急沟通主体需树立两种观念：常态沟通与非常态下的应急沟通并重，“软应急”和“硬应急”统一。

（一）卫生应急沟通的两种观念

(1) 常态沟通可以塑造卫生系统的良好形象，促进危机化解。在常态下，卫生管理部门和医疗卫生机构可以从容、淡定地传播正面信息，进行健康教育，优化利益相关者关系。这样有助于塑造正面形象，提高公众的自我应急能力。这些都会转化成无形资本，为卫生系统树立一道危机防火墙，提高卫生应急沟通管理的能力和效率。

(2) 在应急管理中，技术救援、设施抢修、生产秩序恢复等属于“硬应急”范畴，心理抚慰、尊严维护、道德救赎和社会价值体系革新等属于“软应急”范畴。卫生应急沟通“人本性”特点要求在“硬应急”的基础上重视“软应急”沟通，比如对受灾群众、参与救助的医疗人员等的心理干预等。

（二）卫生应急沟通形式

卫生应急沟通包括内部沟通和外部沟通这两种形式。前者主要是针对卫生系统内部，主要形式如下：电视电话会议、群发电子邮件、手机短信通报、内部网站刊载、印发文件等；后者主要是针对媒体和公众，主要形式如下：公告或声明、媒体采访和新闻发布会，在社区内张贴海报、散发传单或手册、登门面对面沟通等。

1. 内部沟通　可以消除疑虑、误解和恐慌，能够凝聚共识、科学决策、统一口径、协调联动、形成合力共同抵御危机。一般而言，内部沟通的主要内容有：基本事实、目前状况、组织态度、未来部署、内部纪律、联络方式。

2. 外部沟通　主要介绍媒体声明、接受采访和新闻发布会这三种常用形式。

1）媒体声明　媒体声明与对内通报一样需要迅速而准确，是卫生应急沟通中确保快速反应的较为保险和通用的做法。声明多为针对危机的表态和客观陈述，篇幅短小、意义明确，往往会被媒体全文刊发，不会出现断章取义的情况。媒体声明的内容通常包括表态、事实和措施。

2）接受采访　通常而言，危机状态下，媒体记者都会关注以下十大议题：①究竟发生了什么事情；②事情是如何发生的；③到目前为止，事情的最新进展情况；④组织何时、何地获知危机讯息；⑤组织在第一时间的反应和指示；⑥事情发生的原因；⑦以前是否发生过类似事件；⑧组织采取了哪些措施；⑨危机造成的损失；⑩危机责任的探寻和追究。

3）新闻发布会　筹备新闻发布会的步骤、流程与环节如下。

（1）确认举办新闻发布会的必要性：是否真的有新闻可以提供，能否以其他样式发布。

（2）确定新闻发布会主题：主题要简洁、明确生动、立体，成为统摄整个新闻发布会的灵魂。

（3）选择发布时机：谨慎选择新闻发布会日期，确保不要和当天的其他新闻事件撞车；选择新闻发布会的时间，要结合所邀请媒体的新闻最佳截稿时间来确定。

（4）启用新闻发言人：新闻发言人的选择需要考虑以下几个条件。①熟悉发布主题相关的背景知识；②了解组织的整体战略和目标；③能够站在记者和公众的角度表达；④个人风度和气质能够体现组织文化和精神。

（5）邀请参会人员：根据发布会主题，邀请合适的媒体记者和嘉宾。组织必须提前邀请，并在发布会召开前一到两天，再次打电话，提醒并确认参与者。

（6）设计问题及答案：根据发布会主题和邀请媒体记者的名单确定记者最可能提问的问题、组织最不愿意回答的问题，然后设计相应的答案。但这不是照本宣科，记者提问不受约束，发言人需灵活应对。

（7）选择发布会地点：组织在选择新闻发布会地点的时候，首先要保证这个地方容易被人找到，能够满足不同媒体在技术上的需求，同时在视觉上有吸引力，与发布主题契合。

（8）布置发布会现场：现场布置要与主题相适应，同时要满足每个具体流程的需要。从签到席、提问席到发言席，从新闻稿装帧、礼品包装到背景板设计，从鲜花摆放、设备存储到多媒体布线，在前期筹备中要一应俱全，在执行中要切实到位。

（9）准备新闻材料：新闻资料袋、新闻通稿、背景材料、图片资料等都应提前备好。

（10）模拟演练：在新闻发布会举办前一天进行实地的模拟演练，熟悉环境发现问题，及时修正。

（11）媒体“落地”：新闻发布会召开后，组织尚有如下几项工作需要认真完成。一是对与会记者表示感谢，同时督促发稿，以确保预期的发稿“落地率”；二是对报道出来的稿件和节目进行收集和整理，制作平面报道“剪报”或节目报道“合辑”；三是对媒体报道情况和公众反馈效果进行评估，以总结新闻发布会的得失成败。

四、卫生应急沟通渠道

（一）卫生应急沟通媒体环境

以“全媒体、大传播”格局互联网为平台先后诞生了系列媒介应用形态：传统网站、论坛、社交网络、博客、微博和微信等。这些新媒介不但改变了报纸、杂志、广播和电视主导的传统媒体格局，而且深刻影响着信息传播方式，形成了“全媒体、大传播”格局。“全媒体、大传播”格局和多元舆论生态共同构成了卫生应急沟通的全新媒体环境。在新的环境下，卫生应急沟通主体需要树立“全球传播”和“互动沟通”观念，从战略高度重视新媒体，尤其是微博和微信等。

（1）从传播主体看，在“全媒体、大传播”格局下，人人皆媒体，每个人都是一个积极的用户和主动传播者，都有自己的麦克风和个人门户。

（2）从传播客体看，在"全媒体、大传播"格局下，组织可以实现对传播对象的全覆盖，将信息传递到"地球村"里的每一个公民，这在以往是很难做到的。

（3）从传播渠道看，除了传统的报纸、杂志、广播和电视外，基于互联网平台诞生的新兴媒介应用形态不断涌现，博客、微博、轻博客便是典型例子。组织的传播渠道更加丰富、多元、立体，互动性得到增强。

（4）从传播内容（包括表现形式）看，报纸以文字为主，广播立足于声音，电视则依赖图像。

（5）从传播形态看，传统媒体基本以大众传播为主导形态。

（6）从传播时间看，传统媒体信息传播都有自己的周期（日报、周刊等），在时间上是不连续的，而且传播速度慢。

（7）从传播空间看，在"全媒体、大传播"格局下，信息能够克服地理障碍和空间阻隔，跨越万水千山瞬间抵达每个"地球村"公民面前。

总之，全主体、全对象、全渠道、全符号、全形态、全天候和全球空间这"七全"共同构成了"全媒体、大传播"格局，成为卫生应急沟通媒体环境的重要组成部分。卫生应急沟通主体需要准确把握这一格局，有效选择媒体，开展有效传播。"全媒体、大传播"格局实现了所有人对所有人的随时随地传播，打破了报纸、杂志、广播和电视四大传统媒体主导的相对单一的舆论场，形成了多元舆论场：国内传统媒体舆论、国内新媒体舆论、国外传统媒体舆论、国外新媒体舆论。这些舆论场彼此交织，相互渗透，共同构成了"多种声音"彼此竞争的舆论生态。

（二）卫生应急沟通的渠道

1. 常见媒体的特点　每种类型的媒体都有其自身特点和传播特质，这里简要介绍报纸、杂志、广播、电视和网络媒体。

1）报纸　报纸最突出的特点是可以提供深入报道，读者面广，包括高端精英人士。报纸一般都有不同的版面，了解每个版面的主编是谁，由哪个专业记者来跑，有何要求和出版时间是进行危机传播的先决条件。

2）杂志　杂志周期比较长，危机传播管理又是与时间赛跑的艺术，在危机刚刚暴发时，杂志并不是最合适的信息发布渠道。不过，当危机基本得到遏制之后，卫生应急沟通主体可以选择专业期刊进行危机信息发布和报道；杂志受众应与目标沟通对象有交集，杂志受众喜欢精美照片。

3）广播　广播传播速度快、范围广，非常适合突发事件的应急传播。卫生应急沟通主体需要了解电台的节目播出流程、节目类型，以确定在最合适的时段和节目形态里传播信息。作为声音媒体，简短的句子最容易被人记住。

4）电视　电视仍是目前最重要、最具影响力的媒体。作为视觉媒体，电视编辑和记者更喜欢用画面讲述新闻故事。

5）网络媒体　除了传统四大媒体外，网络新兴媒体成为卫生应急沟通的"第一战场"和"前沿阵地"。网络新兴媒体具备即时传播、移动传播、海量传播和互动传播的特点，既是各种公共卫生突发事件的发源地和中转站，也是各类记者寻找新闻线索和事实论据的地方。

总之，报纸和杂志以文字和图片为主要符号，可以进行详尽的深度报道，但时效性较差、发行范围受到限制；广播以声音为核心元素呈现信息，时效性强、覆盖范围广；电视将声音和图像有机结合、形象直观、冲击力强；互联网则整合了文字、图片、声音、图像等多种符号元素，可以随时随地、超越时空，进行“多媒体信息”的互动传播。卫生应急沟通主体应根据媒体特点，结合危机发展阶段和形势变化，选择合适的渠道进行沟通。

2. 用户媒体使用习惯 无论是传统媒体与新兴媒体之间，还是不同新网络媒介应用形态之间，用户的接触和使用习惯都发生了巨大变化，即从传统媒体转向新兴媒体，从传统的网络应用转向新兴的应用形态，比如微博和微信等。

第八节 医院应对大规模伤亡

大规模伤亡事件(mass casualty incident，MCI)，是指伤亡人员规模超出了当地现场急救、转运和处置能力的事件，即 MCI 医疗需求超出当地医疗资源。

与传统的伤亡事件相比，MCI 具有 3 个特征：①事件导致大量的人员伤亡，使已有可用资源和医疗需求之间产生了矛盾；②由于受到 MCI 冲击，救治人员、应急设施以及后勤供给的损失或缺乏进一步加重上述矛盾；③MCI 中的救援环境或条件，往往限制医疗应对的开展。

医院必须要按照上级卫生计生行政主管部门的要求，遵循“集中收治、集中管理”的原则收治伤病员，依法管理，有效控制卫生应急中的 MCI 事件，预防医院感染，维护正常医疗秩序。卫生应急领导小组在坚持“统一部署、资源整合”的原则下，统一指挥和整合现有应急机构、人员、设施、物资、信息等资源，调动一切力量，开展救治工作。

一般医院应对 MCI 的部门包括应急指挥部、紧急救治组、宣传信息组、安保组、后勤保障组。根据不同医院的预案和医院实际情况，各小组可再细分。

一、集中收治的启动和准备

医疗机构根据在卫生应急工作中担负的任务和自身的条件，建立健全运行机制，制定切实可行的预案或工作方案，设置合理的工作流程，细化人员职责，明确物资装备的储备、调配及使用程序，在接到上级卫生计生行政主管部门或当地突发事件应急救援指挥部的指令后，迅速启动或终止卫生应急响应。

完善院内信息化建设，利用现代科技手段，提高人员收拢、指令传达和信息沟通效率，提升救治质量。

二、集中收治的展开

(一) 信息交接

与转送机构及工作人员做好接洽，加强沟通，明确突发事件类型、伤病员人数、受伤种类及严重程度、已采取的救治措施等。

(二) 人员收拢

正常工作时间应及时通知卫生应急领导小组办公室，负责人员召集，夜间和节假日等非正常工作时间，由医疗机构总值班人员或医疗值班人员负责召集。开展应急医疗救治工作。

(三) 建立“绿色通道”

实行危重伤病员急救预报制度，开通院前到院内急救“绿色通道”。医疗机构要配合转送机构做好伤病员的交接工作，保证绿色通道各环节畅通无阻。对危重伤病员，医疗机构要安排专人负责送检送验时的医疗监护工作。

（四）信息汇总和报告收集

汇总信息，及时向上级卫生计生行政主管部门报告。信息报告内容：突发事件种类、时间和地点，收治人数，死亡人数，伤病员主要症状、主要救治措施，急需解决的医疗卫生问题，报告单位、报告人员和通信方式，其他重要事项。

（五）应急床位腾空和扩增

医疗机构要根据实际情况制定应急床位紧急腾空和扩充方案和程序。在院内确定一个或多个随时可设置应急床位的场所，确保在规定时限内，能准备出符合要求的应急床位，满足批量伤病员集中收治的需要。

（六）分类分区救治

医疗机构根据实际情况设立各工作组，主要应包括：检伤分类组、抢救组、留观组、医院感染控制组、保障组、专家指导组等。同时，应明确批量伤病员入院时的接诊、急救等区域，确保一旦需要，能够迅速开辟，快速分流伤病员，开展分类救治。分区设置包括：检伤分类区、危重伤病员抢救区、重伤病员抢救区、轻伤病员救治区、隔离治疗区等。

（七）转诊分流

对已接收的、超出本院容纳和救治能力的伤病员及需转送到定点收治医疗机构的传染病患者，经当地突发事件应急救援指挥部统一分流和统一调度，并在落实转诊医疗机构的情况下，写好简要病历，方能转往指定医疗机构。

医疗机构要指定专人负责转诊工作，为危重伤病员的转院设立转送绿色通道，做到安全、高效转诊。原则上，医疗机构收治的危重伤病员应当转入当地定点集中收治医疗机构，危重儿童伤病员转入当地儿童专科医疗机构进行治疗。

（八）特殊伤病员救治

对传染病类、核化生类突发事件造成批量伤病员的救治，参照相应的分类应急预案执行。做好消毒隔离、洗消和个人防护等工作，同时要将情况及时报告卫生计生行政主管部门。卫生计生行政主管部门按照相应预案，统筹相关资源，进行救援力量支持或组织分流转送、转院工作。

（九）医疗机构附近突发事件的处理

发生在医疗机构附近的突发事件，如发现批量伤病员或接触者涌入，在未接到卫生计生行政主管部门或当地突发事件应急救援指挥部指令的情况下，应边向上报告，边前期处理。对有生命危险的伤病员实施紧急处置和医疗监护。

三、集中收治结束

当集中收治工作完成，批量伤病员得到有效救治，事件得到有效控制，在得到卫生应急领导小组同意后，医疗机构应当结束集中收治工作，并对工作进行总结，提出后期工作建议。

参考文献

[1] 尹小楠.整体性视角下我国公共卫生应急管理问题研究[J].中国应急救援，2018，71(5)：17-21.

[2] 张婷,王超男,李娟,等.当代公共卫生应急能力现状评估及管理对策的系统评价[J].中国卫生标准管理,2019,10(2):32-35.

[3] Hou S K,Lv Q,Ding H,et al. Disaster Medicine in China:Present and Future[J]. Disaster Medicine and Public Health Preparedness,2018,12(2):157-165.

第五章　医学救援队建设与管理

第一节　医学救援队队伍建设

国家卫生健康委员会将医学救援队伍分为紧急医学救援队伍、突发急性传染病防控队伍、突发中毒事件卫生应急处置队伍、核与辐射卫生应急救援队伍四大类别；每一类别救援队伍又分为国际级救援队伍、国家级救援队伍、省市级救援队伍和志愿者队伍等级别。本章主要以国家级紧急医学救援队伍为例讲解医学救援队建设与管理。

一、结构与职责

1. 结构　救援队设队长1名，副队长2名。队员主要由卫生应急管理、灾难医学、急诊医学、临床医学、护理学、心理学、公共卫生与预防医学、医学技术、后勤保障等人员组成。每支队伍人员不少于30名，并配30名左右后备人员。

2. 职责

(1) 按照国务院卫生行政部门的调遣，参加紧急医学救援行动。

(2) 向国务院卫生行政部门和委托建设单位提出有关紧急医学救援工作建议。

(3) 参与研究、制定紧急医学救援队伍的建设、发展计划和技术方案。

(4) 承担国务院卫生行政部门委托的其他工作。

二、队员遴选

遴选的队员要满足以下基本条件。

(1) 热爱卫生应急事业。

(2) 工作态度端正，具有良好的组织纪律性。

(3) 具有奉献、敬业、团队合作精神。

(4) 身心健康，年龄原则上不超过50岁。

(5) 具备队伍卫生应急所需要的专业知识和(或)技能。

三、装备物资配备

(一) 通信指挥装备

宜包括但不局限于以下内容。

1. 通信指挥系统　具有通信指挥功能的车辆或能实现同等功能的装备。

2. 通信传输系统　具有能够实现现场、途中与后方指挥部门间实时联络，以及数据、图像、影音等传输功能的通信网络，可配置通信车或能实现同等功能的装备。

（二）专业处置装备

在突发事件现场完成伤病员检伤分类、现场救治、紧急救治、特诊检验、紧急手术、卫生防疫以及医疗后送等任务，装备宜包括但不局限于以下内容。

1. 现场救治单元 具有开展检伤分类、开放气道、止血、处理张力性气胸、截肢、解毒等处置的配套装备。

2. 门诊急诊单元 具有开展批量伤病员接诊、紧急救治功能的车辆（或帐篷）及实现相应功能的配套设备，昼夜伤病员通过量不少于 200 人次。

3. 外科手术单元 具有开展伤病员紧急手术治疗功能的车辆（或帐篷）及实现相应功能的配套设备，昼夜手术不少于 10 人/台（至少 1 台手术床）。

4. 内科救治单元 具有开展伤病员重症救治、抗休克、感染控制等常见内科伤病救治功能的车辆（或帐篷）及实现相应功能的配套设备，设置危重伤病员抢救单元不少于 2 套。

5. 医技保障单元 具有开展伤病员影像学、血尿便、生化、心电图和彩超等检查功能的车辆（或帐篷）及实现相应功能的配套设备。

6. 药品耗材保障单元 具有开展伤病员救治药品耗材供应、消毒供应等保障功能的车辆（或帐篷）及实现相应功能的配套设备，独立保障救援队运营不少于 14 天。

7. 留观救治单元 具有开展伤病员留观和救治等保障功能的车辆（或帐篷）及实现相应功能的配套设备，留观床位不少于 20 张。

8. 卫生防疫单元 具有开展卫生防疫功能的车辆（或帐篷）及实现相应功能的配套设备，满足救援队营地、人员、车辆等环境消杀需求。

9. 心理与健康宣教单元 具有开展心理应急救援和防病知识宣传教育的装备、设备和材料。

（三）后勤保障装备

队伍独立保障 14 天，满足救援队员运输、饮食、宿营等功能需求。装备宜包括但不局限于以下内容。

1. 运输投送单元 将队员、物资送达突发事件现场的运输工具。

2. 饮食保障单元 具有开展炊事功能的车辆（或帐篷）及相应的保障设备，保障 3 天。

3. 宿营保障单元 具有满足队伍宿营功能的车辆（或帐篷）及相应的保障设备。

4. 水电油保障单元 具有满足医疗和生活、照明需求的供水、供油、供电车（或发电机组）及相应的保障设备。

5. 个人携行单元 保障队员不少于 72 h 的日常生活用品、食品、急救药品、工具等。

（四）其他设备、装备

队伍还应配备如下装备。

1. 防护服装单元 配备具有防水、耐高温、透气性强、防寒、导湿性好、耐磨损等防护功能统一制式救援服装。

2. 办公设备单元 能满足公文撰写、会议组织等所需笔记本、打印机等的办公设备。

3. 宣传设备单元 配备支持摄影、摄像、音视频制作和处理的装备。

四、培训演练

（一）总体要求

紧急医学救援培训是队伍经常性的工作，是提高处置突发事件时紧急医学救援保障能力的基本实践活动，结合所承担的卫生应急任务，制订紧急医学救援培训计划，开展针对性培训，并区分培训内容，创新培训方法，提高培训质量。紧急医学救援队伍要围绕突发事件卫生应急机制建设，做到全员培训和重点提高相结合，集中培训与岗位培训相结合，急救技能培训与理论培训相结合。根据实际需要，采取理论授课、实践操作、案例分析、想定作业、桌面推演、学术讲座、经验交流、专题研讨会等形式，充分利用视频、广播电视、远程教育等先进手段开展培训。加强紧急医学救援队伍经常性的专业化培训与应急演练工作，是提高队伍紧急医学救援能力的有效途径。因此，为有效促进队伍突发事件紧急医学救援能力生成，队伍应从实战需求出发，将日常医疗工作与培训相结合，制订详细、可行的年度培训计划，加大对现有卫生人员的培训力度，以提高队伍整体业务素质和医学救援水平。

（二）队伍培训

规定培训方式、对象、内容、频次、形式和策划、实施、总结和评估、各类记录等。

1. 培训方式　培训方式应包括理论教学、实践操作教学，这两种教学时间不应少于总培训时间的30%。

2. 培训对象　培训对象应区分指挥员、医疗队员、医技队员、后勤保障队员，全要素抽组日常训练参训率须达到90%以上，实兵演习参训率不低于95%。

3. 培训时间　每年接受培训时间不少于40学时。

4. 培训内容　培训内容应包括基本技能、通用技能、专科技能。

5. 基本技能　具体包括以下内容。

（1）全体队员：熟练掌握装备构成与布局、场地选择与划分、结构原理及人员职责与分工、展开与撤收流程。

（2）全体医护队员：熟练掌握医疗设备使用方法、性能参数、保养维护、救治流程、操作规范、卫生消毒、卫生防疫、药材补充与请领、医疗文书拟制以及方舱医院医疗信息系统的使用。

（3）指挥员：会科学分析形势、处置情况、研判任务、组织协调，熟练掌握识图及医疗保障建议与计划的拟制，熟练掌握指挥器材使用，熟练掌握物资装载、机动途中指挥、展开部署、批量伤员救治、撤收归建等组织实施。

（4）后勤保障队员：熟练掌握临时医疗点网络布设、通信布设、给水供电、供氧、供暖供冷、维修保养，野营野炊、野战盥洗、野战淋浴、装备维修、安保布设、车辆维修保养、铁路平板驾驶、铁路平板落舱、医疗与生活垃圾处理以及机动途中后勤保障实施等技能。

（5）身体素质：全体队员体能成绩达到军人体能考核合格标准。

6. 通用技能　全体队员熟练掌握通气、止血、包扎、固定、搬运和基础生命支持等急救技术，以及批量伤病员检伤分类技术；普通队员技能操作考核成绩达到及格以上，各业务组长成绩达到良好以上。

7. 专科技能

（1）外科手术组：熟练掌握麻醉准备、麻醉实施、麻醉风险控制、麻醉复苏、术前准备、术前消毒、术中管理、手术记录等医护技术以及尸体处理方法。

(2) 重症救治组：熟练掌握淹溺、中毒、休克、爆震伤、挤压伤、多脏器功能衰竭、颅脑损伤等危重症救治、留观医护技术，以及尸体处理方法。

(3) 消毒供应组：熟练掌握设备、耗材的各种消毒灭菌方法和药材保管、供应措施，熟练掌握毒麻药品管理方法与筹措供应。

(4) 医技检查组：熟练掌握身体各部位影像检查的方法，及时出具诊断报告；熟练掌握抽血、采血、化验、血液供应以及血液运输、保管方法。

(三) 队伍演练

规定演练方式、对象、内容、频次、形式和策划、实施、总结和评估、各类记录等。包括：

1. 演练方式 包括主题研讨、操练、桌面演练、功能性演练、全方位演练。

2. 演练对象 演练对象应区分指挥员、医疗队员、医技队员、后勤保障队员，全要素抽组日常训练参训率不低于70%，全面演练参训率不低于90%。

3. 演练时间 每年开展全方位演练不少于1次。

4. 演练内容 应包括基本技能、通用技能、专科技能，并协同配合演练。

5. 演练实施

1) 演练筹备

(1) 演练方案：由文案组编写，由本单位演练领导小组批准，必要时需报有关上级主管部门同意并备案。主要内容如下。

①演练目标：应明确、具体、可观测。一次演练可设多个目标，并对目标执行情况进行评估。

②演练情景：包括演练场景概述和演练场景清单。

③评估标准：比较演练实际效果与目标之间的差异，总结演练经验和教训。采用定量评分方法对演练各阶段、各环节进行评估。

(2) 演练方案文件：指导演练实施的详细工作文件。包括演练人员手册、演练控制指南、演练评估指南、演练宣传方案、演练脚本等。对涉密应急预案的演练或不宜公开的演练内容，需制订保密措施。

①演练人员手册：包括演练概述、组织机构、时间、地点、参演单位、演练目的、演练情景概述、演练现场标识、演练后勤保障、演练规则、安全注意事项、通信联系方式等。

②演练控制指南：包括演练情景概述、演练事件清单、演练场景说明、参演人员及其位置、演练控制规则、控制人员组织结构与职责、通信联系方式等。

③演练评估指南：包括演练情景概述、演练事件清单、演练目标、演练场景说明、参演人员及其位置、评估人员组织结构与职责、评估人员位置、评估表格及相关工具、通信联系方式等。

④演练宣传方案：包括宣传目标、宣传方式、传播途径、主要任务及分工、技术支持、通信联系方式等。

⑤演练脚本：描述演练事件场景、处置行动、执行人员、指令与对白、视频背景与字幕、解说词等。

2) 演练动员与培训

(1) 在演练开始前要进行演练动员和培训，确保所有演练参与人员掌握演练规则、演练情景和各自在演练中的任务。

(2) 所有演练参与人员都要经过应急基本知识、演练基本概念、演练现场规则等方面的培训。对控制人员要进行岗位职责、演练过程控制和管理等方面的培训；对评估人员要进行岗位职责、演练评估方法、工具使用等方面的培训；对参演人员要进行应急预案、应急技能及个体防护装备使用等方面的培训。

3) 演练组织实施　汇报性的演练一般更强调形式，要搭建看台，集结队员举行简短的仪式，由演练总指挥宣布演练开始并启动演练活动。检验性的演练可以使用“不提前告知”的方式，参演人员只会被告知演练开始的大致时间范围(未来的数周内)，可保证演练的开始是具有突然性的。评估人员就可以观察到从命令发布的那一刻起，发出通知和人员集结等工作的效率。

4) 演练执行

(1) 演练指挥与行动：演练总指挥负责演练实施全过程的指挥控制。当演练总指挥不兼任总策划时，一般由总指挥授权总策划对演练过程进行控制。

(2) 按照演练方案要求，应急指挥机构指挥各参演队伍和人员，开展对模拟演练事件的应急处置行动，完成各项演练活动。

(3) 演练控制人员应充分掌握演练方案，按总策划的要求，熟练发布控制信息，协调参演人员完成各项演练任务。

(4) 参演人员根据控制消息和指令，按照演练方案规定的程序开展应急处置行动，完成各项演练活动。

(5) 模拟人员按照演练方案要求，模拟未参加演练的单位或人员的行动，并做出信息反馈。

5) 演练过程控制　由总策划负责按演练方案控制演练过程。

(1) 桌面演练过程控制：在讨论式桌面演练中，演练活动主要是围绕对所提出问题进行讨论。由总策划以口头或书面形式，部署引入一个或若干个问题。参演人员根据应急预案及有关规定，讨论应采取的行动。在角色扮演或推演式桌面演练中，由总策划按照演练方案发出控制消息，参演人员接收到事件信息后，通过角色扮演或模拟操作，完成应急处置活动。

(2) 实战演练过程控制：在实战演练中，要通过传递控制消息来控制演练进程。总策划按照演练方案发出控制消息，控制人员向参演人员和模拟人员传递控制消息。参演人员和模拟人员接收到信息后，按照发生真实事件时的应急处置程序，或根据应急行动方案，采取相应的应急处置行动。

控制消息可由人工传递，也可以用对讲机、电话、手机、传真机、网络等方式传送，或者通过特定的声音、标志、视频等呈现。演练过程中，控制人员应随时掌握演练进展情况，并向总策划报告演练中出现的各种问题。

6) 演练解说　在演练实施过程中，演练组织单位可以安排专人对演练过程进行解说。解说内容一般包括演练背景描述、进程讲解、案例介绍、环境渲染等。对于有演练脚本的大型综合性示范演练，可按照脚本中的解说词进行讲解。

7) 演练记录　在演练实施过程中，一般要安排专门人员，采用文字、照片和音像等手段记录演练过程。文字记录一般可由评估人员完成，主要包括演练实际开始与结束时间、演练过程控制情况、各项演练活动中参演人员的表现、意外情况及其处置等内容，尤其要详细记录可能出现的人员“伤亡”(如进入“危险”场所而无安全防护，在规定的时间内不能完成疏散等)及财产“损失”等情况。照片和音像记录可安排专业人员和宣传人员在不同现场、不同角度进行拍摄，尽可能全方位反映演练实施过程。

8）演练宣传报道　演练宣传组按照演练宣传方案做好演练宣传报道工作。认真做好信息采集。媒体组织、广播电视节目现场采编和播报等工作，扩大演练的宣传教育效果。对涉密应急演练要做好相关保密工作。

9）演练结束与终止　演练完毕，由总策划发出结束信号，演练总指挥宣布演练结束。演练结束后所有人员停止演练活动，按预定方案集合进行现场总结讲评或者组织疏散。保障部负责组织人员对演练场地进行清理和恢复。

演练实施过程中出现下列情况，经演练领导小组决定，由演练总指挥按照事先规定的程序和指令终止演练：出现真实突发事件，需要参演人员参与应急处置时，要终止演练，使参演人员迅速回归其工作岗位，履行应急处置职责；出现特殊或意外情况，短时间内不能妥善处理或解决时，可提前终止演练。

五、紧急医学救援预案

紧急医学救援预案，是紧急医学救援队为执行可能的自然灾害医学救援或应对突发事件，于平时制定的工作文书。紧急医学救援预案是迅速组织好应急工作的基本依据。

（一）救援队应急收拢预案

1. 基本依据　主要依据是上级指示、本级任务和要求、完成准备工作的时限等。

2. 主要内容

(1) 收拢对象、通知方式和完成时限。收拢对象主要是人员和各种车辆。人员收拢有两种情况：一种是居住点位于医院附近，得到通知后很快到达；另一种是远离单位进修、探亲、休假或因公出差，得到通知后数小时至 1～2 天才能返回。所以通知方式和归队时间应因人因事而异。车辆收拢主要是指外出执行任务的车辆，在接到执行任务预先号令后，要通知迅速返回。

(2) 收拢集中地点。收拢集中地点有两种情况：一是在救治机构内将人员、车辆收拢，物资装车待命。二是集中到上级指定的地域，尤其是与其他单位统一行动时，救治机构要到本级后勤统一编队。当外出人员短时间不能归队时，可通知到指定地点报到。

(3) 收拢要求。一是落实收拢人员。收拢方案主要是对人员的收拢，通常人员处于流动状态，特别是对外出进修、探亲、出差者，临行前要落实外出人员的姓名、外出地点、通知方式，难以落实的应及时更换。二是明确任务分工。收拢之际是救治机构由平时工作状态向应急(或突发事件)状态转换之时。医院的人员平时由“三处一部”(医务处、政治处、院务处、护理部)或各科室(所)管理；应急时人员由救援队负责组织。通知任务应明确具体。三是符合应急响应等级规定。不同响应等级要求完成准备工作的时间不同。收拢方案要针对不同情况提出相应要求，切合实际并注意留有余地。

3. 注意事项收拢方案要明确具体　如某医院位于某城市，救援队的人员中有 1/3 的人员居住院外，收拢方案对院外每一个人员居住的街道、楼门号均登记入册，并规定通知方式、到达医院的便捷交通工具和时间。收拢方案的有关事项要通知到个人，便于落实。

（二）救援队编组预案

1. 基本依据　抽组人员、床位的数量、卫生和后勤装备情况、本级的任务和救治范围；上级卫生行政机关的具体要求等。

2. 主要内容 主要是各功能组室人员的组成、任务、救治范围、卫生装备、人员分工、工作方法、具体要求等。

3. 注意事项 一是力争一案多用，但要有一定的灵活性。二是各组室的任务要具体、明确、便于执行。三是各组室的装备要落实到人，做到定人、定车、定位。

（三）应急救援保障预案

1. 基本依据 应急救援保障预案是诸方案中最基本、最常用的预案，它适应性强，使用范围广，能一案多用。其基本依据：在自然灾害医学救援或应对突发事件时可能承担的医学救援保障任务；本级救治机构的人员、床位数量和装备状况；本级救治机构的救治范围；执行医学救援保障任务的时间、地点；院领导和上级卫生行政机关的指示、要求等。

2. 主要内容

（1）人员的编组及各组任务。该部分可参照救援队编组预案，但应针对不同的任务、时间、地点，对编组方案做相应的调整。

（2）紧急医学救援队的组成及使用。根据当时的实际情况，在必要时撰写。主要写救援队的组成和任务。

（3）携运装备物资的品种和数量。主要包括：①药材：有基本药材、基本医疗装备和药材品种数量等。②帐篷和睡铺。③其他物资：如担架、被服、发电设备、通信器材等。

（4）车辆分配、行进序列及路线。主要包括：①车辆的分配，应定人、定物、定车、定位；②车辆的编组；③车辆行进序列。

3. 注意事项

（1）要与灾害实际情况相吻合。预案制订的时机有二：其一，根据上级指示，要求做好执行紧急医学救援任务的准备，但对执行任务的具体时间、地点、人力、物力的需要量等要素尚不明确，此时，预案只能达到预有准备的目的；其二，救治机构在受领具体任务之后，保障任务已明确，并了解到灾害现场的有关情况，此时的预案要注意针对性、可操作性。紧急医学救援预案应以首长的决心、保障意图和上级卫生行政部门的要求为依据，结合本单位实际，进行制订、修改和补充，使紧急医学救援预案更符合实际要求。

（2）要与本级救治能力相适应。救治能力的要素：昼夜伤病员通过量；展开手术台数及每张手术台昼夜完成的手术量；卫生运力昼夜转送伤病员的数量；药材和基本医疗装备等的数量质量等。

（3）要与执行任务的时间、地点、机动方式等情况相衔接。根据执行任务时间预计出药材的需要量；根据执行任务地区的社情、疫情确定是否要编设防疫力量；根据不同的机动方式，采取相应的保障措施。

第二节 医学救援队队伍管理

一、队员管理

（一）档案管理

应及时建立队伍人员电子档案和纸质档案。

1. 档案收集内容 应包括个人基本信息、联系方式、外语水平、国内外培训情况、专业、特长、从事紧急医学救援工作主要经历、定期体检情况、疫苗接种史、紧急联系人相关信息等。个人基本信息包括姓名、性别、出生日期、所在单位、健康状况、身高体重、血型、药物过敏史、衣裤鞋尺码等。

2. 档案管理 对档案进行数字化管理。

3. 档案归档 对新归档人员资料要进行认真核对，保证资料的真实、清楚、齐备；归档后，应及时在档案盒(袋)上详细填写档案资料清单等内容；应及时将档案信息归档记录并录入计算机，保证纸质档案和电子档案信息一致；定期统计退档、归档人员清单，并及时上报本级和国家卫生行政部门备案。

4. 档案保存期限 已退出队伍的人员，其档案要单独存放，保存期限为一年，以办理退队手续的日期为准；未办理正式退出手续(含死亡)，但实际已离开队伍的人员，其档案保存期为两年，以当事人所在部门出具的离开部门的时间为准。

(二) 日常管理

(1) 应建立队伍日常管理制度和管理机构。

(2) 队员要保持通信畅通。当联系方式变更时，应及时通知队长及委托建设单位，以保证国家卫生应急队伍数据库的信息准确和传递畅通。

(3) 委托建设单位应当按照《全国卫生部门卫生应急管理工作规范》等相关要求，根据国务院卫生行政部门统一安排，制订国家紧急医学救援队伍年度培训和演练计划，开展相关活动。

(4) 国务院卫生行政部门向委托建设单位发出调用函，由委托建设单位在规定时间内，组织国家紧急医学救援队伍前往突发事件现场开展卫生应急救援；紧急情况下，可采取先调用，后补手续的方式。

(5) 国家紧急医学救援队伍在开展现场卫生应急处置工作时，接受突发事件现场指挥部指挥，并遵守现场管理规定和相关工作规范等，定期向国务院卫生行政部门和委托建设单位报告工作进展，遇特殊情况随时上报。地方卫生行政部门、医疗卫生机构需提供必要的工作支持，协助国家紧急医学救援队伍完成相关工作。

(6) 现场紧急医学救援工作实行队长负责制，队员要服从队长指令，履行各自分工和职责。

(7) 队伍完成紧急医学救援任务后，由国务院卫生行政部门通知委托建设单位实施现场撤离，并由队长负责按要求提交现场紧急医学救援工作总结报告和相关文字、影像等资料。

(8) 执行国际紧急医学救援任务时，应当遵照通行的国际惯例，遵守所在国的法律法规，尊重当地风俗习惯，维护国家尊严和形象。

(三) 平急结合管理

1. 队伍启动条件和程序

(1) 省内紧急医学救援行动启动条件和程序：①救援队接到国家卫生健康委员会指挥部命令后立即启动，救援队办公室按救灾指挥部命令分别调动救援队伍赶赴灾区开展救援工作，视灾情决定是否增派兵力；②救援队全部启动后，全体先行赶赴灾区，救援队根据省抗震救灾指挥部命令在指定灾区集结并实施紧急救援。

(2) 支援其他省卫生应急行动启动条件和程序：①当其他省发生特大灾害，灾区省级政府提出请求，国家卫生健康委员会批准支援后，救援队办公室向救援队下达支援命令。②集结。救援队成员接到调用命令，迅速做好出发准备。现场指挥组成员、救援专家组成员、救援宣传组成员和调用的战备车辆到固定地点集结。③救援队在规定时限内完成救援准备，并做好战前动员，及时向国家卫生健康委员会和救灾指挥部或省政府报告准备情况，由地震救援队队长或副队长下达出发命令。

2．出动准备时限　出动准备时限的要求如下。

(1) 救援队接到命令后，应在 2 h 内完成各项准备。

(2) 省内救援到达时限：从出发到开展救援行动的时限一般应控制在 3 h 之内。

(3) 省外救援出发时限：从接到命令到出发应控制在 5 h 之内。

3．应急救援与回撤

(1) 救援队全部在指定地点集结后，由地震救援现场指挥组统一编队，指挥长做战前动员，并下达紧急医学救援任务。

(2) 在灾区或事故现场完成抢险救援任务后，地震救援现场指挥组向原下达任务的指挥部报告完成情况，并申请撤离，经批准后，组织撤回。

(3) 救援行动结束后，各队要进行总结，救援队办公室进行汇总，编制救援总结报告并提出表彰奖励建议上报。

二、装备和物资管理

(一) 采购管理

(1) 应按国家有关规定或标准实施采购管理，做到品量齐全、环境适应性强、易于维修保养。装备及物资应突出小型化、便携化、模块化和集成化，配急救装备、通信装备。装备应当能够灵活组合，既能保证集中展开救治，也能保证多用途现场急救和处置。

(2) 各类药品及消耗性物资应保证维持独立保障 14 天时间，药材补给及装备应维修及时，补给迅速。

(3) 应每季度进行一次装备和物资的清点、质量检查和维护，每年进行一次装备器材和物资技术鉴定和质量分析，确保装备完好率。完成任务后，应当及时恢复采购储备。具体管理办法按照国家应急救援物资管理办法实施。

(二) 仓储

(1) 应急装备和物资应进行分类，按类别和用途进行码放，并有醒目的标识，方便仓储管理并符合机械化和自动化作业条件。

(2) 仓储环境必须符合应急装备和物资的有关技术要求。仓储设施应具备防潮、防水、隔热等防护措施。

(3) 应建立仓储管理制度，配备经考核合格的仓储保管人员，定期对仓储条件进行检查，并做好记录。

(4) 库房应建有快速装卸载平台和相应装卸载设备，如斜坡式、站台式装卸载平台和配套的叉车、推车，有条件的单位可建立自动化库房。制订合理的装箱方案和装车方案，明确车辆(厢)编号、装载内容及人员物资装备的装载顺序，捆绑加固符合运输要求。

(三) 维护、保养和更新

(1) 按要求定期对包装储存的装备进行维护保养、检查，并记录储存的情况，对超过储存期的包装重新采取防护处理措施以达到包装要求，对超过储存期的装备和物资应及时进行更换，对发生质量问题的可维修装备应按相关标准或要求进行维修。

（2）紧急医学救援队应配备装备维修技师，对各种装备进行常规保养和解决一般性故障，同时建立装备厂家和包装厂家技术保障措施，特殊情况需要申请上级技术力量支援时，报有关主管部门统一协调。

（3）紧急医学救援队配备装备和物资应按国家有关主管部门规定做到标识清晰，定期轮换更新。

（四）调用管理

（1）救援装备和物资的入库和调用，按"利于周期储存"的原则，建立严格的入库和调用手续。

（2）应建立设备和物资包装、装卸、运输、储存的质量记录和调用管理制度。可将紧急医学救援装备和物资包装分为不同编号、功能、大小及颜色，方便调用、分发和使用。利于紧急医学救援人员在救援工作现场快速识别并找到所需装备或物资，管理方可以按照具体装备或物资的定型包装直接调配，节省时间、人力和物力。

（3）紧急医学救援队配备的装备和物资除执行救援任务和训练演练外，一般不得擅自动用。确需动用的，应当按规定上报审批。

三、信息管理

（一）报告内容

1. 涵盖范围 对灾害和受灾基本情况，因灾害造成的各类次生、衍生突发公共卫生事件所导致的疾病发生、流行和潜在危害，以及其处置和评估等信息的报告。

2. 初次报告 灾害和受灾基本情况、救灾防病工作开展情况和次生、衍生突发公共卫生事件发生情况。

3. 阶段报告 主要报告灾情和次生、衍生突发公共卫生事件进展和控制情况，并对初次报告的内容进行补充、修正。

4. 总结报告 灾害的发生情况，受灾基本情况，卫生系统损失情况，次生、衍生突发公共卫生事件发生和控制情况，救灾防病工作情况及评估，相关卫生资源消耗和需要补充的情况，经验及教训。

（二）报告原则

依法报告、统一规范、属地管理、准确及时。

（三）报告方式和时限

责任报告单位应负责确认上一级卫生行政部门是否收到报告信息。初次报告除采用《国家救灾防病报告管理规范》报告外，还必须上报书面报告，时限为省、市以上人民政府及有关部门确认发生灾害后 24 h 内。阶段报告采用《国家救灾防病报告管理信息系统》进行日报。必要时，按上级要求进行书面形式上报。总结报告应在事件处理结束后 10 个工作日内采用《国家救灾防病报告管理信息系统》上报，同时必须上报书面报告。救灾防病信息报告原则上以《国家救灾防病报告管理信息系统》为主，在紧急情况下或报告系统出现障碍时，按附表的内容，使用电话、传真或电子邮件等其他形式上报。

（四）信息安全

1. 信息的应用与交换必须符合国家有关信息安全的规定　对所报告的信息打印存档，做好信息备份工作。

2. 系统安全　应选择安全、可靠、高效的载体建立卫生信息通信网络。要对信息报告系统设置不同的权限，分级管理，分级负责，信息报告人员不得随意转让或泄露信息报告系统操作账号与密码。Web 数据库服务器应设有防火墙，实行双机镜像热备份，备份数据由专人保管。

3. 考核与督导　应加强救灾防病和突发公共卫生事件信息报告工作的管理，每年至少进行一次检查与考核，建立奖惩制度。上级卫生行政部门不定期对救灾防病报告及信息管理工作进行督导检查。

四、资料管理

（一）一般要求

应参照队伍信息报告规范进行编写。

（1）资料管理的内容和要求（涉及队伍人员、物资装备、应急值守、培训演练、事件处置等）。

（2）处理方式（涉及收集、整理、分析、报送、发布等）。

（二）日常工作

（1）队伍应实行每日例会制度，及时总结整理并不断细化救援工作。救援工作进展情况应每日报送受灾地应急指挥部、参与灾后应急的军方等部门。报告内容应按照相关格式统一填报；报告方式可包括电子邮件、电话、会议等。

（2）队伍负责人应掌握救援进展的第一手信息，当出现救援时间超过预定时限、需要持续救援的情况，应迅速进行研究，及时上报，并提出工作建议。

五、队伍奖惩及保障

国家紧急医学救援队员现场工作表现突出者，根据国家或部门相关规定予以嘉奖和表彰。委托建设单位和队员所在单位在同等条件下，应当对国家紧急医学救援队员的职称晋级、评先选优等方面予以倾斜。

国家紧急医学救援队员或其所在单位，在救援行动中，不服从调派者，不认真履职，违反相关制度和纪律者，经委托建设单位核实，报由国务院卫生行政部门审核确认，对队员予以除名，并对其所在单位予以通报。如因失职等原因造成突发事件危害扩大，产生严重后果的，依法追究相关单位和当事人责任。

参考文献

［1］　侯世科，韩慧娟．灾难医学——护理篇［M］．北京：人民卫生出版社，2017.

［2］　侯世科，樊毫军．灾难医学——技术篇［M］．北京：人民卫生出版社，2017.

［3］　李宗浩．紧急医学救援［M］．北京：人民卫生出版社，2013.

［4］　郑静晨，侯世科，樊毫军．灾害救援医学［M］．北京：科学出版社，2008.

第六章　医学救援通用技术

第一节　灾害常识

一、自然灾害

自然灾害是指由自然因素引发的与地壳运动、天体运动、气候变化相关的灾害。主要包括地震灾害、水旱灾害、地质灾害、气象灾害、海洋灾害等。

（一）灾害特点

1. 广泛性和区域性

(1) 广泛性：分布范围广，只要有人类活动就有可能发生。

(2) 区域性：自然地理环境的区域性决定了自然灾害的区域性。

2. 频繁性和不确定性　在很大程度上增强了人们抵御自然灾害的区域性的能力。

3. 周期性和不重复性

(1) 周期性：在主要的自然灾害中，无论是地震还是干旱、洪水，它们的发生都呈现出一定的周期性。

(2) 不重复性：指灾害过程、损害结果的不可重复性。

4. 联系性　主要表现为区域之间的联系性和灾害之间的联系性这两个方面。

5. 不可避免性和可减轻性　自然灾害难以避免，但可以预防，人类应正确认识自然灾害，以积极的心态应对自然灾害。

（二）伤情特点

不同类型的自然灾害造成的伤情不同，以下主要介绍地震、泥石流、洪涝灾害造成的伤情特点。

1. 地震灾害　地震伤是由于地震时建筑物倒塌对人造成的创伤，多以四肢骨折伤、骨盆及胸部伤、脊柱骨折伤、四肢神经伤、筋膜间隙综合征、挤压综合征、多发性损伤、完全性饥饿多见。

2. 泥石流灾害　特大泥石流灾害伤情表现以呼吸道阻塞、骨折、应激性精神障碍和挤压综合征等为突出特点。

3. 洪涝灾害　洪涝灾害可致人们淹溺死亡，可是它带来的更严重危害是传染病的流行。

二、事故灾难

事故灾难是指在生产和生活中意外发生的故障、事故带来的灾害。主要包括重大交通事故、重大安全事故、核与辐射事故、重大环境污染和生态破坏事故等。

（一）灾难特点

1. 突发性 突发性强，难以预测。

2. 灾害扩大 例如，易爆化学品事故扩散迅速，危害范围大。

3. 容易发生次生事故 例如，交通事故易引起爆炸等次生事故。

4. 容易引发环境污染，形成公众危机事件 例如，有毒化学品灾害事故易污染环境，洗消困难，救援难度大。

（二）伤情特点

事故灾难主要以城市火灾、重大交通事故多见，伤情特点详见第九章第二节。

三、突发公共卫生事件

突发公共卫生事件是指突然发生，造成或可能造成社会公众健康严重损害的重大传染病疫情、群体不明原因疾病、重大食品和职业中毒、重大动物疫情，以及其他严重影响公众健康的事件。

（一）事件特点

1. 突发性 不可预测，不以人的意志为转移，虽然存在着发生征兆和预警的可能，但往往难以准确把握事件的起因、规模、事态的变化、发展趋势以及影响深度和广度。

2. 不确定性 一是发生状态的不确定性。事件在什么时间、什么地点、以何种形式和规模暴发通常无法提前预知。二是事态变化的不确定性。事件发生后，由于信息不充分和时间紧迫，绝大多数情况的决策都属于非程序化决策，许多不确定因素可随时发生变化，事态的发展也会随之出现变化。

3. 破坏性 主要来自对公众生命构成威胁、对公共财产造成损失、对各种环境产生破坏、对社会秩序造成紊乱和对公众心理造成障碍这五个方面。

4. 衍生性 由原生突发事件的产生而导致其他类型突发公共事件的发生。

5. 扩散性 随着社会的进步和现代交通与通信技术的发展，地区、地域和全球一体化进程在不断加快，相互之间的依赖性更为突出，使得事件造成的影响不再仅仅局限于发生地，而会通过内在的联系引发跨地区的扩散和传播，波及其他地域，形成更广泛的影响。

6. 社会性 事件会对社会系统的基本价值观和行为准则产生影响，其影响涉及的主体是公众，而不是社会的个体。

（二）伤情特点

突发公共卫生事件可致病、致伤和致残，公众的生活节奏被打乱，公众心理也会受到巨大冲击，其中最主要危害就是传染病疫情的暴发流行，食品、药品、有毒有害化学品、生物毒素等因素引起的中毒类群体性疾病。

四、社会安全事件

社会安全事件是指危及社会安全、社会发展的重大事件。主要包括恐怖袭击事件、民族宗教事件、经济安全事件、群体性事件以及其他重大刑事案件等。

（一）事件特点

1. 突发性和紧急性 突然发生，没有征兆，且事态紧急，在短时间内能够快速扩大并酿成严重后果，急需政府部门在有限的时间范围内、有限的信息条件下开展应急处置工作，否则会对社会造成更大危害和后果。

2. 不确定性 事件发展的不确定性是社会安全事件重要的特征之一。事件的原因不清楚，诱因可能是单一的，也可能是多方面、多层次的，结果更是多种多样的。受众的反应程度受自身因素的影响而各异，加之社会管理有效程度的差别，社会安全事件的发展和变化方向是多变的，具有高度的不确定性。

3. 社会性和扩散性 可以影响大众生活和社会秩序。事件的发生和发展是动态的，其影响和危害也具有扩散的特点。

4. 破坏性 社会安全事件的本质特征。分为有形危害和无形危害两种，前者主要包括物质财富及生命财产受到的损害；后者包括公众心理创伤和社会不稳定因素等。通常无形危害破坏性更大，如果处理不当，会对社会造成巨大危害。

（二）伤情特点

社会安全事件多以恐怖袭击事件、群体性事件多见，伤情特点详见第九章第三节。

第二节 生存常识

救援队员进入自然灾害或事故灾难现场后，面对复杂的救援环境、天气情况等因素，必须掌握野外生存常识，提高环境适应能力，更好地实施灾害救援。本节以地震灾害为例，介绍救援环境下生存常识。

一、饮食、饮用水和药品

应根据工作地区补给和膳食情况以及执行任务时间长短来决定携带食品情况。情况不明时，要携带三天至一周以上清淡、易消化、热量高、易于携带的主副食品，夏天带点咸菜补充盐分。只要交通工具允许，应携带足够的饮用水，并携带个人饮水净水器、水质快速检验箱以解决野外等紧急情况下的饮水问题，膳食加工和食品洗涤、加工用水必须经过消毒处理，符合 WHO 饮用水标准（表 6-2-1）。除了食品和饮用水外，还应备有队员自用应急药品，如治疗感冒、腹泻、中暑、创伤、过敏，驱蚊虫等常用药品，另外，进入疟区应备抗疟药，必要时事前注射狂犬病疫苗等。

表 6-2-1 WHO 饮用水标准

部分水质参数	《生活饮用水卫生标准》（GB 5479—2006）	《饮用净水水质标准》（CJ 94—2005）	WHO 饮用水标准
菌落总数/(CFU/mL)	100	每 100 mL 水中不得检出	每 100 mL 水中不得检出
色度	15 度	5 度	15 度
混浊度	1NTU	0.5NTU	1NTU
总硬度（以 $CaCO_3$ 计 mg/L）	450	300	500
六价铬/(mg/L)	0.05	0.05	0.05
汞/(mg/L)	0.001	0.001	0.006

二、住宿

救援队员进入任务地点后，需要考虑灾害背景、天气情况等众多因素来选择帐篷搭建地点。

（一）选址要求

1. 近水 近水是选择营地的第一要素，但不能搭建在与水源过分靠近的地方，因为易受蚊虫骚扰，且流水声也会干扰判断力。

2. 背风 野外扎营，尤其是在一些山谷、河滩上，帐篷门的朝向不要迎风。同时也确保了用火安全与方便。

3. 远崖 扎营时不能将营地扎在悬崖下面，一旦山上刮大风，有可能将石头等物刮下，造成伤亡事故。

4. 近村 营区靠近村庄，遇有急事可以向村民求助，同时近村的位置也是近路，方便个人和队伍的行动和转移。

（二）营地建设步骤

1. 平整场地 将已经选择好的帐篷区打扫干净，清除石块、矮灌木等各种不平整带刺、带尖物的任何东西，不平的地方可用土或草等物填平。如果是坡地，只要坡度不要大于 10°一般都可以作为营地。

2. 帐篷营区注意事项 如有数顶帐篷组成帐篷营区，布置帐篷时，应注意帐篷门最好都朝同一个方向并排布置，帐篷之间保持不少于 1 m 的间距，不必要的情况下不系抗风绳，以免绊倒人；帐篷必须扎在野外用火的上风方向；可以在帐篷区外用石灰、雄黄粉等刺激性物质洒一圈，防蛇、虫、老鼠、蚁等爬行动物的骚扰。

3. 建设用火就餐区 这个区域要与帐篷区有一定的距离，以防火星烧着帐篷。烧饭的地方最好是有土坎、石坎的地方，以便挖灶建灶，拾来的柴禾应当堆放在区域外或上风处。

4. 建设取水用水区 用水、取水一般都在水源处，盥洗用水与食用水应分开，如是流水，食用水应在上游处，盥洗生活用水在下游处。如是湖水同样要分开地方，两种用水处应当距离 10 m 以上。

三、方向判别

在没有地形图和指北针等器材的情况下，要掌握一些利用自然特征判定方向的方法。

（一）利用太阳判定方位

1. 利用太阳阴影定方位 选择平整的地面，在地面上立一根直杆，太阳照射下出现一个影子，将该影子 OA 标在地面上，等待 10～20 min，再标出影子的新位置 OB，然后通过两个影子的端点 A 和 B 连一条直线，此直线就是概略的东西方向线。那么，如何判定东和西呢？由于太阳是东出西落，其影子则沿相反方向移动，所以第一个影子 OA 就是西，第二个影子 OB 就是东，根据已知的东西方向线，任选一点作垂线，这条垂线概略就是南北方向线。直杆越高、越细、越垂直于地面，影子移动的距离越长，测出的方向就越准。

2. 利用指针式手表对太阳的方法判定方向 将手表水平放置，以表盘中心和时针指示的时间数（24 h 制）减半后的位置的延长线朝向太阳，此时，手表中心通过表盘上 12 点的方向就是北方。假如现在时间是 16 时，减半就是 8 时，则应以表盘中心与 8 的延长线指向太阳,12 时刻度所指的就是北方(图 6-2-1)。

(二) 利用北极星判定方向

在夜间天气晴朗的情况下,可以利用北极星判定方向。寻找北极星首先要找到北斗星,该星座由七颗星组成,就像一把勺子。当找到北斗星后,沿着勺边 A、B 两颗星的连线,向勺口方向延伸约为 A、B 两星间隔的 5 倍处一颗较明亮的星就是北极星。北极星指示的方向就是北方。还可以利用与北斗星相对的仙后星座寻找北极星。仙后星座由 5 颗与北斗星亮度差不多的星组成,形状像 W。在 W 字缺口中间的前方,约为整个缺口宽度的两倍处,即可找到北极星(图 6-2-2)。

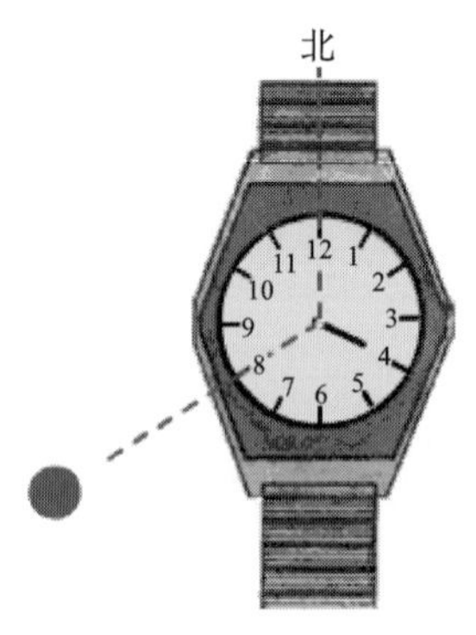

图 6-2-1 指针式手表

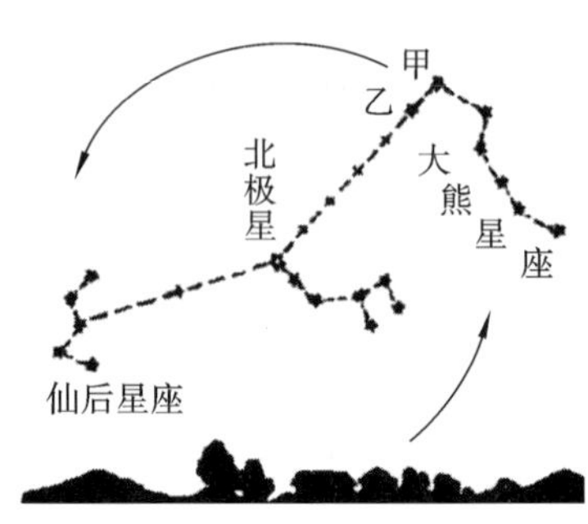

图 6-2-2 星座示意图

(三) 利用地物特征判定方向

利用地物特征判定方位是一种补助方法。使用时,应根据不同情况灵活运用:①果树通常南面枝叶茂盛,果实较多,树皮光滑。②树桩上的年轮线通常是南面稀、北面密。③竹身颜色较为青绿的一面,朝向南方,较为青黄的一面,朝向北方,在无风的状况下,竹子的尖端通常是倒向南方的。④农村的房屋门窗和庙宇的正门通常朝南开。⑤建筑物、土堆、田埂、高地的积雪通常是南面融化快,北面融化慢。⑥大岩石、土堆、大树南面草木茂密,而北面则易生青苔。⑦蚂蚁喜阳光,洞口一般开在阳光充足的向南处。⑧树上的苹果红的一面通常朝南,青的一面朝北。

四、求生行动

当你被孤独地隔绝在救援现场之内时,只要你脑海中时时刻刻把关键词"S-U-R-V-I-V-A-L(生存)"放在首要位置,你就能减少甚至克服这种隔绝带来的震惊。大写的字母能指导你的行动。

(一) S 评估(size up)

1. 评估环境 决定地区模式。先对周围的情形有一个大致的了解,每种环境,不管是森林、灌木丛,还是沙漠,都有一个规则或者模式,模式包括动物的声音、活动,昆虫的鸣叫,有时还包括平民的活动。

2. 评估生理状况 生存的刺激可能会使人忽视受伤。检查伤口,并进行自我急救,还要尽量避免身体进一步受伤。例如,不管在什么气候下都要大量补充水分,防止脱水。如果是在湿冷的气候下,应多穿衣服,防止体温过低。

3. 评估装备　在紧张而无助的救援活动中，你的部分装备可能已经遗失或者受损，检查一下，看看还有哪些装备，并检查其性能。同时，牢牢记住水、食物和避身场所是最基本的生存需要。

（二）U 盲目（undue）

盲目冒进只会浪费时间。如果没有慎重思考和详细的计划而盲目追求速度，很可能会犯致命错误。不要只是为了行动而行动，在决定行动之前要对形势进行通盘考虑（评估形势）。行动前一定要计划好，行动不但要迅速，而且不能危害到自己。

（三）R 记住（remember）

记住自己在哪儿。在地图上圈出你所处的位置，并且画出它和周围地形的关系，这是应该遵循的基本原则。如果还有其他人和你在一起，要确保其他人也知道他们自己的位置。一定要知道你的团队中谁有地图和指南针。密切注意你在何处以及将要去何处。不要指望别人提供路线，坚持自己判断方位。

（四）V 克服（vanquish）

克服恐惧和惊慌。救援过程中最大的敌人是恐惧和惊慌，如果不加以控制，你就难以做出明智抉择，它们会让你跟着感觉走，被想象牵制，而不顾实际情形；它们会使你紧张，导致一些消极情绪的产生。

（五）I 应急措施（improvise）

你需要学习当场制作的应急本领。拿一个有特别用途的工具，看看它还有多少其他的用途。学会就地取材，如拿石头当锤子用。无论你带了多么齐全的求生工具，在经过一段时间之后，它们都会用完或者损坏，但是想象力是无穷无尽的，要运用你的想象力。

（六）V 珍惜（value）

珍惜生命。我们已经习惯了舒适有序的生活，当处于极度不适、不便、充满压力的求生困境时会发生什么？这个时候，求生的意志（珍惜生命）是极为重要的。你从日常生活以及训练中获得的经验、知识都和你的求生意志有重大关系。面临困境绝不屈服的顽强意志会给你精神、体力带来巨大力量，忍受种种痛苦，而坚持下去。

（七）A 行事（act）

像当地人一样行事。一个地区的当地居民和动物已经适应了当地的环境，因此若想了解那个地区，最好去观察当地人是如何进行日常生活的。他们什么时候吃饭？吃什么？他们什么时候、在哪里以及如何获得他们的食物？他们什么时候、去哪儿找水？他们通常什么时候睡觉？什么时候起床？该地区动物的活动也可以给你提供生存线索，但要注意，动物并非食物和水的绝对可靠的向导。如果你身处一个友好的地区，那么和当地人搞好关系有一个很好的办法，就是对他们的工具以及获得食物和水的途径表现出极大的兴趣。多多地向他们学习，尊敬他们，你可能会交到很好的朋友，最重要的是，你可以学会如何适应他们的环境，从而增加你生存的机会。

（八）L 活下去（live）

靠自己的智慧活下去，但是要学习基础技能。没有经过生存及救援现场求生的基础技能训练，在困境下求生的机会是微乎其微的，所以一定要去学习这些基础技能。你需要知道你将要去的地方的环境，必须练习适合那个环境的基础技能。如果你要去沙漠地区，那么你需要学习如何在沙漠中寻找水源。在训练中要不断实践、应用那些生存的基础技能。生存训练可以减少你对未知环境的恐惧，增强你的自信，教你如何靠自己的智慧活命并救活别人。

参考文献

[1] 阿迪力·买买提.论转型期涉及民族因素的群体性社会安全事件及应对——以新疆为例[J].黑龙江民族丛刊，2011，(1)：22-26.

[2] 周定平.社会安全事件特征的比较分析[J].北京人民警察学院学报，2008，3(2)：47-49.

[3] 王秋颖.社会安全事件预警及管理对策[J].沈阳大学学报(社会科学版)，2018，20(6)：714-717.

[4] 刘兴太.救援医学导论[M].天津：天津科学技术出版社，2009.

第七章　医学救援基本技术

第一节　搜索与营救技术

地震、泥石流、滑坡、爆炸等灾难发生后，在开展搜救工作之前，必须立即在工作区域周围设置封锁线，只允许搜救队伍和其他救援人员进入，并保证相关工作人员安全。本节主要阐述地震搜索营救常识。

一、搜索常识

搜索就是找寻遇难者并判断其位置，为营救行动提供支持。

（一）搜索分队

地震搜索行动通常配置两支搜索分队，持续交替执行任务。

1. 人员配置　每支搜索分队包括：队长、搜救犬专家和技术搜索人员等。

(1) 队长：与指挥部联络沟通和指挥队伍。

(2) 搜救犬专家：执行搜救犬搜索并对发现的幸存者进一步确认。

(3) 技术搜索人员：执行电子仪器搜索。

(4) 医疗急救人员：为幸存者及参与搜救人员提供医疗急救处理。

(5) 结构专家：评估建筑物稳固性，并提出支撑加固建议。

(6) 有毒物质处理专家：监测搜索区域及周边空气状况，评估、鉴别并标记出毒物的威胁。

(7) 营救专家：辅助搜索分队工作，包括钻孔摆放电子监视设备(相机、摄像机)，并负责设置监听措施。

2. 执行任务　对受灾区域内建筑物进行侦查评测，包括对建筑物进行结构估测和系统报告；对于幸存者位置确认；对于危害的鉴别和标示，评判一切潜在危险，如建筑物的悬空部分、结构不稳或者潜在坍塌区域，有害物质、煤气、水电等。

危险区域应该用警戒线标示并管制；对受灾区域内部及周边的基本空气情况进行评估。

对搜索区域进行信息概括并列出所有需要注意的问题，向搜救行动指挥部报告搜索发现，并就搜救优先顺序安排提出建议。

3. 必要装备　电锤钻、凿岩机，电子监视设备(相机、摄像机)、监听设备，空气监测设备，标记材料(如粉笔)，警示设备，医药急救包，个人工具包(人手一套)。

（二）搜索方法

主要包括人工搜索、搜救犬搜索、仪器搜索。

1. 人工搜索　人工搜索目的是迅速发现地表或浅埋的遇难者。

(1) 地毯式搜索：队员一字排开，间距 3～4 m，利用敲、喊、听、看的方法整体推进，往返几次，寻找幸存者，适用于大片开阔的场地。

（2）旋转式搜索：5～6 人为一组，围成直径约 5 m 的圆圈，相互间隔 2～3 m，卧倒、敲击、静听，适用于小范围内的重点区域。

（3）多个房间搜索：进入建筑，右侧贴墙向前搜索，逐个房间搜索。直到所有房间或空间搜索完毕。如果忘记或迷失方向，只需向后转，左侧靠墙即可返回原位置。

2. 搜救犬搜索 犬对气味的辨别能力比人高出百万倍，听力是人的 18 倍，视野广阔，有在微弱光线条件下视物的能力，是国际上普遍认为搜救效果最好的"设备"。用犬搜索是现场搜索较为行之有效的方法之一。为保证工作质量，搜救犬每工作 30 min 应该休息 10 min。

搜救犬分队通常由两只搜救犬及其驯犬师和一名队长组成。任务开展初期一般部署两支搜救犬分队参与搜救。

一支搜救犬分队发现有幸存者的可疑区域后，队长应将该分队调离该区域。同时派遣另一支分队对该区域再次搜索。如果第二支搜救犬分队确认该区域有幸存者，则标记该区域。队长随后将标记结果报送搜救行动指挥部，以便采取后续营救行动。

3. 仪器搜索 经过人工搜索和搜救犬搜索，认为可能有遇难者被压埋或确定有遇难者被压埋但不易定位，则需要进一步展开仪器搜索。目前，常用的搜索仪器包括：

（1）声波振动生命探测仪：这是一个检测声音和振动的设备，专门用于搜索和定位因地震、爆炸等压埋于倒塌建筑物内的幸存者。

（2）光学生命探测仪：又被称作"蛇眼"，是利用光反射进行生命探测的仪器。可将狭小空间内信息回传地面。

（3）热红外生命探测仪：俗称"夜鹰"，具有夜视功能，它的原理是通过感知温度差异来判断不同的目标，因此在烟雾、灰尘较大或黑暗环境下也可照常工作，搜索幸存者。

（4）雷达生命探测仪：当前世界上最先进的搜救及检测仪器，主要通过感应人体所发出的超低频电波产生的电场（由心脏产生）找出"活人"位置。

（5）救援机器人：它是一种专门用于废墟中寻找幸存者，执行救援任务的机器人。这种机器人通常配备了彩色摄像机、热成像仪和通信系统。如蛇形机器人、空中搜索探测机器人、废墟洞穴可变形搜救机器人、废墟缝隙搜救机器人、废墟表面搜救机器人、智能机械手爪等。

（三）搜索策略

搜索策略用于大规模搜索的优先级确定，可以用来判断如何合理安排搜索资源。

1. 将待搜索区域分区 根据灾区面积和可支配资源数量，搜索区域可按城市街区或其他易辨标准划分。按照面积比例将资源配置到每个待搜索区域。这种方式对于面积较小的搜索区域较为适用，但对于较大的区域（如一个城市或城市的一部分）来说，因资源有限，并不实用。

2. 针对不同类别的受灾地区设置搜索优先级 最可能有幸存者的地区（根据建筑类型来判断）以及潜在幸存人数最多地区（根据受灾建筑的用途判断）应给予优先考虑。如学校、医院、养老院、高层建筑、复合住宅区和办公楼等，应优先开展搜救行动。

二、营救常识

幸存者可能在坍塌建筑物中的蜂窝状空穴存活 2 周以上。为达到最高效率，营救应由独立团队完成。

（一）营救方法

当确认被困人员位置后，利用救援专用设备和器材，采用破拆、顶升、支撑等方法，创造通道，抵达被困人员处，必要时可扩大施救空间，以保证救援人员的进入和处置。

医疗救护应贯穿营救实施的全过程。在清理废墟并抵达被困人员位置后，医疗人员应立即展开救护，对被困人员进行心理安慰，实施固定包扎，并指导救援队员的行动，以确保被困人员的安全。被困人员救出后，经紧急医疗处理后送医疗机构。

（二）营救行动

1. 科学规划 建立营救工作点时，必须优先完成以下规划。

(1) 出入道路：保证人员、工具、装备及其他后勤需求顺利出入和幸存者或受伤的搜救人员迅速撤离。

(2) 紧急集合区域：搜救人员紧急撤退时的集结地。

(3) 医疗援助区：医疗小组提供医疗救治区域。

(4) 人员集散区：搜救预备人员休息准备区域。

(5) 装备集散区：工具、装备安全储存、维修及发放区域。

(6) 建构仓库：存放搜救行动中所需要的建筑材料，并在行动时分发。

2. 统一指挥

(1) 每个营救地点必须指定一人专门负责协调，统一指挥。

(2) 大型搜救行动有时需要两支或多支营救分队合作。搜救行动指挥部应指定一队的队长为负责人，并配备一名安全负责人。

(3) 获得营救分队以外的人员或组织帮助，可来自军人、公用设施承包商、重型设备操作人员等。搜救行动指挥部应及时协调获得的这些外部资源的协助。

(4) 为了安全和提高搜救效率，必须制订并遵守人员出入救援地点的规定。

(5) 与此同时，营救专家应严格管理整个受灾地区，包括关闭所有水、电、煤气等基本设施，确认和标示高危地带，确定营救区域，清除无关人员等。

3. 专业协作

(1) 在营救队伍中应该有建筑结构专家。

(2) 危险材料专家应当协助搜救队鉴定危险物品、评估建筑物周围和内部空气状况及进行后续的再次评估。

(3) 医学专家应当提供医学评估，对幸存者实施救治。搜救人员应当确保医疗人员尽快接触到幸存者，这可能需要临时停止搜救工作。

(4) 重型设备专家应当在使用起重机、重型搬运机等设备时提供建议，并必须作为搜救人员和设备操作人员之间的联络员，保证双方有效沟通。

(5) 技术信息专家对营救行动进展进行记录。

(6) 搜救团队主管需要整合公用事业、执法、军队人员及志愿者等其他人员。

4. 搜救标记和声音信号

(1) 警戒标记：用来识别操作工作区域和危险区域，以便限制进入和预防危险发生（图7-1-1），搜救区域必须严格戒严。

(2) 结构评估标记：搜救队用于评估建筑物破坏状态的标记。结构评估标记为 1 m×1

m 的正方形，应清楚标记在建筑物外部入口附近(图 7-1-2)。

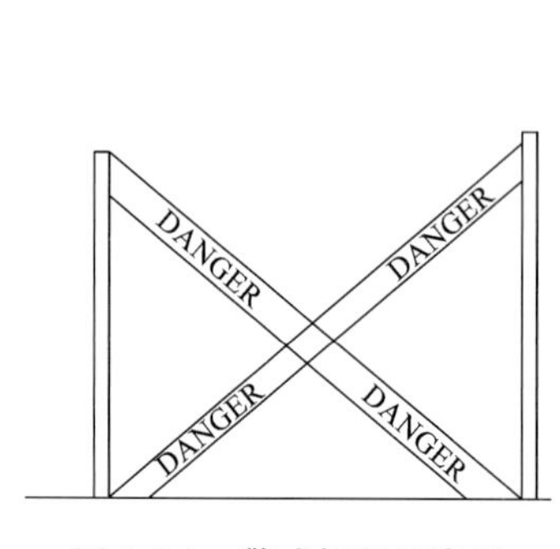

图 7-1-1 警戒标记示意图

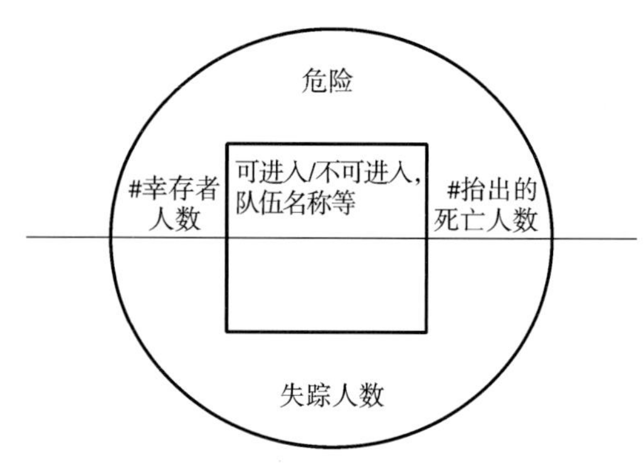

图 7-1-2 结构评估标记示意图

正方形内部应标识：①如果可以进入，标识“可进”(GO)；②如果不可以进入，标识“不可进”(NO GO)；③正在建筑物内进行搜索与救援小组的队伍名称；④搜救起始日期和时间；⑤救援小组离开建筑物的日期和时间。

正方形外部应标识：①在正方形的顶部应该标出建筑物可能的危险信息；②在正方形的底部应该标出建筑物内失踪人数；③在正方形的左边应该标出从建筑物救出的幸存者人数；④在正方形的右边应该标出从建筑物抬出的死亡人数。

当搜救队基本完成建筑物评估工作时，在整个标识外面画一个大圆；当城市搜救队全部完成建筑物评估工作并确认再也没有幸存者和遇难者时，在整个标识中间画一条水平线。使用固定、醒目的符号对已经完成搜索的区域进行标识的目的是节约宝贵的时间和人力。

(3) 声音信号：有效的声音信号对于在危险区域安全执行任务的人员是至关重要的，所有的搜救队成员必须熟知各种声音信号，声音信号必须简洁清楚，必须对所有搜救队通用。

哨子以及其他鸣笛警报装置必须按照如下规则发出声音信号。

疏散：三声短(每次 1 s)，暂停一下，再次重复，直至所有人员疏散完毕。

暂停行动/保持安静：一声长(持续 3 s)。

重新开始行动：一声长加一声短。

5. 行动小结 救援行动完成后，及时进行工作小结，总结经验，查找问题，制订改进措施，并向上级提交完成任务情况报告。

第二节 分级救治技术

灾难种类繁多，每种灾难的特点不同，本节分析、总结 10 余次国内外地震医学救援实战，认为应按照时间维度和空间维度开展分级救治。

一、基于时间维度的四级救治

基于时间维度的灾难医学救援应准确把握四个关键时段(图 7-2-1)。

(一) 灾难特急期

一般指灾难发生后 3 天内。被埋压人群存活率随时间延长而下降，该时段是营救废墟

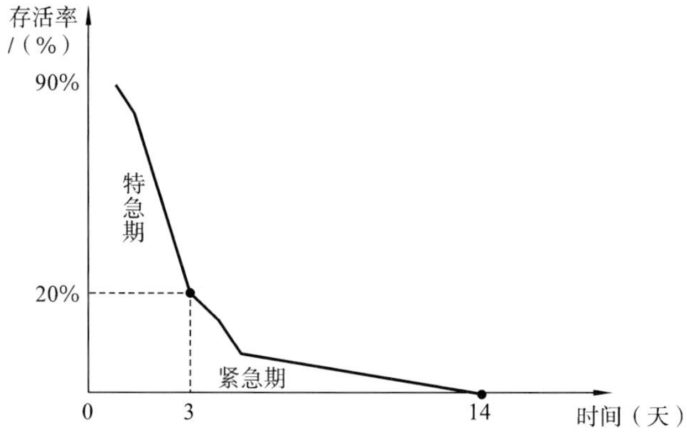

图 7-2-1 结构评估标记示意图

下幸存者的黄金期。

救援重点是灾后公众自救互救和外来救援力量分批、分组、全天候搜救被压埋的幸存者,并展开移动医院(帐篷医院或方舱医院)对幸存者进行快速检伤分类、紧急医疗救治和后送。

(二)灾难紧急期

一般是指灾难发生后 3 天至 14 天。

救援重点是在搜救幸存者的基础上,建立基于空间维度的三级救治体系,即现场救治、前方医院、后方医院。把外来医学救援力量补充到各级医疗机构,形成区域性医疗药械储备基地、区域性医疗救治基地,集中医疗物资、集中各地专家,分级救治短时间出现的大规模伤病员。

(三)灾难恢复期

一般是指灾难发生后 14 天至 30 天。

灾难现场防疫和次生灾害现场救治,二级、三级医疗机构伤病员救治,灾区公众的心理辅导。

(四)灾难重建期

一般是指灾难发生 30 天之后。

救援重点是在救治伤病员的基础上,开展医疗体系的重建,如各类医疗机构的重建、卫生宣教、疫情监测防控等。

二、基于空间维度的三级救治

按照需求把医学救援力量科学合理分配到三级救治体系中(图 7-2-2)。

(一)灾难现场救治

一般是指在灾难现场,3~5 人组成 1 个急救小组,根据任务可配置多个急救小组,携带便携式生命救治舱、急救背囊、急救包装备,划分区域开展伤病员搜索营救,在现场或狭小空间内对伤病员进行检伤分类、通气、止血、包扎、固定、搬运和心肺复苏等基本救治和高级生命支持,可极大降低死亡率和伤残率。

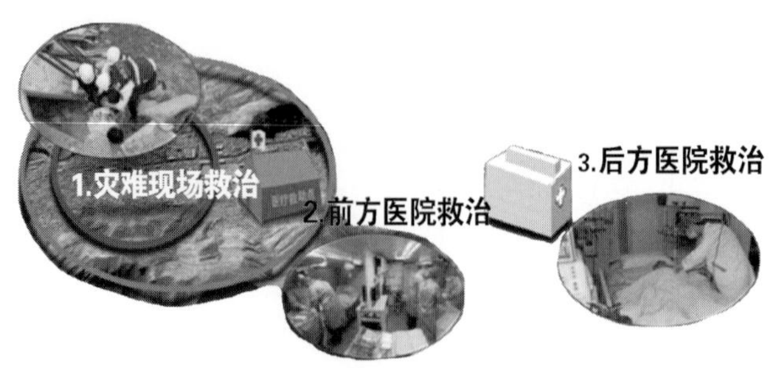

图 7-2-2　基于空间维度三级救治示意图

（二）前方医院救治

距离灾害废墟现场较近，公路 1 h 可以到达灾区原有可正常运行的医疗机构或通过陆路、水路或空运等方式，把移动医院的人员和装备投送至现场，搭建移动医院展开伤病员救治，相当于把医院的救治单元前移到灾难现场。实行紧急治疗，包括开颅减压、气管切开、开放性气胸缝合、胸腔闭式引流、腹部探查、手术止血、抗休克、挤压伤筋膜切开、减压、清创、四肢骨折复位及抗感染等；传染病、中毒、核与辐射、化学沾染等特殊伤病员初步处理；传染病患者、轻伤员和暂时不宜转送的危重伤病员的留观治疗。

（三）后方医院救治

距离灾难现场相对较近，设置在安全地带的，以综合性三甲医院为主，并具有直升机停机坪，承担灾区转送来的伤病员的确定性和康复治疗，直至痊愈出院。

三、分级救治的要求

（一）快速救治，及时后送

时间对于挽救生命、提高治愈率和降低伤残率关系极大；为达到最佳救治效果，应为伤病员尽早实施救治。

（二）前后衔接，确保救治质量

前一级要为后一级救治做准备，争取宝贵时间；后一级补充未完成的措施，并采取新的救治措施，使救治措施前后紧密衔接，逐步完善。

（三）相辅相成，转送与医疗相结合

转送过程中，进行必要的不间断伤情观察和医疗护理，确保伤病员迅速安全地到达接收医疗机构。

四、分级救治的应用

（一）基于时间维度四级救治

在最佳时间，运用最佳救治技术，才能达到最佳救治效果；根据现场医疗条件，遵从救治规律，突出现场急救；避免因某一伤病员手术时间过长，影响群体救治效果。

（二）基于空间维度三级救治

一般采用一级至二级，二级至三级的逐级救治原则，但不可截然划分界限。

(1) 三级救治不是一成不变的，可根据灾难发生的地点、性质、严重程度以及救援队到达时间和所携装备给予相应调整。

(2) 在某些特殊地区、某种特种情况下，灾难现场救治和前方医院救治可合并。

2010 年玉树发生地震后，虽然震区房屋倒塌严重，但玉树机场并没有受到破坏。震区居民伤亡比例较大，但玉树高原高寒的气候环境特点以及灾后当地医疗条件的局限性，导致不适宜开展大型手术。所以此次救援打破逐级救治方法，将一级救治与二级救治合并，采用空中医疗后送方式，将经早期抢救，病情平稳的 237 名危重伤病员转运至西宁等医疗条件较好的医院进行确定性治疗。

第三节　检伤分类技术

一、检伤分类

检伤分类是指在灾难情况下，医疗资源不足而由专业人员（专业救援队员、医学专业人员等）根据伤病员情况来决定医学处置先后顺序的方案。目标是将批量伤病员分为不同优先级的处置类别。

现代医疗救援的理念是能从现场处理中获得最大医疗效果的伤病员获得优先处理，而对那些不经过处理也可存活的伤病员和即使处理也会死亡的伤病员则不给予优先处理，最大限度地降低死亡率，让有限的医疗力量发挥最大的作用。

目前常用的优先等级划分标准是根据伤情急缓轻重，按照临床经验及专家意见，并参考国际公认标准而制定的，常分为以下四类：

(1) 第一优先，需紧急处置的危重伤病员。伤病员有危及生命的创伤，若及时治疗则有生存机会。包括开放性创伤或挫伤引起盆腔、胸腹腔等出血，气道梗阻，休克，各种气胸导致的呼吸困难，远端脉搏消失的骨折及超过 50％ Ⅱ～Ⅲ度皮肤烧伤等。

(2) 第二优先，可延迟处置的中度伤病员。伤病员有重大创伤但可延迟处理而不致危及生命或导致肢体残缺，可能会伴有严重并发症。包括疑有体内大出血、无呼吸梗阻但需气管切开、心脏挫伤、严重烧伤、严重头部创伤但清醒、椎骨受伤（颈椎除外）以及多发骨折的伤病员等。

(3) 第三优先，可常规处置的轻度伤病员。指可自行走动及没有严重创伤，伤势比较稳定，不需复苏，延迟手术也不会影响生命及转归者。包括无休克的软组织损伤，烧伤程度小于Ⅱ度且烧伤面积小于 20％者，烧伤部位不涉及面、手、眼、会阴及臀部，以及关节扭伤、患感染性疾病以及轻微出血者等。

(4) 第四优先，指伤病员死亡或有不可救治的创伤。伤病员已经死亡或处于濒死状态，包括明显无生存希望及无呼吸脉搏者，超出目前救治能力或即使全力抢救，存活可能性也非常小者。

二、检伤分类标签的设置

检伤分类标签(triage tag)是检伤分类专业人员给予每个检伤分类后伤病员的预制标识,主要功能包括识别伤病员、记录评估结果、确定伤病员的医疗和运输的紧急情况的优先顺序、通过分流过程跟踪伤病员的进展、识别其他危害如污染。

检伤分类的标签宜至少设置为红色、黄色、绿色和黑色四大类。检伤分类的人员应注意黑色伤病员并不等于死者,在有更多医疗资源(人员、物资等)补充时黑色的极危重伤病员可转为红色标签,而死者仅须确定死亡,无须再次检伤分类。检伤分类的标签宜有记录伤病员情况的文字或图形。

常用的分类标签包括伤标、分类牌和伤票,伤标和分类牌多为部门医疗机构内部使用,国际通用的多为伤票。所有分类标志均应悬挂于伤病员左前胸醒目位置,救治期间,各医疗机构可根据伤病情况的变化,将分类标志更换或补充。

1. 伤标 常用各色布条或塑料做成,样式规格多参照相应标准,大小为 15 cm×3.5 cm,一般用红、白、黑、蓝、黄分别代表大出血、骨折、传染病、放射损伤、中毒。

2. 分类牌 各医疗救治机构可自行设计制作,可用不同的形状、颜色、孔洞和文字标注记录分类结果。样式力求醒目易区分,佩戴方便,不宜损坏。

3. 伤票 目前国际通用红、黄、绿、黑四种颜色分别对应前述的四种优先分级,其中红色表示需紧急处置的危重伤病员(第一优先),黄色表示可延迟处置的中度伤病员(第二优先),绿色表示可常规处置的轻度伤病员(第三优先),黑色表示死亡或濒临死亡伤病员(第四优先)。图 7-3-1 所示为一种国际通用的伤票,已在国际及我国部分灾害案例中得到广泛应用。医疗人员检伤分类后根据病情撕去对应颜色,第一个给伤病员佩戴伤票的人员可不用填写任何内容,但建议注明分类时间。在后送及救治过程中,其他救援人员再填写有关内容。

三、检伤分类的原则

在各种灾害现场,随时可能面对短时间出现的大量伤病员,应给每个伤病员提供最佳的处理方式及后送安排,并利用有限的医疗资源最大限度地发挥救援能力,为此,检伤分类应遵循以下原则。

1. 简单快速原则 平均每位伤病员检伤分类时间不超过 1 min,检查其基本生命体征,尽快将有抢救希望的危重伤病员优先分拣出来。

2. 救命优先原则 检伤分类一般不包括对伤病员的治疗,但对于威胁生命的紧急情况应坚持救命优先原则,先救后分或边救边分,如对于气道梗阻、活动性大出血等情况。

3. 等级划分原则 必须根据伤病员数量、轻重程度、救治条件等情况灵活把握分类标准,总体要求是先急后缓、先重后轻。

4. 重复检伤原则 在处理完危及伤病员生命的危险后,为进一步发现其他可能存在的损伤或纠正初检的错漏而进行复检。在后送过程及不同的救治机构,因伤病员的伤势变化及医疗条件的不同,也仍需重复检伤分类。

5. 公平自主原则 检伤分类就是尽最大的努力抢救最多的伤病员,在面临伤病员多、伤情复杂,医疗资源远不能满足现场需求时,必须兼顾公平性及有效性,此为检伤分类的道德基础。自主决策伤病员流向及处置类型时,应避免分类模糊,甚至浪费有限的医疗资源。

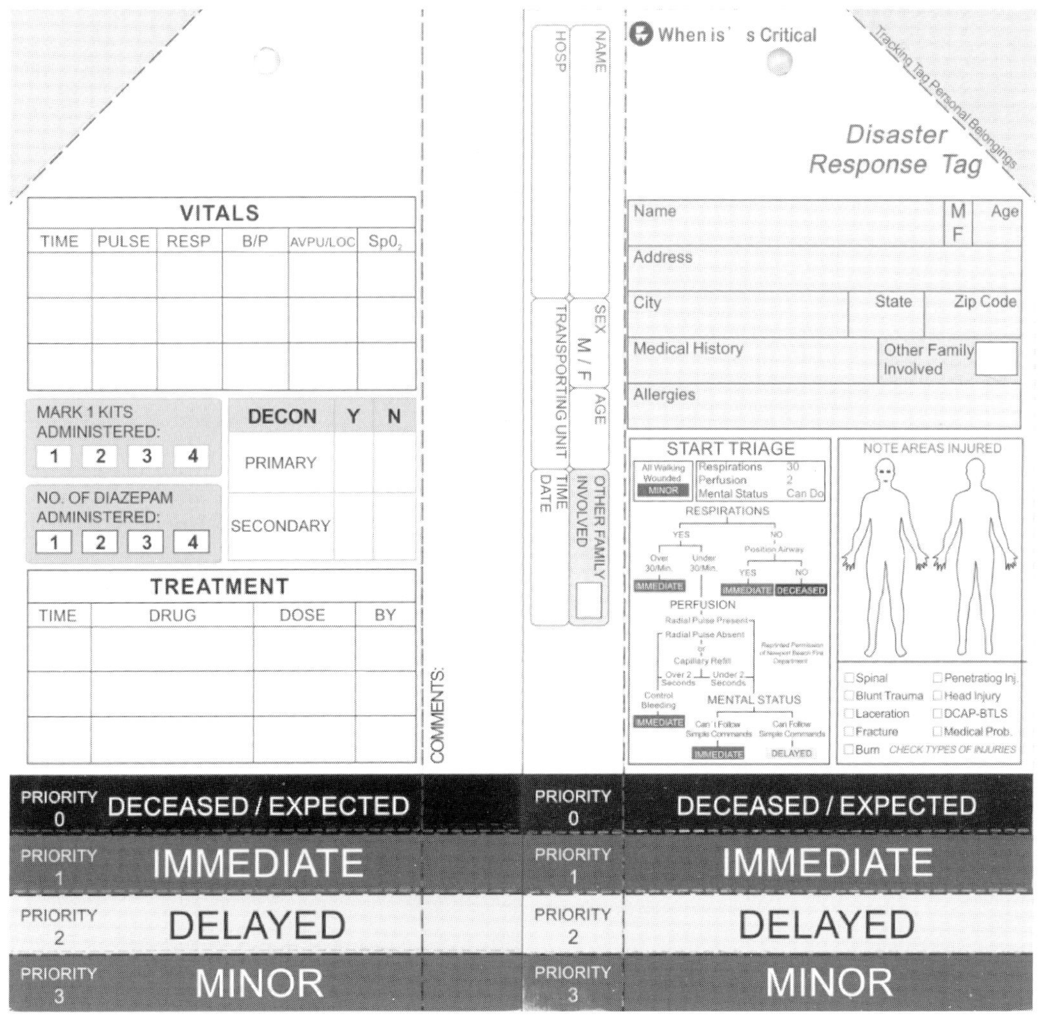

VITALS

TIME	PULSE	RESP	B/P	AVPU/LOC	SpO_2

MARK 1 KITS ADMINISTERED: 1 2 3 4

NO. OF DIAZEPAM ADMINISTERED: 1 2 3 4

DECON	Y	N
PRIMARY		
SECONDARY		

TREATMENT

TIME	DRUG	DOSE	BY

COMMENTS:

NAME
HOSP
SEX M / F
AGE
TRANSPORTING UNIT
OTHER FAMILY INVOLVED
TIME
DATE

When is ' s Critical

Tracking Tag Personal Belongings

Disaster Response Tag

Name	M F	Age
Address		
City	State	Zip Code
Medical History	Other Family Involved	
Allergies		

START TRIAGE
All Walking Wounded MINOR
Respirations 30
Perfusion 2
Mental Status Can Do
RESPIRATIONS
YES NO
Position Airway
Over 30/Min. Under 30/Min.
YES NO
IMMEDIATE IMMEDIATE DECEASED
PERFUSION
Radial Pulse Present
Radial Pulse Absent or Capillary Refill
Over 2 Seconds Under 2 Seconds
Control Bleeding
IMMEDIATE
MENTAL STATUS
Can't Follow Simple Commands Can Follow Simple Commands
IMMEDIATE DELAYED

NOTE AREAS INJURED

□Spinal □Penetrating Inj.
□Blunt Trauma □Head Injury
□Laceration □DCAP-BTLS
□Fracture □Medical Prob.
□Burn CHECK TYPES OF INJURIES

PRIORITY 0 DECEASED / EXPECTED
PRIORITY 1 IMMEDIATE
PRIORITY 2 DELAYED
PRIORITY 3 MINOR

PRIORITY 0 DECEASED / EXPECTED
PRIORITY 1 IMMEDIATE
PRIORITY 2 DELAYED
PRIORITY 3 MINOR

图 7-3-1　国际通用伤票样图

四、检伤分类基本要求

1. 人员和设备　在救援现场，检伤分类是最需要经验、技巧和组织管理能力的工作。在由记录员、护士、医师等组成的检伤分类小组中，核心是检伤分类医师。负责检伤分类的医师应具有丰富的临床经验、熟练检伤分类的方法，同时具有一定的组织管理能力及全局统筹观念，了解当地的医疗资源水平、地区分布和承受能力，根据伤情轻重和优先等级原则，立即确定救治和组织后送的先后顺序。分类工作所需工具常有检伤分类标签、记录卡，止血、包扎、通气、注射等抢救器材及药品。

2. 场所设置　可根据灾害现场情况及物资条件，在遇难现场周围划分检伤分类区、治疗区、车辆调度区及隐蔽区域(死亡处理)等，保证伤病员单向流动，可迅速后送至救治地点，如医院、创伤中心或烧伤中心等医疗机构进一步治疗。

3. 现场管理　首先，对于较轻伤病员，由于其活动能力强，流动性大，要划分较宽广的活动区域，集中救治，防止在其他救治区域活动，干扰危重伤病员的抢救；其次，由于灾害现场很容易出现拥挤混乱情况，因此一定要安排秩序警卫专员严密组织管理，保护伤病员及医疗人员的安全。尤其是伤病员的家属及一些其他人员，常常由于救人心切，干扰伤病员解救和后送的优先顺序，如果没有合理的流程秩序，很容易出现已经完成检伤分类的伤病员随意流动或被随意流动而混乱，导致影响救治效率。最后，由于灾害现场条件无法预知，救援现场要因地制宜，不必完全苛求客观条件，即使只有一两个医务人员也应进行检伤分类，有时甚至需要在后送过程中进行检伤分类。

五、检伤分类专业人员培训

检伤分类专业人员培训的对象可包括医护人员、专业救援人员、志愿者等。培训内容应包括至少一项检伤分类的方法，宜通过模拟演练形式进行培训和考核。培训师资宜由医学专业人员、专业救援人员担任或有检伤分类经验的人员担任。

六、创伤性灾难情况下的检伤分类技术

1. 初次检伤分类(primary triage) 初次检伤分类目标应是初步决定大量伤病员的优先救治与转诊秩序，应在救援人员首次发现伤病员且确认环境安全情况下进行，当环境不安全而伤病员可以被移动时应先将伤病员移出危险环境后再进行检伤分类，当环境不安全而伤病员无法被移动时须首先考虑救援人员的安全再决定是否进行。初次检伤分类的方法可选用 START、SALT 等，应根据伤病员的生命体征、意识状态等情况将其分为至少四类：红色(需紧急处置的危重伤病员)、黄色(可延迟处置的中度伤病员)、绿色(可常规处置的轻度伤病员)和黑色(救治希望不大的伤病员，这类伤病员在有足够医疗资源补充时可立即处理)。

2. 二次检伤分类(secondary triage) 二次检伤分类目标应是检查初次检伤分类后的伤病员的病情变化，再次给予相应的检伤分类标签。可分两种情况：灾难现场的二次检伤分类和医院内的二次检伤分类。灾难现场的二次检伤分类，宜针对初次检伤分类后非立即处置的伤病员，在观察期间进行，应由灾难现场医护人员操作，可采用创伤评分(如 RTS、CRAMS 等，表 7-3-1 和表 7-3-2)进行；医院内的二次检伤分类应在伤病员转运到医院时立即进行，应由经过检伤分类培训的医护人员操作，可采用创伤评分或根据到达医院的情况再次给予相应的检伤分类标签。

表 7-3-1 RTS(revised trauma score)创伤评分

呼吸/(次/分)	收缩压/mmHg	GCS 评分值	分　值
10～29	＞90	13～15	4
＞29	76～89	9～12	3
6～9	50～75	6～8	2
1～5	＜50	4～5	1
0	0	3	0

* 该方法评定的范围包括呼吸、收缩压和格拉斯哥昏迷量表(GCS)评分三个方面，每个方面记 0～4 分。在现场采用 Triage-RTS(T-RTS)的计算方法，将三个方面的评分直接相加得到总分。该评分最低分 0 分，最高分 12 分。低于 11 分为重伤，分值越低伤情越重。

表 7-3-2 CRAMS(circulation、respiration、abdomen、motor、speech)创伤评分方案

分类	项目	分值
循环	毛细血管充盈压正常或血压>100 mmHg	2
	毛细血管充盈迟缓或血压为 85～100 mmHg	1
	毛细血管充盈消失或血压<85 mmHg	0
呼吸	正常	2
	异常(呼吸困难或呼吸动度浅)	1
	无呼吸	0
腹部	腹部或胸部触痛:无	2
	腹部或胸部触痛:有	1
	腹肌强直、连枷胸、胸部或腹部穿通伤	0
活动	正常	2
	对疼痛刺激有反应	1
	无	0
语言	正常	2
	言语错乱	1
	不能言语或只能发声	0

*该方法评定的范围包括循环(circulation)、呼吸(respiration)、腹部(abdomen)、活动(motor)和语言(speech)五个方面。每个方面记 0～2 分,一共 0～10 分。“CRAMS 评分法”的命名来自以上五个方面的第一个字母。该记分法按正常、轻度异常和严重异常分别记以 2 分、1 分和 0 分。最后五项分数相加,9～10 分为轻伤,8 分以下为重伤。

3. 三次检伤分类(tertiary triage) 三次检伤分类目标应是判断伤病员进入重症监护室、手术室、普通病房或是观察室。应由医院内相关专科人员操作,宜在医院急诊室内、完成相应检查获得初步诊断后进行(需要综合考虑伤病员的伤势、伤部、伤类、伤情等或伤病员的初步诊断、病理生理状态)。

七、核辐射灾难情况下的检伤分类

核辐射事故伤病员分类方法参见 GBZ/T 255—2014《核和辐射事故伤员分类方法和标识》。

八、化学性灾难情况下的检伤分类

首先应设法明确化学物质种类,在已明确化学物质种类的情况下,须根据化学物资种类参照相关的标准进行;在未明确化学物质种类的情况下,检伤分类人员应在洗消完全结束后进行初次检伤分类。化学性灾难中初次检伤分类人员须在操作前自我防护,级别应达到 OSHA 防护级别 B 级以上。

九、生物性灾难情况下的检伤分类技术的特殊要求

生物性灾难的伤病员分类不宜与创伤性灾难的检伤分类相似,宜使用 SEIRV 分类法将

人群分为易感人群、暴露人群、感染人群、排除者及免疫接种者。应根据《中华人民共和国传染病防治法》《突发公共卫生事件应急条例》要求对暴露人群、感染人群进行处置。根据 HJ/T 276—2006《医疗废物高温蒸汽集中处理工程技术规范》、GB 19193—2003《疫源地消毒总则》等标准的要求对医疗废物、区域进行处置。生物性灾难中检伤分类人员须在操作前自我防护，级别应达到 OSHA 防护级别 C 级以上。

十、常用检伤分类技术流程

图 7-3-2、图 7-3-3、图 7-3-4 分别列出了适用于成人的 START 方案、适用于儿童的 jump-START 方案以及 SALT 方案。

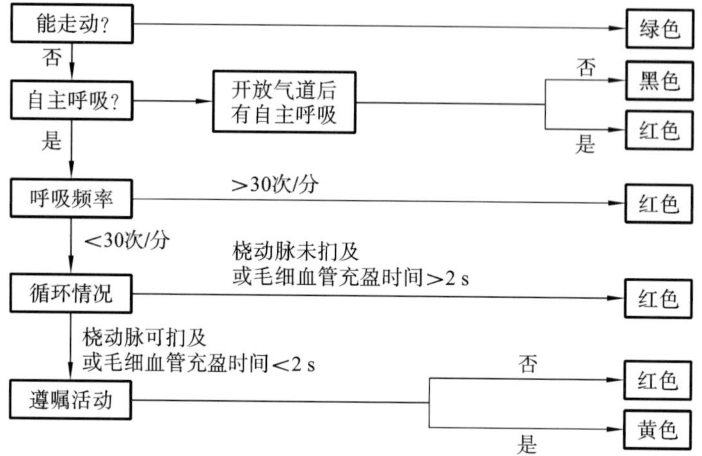

图 7-3-2 适用于成人的 START 方案

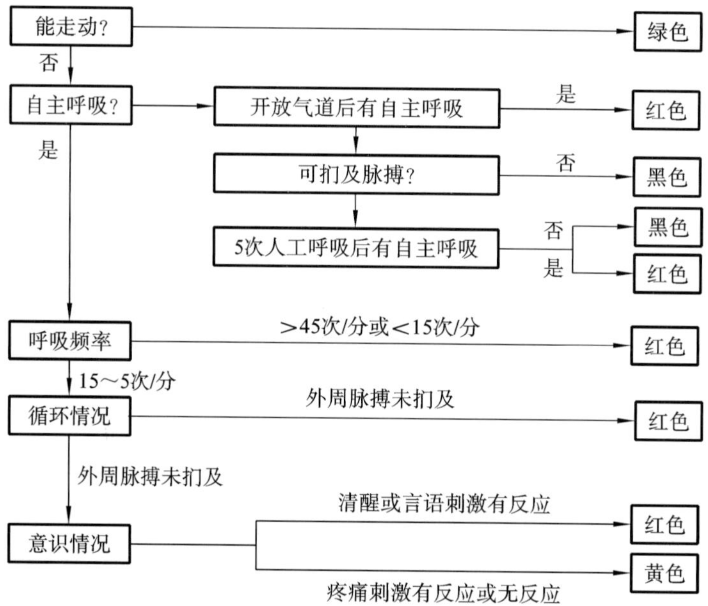

图 7-3-3 适用于儿童的 jump-START 方案

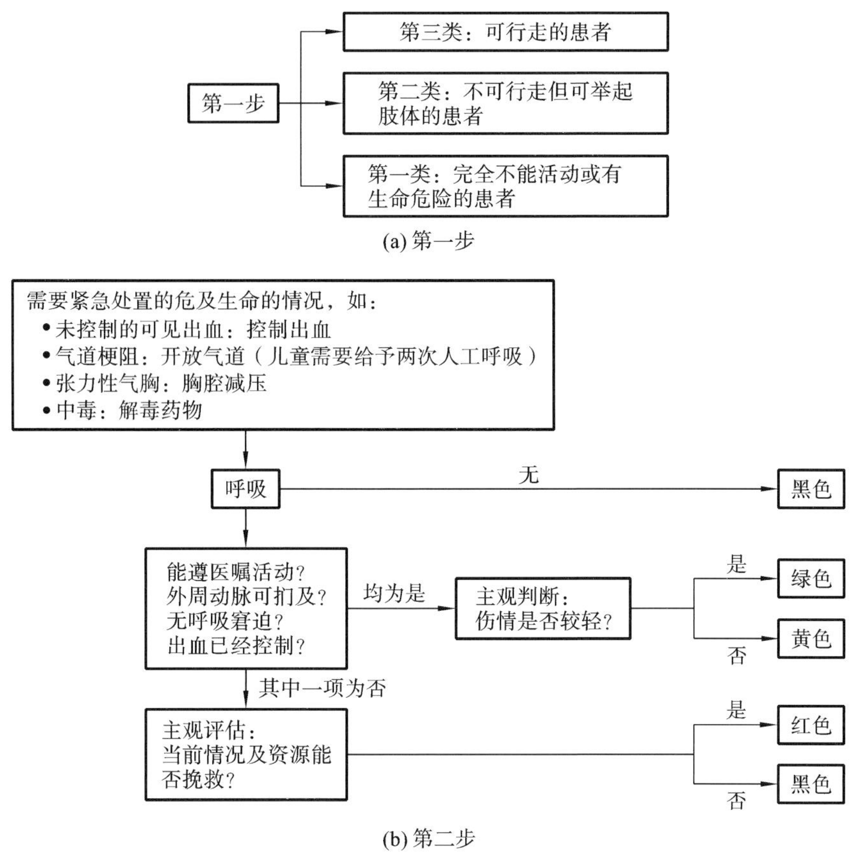

图 7-3-4 SALT 方案

第四节 狭小空间搜救与救治技术

突发事件种类繁多，灾难现场伤病不同于战创伤，其伤情更加特殊复杂多变，传统战创伤救治技术已无法满足灾难现场的救治需求。狭小空间搜救一体化技术主要用于地震后房屋倒塌、被撞击变形的机动车驾驶室、井下作业事故被困等灾难事故现场空间狭小幸存者的救治。

一、狭小空间

狭小空间(confined spaces)的概念包括两种形式，一种是与外界相对隔离，进出口受限，自然通风不良，空间受限，足够容纳 1～3 人进入并从事非常规、非连续作业的有限空间(如炉、塔、罐、槽车以及管道、烟道、下水道、沟、坑、井、池、涵洞、船舱、地下仓库、储藏室、地窖、谷仓等)。此种情况下，多是由于生活或工作的需要，操作人员主动进入，意外受到伤害，如由于停电等事故伤病员被困在电梯内等。另一种是灾害事故发生后如地震造成的楼房倒塌、洪灾引起的房屋毁损、交通事故引起的机动车辆破坏，以及飞行器、潜艇、轮船原有结构破坏变形等形成的狭小空间，可能造成伤病员被动限制在一个狭小的空间内，身体活动全部或局部受限，如果不能在较短时间内得到救治，伤病员生命安全就可能受到威胁。

二、狭小空间医学救援的特点

(1) 空间受限,救援人员及常规救援器材难以运送到伤病员身边,导致常规的紧急医学救援技术难以实施。

(2) 由于环境受限和致伤因素的持续存在,伤病员短时间内无法脱离原来受伤位置,致伤因素短时间内难以解除,伤病员病情可能持续恶化。

(3) 狭小空间空气流通不畅,导致氧气浓度降低甚至缺乏,有毒有害气体不易扩散排出,对伤病员身体造成伤害。

(4) 狭小空间有毒有害因素的存在,有可能对救援人员造成次生伤害。

(5) 狭小空间下伤病员的搜救单靠医学救援人员难以完成,必须有公安消防、建筑工程、防化反恐等工程技术人员的参与和配合。

(6) 废墟下的幸存者往往是严重的复合伤伤病员,病情危重,往往需要 6～8 h 才能被营救出来。

三、人员配备及能力素质要求

从医疗救治角度讲,通常配备医师 1～2 人,护士 1 人。由于狭小空间下伤员病情复杂,参与此种救援的医师应该是全科、危重病医学方面的复合型技术人才,医院的普通专科医师难以胜任。必须有过硬的身体素质、较高的心理素质、机动灵活的随机应变处置能力。经过急诊、院前急救、ICU、麻醉、医学救援、心理等专业培训,掌握心肺复苏、抗休克、中毒救治,危重型创伤尤其是多发伤、复合伤的早期救治能力,医师不仅要具备扎实的理论知识,最好经过严格规范的模拟和实战双重训练。

四、狭小空间搜救设备

1. 狭小空间环境风险评估设备

(1) M40 Pro 气体检测仪(图 7-4-1)可同时检测狭小空间中的可燃气,如氧气、一氧化碳和硫化氢等有毒有害气体。

(2) TRIDION™-9 便携式气相色谱-环状离子阱质谱仪(GC-TMS)(图 7-4-2),是目前世界上最快、最便携的气相色谱-离子阱质谱联用系统,适合大多数化合物的分析,重量轻,体积小,易于携带,检测速度快,每个样品测试时间不超过 5 min。可快速检测农药、药物、各种工业性毒物等环境有害物质。

2. 心肺复苏设备

(1) 自动体外除颤仪。

(2) 自动心肺复苏系统(图 7-4-3)。

(3) 温度管理系统。

Thermogard™ 温度管理系统(图 7-4-4)的导管插入伤病员血管内,可在伤病员体内进行冷却或加温。此系统可将导管插入三管腔中心静脉导管的位置,可正确维持目标体温,减少护理人员在调节伤病员体温方面的负担。

3. 床旁检测(POCT)设备

(1) 掌式血气分析仪(图 7-4-5)。

(2) 便携式毒物分析仪(图 7-4-6)。

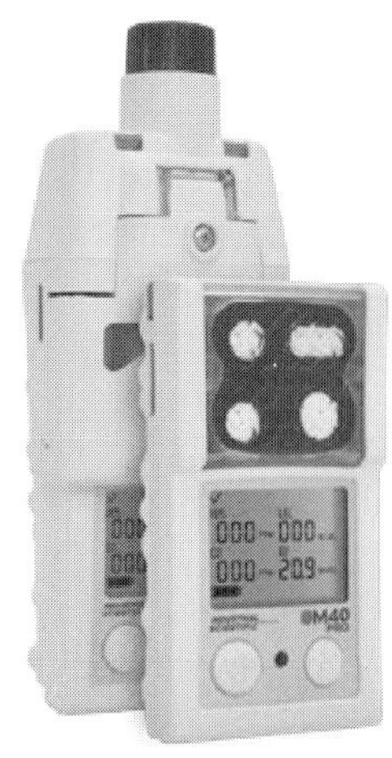

图 7-4-1 M40 Pro 气体检测仪

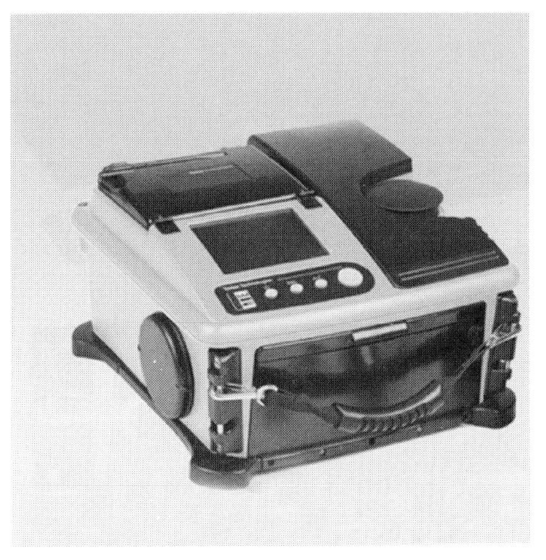

图 7-4-2 TRIDION^{TM}-9 便携式气相色谱-环状离子阱质谱仪(GC-TMS)

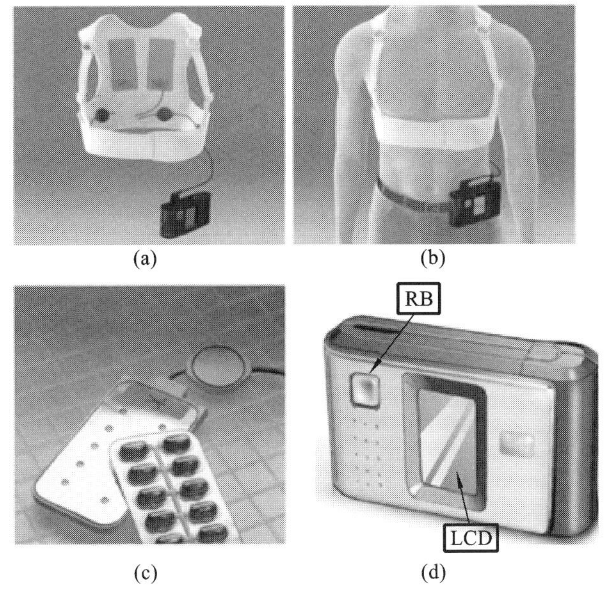

图 7-4-3 自动心肺复苏系统

4. 可视生命支持系统 “蛇眼”生命支持系统:主要用于救援人员无法到达、发现狭窄空间里幸存者后给氧、给营养液(图 7-4-7)。

5. 截肢工具箱 工具箱内包括 A 区:箱体盖内侧。可放置气管插管、静脉输液、麻醉、清洗、消毒相关物品及止血带等。B 区:箱内可折叠式托盘。可放置一次性无菌单包、无菌手套。C 区:箱体主体区。可分区放置手术用无菌工具包、无菌敷料等。

6. 远程生命监护系统 利用便携式远程医疗监测系统,在后方帐篷医院可以对前方狭小空间内伤病员的生命体征实施动态监测(心率、血压、血氧饱和度等)。

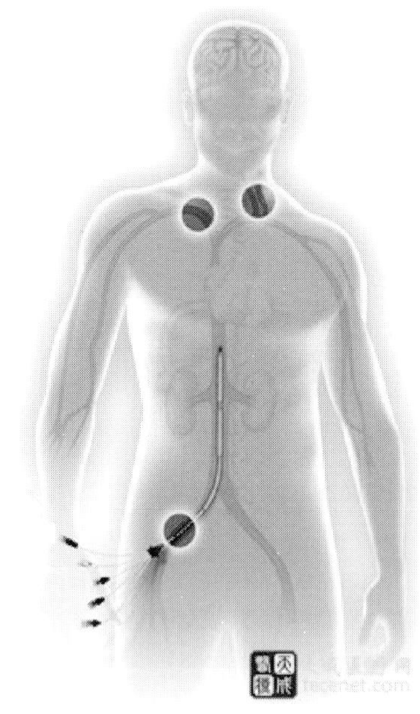

图 7-4-4 Thermogard™ 温度管理系统

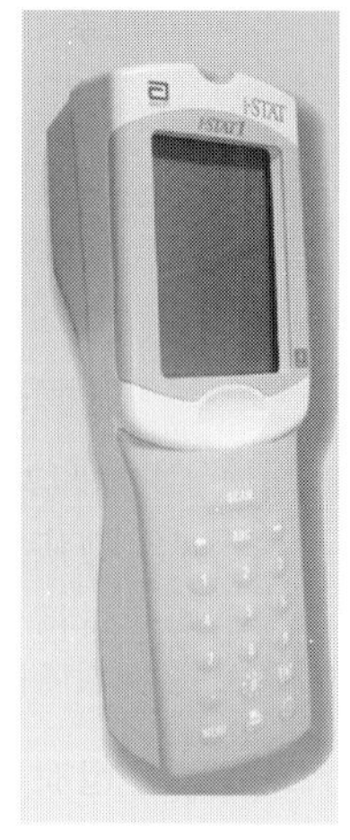

图 7-4-5 掌式血气分析仪

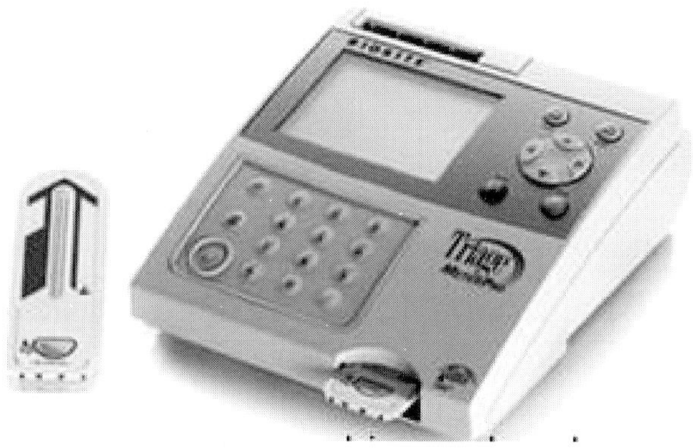

图 7-4-6 便携式毒物分析仪

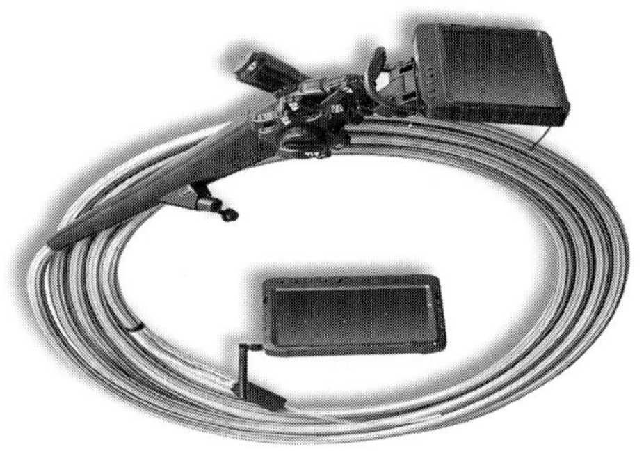

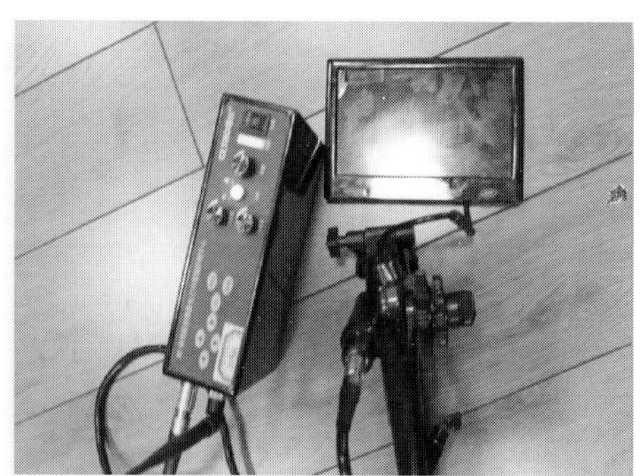

图 7-4-7 可视生命支持系统

五、操作流程

1. 狭小空间现场环境风险评估

(1) 有毒化学物质：有毒气体、有毒物质等，如深井井下存在的甲烷。

(2) 有害物理因素：如核辐射等。

(3) 生物性因素：如病毒(天花病毒)、细菌(炭疽芽孢杆菌)、外伤艾滋病病毒携带者等。

(4) 火灾：火灾现场的一氧化碳、氰化物等。

(5) 爆炸、枪击等社会安全情况。

(6) 余震导致的房屋倒塌，洪水、泥石流、山体滑坡等周围自然灾情。

2. 个人防护　根据进入风险的级别、风险评估结果而定。①基础防护：戴头盔、手套，穿靴子等。②戴防毒面具：做好面部、呼吸道、手部防护。③穿防辐射服：防放射源辐射。④穿隔离衣：预防传染病。

做好个人防护，与搜救队员配合作业，明确现场没有潜在风险后，方可展开下一步救援工作。

3. 协助搜救　包括：①人工搜救；②雷达、红外线探测仪搜救；③可视生命支持系统搜救。

4. 伤情评估　包括生命体征(体温、脉搏、呼吸、血压)的监测以及危重病评分，主要包括神经系统的格拉斯哥量表和院前现场急救的改良早期预警评分等，可借助 APP 在现场实时完成。

(1) 格拉斯哥昏迷量表：格拉斯哥昏迷量表(GCS，Glasgow coma scale)是医学上评估患者昏迷程度的指标，由格拉斯哥大学的两位神经外科教授 Graham Teasdale 与 Bryan J. Jennett 在 1974 年所发表。格拉斯哥昏迷量表的评估包括睁眼反应、语言反应和肢体运动三个方面，三项分数相加即为昏迷评分。

睁眼反应(E，eye opening)：①4 分：自然睁眼。②3 分：呼唤睁眼。③2 分：刺痛睁眼。④1 分：刺激无反应(不睁眼)。⑤C 分：如因眼肿、骨折等不能睁眼，应以“C”(closed)表示。

语言反应(V，verbal response)：①5 分：说话有条理：定向能力正确，能清晰表达自己的名字、居住城市或当前所在地点、当年年份和月份。②4 分：可应答，但有答非所问的情形：定向能力障碍，有答错情况。③3 分：可说出单字，完全不能进行对话，只能说简短句或单个字。④2 分：可发出声音，对疼痛刺激仅能发出无意义叫声。⑤1 分：无任何反应。⑥T 分：因气管插管或切开而无法正常发声，以“T”(tube)表示。⑦D 分：平素有言语障碍史，以“D”(dysphasic)表示。

肢体运动(M，motor response)：①6 分：可依指令动作，按指令完成 2 次不同的动作。②5 分：施以刺激时，可定位出疼痛位置，予疼痛刺激时，患者能移动肢体尝试去除刺激。疼痛刺激以压眶上神经为金标准。③4 分：对疼痛刺激有反应，肢体会回缩。④3 分：对疼痛刺激有反应，肢体会弯曲，呈“去皮质强直”姿势。⑤2 分：对疼痛刺激有反应，肢体会伸直，呈“去脑强直”姿势。⑥1 分：无任何反应。

昏迷程度判定如下。

格拉斯哥昏迷评分法最高分为 15 分，表示意识清楚；12～14 分为轻度意识障碍；9～11 分为中度意识障碍；8 分以下为昏迷；分数越低则意识障碍越重。选评判时的最好反应计分。注意左侧、右侧运动评分可能不同，用较高的分数进行评分。改良的 GCS 应记录最好反应/最差反应和左侧/右侧运动评分。

记录方式：例如，GCS 评分 15 分（4＋5＋6）。

（2）改良早期预警评分：见表 7-4-1。

表 7-4-1　改良早期预警评分表

项　目	评　分						
	3	2	1	0	1	2	3
心率/（次/分）	—	＜40	41～50	51～100	101～110	111～130	＞130
收缩压/mmHg	＜70	70～80	81～100	101～199	≥200	—	—
呼吸频率/（次/分）	—	＜9	—	9～14	15～20	21～29	≥30
体温/℃	—	＜30.5	35.1～36.5	36.6～37.4	≥37	—	—
意识	—	—	—	清楚	对声音有反应	对疼痛有反应	无反应

改良早期预警评分（modified early warning score，MEWS）对伤病员心率、收缩压、呼吸频率、体温和意识进行评分，旨在识别“潜在急危重症”伤病员，尽早进行高效合理的治疗干预。该方法应用简单、易于掌握，获取临床信息快捷、方便，不受硬件设备条件的限制，在急诊工作中广泛应用，可及时准确判断伤病员病情，更好地完成医疗工作。在狭小空间评估伤病员，按照 MEWS 予以分级，根据等级采取不同的处置措施：①0～5 分，伤病员病情稳定，无潜在危重症风险，可暂且搁置，稍后处理。②5～8 分，伤病员病情不稳定，变化大，存在“潜在危重症”风险。应优先诊治。③＞9 分，伤病员病情危重，死亡风险明显增加，应当即刻救治。此外，对伤病员应进行动态的 MEWS，单项评分 2 分者每 4 h 评估 1 次，3 分者每 2 h 评估 1 次，4 分者每 1 h 评估 1 次，根据评分变化，及时调整诊疗计划。

六、伤情监测

1. 便携式心电监护仪　监测血压、呼吸、心率、体温、血氧饱和度等生命体征。

2. 便携式超声　检查心包填塞、血气胸、肝脾破裂、心脏及大血管损伤等。

3. 床旁检测（POCT）设备　如手持式血气分析仪、生化仪等，可对人体酸碱平衡、电解质、血糖、血红蛋白、肾功能、凝血功能等进行快速评估，具体包括 pH、PCO_2、PO_2、血钠、血钾、氯离子、离子钙、血糖、尿素氮、肌酐、乳酸、血细胞比容、凝血酶原时间以及心脏标记物肌钙蛋白 I、激酸肌酶同工酶、脑钠肽、D-二聚体的测定以及毒物分析等。

七、快速救治

狭小空间中的伤病情与普通情况下的伤病情不同，有自身特点，从救治的紧急程度看，伤情救治应该主要围绕心搏骤停期疾病展开，如创伤造成的出血性休克，窒息性气体等引起的中毒，以及电击、溺水、气道阻塞等。从致伤因素讲，主要包括机械外力、烧伤、核辐射伤、爆震伤、电击伤等物理性因素和中毒等化学性因素。立足“生命支持 6 h”，尽早对伤病员展开救治，并尽可能延长生命支持时间，为搜救队员争取时间。

对伤病员进行快速病情评估后，必须立刻启动救治程序。最为紧急的状态就是心搏骤停、休克、呼吸衰竭造成的细胞缺氧，血钾、血糖等电解质和严重酸碱平衡紊乱引发的内环境紊乱，这些病理生理状态有可能使得伤病员处于一种近乎崩溃的极端生理极限，接近死亡阈值，可能随时导致伤病员死亡。因此，有效救治的时间窗短暂有限，救治措施必须刻不容缓，分秒必争。比较重要的救治措施包括以下方面。

（一）气道管理及有效通气

氧气对于人，犹如水对于鱼，时刻不能没有。人的大脑皮质对缺氧最为敏感，如果缺氧超过 4 min，大脑皮质神经细胞就会发生不可逆坏死，而且神经细胞一旦坏死，无法再生，造成功能的永久性缺损，其他如人的脑干、心肌细胞、肝肾细胞等，虽然对缺氧的耐受时间相对较长，但也有一个极限，一旦超出其极限，都会发生死亡，丧失其生理功能。机体缺氧主要形式有两种，一是全身性缺氧，比如各种原因导致的低氧血症和呼吸衰竭；二是组织器官的局部缺氧，主要由血栓形成或栓塞，或者肢体受压导致，虽然短时间内不至于引起伤病员死亡，但长时间的肢体受压，轻者造成肢体残疾或功能丧失，重者可能引起挤压综合征等危重疾病，导致伤病员死亡。

维持伤病员有效通气的措施主要包括畅通伤病员自身气道，提供人工气道，提供通气动力，必要时提供氧源，给予高浓度氧气吸入。

首先必须保持伤病员自身的生理呼吸道通畅，清除口腔内的异常分泌物、呕吐物、异物等，固体等可戴手套用手指抠出，液体必须用吸引器等辅助装置进行吸引或负压吸引。

如果伤病员自身的生理气道不能维持，就必须采用人工气道。人工气道包括面罩、鼻罩、咽部气道和气管内气道，咽部气道包括鼻咽通气道和口咽通气道，气管内气道包括气管插管或气管切开。此外，如果气管插管困难，可以应用喉罩、食管气管联合导管、环甲膜穿刺、环甲膜切开等途径。

昏迷等意识障碍患者，由于舌体后坠堵塞鼻咽、口咽等上呼吸道，可应用鼻咽（口腔受伤时）、口咽（鼻腔受伤时）通气管等低级人工气道将伤病员舌体推向上腭，使舌体被动与鼻咽、口咽后气道脱离分开，畅通鼻咽和口咽部通气道，便于气体流通。喉罩和气管食管联合导管，使用简单，可迅速建立人工气道，用于需要气道保护，又不能气管内插管的伤病员。尤其适用于紧急气道救援和困难气道管理。由于狭小空间下伤病员体位摆放受限，加之救治时间窗有限，常规的气管插管和气管切开在此种条件下应用条件有限。必要时可在可视喉镜协助下气管插管（图 7-4-8）。此外，由于狭小空间下伤病员体位摆放受限，经鼻支气管镜引导气管插管也可以尝试。

气道建立后，气体进入气道还必须有一定的动力，如果伤病员的呼吸动力系统不能正常运转，就必须提供一定的人工呼吸动力，包括最简单的口对口人工呼吸、简易呼吸器（球囊-面罩通气）、呼吸机等。常规呼吸机由于体积庞大，携带不便，在狭小空间无法使用，只能采用体积小、重量轻的便携式转运呼吸机。

最后，还必须有一定的氧源，提供一定浓度、一定压力的氧气。管道氧气系统在野外狭小空间救援中难以应用，只能采用便携式氧气筒、氧气袋以及便携式氧气支持系统等给人体供氧。

（二）静脉通路的建立

在危重伤病员的救治过程中，如果伤病员的血气屏障不存在严重问题，保持一定的弥散能力，开放的气道、一定的氧源和呼吸动力只能将氧气在一定程度上送入血液循环，但是，进

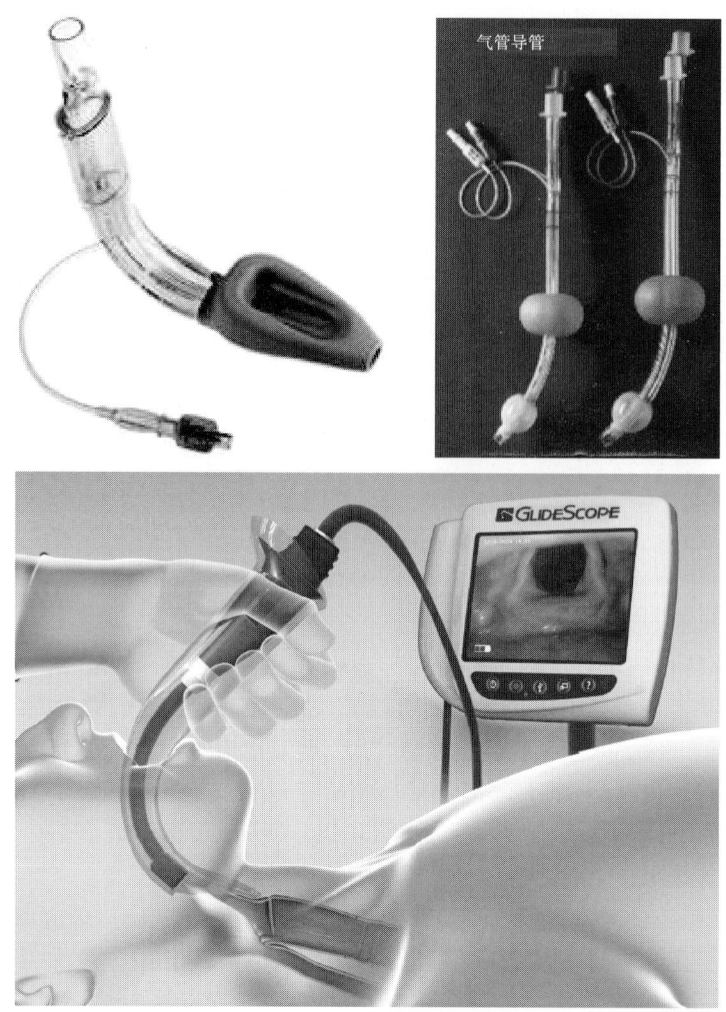

图 7-4-8 GlideScope 可视喉镜

入血液循环后的氧气要输送到组织细胞，还必须有运输氧的工具——血红蛋白、推送血红蛋白向组织移动的血容量，而且，危重伤病员的正常消化道途径营养存在障碍，维持生命的营养制剂、病情紧急复苏需要的药物也需要一条可靠、稳定的途径进入体内，在此种情况下，皮下、肌内、气管等给药途径效果均较差，外周静脉、中心静脉、骨髓腔输液有望成为有效的生命通道。但身处狭小空间的危重伤病员，外周静脉塌陷，中心静脉插管操作存在一定难度，骨髓腔输液通道成为伤病员最后的生命通道(图 7-4-9)。

尽管快速有效地建立静脉通路是每位急救人员的共识，但是仍有 10%～30%的急诊危重伤病员难以迅速建立静脉通路，骨髓腔输液通道有望成为一条备用的急救通道。骨髓腔输液作为一种急救输液方式，在国外已广泛应用，且已被作为美国儿科生命支持的标准技能之一。在 2000 年的《国际心肺复苏指南》中，针对反复静脉穿刺 3 次失败者或 90 s 内未能穿刺成功者，推荐进行骨髓腔输液。2005 年的《国际心肺复苏指南》中明确要求：复苏药物经静脉或骨髓腔给药。骨髓腔由网状的海绵静脉窦状隙组成，经中央管、滋养静脉和导静脉与血液循环相通，进入骨髓腔内的药物和液体可迅速进入血液循环。而且，外周静脉塌陷时，骨内静脉通路依然开放。加之经此途径输注药物的药动学、药效学及用药剂量与周围血管

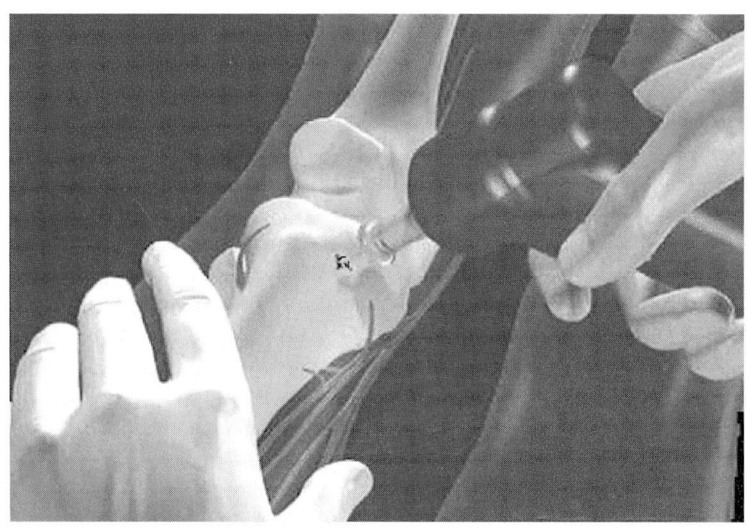

图 7-4-9 骨髓腔输液示意图

用药极为相似，能在静脉内使用的药物均可经骨髓腔内应用，目前尚无骨髓腔内用药禁忌的报道，从而为临床急救用药提供了一条有效的替代途径。输注部位多采用胫骨近端，此外，胫骨远端、股骨远端、肱骨近端也可作为输液部位，其疗效与静脉相似，也可采用富含红骨髓的髂骨、胸骨、锁骨部位，但不如四肢长骨方便和穿刺成功率高，胸骨穿刺有胸骨骨折的致命危险，应尽量不用。骨髓腔输液通常使用骨髓穿刺针，依据伤病员年龄及皮下组织选用不同的骨髓穿刺针及进针深度，进入骨皮质有落空感后，拔出针芯用注射器回抽，有骨髓后将静脉输液器接到骨髓针上即可输液或给药。目前骨髓腔输液装置主要有带针芯的16～20号骨穿刺针。国外骨髓腔输液急救产品，比较有代表性的有4种，即FAST输液器、骨输液枪、手转Surfast骨输液器和Jamshidi直针式骨输液器。凡无法或不能建立静脉通路进行静脉输液者，均可采用骨髓腔输液方法，如大面积烧伤、严重创伤、心搏骤停等。成骨不全、菌血症、骨质疏松症、骨质硬化症、穿刺部位有感染(蜂窝织炎、烧伤感染等)以及肢体骨折(以免外渗)、胎儿红细胞增多症均列为骨髓腔输液的禁忌证。骨质疏松症及骨质硬化症目前则尚未被认为是骨髓腔输液的绝对禁忌证。骨髓腔输液的并发症主要包括穿刺部位以及皮下和骨膜下液体外渗。骨髓炎的发生率极低，从未超过1%。静脉导管和静脉输注为危重伤病员提供了一条“生命线”，骨髓腔输液技术有望会成为建立血管输注通道失败的一种“挽救”方案。国外有专门用于骨髓腔输液的骨内输液器和骨内输液枪，但成本较高，价格较昂贵，国内短时间内难以普及。根据我国国情，急救时可采用普通骨穿针进行骨髓腔输液。其可操作性强，医务人员短时间内即能掌握，一次穿刺成功率达90.0%以上。对实施现场急救的医务人员进行仅1 h培训后，在院前急救中骨髓腔输液成功率也在80.0%以上。

（三）心肺复苏

按照2015版《国际心肺复苏指南》的要求进行。

（四）创伤救治

对于气道梗阻、大出血、张力性气胸等可逆性病变进行处置。待生命体征相对稳定后，依次进行损伤控制性手术、确定性手术等治疗。

（五）中毒救治

对于狭小空间下的中毒伤病员，首先要评估周围环境的安全，确认安全无误后方可进入现场救治。在生命支持的前提下，尽快采用特异性解毒剂针对性治疗。

（六）狭小空间中伤病员的心理治疗

狭小空间密闭幽暗，周围不明有害因素多发，对伤病员心理造成较大负面影响，积极给予心理治疗，有助于伤病员度过疾病危险期，改善预后。

（七）儿童、孕妇等特殊人群的救治需求

在狭小空间中，儿童、老年人、患有严重疾病等特殊患者，其救治各有各的特点。

（八）各种极端环境下的伤病员救治

狭小空间不但包括人们日常工作的场所，也包括高温、严寒等野外极端恶劣的自然环境等，在此种环境中，伤病员救治难度更大。

八、现场截肢手术

1. 现场截肢适应证

（1）现场截肢临床评估：①全身中毒症状严重，采用挤压肢体切开减张等处理，症状未见缓解，出现严重挤压综合征，危及伤病员生命。②伤肢并发特异性感染，如气性坏疽等。③伤肢无血运或有严重血运障碍，难以保留或估计保留后无功能。如：创伤时完全性肢体离断毁损，仅部分皮肤相连；Ⅲc 型开放性骨折，伴不可修复的坐骨神经或胫神经损伤；Ⅲc 型开放性骨折，缺血时间＞6 h；创伤危及生命，伴有持续性休克、弥散性血管内凝血（DIC）及急性呼吸窘迫综合征（ARDS）。④MESS 评分≥7 分。⑤肢体被挤压短时间内无法救出，加之环境不稳定，余震不断，设施欠妥，随时可能发生较大规模建筑物坍塌。

（2）现场截肢综合评估：根据救援现场环境、搜救成功与否、伤病员创伤肢体评分、三级救治场所距离远近等不同条件分为两大类，由救援者据此决定和判断是否截肢。

①搜救成功，已从废墟中救出者（表 7-4-2）：需对伤病员的伤情进行现场评估，根据伤病员 MESS 评分、生命体征及并发症情况等选择现场截肢或包扎转运。

表 7-4-2 搜救成功伤病员现场截肢与否的评估标准

伤病员评估情况	处置方法	
	转运至较远上级医疗单位	转运至较近上级医疗单位
下肢毁损伤（MESS 评分＞6 分），生命体征较平稳	现场截肢	包扎转运
下肢挤压伤（MESS 评分≤6 分），生命体征较平稳。但出现并发症（如挤压综合征、肢体严重感染等）	考虑现场截肢	包扎转运
下肢毁损伤（MESS 评分＞6 分），生命体征不平稳	现场截肢	争取早期截肢
下肢开放性骨折（MESS 评分≤6 分），生命体征不平稳且不能维持，休克	考虑现场截肢	争取保肢

②尚未搜救成功，肢体被压（MESS 评分＞6 分），需耗时救出者：需对救援现场环境进行评估，根据是否可能伴发余震，以及天气、环境、地形等情况，综合伤病员生命体征稳定情

况后，选择现场截肢或等待救援及生命支持。

尚未搜救成功伤病员现场截肢与否的评估标准：①灾害救援现场Ⅰ-良：相对平稳，气候可，环境地形清楚的现场。处置方法：生命体征平稳者，等待，给予生命支持；生命体征不平稳者，截肢救出，给予生命支持。②灾害救援现场Ⅱ-差：余震不断，气候恶劣，环境地形不清、随时坍塌的不稳定现场。处置方法：生命体征平稳者，截肢救出，给予生命支持；生命体征不平稳者，截肢救出，给予生命支持。

2. 肢体损伤严重程度评分　见表 7-4-3。

表 7-4-3　肢体损伤严重程度评分(MESS)(2～11 分)

内　　容	表　　现	分　　数
骨骼和软组织	低能量(刺伤、简单骨折、“民间枪击伤”)	1
	中能量(开放或多发骨折、脱位)	2
	高能量(近程枪击伤或军事枪击伤、挤压伤)	3
	非常高能量(以上外加大面积污染、软组织损伤)	4
肢体局部缺血(局部缺血时间＞6 h，分数加倍)	脉搏减弱或消失，但灌注正常	1
	无脉搏，感觉障碍，毛细血管充盈下降	2
	凉，麻痹，无感觉，麻木	3
休克	收缩压＞90 mmHg	0
	暂时性低血压	1
	持续性低血压	2
年龄	＜30 岁	0
	30～50 岁	1
	＞50 岁	2

3. 截肢流程

(1) 内翻皮瓣式开放性截肢术：截骨近端制作皮瓣；切断肌肉、结扎血管、切断神经、截骨；缝线穿过皮瓣边缘、基底部组织和筋膜；用凡士林纱布覆盖，包扎；术后 10～14 天二期闭合创面。

(2) 环形开放性截肢术：环形切开皮肤至深筋膜，皮肤自然回缩；在回缩皮缘切断肌肉；结扎血管、切断神经、截骨；用凡士林纱布覆盖，包扎；条件允许时可用负压吸引(VSD)装置，既可覆盖创面，又可保证引流通畅。肉芽组织瘢痕固定或瘢痕愈合。

九、科学搬运

从狭小空间将伤病员救出后，应该先将伤病员转运到救护车或转运到附近空旷安全地带，再次评估伤病员病情，进行必要的紧急救治处理，待伤病员生命体征相对平稳后，方可由救护车转至后方医院。因为在狭小空间状态下，伤病员的救治存在较大局限性，有些常规的救治措施可能难以实施或实施不到位、不规范，导致狭小空间条件下救治效率相对低下，因此，当伤病员脱离原来的狭小空间后，有必要进行再次病情评估及救治。在转运过程中，尤其要注意保护脊柱，使用专门的工具(脊柱板担架、颈托等)进行搬运，防止骨折断端刺破肝脾等实质脏器以及脊柱、颈椎等二次损伤。转运伤员的救护车必须配备必要的救治仪器和设备药品，以满足伤员转运途中病情变化后救治的需要。

第五节　现场救治技术

国家卫生健康委员会发布的《中国伤害预防报告》显示，我国每年有 70 万～75 万人因创伤死亡，约占年度死亡总人数的 9%，在死亡原因中占第 5 位。

现场救治的目的：维持伤病员生命，避免继发性损伤，防止伤口污染。现场救治的好坏直接决定预后，现场重要的救治技术主要包括保持气道通畅、现场心肺复苏、通气、止血、包扎、骨折固定及搬运技术。

一、保持气道通畅

首先使患者处于仰卧位，解开患者衣领及腰带，清除口鼻咽喉中的血块、黏痰、呕吐物、义齿及其他异物等。对呼吸道阻塞及有窒息危险的患者，可插入口咽通气道或鼻咽通气道，如手头没有相关器具，可使用大头针做环甲膜穿刺或环甲膜切开，如果病情紧急可做气管切开插管。对下颌骨骨折或昏迷的患者，若伴有舌后坠情况，可将舌牵出，用别针或丝线穿过舌尖固定于衣服上，然后将头偏向一侧。

二、通气

气道阻塞常见原因是舌后坠和异物阻塞，这也是昏迷患者气道不通畅的重要原因。气道阻塞可为部分或完全阻塞。完全气道阻塞可无症状，如未纠正，可在 5～10 min 导致窒息（低氧、高碳酸血症）、呼吸暂停和心脏停搏。部分气道阻塞虽然不会立即窒息，但也必须纠正，否则也可引起脑或肺水肿、衰竭，继发性呼吸暂停，心脏停搏和低氧性脑损伤。

1. 舌后坠处理　舌根附于下颌，若将下颌向前推移，舌根即离开咽后壁，气道即可开放。

1）传统方法

（1）托颈法：操作者一手手心向下，放在患者前额上并向下加压，另一手手心向上，在患者颈下将其颈部上抬。但是此种方法禁用于头、颈部有外伤的患者。

（2）提颏法：操作者一手置于患者前额并向下加压使其头部后仰，另一手的食指和中指置于患者下巴的凹陷中将下颏向前、向上抬起。

（3）抬颌法：操作者位于患者头部前方，将双手放在患者两侧下颌处，用双手中指、食指及无名指将患者下颌前拉，同时用双手拇指推开患者口唇。此种方法常用于疑有颈部损伤患者。

（4）舌颏上举法：操作者位于患者头部前方，将双手拇指深入患者口腔内，食指放在患者颏下，将舌连同下颌骨一并提起。

2）专业救援方法

（1）口咽通气道法：口咽通气道也称口咽管，是由无毒塑料制成的 S 形扁腔软管，一头转弯较大，一头转弯较小，分别适用于成人和儿童。口咽通气道适用于那些无知觉（无反应）并缺乏咳嗽或者咽反射的患者，目的在于阻止舌头阻塞气道，从而达到应用球囊-面罩装置可充分通气的目的。操作时患者取仰卧位，口咽管经其口插入，沿着舌弓和腭部之间的自然缝隙一直到达会厌的气管开口处,使患者的气道充分开放。操作简便,可以迅速打开患者的气道,不用专人持续操作,并且可以避免在口对口人工呼吸时抢救者和患者之间口腔直接接触,从而避免了许多不便和交叉感染的可能。口咽通气道法操作简便、效果良好、价格低廉,是急救医学的基本装备之一。

(2) 鼻咽通气道法:对于那些下颌很紧,经口置入通气道有困难的患者鼻咽通气道更为适用。对于那些并没有很深的意识障碍的患者鼻咽通气道比口咽通气道更易于耐受。接近30%的患者置入鼻咽通气道后会出现气道出血,鼻咽通气道应慎用于严重头面部损伤的患者。

(3) 气管内插管:气管内插管可以保持气道开放,便于吸痰,输送高浓度氧,提供备选的给药途径,输送已稳定的潮气量,避免误吸,是救援中最好的开放气道的方法。气管内插管属于进一步生命支持内容。

3) 垫肩法　在救援现场可以使用垫肩法开放气道。将枕头或同类物品置于仰卧患者的双肩下,重力作用使患者头部自然后仰(头部与躯干的夹角应小于120°),拉直下坠的舌咽部肌肉,使气道通畅。鉴于本法的易操作性和良好效果,建议在现场急救的专业及科普教育、训练中推广,让非专业人员能够掌握并能够在现场心肺复苏时使用该法,在没有准备口咽管的专业救援人员进行现场心肺复苏时也可使用该法。使用垫肩法的禁忌证是颈椎损伤。

2. 异物阻塞气道处理　无意识患者不能自行排出异物(如呕吐物、血)的,如上呼吸道刺激致喉痉挛或因支气管痉挛、支气管分泌物、黏膜水肿、胃扩张内容物或其他异物致下呼吸道阻塞。处理方法如下。

(1) 指取异物:将食指沿患者颊内侧向咽部深入,直达会厌背侧,用屈指法掏出异物。

(2) 背击法:当口对口呼吸不能吹入气体,疑有异物阻塞气道时,可使患者背对操作者或俯卧用一手掌猛而迅速地连续4次捶击患者背部,以诱发呼气排出异物。

(3) 推压法:在背击法无效时采用,在站立或仰卧位行腹部或下胸部连续推压4次,注意不要推压肋缘,防肋骨骨折和内脏破裂,对晚期妊娠和高度肥胖者,以推下胸部为宜。

(4) 背击法及推压法交替进行,可能效果更好。背击法可产生瞬间较高压力,推压法使压力增高,更有利于异物排出。

(5) 器械取异物:若有条件可在纤维喉镜或纤维气管镜直视下取出异物。

对于小儿和婴儿宜用拍背法,即将脸向下,用两手指托起下颌及颈,用膝和一只手将患者胸部压在操作者的前臂上(如压胸样),另一手在肩胛骨之间拍背;若小儿为气道部分阻塞,有意识,可直立位呼吸,不要头向下。婴儿和小儿不用腹部推压法。

三、止血

1. 出血的种类　按出血的部位可分为外出血和内出血。内出血:体表见不到。血液由破裂的血管流入组织、脏器或体腔内。外出血:体表可见到,血管破裂后,血液经皮肤损伤处流出体外。

按血管分类可分为动脉和静脉出血:动脉出血,创口出血急促、颜色鲜红,呈波动喷射状;静脉出血,颜色暗红,流出缓慢。

2. 外出血的止血方法

1) 指压止血法　指压止血法是一种简单有效的临时性止血方法,适用于头、颈部和四肢的动脉出血。它根据动脉的走向，在出血伤口近心端，通过用手指压迫血管，使血管闭合而达到临时止血目的，然后再选择其他止血方法。

(1) 头颈部出血指压法：用手指在伤口上方近心端将血管压在骨骼上，中断血液流动达到止血目的，包括：①颞浅动脉指压法：用拇指压在耳屏前上方正对下颌关节处，适用于头顶及颞部皮肤或血管出血。②面动脉指压法：拇指或食指压在下颌角前大约 3 cm 处，适用于腮部及颜面部的出血。③颈总动脉指压法。④枕动脉指压法：一只手四指压迫伤侧耳后与枕骨粗隆间的凹陷处，另一只手固定于患者头部。

(2) 上肢动脉指压法：①指动脉止血：压迫指根部两侧，用于手指出血的止血。②尺、桡动脉止血：腕部表面两侧，同时按压桡、尺动脉，用于腕及手出血的止血。③肱动脉止血：上臂中段内侧，拇指按压，用于前臂及手出血的止血。④锁骨下动脉止血：用拇指在伤侧锁骨上窝搏动处向内下方用力压至第一肋骨骨面，其余四指固定肩部。⑤锁骨下动脉：用拇指压迫同侧锁骨上中窝部的锁骨下动脉搏动点，用力向下、向后压迫。

(3) 下肢动脉指压法：①股动脉：腹股沟韧带中点偏内侧的下方，拇指或掌根向外上压迫，用于下肢大出血。②腘动脉：腘窝中部，拇指按下，用于小腿以下严重出血的止血。③压迫胫前动脉和胫后动脉：用两手拇指分别压迫足部中部(胫前动脉)和足跟内侧与内踝之间(胫后动脉)进行止血。

2) 加压包扎止血法　用消毒纱布或干净的手帕、毛巾、衣物等敷于伤口上，然后用三角巾或绷带加压包扎。压力以能止住血而又不影响伤肢的血液循环为宜。若伤处有骨折时，须另加夹板固定。关节脱位及伤口内有碎骨存在时不可用此法。

3) 加垫屈肢止血法　适用于上肢和小腿出血。在没有骨折和关节受伤时可采用。

4) 止血带止血法　当遇到四肢大动脉出血，使用上述方法止血无效时采用。常用的止血带有橡皮带、布条止血带等。

5) 钳夹止血法　如可能在伤口内用止血钳夹住出血的大血管断端，连同止血钳一起包扎在伤口内。切不可盲目钳夹，以免损伤邻近的血管及神经。

6) 血管结扎法　无修复条件而需要长途运送者，可初步清创后结扎血管断端，缝合皮肤，不上止血带，迅速转送，可减少感染机会，防止出血，避免长时间使用止血带造成的后果。

禁忌证：肢体有感染、肿瘤及血管病变，血栓闭塞性脉管炎，动脉血栓形成的幼儿或明显消瘦者。

注意事项：扎止血带时，皮肤与止血带之间不能直接接触，应加垫敷料、布垫或将止血带扎在衣裤外面，以免损伤皮肤；扎止血带要松紧适宜，以能止住血为度，过紧容易损伤皮肤、神经、组织，引起肢体坏死；扎止血带时间过长，容易引起肢体坏死，止血带扎好后，要记录扎止血带的时间，并每隔 40～50 min 放松一次，每次放松 2～3 min。为防止止血带放松后大量出血，放松期间应在伤口处加压止血；运送伤病者时，扎止血带处要有明显标志，不要用衣物等遮盖伤口，以妨碍观察，并用标签注明扎止血带时间和放松止血带时间。

四、包扎

常用的包扎材料有绷带、三角巾及其他临时代用品(如干净的手帕、毛巾、衣物、腰带、领带等)。绷带包扎一般用于支持受伤的肢体和关节，固定敷料或夹板和加压止血等，其包扎方法包括螺旋、环形、回返、8 字及人字形法等。三角巾包扎主要用于包扎、悬吊受伤肢体，固定敷料，固定骨折等。常用的包扎法如下。

1. 环形绷带包扎法 此法是绷带包扎中最基本的方法，多用于手腕、肢体、胸、腹等部位的包扎。将绷带做环形重叠缠绕，最后用扣针将带尾固定，或将带尾剪成两头打结固定。

注意事项：

（1）包扎方向应从里向外，从远向近。开始和结束时均要重复缠绕一圈以固定。打结、扣针固定应在伤口的上部，肢体的外侧。

（2）包扎时应注意松紧度。乳房下、腋下、两指间、骨突处必须加垫，不可过紧或过松，以不妨碍血液循环为宜。

（3）包扎肢体时不得遮盖手指或脚趾尖，以便观察血液循环情况。

（4）检查远端脉搏搏动，触摸手脚有无发凉等。

（5）不可在受伤或炎症部位打结固定，不可在关节面或骨突处打结固定，不可在肢体内侧打结固定，不可在经常摩擦处打结固定。

2. 三角巾包扎法

（1）三角巾全巾：三角巾全幅打开，可用于包扎或悬吊上肢。

（2）三角巾宽带：将三角巾顶角折向底边，然后再对折一次。可用于下肢骨折固定或加固上肢悬吊等。

（3）三角巾窄带：将三角巾宽带再对折一次。可用于足、踝部的8字固定等。

五、骨折固定

1. 骨折的症状 疼痛、肿胀、畸形、骨擦音、功能障碍、大出血。

2. 骨折的固定材料 夹板。

3. 急救原则和注意事项

（1）要注意伤口和全身状况，如伤口出血，应先止血，包扎固定。如有休克或呼吸、心搏骤停者应立即进行抢救。

（2）在处理开放性骨折时，局部要做清洁消毒处理，用纱布将伤口包好，严禁把暴露在伤口外的骨折断端送回伤口内，以免造成伤口污染和再度刺伤血管和神经。

（3）对于大腿、小腿、脊椎骨折的患者，一般应就地固定，不要随便移动患者，不要盲目复位，以免加重损伤程度。

（4）固定骨折所用的夹板的长度与宽度要与骨折肢体相称，其长度一般以超过骨折上下两个关节为宜。

（5）固定用的夹板不应直接接触皮肤。在固定时可用纱布、三角巾、毛巾、衣物等软材料垫在夹板和肢体之间，特别是夹板两端、关节骨突部和间隙部，可适当加厚垫，以免引起皮肤磨损或局部组织压迫坏死。

（6）固定、捆绑的松紧度要适宜，过松达不到固定的目的，过紧影响血液循环，导致肢体坏死。固定四肢时，要将指（趾）端露出，以便随时观察肢体血液循环情况。如发现指（趾）苍白、发冷、麻木、疼痛、肿胀，甲床青紫时，说明固定、捆绑过紧，血液循环不畅，应立即松开，重新包扎固定。

（7）对四肢骨折固定时，应先捆绑骨折断处的上端，后捆绑骨折断处的下端。如捆绑次序颠倒，则会导致再度错位。上肢要屈肘状固定，下肢要伸直固定。

六、搬运

患者在经过止血、包扎及固定处理后，要按照先转运危及生命者，再转运开放性外伤和多发骨折者，然后转运轻伤者的顺序将患者进行转运。需要时应当给予患者镇静剂。

1. 搬运的方法 常用的搬运方法有徒手搬运法和担架搬运法两种。应根据患者的伤势轻重和运送的距离远近选择合适的搬运方法。徒手搬运法适用于伤势较轻且运送距离较近的患者，担架搬运法适用于伤势较重，不宜徒手搬运，且转运距离较远的患者。

2. 注意事项

（1）移动患者时，首先应检查患者的头、颈、胸、腹和四肢是否有损伤，如果有损伤，应先做急救处理，再根据不同的伤势选择不同的搬运方法。

（2）病（伤）情严重、路途遥远的患者，要做好途中护理，密切注意患者的神志、呼吸、脉搏以及病（伤）势的变化。

（3）扎止血带的患者，要记录扎止血带和放松止血带的时间。

（4）搬运脊柱骨折或疑有脊柱骨折的患者时，不能让患者站立，应特别注意脊柱平直，以免发生或加重脊髓损伤，禁忌一人抬肩、一人抱腿的错误搬运方法；对颈椎骨折脱位患者，搬运时应由一人牵头部，保持与躯干长轴一致，并随之转动，防止颈椎过伸过屈或旋转，平卧后头两侧用软物垫好，防止运输中发生意外。

（5）用担架搬运患者时，一般头略高于足，休克的患者则足略高于头。行进时患者的足在前，头在后，以便观察患者情况。

（6）用汽车、大车运送时，床位要固定，防止起动、刹车时晃动使患者再度受伤。出血，尤其是大出血，属于外伤的危重急症，若抢救不及时，患者会有生命危险。止血技术是外伤急救技术之首。

七、现场心肺复苏

1. 概述 心肺复苏（cardiopulmonary resuscitation，CPR）是针对心跳、呼吸停止所采取的抢救措施，包括通过胸外按压建立暂时的人工循环，通过电除颤转复，促进心脏恢复自主搏动；采用人工呼吸纠正缺氧，并恢复自主呼吸。适用于猝死、心脏病突然发作、溺水、窒息或其他灾难事件造成的意识昏迷并有呼吸及心跳停止的状况。猝死是指平常“健康”人，或者病情基本稳定的人，突然出现神志丧失，心跳、呼吸停止，颈动脉搏动消失，双侧瞳孔散大。如果猝死的患者立即就地进行徒手心肺复苏是可以抢救成功的。在 4～6 min 进行有效的心肺复苏，抢救成功率为 50%。徒手心肺复苏是一种抢救技术，它不需要任何医疗器械，不仅是救援医护人员必须掌握的一项急救技能，更是广大群众应该熟悉和掌握的一种急救术。

2. 现场复苏程序 包括：检查反应→启动应急反应系统→同时检查呼吸和脉搏→CPR。

1）判断患者反应 一旦发现患者无呼吸、意识丧失、对刺激无任何反应，即可判定为呼吸、心跳停止，应现场立即开始 CPR。

2）患者的体位 将患者仰卧位放置在坚固的平面上，双上肢放置于身体两侧，以便于实施 CPR。对无反应但已有呼吸和有效循环体征的患者，应采取恢复体位。患者取侧卧位，前臂位于躯干的前面，以维持患者气道开放，减少气道梗阻和误吸的危险。当怀疑患者有头颈部创伤时，应保持轴线翻身，避免不必要的搬动可能加重损伤，造成瘫痪，见图 7-5-1。

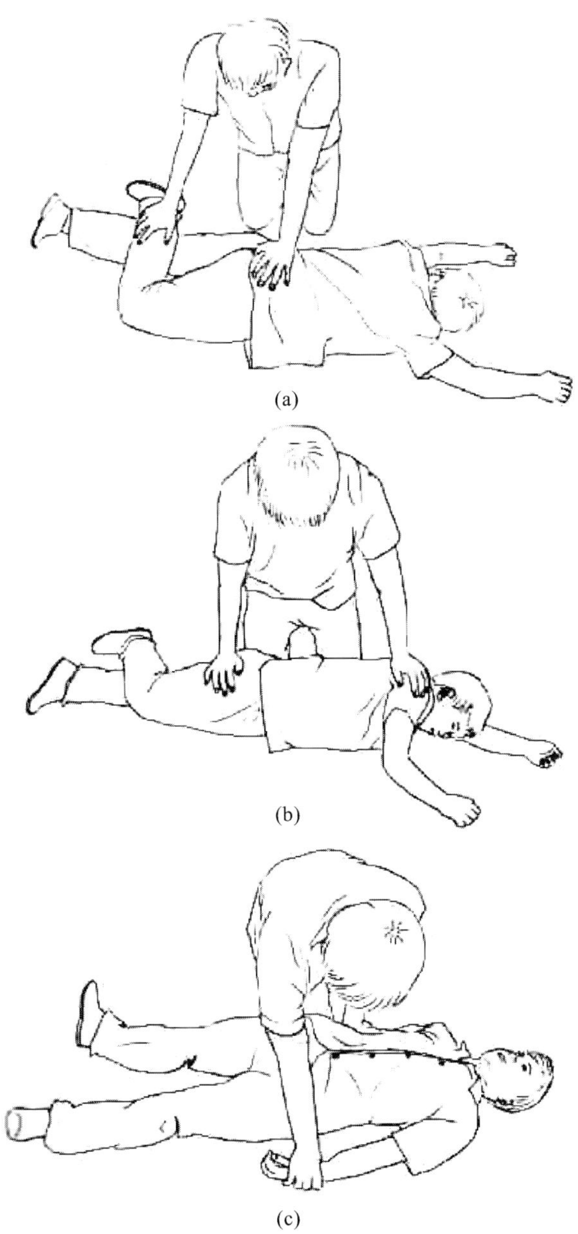

(a)

(b)

(c)

图 7-5-1　轴线翻身

3）循环支持

（1）脉搏检查：当非专业急救者遇到呼吸停止的无意识患者时，应立即开始连续胸外按压，无须进行生命体征的评估，直至自动体外除颤仪（automated external defibrillator，AED）和专业急救者到达现场。但对于专业急救者，仍要求检查脉搏，在 10 s 内确认循环状态，如果在 10 s 内没有或无法检查出脉搏，应立即开始胸外按压。

1 岁以上患者的颈动脉比股动脉更易触及。劲动脉触及方法是使患者仰头后，急救者一手按住患者前额，用另一手的食指、中指找到气管，两指下滑到气管与颈侧肌肉之间的沟内即可触及颈动脉搏动，见图 7-5-2。

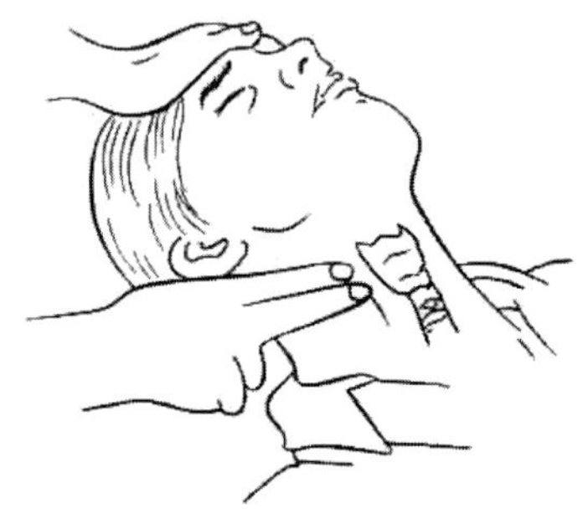
图 7-5-2 判断脉搏

（2）检查循环体征：专业急救者在检查患者颈动脉搏动的同时，要观察呼吸、咳嗽和运动情况，10 s 内鉴别正常呼吸、濒死呼吸以及其他通气形式，如果不能肯定是否存在自主循环，则应立即开始胸外按压。

（3）胸外按压。

①成人胸外按压：操作者位于患者一侧。患者仰卧在硬质的平面上，暴露患者胸部，迅速确定按压的部位：胸骨中线与两乳头连线交汇点或胸骨中下 1/3 处（图 7-5-3）。操作者一手的掌跟放在按压部位上，另一手重叠在前一手上，双肘伸直，利用上身的重量用力垂直下压（图 7-5-4）。按压频率：100～120 次/分。按压深度：至少 5 cm，不能超过 6 cm。每次按压后放松让胸廓完全恢复到按压前的位置。尽可能减少胸外按压的中断。按压通气比为 30∶2。

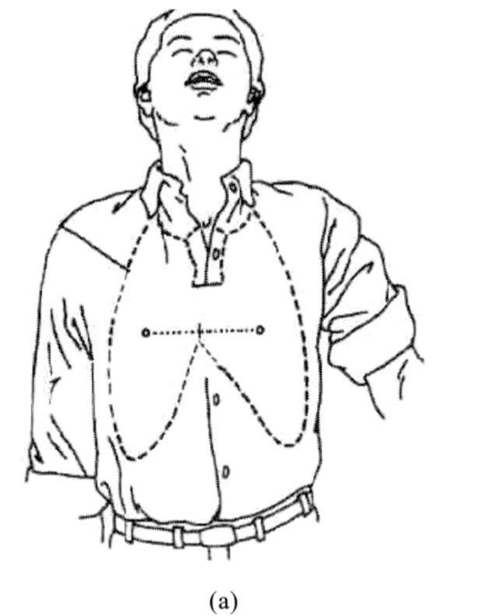
(a)

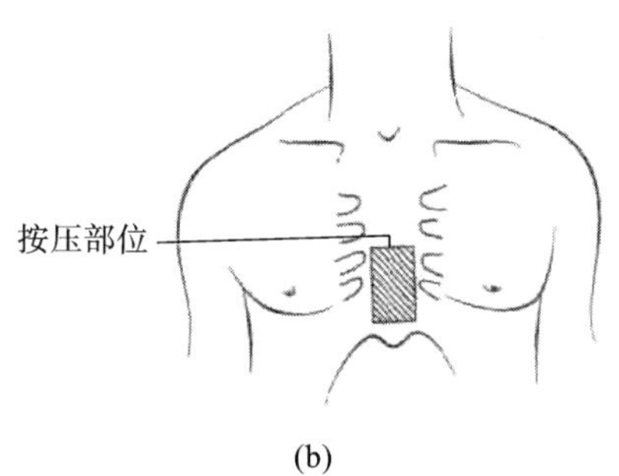

(b)

图 7-5-3 胸外按压部位

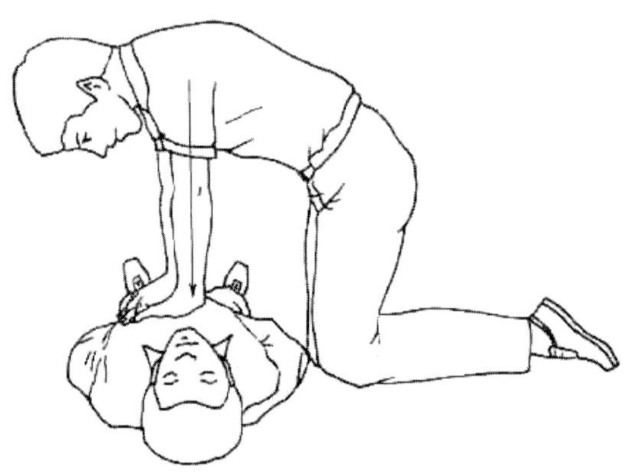
图 7-5-4 成人胸外心脏按压

②1 岁至青春期儿童胸外按压：操作者位于患者的一侧。患者仰卧在硬质的平面上，暴露患者胸部，迅速确定按压的部位：胸骨中线与两乳头连线交汇点。操作者一手的掌跟放在

按压部位上，另一手重叠在前一手上，两肘伸直，利用上身的重量用力垂直下压(图 7-5-5)。按压频率：100～120 次/分。按压深度：胸廓前后径的 1/3。每次按压后放松让胸廓完全恢复到按压前的位置。按压通气比：单人心肺复苏 30∶2；双人心肺复苏 15∶2。

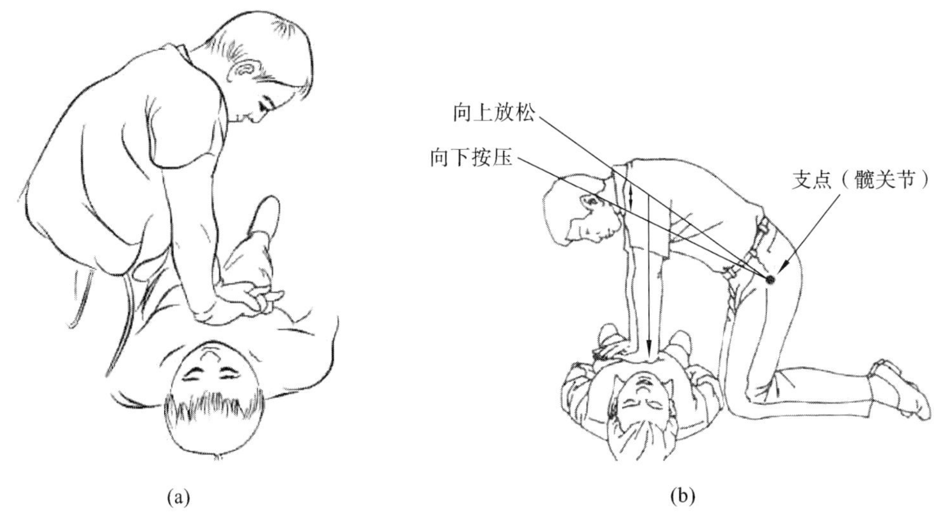

图 7-5-5 胸外按压手法

③婴儿(从出生离开分娩室至 1 岁)胸外按压：操作者位于婴儿一侧。婴儿仰卧在硬质的平面上，暴露胸部，迅速确定按压的部位：胸骨中线与两乳头连线交汇点。单人复苏：用两个手指放在按压部位上下压；双人复苏：将双手的拇指放在按压部位向下压，其余手指环绕胸廓。按压频率：100～120 次/分。按压深度：胸廓前后径的 1/3～1/2。每次按压后放松让胸廓完全恢复到按压前的位置。尽可能减少胸外按压的中断。按压通气比：单人心肺复苏 30∶2，双人心肺复苏 15∶2。

4) 开放气道 舌后坠和异物阻塞是造成气道阻塞常见原因。开放气道应先去除气道内异物。如无颈部创伤，清除患者口中的异物和呕吐物时，可一手按压开下颌，另一手用食指将固体异物勾出，或用指套或指缠纱布清除口腔中的液体分泌物，见图 7-5-6。

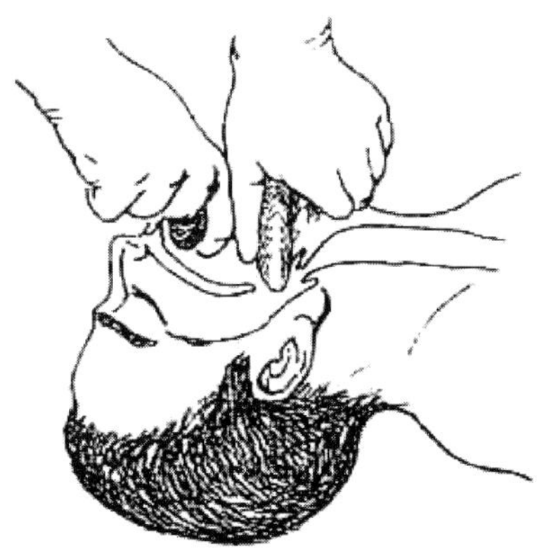

图 7-5-6 清除患者口中异物

(1) 仰头抬颏法：将一手放在患者前额，用手掌用力向后推额头，使头部后仰，另一手指放在下颏骨处，向上抬颏。向上抬动下颏时，避免用力压迫下颌部软组织，避免人为造成气道阻塞。对于创伤和非创伤的患者，均推荐使用仰头抬颏法开放气道。

（2）托颌法：将肘部支撑在患者所处的平面上，双手放置在患者头部两侧并握紧下颌角，同时用力向上托起下颌。如果需要进行人工呼吸，则将下颌持续上托，用拇指把口唇分开，用面颊贴紧患者的鼻孔进行口对口呼吸（图 7-5-7）。托颌法因其难以掌握和实施，常常不能有效地开放气道，还可能导致脊髓损伤，因而不建议基础救助者采用。

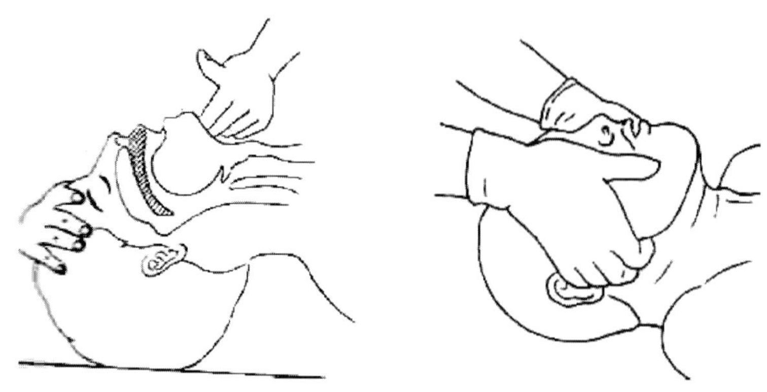

图 7-5-7 仰头抬颌法与托颌法

5）人工呼吸

（1）检查呼吸：开放气道后，将耳朵贴近患者的口鼻附近，感觉有无气流通过，同时观察胸廓有无起伏，最后仔细听有无气流呼出的声音（图 7-5-8）。也可将少许棉絮放在口鼻处，观察有无气流通过致使棉絮飘动。若无上述表现即可确定患者无呼吸，整个判断及评价时间不应超过 10 s。

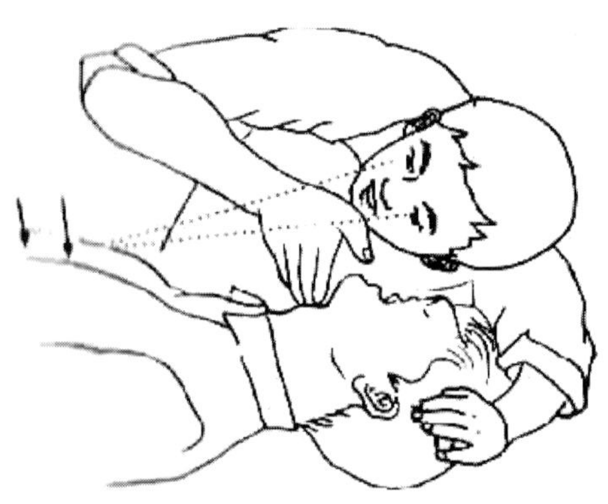

图 7-5-8 检查呼吸

（2）口对口呼吸：口对口呼吸是一种快捷、有效的通气方法，CPR 时常作为首选。首先开放患者气道，并捏住患者的鼻孔防止漏气，急救者和患者形成口对口密封状，缓慢吹气，每次吹气应持续 1 s 以上，确保观察到胸廓起伏，然后"正常"吸气（而不是深吸气），再进行第二次呼吸，时间超过 1 s，通气频率应为 10～12 次/分。为减少胃胀气的发生，对大多数成人在吹气持续 1 s 以上给予 10 mL/kg 潮气量可提供必要的氧合。

（3）球囊-面罩装置：球囊-面罩装置可在无人工气道的情况下进行正压通气，但同时可能会导致胃胀气。一般球囊充气容量约为 1000 mL，足以使肺充分膨胀。单人急救时按压球囊难保不漏气，易出现通气不足。双人操作时，一人紧压面罩防止漏气，另一人按压球囊效果更好。无论是单人还是双人操作，都应观察胸廓有无起伏。理想的球囊应连接一个储氧袋，可提供100%氧气。

6）单人和双人 CPR

（1）单人 CPR：①判定患者有无反应：轻拍、轻摇或大声呼唤，确定患者有无反应。②启动 EMS：根据现场实际情况，及时求助或启动急救。③开放气道：将患者安放在适当的位置，采用仰头抬颏法或托颌法开放气道。④人工呼吸：确定是否存在自主呼吸，或是通气不足。如患者无反应，但有呼吸且无脊柱损伤时，可将患者侧卧，保持气道通畅。如患者无反应，也无呼吸，将患者置于平卧位，立即以 30∶2 的按压通气比进行人工呼吸和胸外按压。⑤胸外按压：检查循环体征，开始通气后观察患者对最初通气的反应，检查患者呼吸、咳嗽、有无活动，专业急救者还应检查颈动脉搏动（不超过 10 s）。如有确切的颈动脉搏动，每5～6 s 给予一次人工呼吸。若无循环征象，应立即开始胸外按压。⑥重新评价：5 个按压/通气周期（约 2 min）后，再次检查和评价，如仍无循环体征，立即重新进行 CPR。

（2）双人 CPR：一人行胸外按压，另一人保持患者气道通畅，并进行人工通气，同时监测颈动脉搏动，评价按压效果（图 7-5-9）。按压频率为 100 次/分，按压通气比为 30∶2。如果有 2 名或更多急救者在场，应每 2 min 更换按压者，避免因劳累降低按压效果。

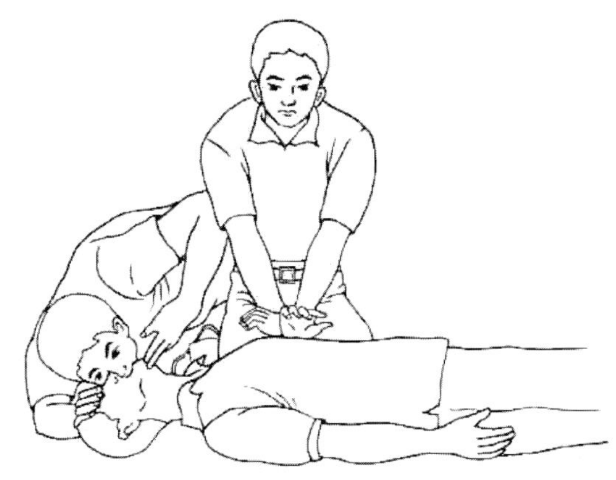

图 7-5-9　双人 CPR

7）特殊场所的 CPR　如果事发现场存在不安全因素，应立即将患者转移至安全区域并立即开始 CPR。尽可能不中断 CPR，直到患者恢复循环体征或其他急救者赶到。

8）效果的判断　从五个方面判断：瞳孔、面色、神志、呼吸和脉搏。若瞳孔缩小有对光反射，面色转红、神志渐清、有脉搏和自主呼吸，表明 CPR 有效。

3. 除颤　成人心跳停止后，应立即进行 CPR，并尽早使用 AED。

由患者倒地不起至除颤开始所花费的时间是决定心跳停止患者存活率最重要的因素。除颤每延误 1 min，由心室颤动引起的心跳停止后的存活率便降低 7%～10%。

电除颤是将一定强度的电流通过心脏，使全部心肌在瞬间除极，然后心脏自律性的最高起搏点（通常是窦房结）重新主导心脏节律。心室颤动时心脏电活动已无心动周期，除颤可在任何时间放电。

自动体外除颤仪（AED）的使用步骤如下。

（1）打开电源。

(2) 贴上电极片：一个电极在右上胸骨侧(右锁骨正下方)，另一个电极贴在左侧乳头的外侧使其顶端位于腋下 4～5 cm 处。

(3)“离开”患者并分析心律：自动分析心律花费 5～15 s，如有室性心动过速或心室颤动存在会有语音提示应予电击。

(4)“离开”患者并按下电击钮：在按下电击钮前，确定无人接触患者。大部分 AED 在检测到可电击的心律时会自动充电，通常会有语音合成或声光显示充电已开始，只有在充分清场后才能电击。

第一次电击后，要重新开始心肺复苏 2 min，如提示室性心动过速或心室颤动持续存在，则再次充电进行电击。三次电击后要求医护人员检查患者的循环征象，包括脉搏，如没有恢复应再做 CPR 60 s。

第六节　医疗后送技术

一、概念

医疗后送指灾难现场对伤病员实施救治并运送至安全地带进一步救治的方法和过程，包括伤病员经过现场抢救后，通过各级救治机构的分级救治与妥善安全转运，逐步得到完善治疗的卫生保障工作。主要包括医疗后送体制、后送组织管理、后送方式、后送工具与后送质量控制等。

二、人员组成和职责

医疗后送组主要由具备急救技能医护人员为核心的各级医疗机构、救援队、社会志愿者多方参与，一般设 1 名医疗组长总负责，每组至少配置 1 名医生、1 名护士及运输工具操作人员，明确职责，分工协作；航空、水上后送配备医务人数不少于伤员人数 1/4，同时需参加过航空(水上)救护培训，掌握航空(水运)基础知识。

紧急救护人员需具有现场分析判断和急救处置能力；机(车、船)队的后送团队需涵盖但不限于急诊、呼吸、心血管、中毒、神经等专业人员。运输工具操作人员需明确任务、熟悉交通运送条件；调度、通信人员需熟练掌握网络、通信以及数据库等技术，准确及时传递后送信息。

三、配备设备

后送设备具有机动灵活、部署展开快、救治能力强以及受外部环境影响小的优点；配套便携式监护仪、转运呼吸机、气管插管器械、除颤仪、吸引器、氧气瓶、担架、包扎止血物品、夹板、颈托、血液药品冷藏箱、通信保障装备等基本生命监护仪器及急救处理设备。

四、药品配置

根据伤病情特点，在常规药品模块基础上，配备烧伤患者需要的血浆、白蛋白等制品；配备一定数量晶体液及胶体液，配备肾上腺素、多巴胺等心肺复苏药物、血管活性药物等。

海拔 3000 m 以上地区医疗后送需配备抗缺氧药物和制氧设备。

五、后送准备

1. 快速医疗后送总原则

（1）机动性原则：不因等待运输工具而耽误时间，不因等待伤病员而耽误时间。

（2）连续性原则：连续、动态的全程管理措施。

（3）合理性原则：合理配置和使用资源，尽可能短的时间内完成医疗后送。

（4）规范性原则：医疗行为、医疗设备和医疗后送装备的使用规范。

（5）适应性原则：根据灾难造成伤病员的特点和环境，适应伤病员救治转运的具体需要。

2. 转运前准备

（1）以“先救命后治病，先重伤后轻伤，先抢救后转送”为原则做好后送前的救治处置。

（2）定期评估和及时调整伤病员医疗后送级别；重伤病员间隔时间不超过 15 min，轻伤病员间隔时间不超过 30 min。

（3）转运前初步处理包括：心肺复苏、静脉穿刺、清创缝合、气管切开置管、止血、包扎、固定和搬运等；重度烧伤合并吸入性损伤伤病员应适当放开气管切开指征；需要的医疗处置（如气管插管，吸痰，留置导尿管、胃管，排空大小便）在登机、车、船前完成。

（4）完成开放气道、控制出血、纠正休克、骨折固定等危及生命情况的处理。

（5）确保伤情处于相对稳定状态。

（6）后送人员、设备和药品准备完善：了解伤情，能正确地估计、判断和处理转运途中可能发生的情况。

（7）充分沟通并签署转运知情同意书，转运行程确认书等相关文件，简要介绍乘坐常识和注意事项，检查伤病员的安放情况及担架、管道、骨折固定、体位情况。

六、转运时机

转运时机为寻求或完成更好的诊疗措施以期改善预后，在完善转运前准备，充分评估转运的指征、风险、获益后，所选择的最佳转运时间。

（1）按伤病员检伤分类、分级、分阶段后送，迅速、准确，先重后轻，降低伤死率和致残率，提高治愈率。

（2）转运时机还包括以下内容：

①需紧急救治伤病员（检伤分类红色标志）须在 10 min 内获得初步处理：包括昏迷者、心跳呼吸停止者、气道阻塞者、严重休克者、严重烧伤者（呼吸道烧伤或面积＞总体表面积 30％以上者）、大出血者、肝脾破裂或外露性腹腔创伤者、伴远端动脉搏动消失的骨折者、肢体伤后严重感染或坏死者、多发伤者及儿童伤病员等。紧急救治后伤情达到相对稳定状态第一优先后送。

②伤情允许延迟治疗且无生命危险伤病员（检伤分类黄色标志）次优先后送：延迟早期或专科治疗需在 6 h 内获得；包括如血管损伤已经结扎的骨折者、中等程度休克者、不伴有昏迷的颅脑损伤者、开放性关节和骨损伤者、眼睛损伤者、不严重的烧伤者（烧伤面积＜总体表面积 30％者）、未伴呼吸困难的气胸者等。

③微创伤病员（检伤分类绿色标志）延迟后送：受伤后生理学上没有明显改变的伤病员，包括只有轻度骨折者（不造成远侧脉搏消失的肌肉和骨骼损伤）、轻度烧伤（烧伤面积＜总体

表面积 20%或Ⅱ度烧伤以下)和不造成休克的软组织损伤和出血的伤病员等。

④保守治疗的伤病员(检伤分类黑色标志)第四后送:遭受致命性损伤,必然要死亡的伤病员,包括严重脑外露的头部损伤、Ⅲ度烧伤面积超过体表总面积 60%以上、呼吸或心脏停止跳动超过 15 min、心肺复苏超过 30 min 仍无自主呼吸循环恢复的伤病员等。

伤病员在等待后送期间发生病情变化时,应及时重复评估伤情并进行适当处置,适当调整后送优先级别。

七、转运方式

运用多方式立体选择、多手段前接后送、多力量联合运用。

1. 航空后送

(1) 方式:包括固定翼救护飞机、救护直升机、客机、航班担架、航班轮椅等几种方式;通常选用固定翼救护飞机和救护直升机两类;具有后送速度快、机动性强、不受地形道路限制等优点。

(2) 后送条件:航线确定需根据飞行地域、任务特点、飞机性能、气象特点加以综合考虑,飞行安全保障不受伤情影响;后送医疗机构有直升机停机坪;机场距离<50 km。

(3) 后送的选择:

①救援现场地形复杂或水上、陆地救护力量难以及时接近,航空后送为首选。

②后送距离超过>50 km 时,航空后送体现出较陆地后送、水上后送速度快的优势;后送半径在 400 km 内多选择救护直升机,超过 400 km 且就近有机场者多选择固定翼救护飞机。

③救护直升机可直抵灾情严重的核心区域,应用于特殊情况。

④危重伤病员长距离后送(>1 000 km 或地面转运时间<8 h)首选航空后送。

⑤陆地(水上)转运、伤病员处置等地面活动需积极配合航空后送,国内与国际、陆地(水上)与空中、长距离与短距离相结合。后送伤病员的选择:已进行紧急处理后生命体征维持相对稳定的伤病员,均可航空后送。

(4) 相对禁忌证:

①生命体征不稳定者。

②烈性传染性疾病者在保证相应隔离要求的前提下转运,如无法达到隔离条件作为相对禁忌。

③航空生理(如低气压、缺氧、噪声、颠簸等)可能致伤情恶化的伤病员需评估排除,如:气胸、严重贫血、肺功能下降、器质性心脏病等;有腹胀、胃肠疾病、胃肠道贯通伤者;外伤性气胸、血气胸需胸腔置管者。

④微创伤病员及保守治疗伤病员(第四后送标签)需排除。

2. 陆地后送

(1) 方式:包括救护车、火车专列、高铁、客车等;通常选用救护车、火车专列两类;火车专列以空调硬卧列车为主,具有容量大、空间宽敞、运行速度较快等特点。

(2) 后送选择:

①地面转运时间<2 h 的非大批量的危重伤病员救治可选救护车后送,包括紧急救治后伤情达到相对稳定状态第一优先后送者和次优先后送者。

②传染性疾病、不耐受航空生理伤病员可选救护车后送。

③初步治疗可以耐受中长途转运的批量伤病员，由火车专列转送；包括初步处理后伤情达到相对稳定状态的第一优先后送伤病员、允许延迟治疗且无生命危险伤病员、微创伤病员。

（3）相对禁忌证：

①难以进行有效隔离的确定或可疑烈性传染病伤病员。

②紧急救治后伤情达到相对稳定状态，但耐受不了长距离转运的，如颈椎损伤伴高位截瘫患者等。

3. 水上后送

（1）方式：包括快艇、救护舰、船舶、游轮、医院船等。

（2）水上后送原则：

①军地联合，互为补充、高度协同，根据灾难环境、水上条件、气象海况、装备性能和伤情伤势等诸多因素予以编成和调整。

②单舰救治与编队批量救治相结合、海上救治与岸基救治相结合。

③危重伤病员及特殊情况下如台风等，充分发挥救护直升机、固定翼救护飞机优势，减少水上换乘次数。

八、转运途中的管理

（1）保持不间断联络，完成后送计划的动态安排。

（2）做好运输部门、卫生部门的准确衔接。

（3）做好伤病员伤情情况登记，专人记录，内容包括：伤病员姓名、性别、年龄、主要阳性体征、初步诊断、处置措施、基础生命体征；重伤病员每小时监测记录一次，无循环障碍伤病员每 4 h 监测记录一次，危重伤病员随时记录。

（4）依据医学搬运原则搬送伤病员：统一指挥，重伤病员由担架自车（船）窗送进车（船）厢，骨盆骨折、脊柱骨折伤病员选择铲式担架，其他骨折伤病员选择硬担架，轻伤伤病员由护理人员协助上车。避免碰撞引起再损伤。

（5）按照伤情分区放置，妥善安置伤病员：

①车（船、机）厢的两头分别安排病情较轻的伤病员；需用担架伤病员安置在中间，按病种分类安置。

②危重伤病员集中安置，接近医疗专家区域，以便及时观察处理伤情。

③发热伤病员需仔细检查伤口情况，可疑特殊感染者立即临时隔离。

（6）依据伤病情况，采取合适体位方式：

①航空后送多采用头朝向机头方向；患有循环系统和呼吸系统疾病伤病员，头朝向机尾方向。

②陆地、水上后送需头部朝向过道，以便医护人员观察病情。

③昏迷伤病员应取俯卧位或者半俯卧位，防止误吸。

④腹部伤病员应尽量取半坐位。

（7）及时准确发现伤情变化，根据实际情况迅速调整救治措施；内容包括但不限于以下措施：休克者给予早期液体复苏；气道梗阻或呼吸衰竭者应立即开放气道，进行呼吸支持，必要时建立高级气道或行气管切开；心跳、呼吸停止者及时进行心肺复苏；骨折应予以固定制动，必要时镇痛镇静；骨折伤病员合理调节夹板的松紧度，防止肢体缺血坏死；大出血者及早止血；张力性气胸及心包填塞者闭式引流等。

(8) 后送过程中保持伤病员稳定性，减少颠簸时发生的震荡；疑似颈部外伤者须用颈托固定，四肢用安全带系好。

(9) 固定各种管道，确保呼吸道、静脉输液通路及各种引流管的通畅。

(10) 妥善交接伤病员、后送文书和医疗设备，清点药材、物品，补充消耗。

九、信息管理

(1) 时效性原则：掌握第一手和最新后送信息，避免信息采集的超前或滞后。

(2) 准确性原则：客观处理后送信息，不做人为的选择。

(3) 连续性原则：接收和移交伤病员时，信息要连贯畅通。

(4) 共享性原则：所有伤病员救治和后送信息将被记录并同步共享。

参考文献

[1] 侯世科，樊毫军. 移动医院的创建及其在国际救援中的应用[J]. 中国急救复苏与灾害医学，2007，2(2)：82-84.

[2] 杨炯，侯世科，樊毫军，等. 特大地震灾害现场医疗救援的组织与实施[J]. 军医进修学院学报. 2010，31(3)：282-283.

[3] Ryan K，George D，Liu J，et al. The use of field triage in disaster and mass casualty incidents：a survey of current practices by EMS personnel[J]. Prehosp Emerg Care，2018，22(4)：520-526.

[4] Hai H，Ya-rong H，Xin-miao D，et al. Chief complaints associated with mortality involving civilian transport after Wen-chuan earthquake[J]. Eur J Emerg Med，2014，21(5)：364-367.

[5] 席茜，白艳，陈晓莉，等. 四种检伤分类方法与芦山地震伤患者住院时间、ICU留置时间及创伤危重度的相关性分析[J]. 中国循证医学杂志，2017，17(7)：756-759.

[6] 何亚荣，胡海，蒋耀文，等. 比较3种院前伤情评分方法对芦山地震伤员病情严重程度的评估作用[J]. 中华危重病急救医学，2014，26(8)：581-584.

[7] Kaufman B，Ben-Eli D，Asaeda G，et al. Comparison of disaster triage methods[J]. Ann Emerg Med，2013，62(6)：644-645.

[8] Kahn C A，Schultz C H，Miller K T，et al. Does START triage work? An outcomes assessment after a disaster[J]. Ann Emerg Med，2009，54(3)：424-433.

[9] 陈锦锋. START法在芦山地震初期现场检伤分类和分级救治的运用体会[J]. 中国急救医学，2013，33(10)：930-932.

[10] 中华医学会灾难医学分会. 灾难环境中开放性损伤的救治技术规范[J]. 中华灾害救援医学，2015，3(6)：310-311.

[11] 李宗浩. 中国灾害救援医学[M]. 天津：天津科学技术出版社，2014.

[12] 黄伟平，黄林强，朱高峰，等. 航空急救转运危重患者的效果分析[J]. 中华急诊医学杂志，2016，25(7)：932-936.

[13] 张新蕾，徐向清，宋娟，等. 构建空中医疗救援体系初探与思考[J]. 中国急救复苏与灾

害医学杂志,2016,11(3):268-270.

[14] 石海明.直升机医学救护与救援[M].北京:人民军医出版社,2010.

[15] 胡平,刘致鹏,肖忠清.空中急救转运的相关安全问题[J].中国急救复苏与灾害医学杂志,2018,13(4):322-324.

[16] 屈纪富,孙微,张雷,等.危重伤病员长距离转运安全保障措施探索[J].中华急诊医学,2010,19(4):436-438.

[17] 柴培俊,傅莹,郝晓晴.加强海上伤病员立体救治与后送的思考[J].海军医学杂志,2018,39(5):387-389.

第八章　医学救援专科技术

第一节　高级生命支持技术

灾难救援中的最根本是医疗救援；作为医疗救援人员，面对此起彼伏的灾难事件，如何提高救治效率，减少伤残，正在接受全方位的考验。灾难现场常见的伤害包括创伤、窒息、中毒、误吸及呼吸道传染病等。而生命支持技术在重症灾难性损伤患者的救治中极为重要，可以大大提高患者的生存率和降低伤残率。高级生命支持技术主要包括呼吸支持技术、循环支持技术、电除颤、药物复苏等技术。

一、呼吸支持技术

灾害事件中的呼吸损害包括肺内源性及肺外源性损害。肺内源性损害主要是由胸部创伤、误吸、毒气中毒、肺部感染等导致；肺外源性损害主要是由严重创伤、感染、休克、败血症等导致。无论何种原因致呼吸衰竭，呼吸支持技术都是救治关键。呼吸支持包括人工气道的建立、气道管理及机械通气。

（一）人工气道的建立

1. 口咽通气管　其方便、快捷，适宜院前救护昏迷患者。

2. 喉罩、喉管　带套囊的喉周封闭器、带套囊的咽部封闭器或根据解剖结构预成形的不带套囊的封闭器。其操作较简单，插管成功率较气管插管高，尤其适合院前救护患者及高难度气管插管的患者。

3. 气管插管　对通气条件要求较高时，此方法最为可靠。但技术性要求高，不易普及。

4. 气管切开　适用于需建立人工气道而有气管插管禁忌者及需较长时间建立人工气道者。

5. 环甲膜穿刺术　适用于急性喉梗阻来不及行气管切开或需气管切开而暂时不具备条件者。

（二）气道管理

1. 上呼吸道　由容易闭合的咽部和两端顺应性较低的鼻腔和气管组成，易狭窄、塌陷致梗阻。因此，打开气道、清除异物是早先的上呼吸道管理的及时有效的措施，为后续人工气道的建立提供保障，也是减少梗阻、误吸的有效方法。

2. 人工气道管理　①人工气管套管位置的管理：固定好气管套管位置，防止气管套管脱出或患者自行拔出或滑入过深。②人工气道气囊的管理：适宜的气囊充气量；清除气囊上的滞留物；6～8 h 检查气囊一次。③人工气道内分泌物的吸引：吸痰后评估痰液及血氧；根据痰液黏稠度雾化加湿；在吸痰前予 100%纯氧吸入 1 min；无菌操作戴上口罩、帽子等；动作轻快，遇有阻力不能粗暴操作。④人工气道的湿化：吸气管路温度在 32～34 ℃；湿化罐内水位适宜；每日更换湿化罐；避免管路内积水反流入气管和湿化罐。⑤环境的管理：患者应置于有空气净化设施的病室内；定时开窗通风；温度在 22～24 ℃，湿度在 55%～65%。

（三）机械通气

灾难现场引起的呼吸困难是因创伤引起的气道损伤塌陷、气道异物梗阻、胸部创伤、误吸、毒气中毒、呼吸道传染病及肺部感染等肺内源性及严重创伤、休克、感染等引起的肺外源性呼吸困难。灾难现场的呼吸衰竭以急性呼吸窘迫综合征（ARDS）最为严重，是灾难现场医疗救援的难点。救治关键是给予及时、合理有效的机械通气。机械通气种类：分为有创和无创。机械通气模式：①控制通气分容积控制通气（VCV）及压力控制通气（PCV）；②辅助控制通气（ACV）；③同步间歇指令通气（SIMV）；压力支持通气（PSV）；指令分钟通气（MMV）；压力调节容积控制通气（PRVCV）；容量支持通气（VSV）；压力辅助通气（PAV）；呼气末正压通气（PEEP）；持续气道正压通气（CPAP）；气道压力释放通气（APRV）；双相气道正压（BIPAP）通气。

1. ARDS 机械通气策略 主要有压力控制通气，低潮气量，寻找最佳 PEEP，允许性高碳酸血症，反比通气。

2. 时机 ①呼吸衰竭一般治疗后方法效果不明显；②呼吸频率>40 次/分或<6 次/分，或呼吸节律异常；③吸入气中的氧浓度分数（FiO_2）>50%时，PaO_2<60 mmHg；虽然 PaO_2>60 mmHg，但 $PaCO_2$>45 mmHg 或 pH<7.3；虽然 PaO_2>60 mmHg，但氧疗中 PaO_2急剧下降，对增加 FiO_2反应不佳。

3. 早期启用无创机械通气（NIV） 对气体交换和呼吸中枢出现严重的损害，但还没出现血流动力学异常时，早期使用 NIV 可避免部分患者因气管插管导致的呼吸机相关性肺炎、肺损伤等其他并发症。对于早期非感染因素所致的 ARDS，可先用无创通气。由于 ARDS 发生、发展较快，NIV 只在早期、短期应用，一旦效果不好，需立即进行有创机械通气。容量控制模式：平台压≤30 cmH_2O；压力控制模式：吸气压≤30 cmH_2O；巧妙地使用 PEEP 及 FiO_2：使血氧达到可接受的状态。注意：使用高水平的 PEEP 可防止低容/低压性机械通气相关性肺损伤（VILI），但可诱发压力伤和增加对心血管的副作用；如使用低水平的 PEEP 及高 FiO_2，可降低 PEEP 导致的副作用，但可诱发低容/低压性 VILI，甚至氧中毒。

4. 及时启动有创机械通气 对短期用无创机械通气无效者及重症 ARDS，应及时用有创机械通气。①压力控制通气：为减小肺泡跨壁压，避免肺泡过度扩张，以往的容积目标型改变为压力目标型。临床上以气道平台压低于 30 cmH_2O 为标准。②允许性高碳酸血症策略：为避免肺泡过度扩张造成的肺气压伤，采取对潮气量和气道平台压进行限制，$PaCO_2$将随之增高，但在一定的范围是可接受的，这种不得已而为之的策略叫允许性高碳酸血症（permissive hypercapnia，PHC）。目前推荐小潮气量（VT）通气为 6～8 mL/kg。$PaCO_2$一般不宜高于 100 mmHg，pH 不宜小于 7.20，若 pH<7.20 可补碱。

采用允许性高碳酸血症是基于：①对机械通气所致容积性肺损伤的重视，力图避免吸气时肺泡的过度扩张。②血中一定程度的高碳酸血症和低 pH 不至于对人体有明显损伤，即可以“允许”这种状态。这是一种权衡利弊之后，不得已而为之的选择。要注意高碳酸血症对肺泡表面活性物质无保护作用及对颅内高压、严重心功能不全者是禁忌。PHC 策略不要使 $PaCO_2$增高太快，使肾功能逐渐有一代偿过程。③采用反比通气（IRV）：容量控制反比通气（VC-IRV）或压力控制反比通气（PC-IRV）的方法降低气道峰压（PIP），提高气道平均压（Pawm）形成适当水平的内源性 PEEP（PEEPi），改善氧合利于萎陷肺泡复张，减少肺泡表面活性物质丢失。I∶E 在(1～4)∶1 范围,但应注意过高 PEEPi 和 Pawm 可能导致的肺损伤和血流动力学危害。PC-IRV 时因 VT 不恒定,须密切监测呼出 VT 和每分通气量。④尽量减少机械通气的强制性,加强自主呼吸的作用,促进机械通气与自主呼吸的协调。如应用高频振荡通气(HFOV)、气道压力释放通气(APRV)等技术。吸入氧浓度 $FiO_2<0.6$。⑤寻找“最佳 PEEP”:应用肺力学参数准确调整 PEEP 水平,使之既可以防止呼气末肺泡萎陷,又同时避免过度增加肺泡压。PEEP 与呼吸机相关性肺炎的组织病理学和细菌敏感性有关,与肺气压伤也有相关性。故需寻找“最佳 PEEP”。一般 PEEP 保持在 5～15 cmH_2O。确定“最佳 PEEP”的方法:连续计算不同 PEEP 下静态顺应性,寻找与静态顺应性由升到降的转折点相对应的 PEEP 水平;在相同吸气流速下改变 PEEP 水平,观察气道峰压的同步变化,寻找当峰压增加幅度开始大于 PEEP 增加幅度的转折点对应的 PEEP 水平。逐渐增加 PEEP,观察相同吸气流速下压力-容积曲线,使其值定于下转折点之上及使肺过度扩张的上转折点之下。⑥鉴于 ARDS 的肺损伤状态会随病程变化,强调动态呼吸监测,及时调整通气参数。

5. 其他一些呼吸支持技术 ①高频通气(HFV):选择高频喷射通气(HFJV)、高频正压通气(HFPPV)和高频振荡通气(HFOV)。其特点:低潮气量、允许较高的呼气末肺容积、$PaCO_2$维持在接近正常水平。②气管内吹气(TGI):在气管插管旁置入通气管道,尖端距隆突 1 cm,以 6 L/min 吹气流量以间歇(吸气或呼气)或连续气流送 O_2,可减少无效腔通气,促进 CO_2排出。尤其对新生儿 ARDS 具有肺保护作用。③俯卧位通气:ARDS 患者在常规机械通气氧合改善不理想时,从仰卧位转为俯卧位通气可显著改善氧合。有效率达 64%～78%,其主要作用是改善通气血流比值和减少动-静脉分流。④液体通气(LV):先将有高度可溶性、表面张力低,且对组织无任何损害的液体——全氟化碳经气管注入肺,然后进行正压通气,可增加通气时 O_2的摄取和 CO_2 排出,提高 PaO_2,降低 $PaCO_2$,增加肺顺应性,使萎陷的肺泡复张。⑤体外或血管内膜氧合法:选择 ECMO、$ECCO_2$-R、IVOX 等方式,ECMO 是指将患者血液引出体外经过类似人工肺作用的氧合器进行氧合,再流回患者体内的过程,避免机械通气所致肺损伤,使肺充分休息,以肺外气体交换装置提供患者必要的氧合和 CO_2 排出。对创伤、心肺功能衰竭患者有效。⑥肺复张方法(recruitment maneuver,RM):在机械通气中,间断地给予高于常规平均气道压的压力并维持一定的时间(30 s～2 min),以使更多的萎陷肺泡复张及防止吸收性肺不张。

二、循环支持技术

(一) 机械泵 CPR

对于难以开展手工 CPR 的情况可考虑使用机械泵 CPR(Ⅱb 级)。机械泵设备通过安装在机器上的气动活塞按压胸骨部分达到胸外心脏按压的目的。它提供了一个可以连续进行机械胸外按压的方式,但又不阻碍胸廓回弹,相反有助于胸廓完全回弹。

(二) 开胸 CPR

开胸 CPR 可考虑应用于心胸外科手术后早期或胸腹已被打开的情况下发生的心搏骤停。目前尚无开胸 CPR 随机对照研究结果的报道。开胸 CPR 的优点在于改善冠状动脉灌注压和促进自主循环的恢复。开胸 CPR 不应作为常规,其在心搏骤停救治早期的作用有待进一步研究和评价。

（三）心搏骤停的药物治疗

发生心搏骤停时，基本 CPR 和早期电除颤是重要的，然后才是药物治疗。在基本 CPR 和早期电除颤之后应立即建立静脉通路，进行药物治疗。药物治疗目前以血管加压药和抗心律失常药为主。给药时应尽可能减少按压中断时间。

1. 给药途径　复苏时首选外周静脉给药，如果从外周静脉注射复苏药物，则应在用药后再静脉注射 20 mL 液体并抬高肢体 10～20 s，促进药物更快到达中心循环。如果静脉无法完成，某些复苏药物可经气管内给予。利多卡因、肾上腺素、阿托品、纳洛酮和血管加压素经气管内给药后均可吸收。大多数药物气管内给药的最佳剂量尚不清楚，但一般情况下气管内给药量应为静脉给药量的 2～2.5 倍。气管内给药时应用注射用水或生理盐水稀释至 5～10 mL，然后直接注入气管。

2. 治疗药物与使用方法

（1）肾上腺素：在心搏骤停的复苏中，每 3～5 min 使用 1 mg 肾上腺素是恰当的。大剂量肾上腺素可用于某些特殊情况，如 β 受体阻滞剂或钙通道阻滞剂过量时，不常规推荐使用。

（2）血管加压素：血管加压素联合肾上腺素代替心搏骤停中标准量肾上腺素并无优势。

（3）胺碘酮：在 CPR 中如进行 1 次电除颤和血管加压药物无效时，立即用胺碘酮 300 mg（或 5 mg/kg）静脉注射，然后再次除颤。如仍无效可于 10 min 后重复追加胺碘酮 150 mg（或 2.5 mg/kg）。心室颤动（VF）终止后，可用胺碘酮维持量静脉滴注。最初 6 h 以 1 mg/min 速度给药，随后 18 h 以 0.5 mg/min 速度给药，第一个 24 h 用药总量应控制在 2.0～2.2 g。第二个 24 h 及以后的维持量根据心律失常发作情况酌情减量。对早期电除颤、基本 CPR 和血管加压药无反应的 VF 或无脉 VT 患者，可考虑静脉使用胺碘酮。静脉应用胺碘酮可产生扩血管作用，导致低血压，故使用胺碘酮前应给予缩血管药以防止低血压发生。初始剂量 300 mg IV，后续剂量 150 mg IV。

三、ECPR 应用

ECPR 是心搏骤停期间动静脉体外膜式氧合（体外膜式氧合与心肺旁路）。体外膜式氧合（extra corporeal membrane oxygenation，ECMO）又称体外生命支持，作为一种可经皮置入的机械循环辅助技术，可同时提供双心室联合呼吸辅助，近年来开始应用于常规生命支持无效的各种急性循环和（或）呼吸衰竭。使用 ECPR 可给急救者赢得时间，以治疗可逆性心搏骤停基础疾病或作为安置左心室辅助装置或心脏移植过渡的手段。

第二节　现场急救操作

一、心包穿刺

心包穿刺适用于灾难现场创伤后出现大量心包积液以致有心脏压塞症状者。

（1）取半卧位，检查血压和心率，并做记录。

（2）穿刺部位：①剑突下与左肋缘相交的夹角处；②左侧第 5 肋间，心浊音界内侧 1～2 cm 处。最好先用超声定位或引导。

（3）常规皮肤消毒，局麻后，持穿刺针并用血管钳夹紧胶管按选定部位及所需方向缓慢推进。当刺入心包腔时，感到阻力突然消失并有心脏搏动感，即固定针头，助手协助抽液。

（4）拔出穿刺针，局部盖以纱布，用胶布固定。

二、胸腔穿刺

胸腔穿刺适用于灾难现场创伤后出现的单侧或双侧胸腔大量积液、积气产生有压迫、呼吸困难等症状者。

（1）半坐卧位，患侧前臂置于枕部。

（2）胸腔穿刺抽液：先进行胸部叩诊，选择实音明显的部位进行穿刺，或者使用超声定位或者引导穿刺。常选择：①肩胛下角线 7～9 肋间；②腋后线 7～8 肋间；③腋中线 6～7 肋间；④腋前线 5～6 肋间。气胸抽气减压：穿刺部位一般选取患侧锁骨中线第 2 肋间或腋中线4～5 肋间。

（3）消毒，局部麻醉。

（4）先用止血钳夹住穿刺针后的橡皮胶管，沿麻醉部位经肋骨上缘垂直缓慢刺入，进入胸腔后接上 50 mL 注射器。由助手松开止血钳，同时助手用止血钳协助固定穿刺针，抽吸胸腔液体。用注射器反复抽气，直至患者呼吸困难缓解为止。抽液完毕后拔出穿刺针，盖无菌纱布，稍用力压迫穿刺部位，用胶布固定。

三、胸腔闭式引流

胸腔闭式引流适用于灾难现场出现脓胸、外伤性血胸、气胸、自发性气胸者。

（1）麻醉 ：局麻。

（2）体位：半卧位。在第 7～8 肋间腋中线附近放置胸引管，若为局限性积液应依据 B 超和影像学资料定位。

（3）沿肋间做 2～3 cm 的切口，用 2 把弯血管钳交替钝性分离胸壁肌层，于肋骨上缘穿破壁层胸膜进入胸腔。此时有明显的突破感，同时切口中有液体溢出或气体喷出。

（4）用止血钳撑开，扩大创口，用另一把血管钳沿长轴夹住引流管前端，顺着撑开的血管钳将引流管送入胸腔，其侧孔应在胸内 3 cm 左右。引流管远端接水封瓶或闭式引流袋，观察水柱波动是否良好，必要时调整引流管的位置。

（5）缝合皮肤，固定引流管，同时检查各接口是否牢固，避免漏气。

（6）插管后，引流管立即与水封瓶连接，并证实引流管通畅无阻。否则应调整引流管位置或深度。

四、连续性血液净化治疗

连续性血液净化治疗适用于灾难现场创伤后出现的急性肾损伤（AKI）、急性中毒、挤压综合征等。

1. 连续性血液净化治疗概述 连续性血液净化（continuous blood purification，CBP）是 20 世纪 70 年代末出现并在临床迅速推广的新的血液净化疗法，是所有连续、缓慢清除水分和溶质的治疗方式的总称，最初是治疗重症急性肾衰竭，后逐渐发展超出肾病的治疗范畴，扩展到各种急危重症的救治领域。连续性血液净化技术可以通过弥散、对流、吸附的原理清除体内小分子、中分子及与蛋白质结合的大分子毒素，具有调节免疫、稳态及机体内环境平衡，改善内皮细胞功能，支持多器官和系统的功能，目前已成为具有多种功能的体外生命支持系统。传统的 CBP 每天持续治疗 24 h，目前可以根据患者病情需要对治疗时间进行个体化调整。CBP 主要治疗模式如下：连续性静脉-静脉血液滤过（continuous veno-venous hemofiltration，CVVH）以及由此衍生的连续性静脉-静脉血液透析、缓慢连续性超滤、连续性静脉-静脉血液透析、连续性高通量透析、连续性高容量血液滤过、连续性血浆滤过吸附。

2. 连续性血液净化治疗的适应证　灾害后重症 AKI 发生率高，如地震、建筑物倒塌等常导致挤压综合征，产生大量毒素、内源性炎症介质损伤肾小管，肾脏功能急剧丧失。灾害后由于建筑物倒塌等外力致骨折、血管损伤可引起失血性休克，伤口局部或全身感染也可激发全身炎性反应，导致感染性休克，严重的休克不及时纠正易发展为多器官功能障碍综合征（MODS）。CBP 治疗由于血流动力学稳定，持续稳定地调节水、电解质及酸碱平衡，纠正氮质血症，不断清除体内毒素和炎症介质，维持患者营养和内环境稳态正常，为灾害性损伤危重患者进行血液净化治疗的首选方式，也是临床用于治疗重症慢性肾衰竭（合并肺水肿、尿毒症脑病、心力衰竭等）、MODS、呼吸窘迫综合征（ARDS）、重症胰腺炎、脓毒血症、急性药物和毒物中毒、热射病等危重病的常用方法。

3. 连续性血液净化治疗的时机选择　对于 MODS、ARDS、重症胰腺炎、脓毒血症、急性药物和毒物中毒、热射病、重度外伤伴 AKI、严重酸碱失衡和电解质紊乱、急性充血性心力衰竭等应及早选择 CBP 治疗。单纯 AKI 当血清肌酐＞354 μmol/L，或尿量＜0.3 mL/(kg・h)持续 24 h，或无尿 12 h；急性重症肾损伤血清肌酐上升至基线水平 2～3 倍，或尿量＜0.5 mL/(kg・h)持续 12 h 可及时行 CBP 治疗。

4. 连续性血液净化的操作要点　①由具有资质的肾脏专科或 ICU 医师对患者进行系统体格检查和评估，确定是否需要进行 CBP 治疗及治疗模式。②建立血管通路：临时导管可选择颈内静脉、锁骨下静脉、股静脉用单针双腔留置导管。治疗时间＞3 周可选择带涤纶环长期导管，首选右颈内静脉。③确定抗凝方案：a. 普通肝素抗凝：前稀释一般首剂量 15～20 mg，追加剂量 5～10 mg/h 静脉注射，后稀释一般首剂量 20～30 mg，追加剂量 8～15 mg/h 静脉注射，血液净化结束前 30～60 min 停止追加。b. 低分子量肝素抗凝：60～80 U/kg，于治疗前 20～30 min 静脉注射，治疗过程中每 4～6 h 追加 30～40 U/kg，并检测血浆抗凝血因子Ⅹa活性。c. 局部枸橼酸抗凝：一般使用 4%枸橼酸钠，并用 10%的氯化钙补充，根据患者治疗过程中血流量及游离钙离子浓度调整枸橼酸钠及氯化钙生理盐水的输注速度。d. 无抗凝剂：使用 40 mg/L 的肝素生理盐水预冲，并浸泡透析器及管路 20 min，并用 500 mL 生理盐水冲洗干净，治疗过程中每隔 30～60 min 使用生理盐水 100～200 mL 冲洗透析器及管路。e. 阿加曲班抗凝：一般 1～2 μg/(kg・min)持续滤器前给药。④选择高生物相容性的血液透析器或血滤器。⑤确定所使用的置换液成分及流速、温度、超滤液总量及速度、治疗频率、前稀释或后稀释模式等。⑥CBP 治疗操作应严格遵照《血液净化标准操作规程》进行：治疗前准备（包括准备置换液、生理盐水、肝素、注射器、无菌纱布等）→开机→根据 CBP 机显示屏提示步骤安装 CBP 管路及血滤器，安放配置好的置换液，并将管路与置换液、生理盐水预冲液、肝素注射液、废液袋连接，必要时与枸橼酸盐溶液及氯化钙注射液连接→机器自检及管路预冲→开始治疗（查对姓名、床号）→血液通路准备→设置血流速、置换液流速、超滤液流速、透析液流速等→连接动脉端→打开血泵→连接静脉端→形成密闭式血液回路→开始 CBP 治疗→监测生命体征、治疗中各参数变化、管路凝血情况→根据病情可适当调整治疗参数，及时追加肝素，更换置换液，排空废液袋，必要时更换血滤器→治疗结束（按治疗结束键，停血泵，关闭管路及深静脉置管的动脉夹，断开患者动脉端管路并将动脉端管路与生理盐水连接）→开血泵，回血（泵速＜100 mL/min）→回血完毕后关闭导管静脉夹，断开与患者深静脉导管相连的静脉端管路→消毒留置在患者深静脉的导管管口，并用肝素生理盐水封闭深静脉的导管→按CBP机提示卸除CBP管路、血滤器等，关闭机器电源(一次治疗结束)。

五、深静脉穿刺技术

灾难现场严重创伤、休克、急性循环衰竭患者需要进行深静脉穿刺，以锁骨下静脉穿刺为例。

锁骨下静脉穿刺步骤：①平卧位，将毛巾卷或者小枕头垫在肩胛骨之间，穿刺点为锁骨的外1/3和内2/3交界处下方2 cm左右，方向朝向胸骨切迹上2 cm，穿刺时针头尽量与地面平行，先碰到锁骨，碰到锁骨后压低针头使得穿刺针紧贴着锁骨下前进；②在使用穿刺针时，无论进针与退针都始终要保持负压回抽；③置管后回抽见回血可以使用，或连接动脉监护仪观察波形，X线片示位置确定在上腔静脉。

第三节　损害控制技术

本节主要介绍损害控制理念和损害控制复苏的原则，严重多发伤、复合伤的损害控制处理原则，以及头、颈、颌面部，胸部，腹部，四肢，脊柱，骨盆等各部位创伤的灾难现场损害控制性外科技术。本节内容主要适用于包括具备开展紧急损害控制外科手术的机动医疗队和方舱医院条件的灾难现场严重创伤患者的处置。

一、损害控制理念和复苏

（一）损害控制理念

“损害控制(damage control)”是美国海军作战舰船遭到重创时的处理程序，意为舰船在遇到损害时，经迅速适当地修复以控制损害的扩大，返回环境良好的港口后再做进一步的修理。1983年Stone回顾31例严重创伤并发凝血障碍患者的救治经验，将这一理念引入医学。伊拉克战争是一次现代化条件下最大规模的局部战争，美军组成了前伸的前线手术分队，配合以迅速后送和不间断地复苏，使得1600多伤员平均4天到达华盛顿陆军医院，战伤病死率下降至10％(1∶10)，而在侵朝和侵越战争时分别为1∶4.1和1∶5.6。总结伊拉克战争的经验认为其与防弹背心、前伸手术分队、损害控制及迅速后送有关。当前，战争虽然已经结束，但战斗仍在继续；恐怖袭击仍在到处蔓延，造成另有特点的平时战伤。随着临床经验的积累和理论研究的深入，损害控制理念不断发展、完善，已被广泛应用于战时与平时危重伤员的处理，欧美和日本等国已将其作为严重创伤救治的原则。

严重创伤患者因休克、全身炎症反应综合征等一系列变化造成严重全身性损害，生理功能几乎耗竭，多表现为“致死三联征”(低体温、凝血障碍、酸中毒)，三者互为因果，形成恶性循环，引起不可逆的病理损害。创伤是对伤员的“第一次打击”，医疗操作是对伤员的“第二次打击”，损害控制理念是对符合适应证的伤员行恰当的干预措施，减少由创伤导致的“第一次打击”和救治过程中的“第二次打击”，有利于纠正“致死三联征”，降低患者死亡率。

损害控制的适应证：①伤情严重：高动能躯干钝性创伤，多发性躯干穿透伤，严重脏器损伤伴大血管损伤，严重脏器损伤，严重多发伤等。②救治困难：严重失血，估计失血量＞4 L，收缩压＜70 mmHg，输血量＞10 U，手术室内血液置换大于4 L或液体置换大于10 L，估计手术时间>90 min。③出现“致死三联征”：体温<34 ℃，pH<7.10，碱剩余大于14，凝血功能障碍。

（二）损害控制复苏

常规复苏措施对于大多数（约80%）的未合并休克或伤后呈高凝状态的创伤患者是适用的。然而，对于另外20%存在休克和凝血功能障碍的患者效果不佳。随着限制性液体复苏等新观点的相继提出，人们对创伤性休克复苏也有了崭新的认识。近年来，损害控制性复苏(damage control resuscitation，DCR)受到越来越多的重视。DCR的概念首先由美国创伤外科医师等于2006年正式提出，DCR作为有多年历史的损害控制性外科(damage control surgery，DCS)一个新的分支，理论体系和应用方法上得到迅速发展。DCR核心内容为将低压复苏、止血性复苏和DCS手术止血三者结合，作为救治严重创伤失血性休克患者的重要原则：①低压复苏即限制性或延迟性液体复苏；②止血性复苏指大量输血时一开始即重视血制品比例，输入足够凝血因子，并强调新鲜全血的价值；③同时按DCS原则尽快手术止血，这是比液体复苏更关键的措施。

美国外科医师协会将DCR描述为迅速识别创伤引起的休克和凝血障碍；允许低血压(平均动脉压：50～60 mmHg，收缩压：80～90 mmHg)；迅速手术止血；预防、治疗低体温、酸中毒、低钙血症；避免过多输注晶体液；以接近1∶1∶1的红细胞、血浆、血小板比例输注血液制品。

DCR是对传统液体复苏治疗观念的颠覆性进展，也是对一些医学常见问题的重新认识，同时极具临床实用意义，它不仅是严重创伤失血性休克患者治疗的重要指南，也对其他休克如脓毒症休克等的治疗提供了有益的借鉴，使DCS的精神和内容得到了很好的充实和扩展。

1. 非控制性失血性休克(uncontrolled hemorrhagic shock，UHS)限制性液体复苏　UHS时，如果按照传统采用标准液体复苏，即强制性液体复苏，快速大量输血输液，把目标指向提升到常规血压，其结果将适得其反。突然的血压增高、容量增加、血液稀释，凝血块冲脱且再难形成，使本已暂停或减缓的出血致命性地复发。即使侥幸获救，也因大量输液带来各种术后并发症。首先是大量出血和输库血，诱发“致死三联征”，即凝血障碍、低体温、酸中毒；其他常见并发症包括过负荷补液导致脑水肿、肺水肿和急性肺损伤、急性心功能衰竭等。近来备受关注的腹腔高压症(intra-abdominal hypertension，IAH)、腹腔间隙综合征(abdominal compartment syndrome，ACS)，过负荷补液也是其常见诱因。

限制性液体复苏的观点主张对活动性出血休克的患者，在止血前仅使用少量平衡盐溶液，以维持机体的基本需求，使血压维持在较低水平，通过复苏既可适当改善组织器官灌注，又不会使机体的生理功能遭到过多的扰乱。经过输血或者外科操作彻底止血后再给予充分的复苏。彻底止血前升高血压，死亡率反而增高，并发症的发生反而增加。由于脑、心脏和其他脏器的临界压各不相同，血压过低或持续时间过长，常导致延迟性多脏器功能障碍和肠屏障功能障碍所致的脓毒症。虽然目前对何谓严重创伤患者最佳血压仍存在争议，但普遍接受的复苏观点：限制输入液体量，维持最低的器官灌注量；平均动脉压为50～60 mmHg，收缩压为80～90 mmHg，或桡动脉脉搏恢复。因此，限制性液体复苏又称为低压复苏。待剖腹、剖胸手术止血后，尽快补足全部丢失的血容量，避免长时间低灌流致使重要生命器官受到严重损害。止血后再补足，所以又称延迟性液体复苏。

2. 止血性复苏　止血性复苏的根本着眼点在于重视预防凝血障碍，而不是治疗。只有这样，才能显著地减少“致死三联征”的发生和由其导致的死亡。“致死三联征”发生机制虽有许多原因，但凝血障碍、低体温和酸中毒均主要与大出血和大量输入库血有关。凝血障碍：大失血丢失凝血因子，大量输库血凝血因子已消耗，又称消耗性凝血病；低体温：休克时无氧代谢三磷酸腺苷（ATP）不足，大量输入未升温的库血和液体加重低温；酸中毒：休克时糖酵解致代谢性酸中毒，大量输酸化库血使之加重。三者互为影响，凝血障碍加重失血性休克和低体温、酸中毒；异常物理（体温）、生化（血 pH）环境破坏凝血机制。

长期以来，凝血因子的补充往往滞后，大多在临床和实验室指标已明确提示凝血障碍的情况下才实施。20 世纪 70 年代中期开始过分强调的成分输血，也是造成这一问题被忽略的原因。不可否认，一般条件下成分输血有某些优点甚至有必要性；但对于大出血患者，只注意红细胞的输入而血浆和血小板补充不及时和不足，是一个普遍现象。DCR 观念改变输注以大量晶体液为主的复苏方法，要求一开始输血就同时充分给予凝血因子，即同时输入红细胞、血浆和血小板，并适当补充冷沉淀以及重组人凝血因子Ⅶa 等；新鲜冰冻血浆（FFP）的重要性在于含有除血小板外的几乎所有凝血因子；新鲜温暖全血的价值也被重新强调，这是来自阿富汗战争和伊拉克战争创伤救治实践经验的总结，是应当重新认识的问题。早期应用含血浆和血小板的血液制品而不是应用大量的晶体液和红细胞代替丢失的血液，可将稀释性凝血障碍的发生率降到最低。止血性复苏的输血策略：输注全血，浓缩红细胞、新鲜血浆和血小板以 1∶1∶1 的比例进行复苏；减少因血液存储而造成的损伤，免疫、凝血功能障碍和炎症反应等不良作用。

3. DCS 手术迅速止血 切忌指望休克纠正后再手术，分秒必争手术止血才是最根本的抗休克措施。提升血压利于增加患者对麻醉和手术耐受性的传统说法是极为片面的，不仅大出血时任何输血输液入不敷出、杯水车薪，过多纠正可能反而重新促成致死性出血，延误手术时机。输血补液只能在迅速外科止血的前提下同时进行。必要时急诊室剖胸或剖腹。不过分强调备皮等无菌技术，术区消毒可用“泼洒法”。按 DCS 治疗分阶段的原则，此时仅施行初期简化手术以达到迅速控制出血的目的。止血方法主要为血管结扎、钳闭、填塞、气囊止血和大血管破裂处分流等；止血后如见合并有空腔脏器破裂浅漏，同时用钳闭、结扎和置管引流等方法阻断污染。

二、严重多发伤、复合伤的损害控制性处理原则

1. 多发伤 多发伤（multiple injury）是一种致伤因素造成多个器官损害，其中一个器官损害就可致命。严重多发伤可波及颅脑、腹部、脊柱、四肢、胸部等多个部位，具有创伤和应激反应严重的特点，可造成机体内炎症因子的大量释放，导致严重的内环境紊乱，引发全身炎症反应综合征，诱发多器官功能障碍综合征（multiple organ dysfunction syndrome，MODS）或多器官功能衰竭（multiple organ failure，MOF）。

严重多发伤的救治难度大，容易丧失最佳救治时机，因此短时间内采取果断有效的急救措施十分重要。严重多发伤的救治仍以损害控制性外科和损害控制性复苏理念为指导原则，以控制创伤反应、缩短创伤反应时间、及早进入创伤和脏器功能的修复期为主要目标。

2. 复合伤 复合伤（combined injury）是指两种或两种以上因素同时作用于人体所造成的损伤。严重复合伤是最难急救的伤类，其核心问题是难以诊断，难以处理好不同致伤因素带来的治疗困难和矛盾，难以把握救治时机。复合伤具有以下特点：致伤因素多、伤情复杂；伤势重、并发症多、死亡率高；容易漏、误诊；治疗困难和矛盾。

严重复合伤的救治仍以损害控制性外科和损害控制性复苏理念为总的指导原则。重视伤后 1 h 黄金抢救时间，坚持科学的救治原则，对特重症复合伤患者须兼顾和并治两种以上致伤因素造成的损伤。准确判断伤情，如迅速明确损伤累及部位是否会直接危及生命。根据创伤对生命威胁的严重程度决定处置的先后顺序：一般是按照紧急手术（心脏及大血管破裂）、急性手术（腹内脏器破裂、腹膜外血肿、开放骨折）顺序，但如果同时都属急性时，先是颅脑手术，然后是胸、腹、盆腔脏器伤等手术，最后为四肢、脊柱骨折等手术。做好外科各专业组织协调工作。

三、各部位现场损害控制技术

（一）头、颈、颌面部损害控制处理

1. 颅脑损伤 损害控制性处理目的：控制出血，防治感染，预防脑组织进一步损伤。

1）头皮撕脱伤 压迫止血，防治休克，清创、预防感染。

2）颅骨骨折

（1）凹陷性骨折：合并脑损伤或大面积的骨折片陷入颅腔，导致颅内压增高，有脑疝可能者，应尽快行开颅去骨瓣减压术。因骨折片压迫脑重要部位，引起中枢神经功能障碍，应行骨折片复位或去除术。位于硬脑膜静脉窦处的凹陷性骨折，如未引起神经体征或颅内压增高，即使陷入较深，也不宜手术；必须手术时，术前和术中都需要做好处理大出血的准备。

（2）开放性骨折：开放性碎骨片易引起感染，须尽快取出。若硬脑膜窦破裂，应予一期缝合或修补，将颅腔内外隔开。

（3）颅底骨折：合并有脑脊液漏时，早期须防治颅内感染，不可堵塞或冲洗鼻腔、外耳道等脑脊液漏的通道。取头高位卧床休息，不能做腰椎穿刺，避免用力咳嗽、打喷嚏，给予抗菌药物。对伤后视力减退、疑为碎骨片挫伤或血肿压迫视神经者，应争取在 12 h 内行神经管减压，并在伤后尽早使用激素冲击疗法，最大限度挽救视力。

（4）急性闭合性脑损伤：重型颅脑损伤首先应保持呼吸道通畅，给氧，对昏迷深、时间长、呼吸道分泌物多难以清除者，应及时行气管内置管或气管切开。严密观察神志、瞳孔、生命体征的变化。及时纠正休克和处理其他合并多发性损伤（如血气胸、内脏出血、骨折等）。保持头位抬高 15°～30°。脑细胞脱水治疗：可用 20%甘露醇加地塞米松快速静脉滴注，亦可合并采用呋塞米、甘油、果糖、人体清蛋白等。若患者出现频繁呕吐、昏迷、瞳孔散大和呼吸血压改变，提示颅内压很高，经一般处理不能缓解者，须行损害控制干预，快速降低颅内压。

（5）急性开放性颅脑损伤：简单清创，硬脑膜不强求严密缝合，宜包扎后送。复苏后再行彻底清创，后送行确定性手术处理硬脑膜内外损伤。早期从静脉给予大剂量抗生素，积极预防感染。

（6）颅脑火器伤：保持呼吸道通畅。必要时紧急行气管内置管或气管切开。止血、清洁伤口、包扎。遇脑膨出时，禁止强行还纳，要采用大小、厚度合适的纱布圈或其他物品如饭碗对膨出的脑组织进行保护。抢救高颅压危象，当患者发生脑疝时，应立即从静脉给予脱水药、利尿药和糖皮质激素，同时做紧急术前准备。应早期从静脉给予大剂量抗生素，积极预防感染。

2. 颌面部损伤 损害控制处理目的：解除窒息，控制出血，减少污染。

（1）解除窒息：清除口、鼻腔和咽喉部异物；向前牵拉后坠的舌体；悬吊下坠的上颌骨骨块；对于口底、舌根和口咽部肿胀压迫呼吸道的患者，可经口或鼻进行气管内置管以解除窒

息;无法施行气管内置管时,可行气管切开术;情况紧急时,先行环甲膜穿刺或切开,再行气管切开术。

(2)控制出血:软组织内可见的血管(颈总动脉或颈内动脉除外)损伤出血,可行钳夹或结扎止血,创面渗血可缝合止血或电凝止血,也可压迫止血(如指压止血、包扎止血或填塞止血);下颌骨骨折缝内出血,应将移位的骨折段复位后,用牙弓夹板固位、牙间拴结固定或内固定止血;上颌骨骨折后的口、鼻腔出血,可将移位的上颌骨复位后,悬吊于头部绷带上,或进行内固定止血;若仍然不能止血,可行经鼻孔和(或)鼻后孔填塞止血。

(3)减少污染:清洁伤口内较大的碎骨片、碎牙片、弹片或沙石等异物后,将软组织伤口简单地拉拢缝合固定,或用大块纱布覆盖后包扎,减少暴露。

3. 眼部损伤 损害控制处理目的:减少污染和眼内容物丢失,减轻视神经的压迫和损伤,尽力保存眼球和视功能。

(1)眼球破裂伤:救援现场往往无条件进行一期手术缝合,伤眼处于开放状态。此时应在避免对伤眼施加任何压力的情况下,局部清创后采用眼罩或清洁敷料覆盖保护伤眼,给予止血、抗感染等药物,迅速后送至有显微手术条件的医院,行一期手术缝合伤口。

(2)严重球后出血:如能及时发现,应行外眦角剪开,可部分降低眼内压。

(3)视神经损伤:如有条件行视神经管减压术,则有可能显著改善预后。如无手术条件,目前通常采用早期甲泼尼龙冲击治疗。

4. 颈部损伤 损害控制处理目的:建立安全、有效的呼吸通道,控制出血,减少重要器官的进一步损伤。

(1)建立呼吸通道:立即建立有效的呼吸通道,是颈部外伤抢救成功的关键。

(2)控制出血:直接压迫出血区是临时控制出血的最佳方法;颈静脉破裂者,应及时用纱布块压迫封闭静脉裂口,防止静脉栓塞。条件允许时,应同时向下扩大皮肤切口,在近心端处将静脉结扎;颈总动脉或颈内、外动脉受损的喉外伤患者,应立即用手指压迫大血管出血处,同时迅速输血、输液,争取机会进行颈总动脉或颈内、外动脉结扎、修补或重建等专科处理;单纯的甲状腺损伤出血,按常规步骤分离缝扎。

(3)颈部创面的紧急处理:颈部创面在紧急损害控制处理时宜予包扎,不做缝合。

(二)胸部损害控制处理

胸部损害控制处理目的:控制血、气胸与大量出血,保持呼吸道通畅,保证氧的供给。

1. 气道梗阻 尽早实施气管置管,同时保证充分氧供,过程中尽量保持颈椎主轴对位固定;怀疑气道梗阻或换气无力,都是早期气管置管的指征;置管失败时,迅速行环甲膜切开或气管切开。

2. 张力性气胸 立即胸腔减压,即于第 2 肋间锁骨中线或第 5 肋间腋前线插入粗静脉针头减压,随后行胸腔闭式引流。

3. 开放性气胸

(1)保持通气:呼吸或循环不稳定时立即气管内置管。

(2)处理损伤:采用敷料堵塞缺损胸壁,但不可在创口中加压填塞,以免在没有胸导管引流的情况下,导致张力性气胸;紧急处理胸内损伤,伤侧胸腔闭式引流,引流管不可通过伤口或离伤口太近。

4. 大量血胸

(1)保持通气:休克或有呼吸困难的患者,立即气管内置管。

（2）胸腔减压：行胸腔减压之前，留置大口径静脉针，做好输血准备；行胸腔闭式引流；胸内进行性大出血时尽早剖胸探查。

5．连枷胸

（1）保持通气：休克或有呼吸困难的患者，立即气管内置管。

（2）损伤处理：暂时尽快消除反常呼吸运动；控制疼痛；休克或呼吸窘迫时气管内置管。

6．气管支气管破裂

（1）充分吸氧：吸入100％浓度氧气。

（2）探查：病情稳定，立即行支气管镜检查。

（3）支气管置管：健侧主支气管内置管，可以改善健侧肺通气，防止伤侧血液反流；有条件时可考虑双腔气管置管，一期修复可间断缝合修补；剖胸切口可根据损伤部位选择。

7．肺挫伤

（1）轻度挫伤：镇痛，充分供氧，监测血氧饱和度。

（2）中、重度挫伤：出现呼吸困难时，应气管内置管，呼气末正压机械通气。

（3）严重挫伤：常规机械通气效果不佳时，改用压力限制通气模式，如压力控制通气、反比通气或高频喷射通气；对于单侧严重肺挫伤，可用双腔管进行独立肺通气；必要且有条件时可考虑行体外膜式氧合。

8．食管损伤

（1）手术探查切口：颈部，在伤侧沿胸锁乳突肌内缘做颈部切口；近胸段，第5肋间右后外侧切口；远端胸段，第6肋间左后外侧切口。

（2）控制性处理：近端造口，引流远端，可做简单快速的闭合。

9．膈肌破裂

（1）不影响肺的功能时可不做特殊处理。

（2）大的缺损宜暂时关闭，以保持胸腔的密闭性。

10．心脏压塞

（1）姑息性处理：心包穿刺抽吸可以作为姑息性处理。

（2）剖胸探查：剖胸探查是治疗心脏压塞最有效的方法；患者病情稳定，可先行心包开窗术，切除剑突，手指分离附于胸骨的膈肌，分离心包外脂肪，以便于观察；如心包开窗术发现心包腔内出血，立刻正中剖胸，修补损伤的心脏。

11．心脏钝性挫伤　行心电图及心脏超声检查，严密监测，对症处理，无须紧急外科手术。

（三）腹部损害控制处理

腹部损害控制处理目的：控制出血，减少损伤，防止空腔脏器进一步污染腹腔，避免加重损害。①控制出血：采取结扎、缝合、切除、固定、栓塞和填塞等方法控制出血；结扎可能是唯一可选择的救命方法，但可致缺血性损害、骨筋膜室综合征、截肢、偏瘫；大血管非横断及血管壁失活的损伤可行血管壁修补；脾、肾等导致的严重出血应切除；骨盆外支架固定和栓塞治疗可有效控制不稳定性骨盆骨折导致的出血。②控制污染：主要是控制消化道、泌尿系统和开放伤导致的污染。通常采用夹闭、结扎、缝合、引流、修补或外置等方法；胃及小肠损伤可缝合、结扎或钳夹破裂处，放置于腹腔外或腹腔内；结直肠损伤可行结肠外置或造口；十二指肠、胆道、胰腺损伤后可行外引流，或负压封闭引流；输尿管损伤宜插管引流；膀胱损伤可经尿道或耻骨上造瘘，广泛损伤时可行双侧输尿管插管。③简易关腹：严重战创伤患者很可能出现腹腔高压症或腹腔间隙综合征，或近期内需再次手术；常规关腹既无必要，又浪费时间，通常采用暂时性腹腔关闭术。

1. 严重肝外伤 严重肝外伤处理的复杂性及较高的病死率仍是外科医师面临的棘手问题。彻底止血、有效清创、消除胆漏、充分引流是处理肝外伤的根本原则。对于生理功能严重耗竭的患者，实施复杂手术无疑加重患者损伤，导致严重后果。

随着 DCS 理念在创伤外科领域的确立，纱布填塞技术效果得到充分肯定，并有了明确的适应证。该技术近十年来在欧美被广泛采用，被列为严重肝外伤控制的重要措施之一，并被公认为最便捷有效的急救方法，其目的是起到止血或临时止血的作用，使患者平稳度过生理功能紊乱期，为进一步行确定性手术创造条件，甚至达到一次性治愈的目的。

纱布填塞对严重肝外伤患者能快速止血，挽救患者生命。使用时要注意以下方面：术前对患者的伤情和全身情况做出充分判断，对各种可能出现的紧急情况做出处理预案，要树立强烈损伤控制意识，以抢救生命为第一原则，而不是追求手术的彻底性。开腹后迅速阻断第一肝门，判断伤情，如发现出血凶猛，应考虑有大血管损伤。即刻选择纱布填塞法止血，要力求果断迅速而不能犹豫不决，如在尝试实施各种手术方法无效时，再把纱布填塞法作为最后手段则失去最佳抢救时机。同时术中要准确记录病情，有助于选择再次确定性手术方案。然而对严重肝外伤，纱布填塞只是创伤初期一种急救手段，不可因其方法简单而放弃其他措施，必须辅以外科重症监护治疗，适时选择二期确定性手术等综合措施，才能取得最佳疗效。

对于严重肝外伤患者应用纱布填塞法处理应避免两个极端：①对于可通过一期手术行修复或切除，甚至微创即可完成手术的患者，盲目遵循 DCS 理念，行纱布填塞而多次手术，给患者身心带来不必要的打击，同时增加了患者的经济负担；②对于病情危重应行 DCS 的患者强行实施确定性手术，或术中犹豫不决，尝试多种手术，增加患者术中或术后死亡率。

2. 腹腔高压症或腹腔间隙综合征 创伤后腹腔填塞患者中腹内高压（intra-abdominal hypertension，IAH）、腹腔间隙综合征（abdominal compartment syndrome，ACS）的发生率为15%，死亡率达 62.5%。ACS 由于其较高的发生率及死亡率，越来越受到重视，对其病理生理的研究及治疗方法已经得到广泛重视。

1）IAH/ACS 概述 世界腹腔间隙学会 2006 年相关诊断标准：IAH 为持续的或反复的病理性腹内压（intra-abdominal pressure，IAP）≥12 mmHg。IAH 分为 4 级：Ⅰ级，IAP 12～15 mmHg；Ⅱ级，IAP 16～20 mmHg；Ⅲ级，IAP 21～25 mmHg；Ⅳ级，IAP＞25 mmHg。IAP 检测时应完全仰卧，腹肌松弛，传感器零点位于腋中线水平并于呼气末测量其值。间接 IAP 测量的参考标准是通过排空膀胱后注入 25 mL 无菌生理盐水的测量值。ACS 为 IAP 持续高于 20 mmHg 伴随进行性器官功能障碍或衰竭。

腹腔灌注压（abdominal perfusion pressure，APP）指平均动脉压（mean arterial pressure，MAP）与 IAP 之差，该值降低不仅显示 IAP 的严重程度而且反映腹部血流量不足。APP 的重要性已经受到越来越多的重视，有研究表明，液体复苏监测 APP 要比单纯 IAP 监测更重要。

2）IAH/ACS 治疗 IAH/ACS 的治疗主要分为非手术治疗及手术治疗两大类。有学者认为可以先非手术治疗，无效后再行腹腔切开减压术；但也有学者指出可以及早而不等到有 ACS 伴随的器官功能衰竭表现时才手术，采取预防性手术能有效提高患者生存率。

（1）非手术治疗：一般性治疗与其他重症患者一样，包括血流动力学监测、机械通气、合理的液体复苏与给予血管活性药物、强化营养支持、有针对性的抗生素治疗和控制血糖等。

世界腹腔间隙综合征协会(WSACS)针对非手术治疗的4个建议:①增加腹壁顺应性。应用镇静或镇痛药物是一种简便、迅速而有效地降低肌紧张及IAP的方法。静脉注射及硬膜外注射麻醉阿片类药物都能有效降低IAP。必要时可以考虑使用神经肌肉阻滞剂(NMB)。同时应当考虑体位对IAH/ACS患者IAP的潜在影响。镇静或镇痛、体位、NMB不能改善严重IAH患者(IAP>25 mmHg或APP<50 mmHg)的腹壁顺应性,此类患者应当考虑手术治疗。②排空胃肠道内容物。过量液、气体等积聚于空腔脏器将显著升高IAP。胃肠引流、灌肠或内镜减压是一类简单并相对保守的降低IAP的方法,用于治疗中度IAH。③解除腹腔占位性损害。腹腔积血、腹腔积液、腹腔脓肿、腹膜后血肿甚至游离气体都能成为占位性损害并导致IAP升高。经皮穿刺引流腹腔内液体是一种极为有效地降低IAP的技术。④优化液体复苏。液体复苏是任何临床重症患者恢复低血容量、恢复器官灌注、避免器官衰竭的必要措施,但过度复苏、大液体量复苏将导致IAH或ACS,应当尽量避免医源性的ACS。对于IAH患者,持续复苏血流动力学稳定却少尿、无尿则应极早采用间歇性血液透析或连续血液超滤等疗法去除过量液体、减轻第三间隙水肿,这才是恰当的干预措施,而不是连续容量复苏直到ACS形成。

(2) 手术治疗:非手术治疗无效则必须尽快手术治疗。手术时机的把握是非常重要的,但何时手术介入存在争议。传统的临床经验认为IAP>30 mmHg或者APP<50 mmHg并且伴随药物治疗无效的进行性器官衰竭为手术时机,但最近有研究认为预防性开腹能成倍地增加IAH/ACS患者的存活率,敞开腹腔已经成为治疗干预手段而不只是ACS产生后的腹部处理方法。

Mentula等外科医师基于临床判断提出,对于高危患者不行Ⅰ期关闭腹腔,而是让腹腔敞开,直接采用暂时性腹腔关闭术(temporary abdominal closure,TAC),以防止IAH/ACS的发生。手术基本方法是剖腹敞开原本封闭的腹腔,然后采取多种腹腔扩容的TAC技术关腹,可立即起到减压作用,IAH产生的病理生理表现在短时间内即可得到改善。一般应全腹切开,大多采用正中切口。TAC技术选择的基本准则是既要扩容腹腔,方便引流、再次开腹,又能很好地防止感染及相关并发症。

3. 负压封闭辅助的暂时性关闭技术　引流是外科基本技能和手术方法,负压封闭引流(vacuum sealing drainage,VSD),也称负压创面治疗(negative pressure wound therapy,NPWT),是利用聚乙烯醇泡沫或聚氨酯泡沫材料充当引流管与被引流区之间的中介,提供主动引流动力将开放性创面转为闭合创面。VSD在腹部外科的应用同样遵循"如有怀疑,即放引流"的原则,可极大地改善适应证患者的结局。与其他腹部外科引流方法一样,使用时应充分考虑其安全性和有效性带来的益处和风险,确保负压有效。

腹部损害控制性处理中VSD应用目的和适应证。①治疗性应用:以引流及重建屏障为目的,暂时性腹腔关闭。负压封闭辅助的暂时性腹腔关闭已经成为标准方法,可显著扩大腹腔容积,保护腹腔内脏器避免感染,提高生存率,降低胃肠道瘘发生率。②预防性应用:以引流渗液、吸闭腔隙为目的。Ⅱ类切口或严重污染的Ⅱ类切口等难以避免感染的腹部切口,肝胆胰腺上消化道损伤,避免胆汁胰液和肠液流至腹腔内其他部位,防止发生腹膜炎等;一期缝合切口感染并发症预防,肠道破裂手术后,在切口表面应用VSD可提供更加清洁封闭的环境,避免缝合面和各层组织间积液使腹壁各层组织间紧密贴合,消灭可能的腔隙及组织间错位移动等,从而促进愈合。

（四）四肢、脊柱、骨盆损害控制处理

四肢、脊柱、骨盆损害控制处理目的：控制出血，固定损伤部位，防止进一步损伤，防治感染。

1. 四肢损伤 四肢损伤一般处理原则：①控制出血。四肢出血宜行包扎止血或应用止血带止血；经补液、抗休克、骨盆骨折外固定后，血液流变学不稳定，腹膜后血肿仍持续增加时，宜积极采用后腹膜填塞压迫止血技术；四肢血管损伤时可采用血管临时再通技术。②骨折固定。宜采用任何可获得的简易器材对肢体进行固定，固定后注意观察，防止发生筋膜间隙综合征，一经发现立刻切开减压，切开长度应足够，减压须彻底。

1）挤压伤和挤压综合征 挤压伤（crush injury），亦称创伤后横纹肌溶解综合征，指人体四肢或躯干等肌肉丰富的部位受到挤压，引起缺血、缺氧、水肿、渗出，筋膜室压力增高，组织坏死和功能障碍。挤压伤致横纹肌细胞溶解破坏，肌红蛋白、钾、尿酸、磷酸等细胞内容物释放入血液循环，导致肌红蛋白尿、高钾血症、代谢性酸中毒、急性肾衰竭甚至多脏器功能损害的临床症候群，称为挤压综合征（crush syndrome）。挤压综合征具有以下三个特点：大量肌肉，持续受压（4～6 h，也可能＜1 h），组织灌注障碍。如不及时处理，后果严重，甚至导致死亡，死亡率高。主要死因是多发伤、感染和急性肾衰竭。预后取决于损伤程度和早期处理，缺血超过 6 h 者预后差。及时透析治疗可以挽救多数患者生命。本症死亡率高，预防是关键。

（1）现场急救处理：及早解除重物压迫，减少本病发生机会；伤肢制动，以减少组织分解毒素的吸收及减轻疼痛；伤肢用凉水降温或暴露在凉爽的空气中，禁止按摩与热敷，以免加重组织缺氧；伤肢不应抬高，以免影响血液循环；尽快止血，但避免应用加压包扎和止血压带。灾难现场液体复苏、利尿、碱化尿液。

（2）伤肢处理：挤压综合征并无现场急诊手术指征，但通过手术清除坏死的肌肉组织对改善预后仍有积极意义，早期切开减张使筋膜间隔区内组织压下降，防止或减轻挤压综合征的发生。即使肌肉已坏死，通过减张引流也可以防止有害物质侵入血流，减轻机体中毒症状。同时清除失去活力的组织，减少感染发生的机会。

2）四肢大血管损伤 血管损伤约占创伤总数的 3％，其中外周血管损伤占 80％，最为常见。在血管损伤中，动脉损伤由于损伤部位和严重程度不同，伤情复杂，临床表现各异，部分损伤诊治较为棘手，诊治不及时或处理不当会导致严重肢体功能障碍、截肢甚至死亡等不良后果。

外周动脉损伤可有活动性出血或搏动性血肿。主要知名动脉损伤严重时，肢体远端多有动脉搏动减弱或消失，肢体远端皮温降低、皮肤苍白、疼痛、肿胀、感觉障碍、肢体活动受限等缺血症状和体征，毛细血管充盈时间延长，针刺肢端无出血或出血缓慢。患者可出现“5P”征，即 pallor（苍白）、pulselessness（无脉）、pain（疼痛）、paresthesia（麻木）、paralysis（瘫痪）。合并骨筋膜室综合征时，肢体肿胀明显，皮肤张力高，患者自诉疼痛难以忍受，压痛明显，具有典型的肌肉被动牵拉痛，可能发生神经失用症。

治疗动脉损伤患者时，首先要及时止血，纠正休克，优先处理危及生命的损伤，如颅脑损伤、影响呼吸功能的胸外伤、腹腔脏器或血管破裂出血、不稳定型骨盆骨折及盆腔脏器或血管损伤大出血等。同时尽早恢复肢体血供和循环，积极处理合并的骨筋膜室综合征，妥善处理合并的骨骼、关节、神经和肌肉损伤，以保全肢体，减少残疾。动脉损伤后如果有活动性出血、快速增大的血肿、远端动脉搏动消失、肢体血液循环差等症状和体征时，应尽早确定动脉损伤部位和严重程度，立即行手术修复。对于外周动脉损伤远端搏动减弱，但没有肢体缺血或肢体缺血较轻时，可密切观察肢体血液循环，同时给予补液、患肢保暖等治疗；如果动脉搏动进一步减弱或消失、肢体缺血或原有缺血表现加重，应立即行手术探查。

根据动脉损伤严重程度及其在局部血供中的作用选择合适的治疗方案。对可修复肢体大血管损伤宜在伤后 3 h 内行临时性血管转流术，包括血管损伤探查、切除血栓、恢复远端血供、伤肢筋膜切开减压等，伤后 12 h 内应完成损伤血管修复；如无条件，也可行临时性血管结扎，在伤后 4 h 内应完成损伤血管修复。

对于合并骨折的患者，若肢体缺血时间短、程度轻，可先快速固定骨折后再重建血管；若肢体缺血程度重、时间长，应优先处理动脉损伤，再进行骨折复位固定。动、静脉同时损伤时，要先处理静脉损伤，再修复动脉损伤。

肢体任何部位动脉损伤，即使行修复重建手术，仍可能发生骨筋膜室综合征，严重者导致缺血性肌挛缩，影响肢体功能。对骨筋膜室综合征的早期诊治是减轻肢体功能损害的关键，深筋膜切开术是急性期最有效的治疗手段，有助于防止缺血-水肿的恶性循环，降低发生肢体缺血坏死性肌挛缩的风险。肌病肾病性代谢综合征是导致动脉损伤围手术期死亡和截肢的主要危险因素。快速重建血供是重要的治疗措施，以大量肝素生理盐水灌洗肢体远端，排除毒性代谢产物和残余静脉血栓，同时积极纠正水、电解质紊乱，改善微循环，清除氧自由基，降低再灌注损伤，必要时行血液净化治疗。

3）肢体毁损伤　肢体毁损伤最佳处理方式还存在争议，决策过程中需要多学科协作及系统考虑整体和肢体局部的因素，是创伤救治中的重大挑战。

需要强调的是，肢体毁损伤患者的初始评估和其他患者没有大的区别，要避免被肢体伤的表象所迷惑，应该进行系统的评估以及时发现和处理更严重的损伤。肢体毁损伤唯一会立即危及生命的情况是外出血，缺血的肢体并不会直接威胁到生命。常见的处理失误是将应用多普勒检查肢体远端的灌注作为初步评估的内容，有可能导致胸腹出血、颅脑损伤或其他致命伤的诊治延迟。

对于高能创伤的患者，应尽早清创、筋膜间室切开减压、骨折固定及覆盖创面。当坏死组织及创面感染加重机体损伤时宜行创伤性截肢。截肢是种破坏性手术，但又是治疗肢体严重创伤的一个重要方法，也是一种重建与修复手术。截肢手术同样遵守矫形外科手术的基本原则，要认真周密地设计、仔细地组织处理。在满足治疗的前提下，最大限度地保留患肢功能，获得较为理想的残肢，以使装配的假肢发挥最佳的功能。

2. 脊柱损伤

1）脊柱损伤预防一般原则　应特别注意判断有无脊柱损伤；严格执行并维持脊柱损伤的预防与保护措施，直到有临床或影像学证据排除此类损伤；许多脊柱骨折患者会在骨折处的上方或下方再出现第二处骨折，因此，若诊断一处脊柱骨折，应进一步行全脊柱影像学检查；若患者生命体征很不稳定，无法进行脊柱影像学评估，则应维持脊柱损伤预防与保护措施，直至情况稳定并完成脊柱影像学评估；颈椎损伤宜固定颈椎于中立位，开放伤及穿透伤宜去除坏死软组织及椎管内碎骨片。

2）早期药物治疗　脱水、激素疗法、阿片受体拮抗药、加压氧治疗、应用神经营养因子等。激素治疗禁用于穿透伤患者，其对钝性伤的疗效仍有争议，由创伤外科与神经外科专科医师共同决定。如果患者受伤 3 h 以内，激素使用方法：甲泼尼龙 30 mg/kg 于 1 h 内推注，后续按 5.4 mg/(kg・h)持续输注 23 h。如果患者受伤已经 3～8 h，激素使用方法：甲泼尼龙 30 mg/kg 于 1 h 内推注，后续按 5.4 mg/(kg·h)持续输注 47 h。如果患者受伤 8 h 以上：不用激素治疗。

3. 骨盆骨折 损害控制性处理目的是恢复或维持骨盆的稳定性，控制出血。骨盆骨折占所有骨折的 3%，是最常见的多发伤种类，其中 13%伴有大出血。骨盆骨折被称为“杀手骨折”，是交通伤中死亡率仅次于颅脑损伤和胸部损伤的创伤类型。

1）骨盆骨折出血伤情评估技术 骨盆骨折出血伤情评估首先是根据致伤机制判断是否有骨盆骨折的可能性，在交通事故、高处坠落伤等高能量损伤时应考虑此种可能。在体格检查时应注意提示骨盆骨折可能性的以下表现：①盆腔区域淤斑，会阴或阴囊血肿，尿道口血迹；②双下肢不等长或旋转臀部不对称；③直肠指诊前列腺漂移，扪及骨折，指套带血；④阴道检查扪及骨折，宫颈上移，有出血。如果致伤机制或查体提示骨盆骨折可能，则应行骨盆前后位平片明确，而不是进行骨盆挤压分离试验。如果致伤机制和查体提示骨盆骨折可能性小，则用手轻触髂前上棘处，前-后方、侧方-中线轻压确定有无压痛及判断骨盆稳定性，或轻推、拉下肢确定轴向稳定性。怀疑骨盆骨折查体时，首要的原则是避免过度重复的骨盆检查，需了解每次骨折的移位都可能增加 800～1000 mL 的失血量。

骨盆 X 线片可显示骨折类型，解读骨盆 X 线片要注意双侧耻骨上、下支，髋臼、股骨头和颈是否完整；双侧髂骨、骶髂关节和骶孔是否对称，是否合并 L_5 横突骨折。应特别注意常伴随大量失血的影像，如耻骨联合分离程度、骨盆环移位程度等。骨盆一处损伤不影响稳定性，骨盆骨折移位意味着至少存在两个断裂位点。但骨盆 X 线片不能单独预测死亡、出血或造影的必要，孤立的髋臼和骨盆环骨折一样可能需要血管造影。

对于严重创伤后伴血流动力学不稳定的患者，在建立静脉通路进行损害控制性复苏、寻找休克原因的同时，应视同存在不稳定性骨盆骨折，立即用骨盆带或床单包裹骨盆。对于复苏后又恶化的患者，应考虑可能是低估失血量或存在持续失血。为除外腹腔内脏器损伤推荐行脐上诊断性腹腔穿刺，以避免脐下穿刺抽出腹膜前血液而误诊为腹腔内出血。诊断性腹腔灌洗现多为创伤腹部超声重点评估（focused abdominal sonography for trauma，FAST）所替代，FAST 通常用于血流动力学不稳定者，由临床医师操作，重点评估腹腔内肝肾隐窝、左上腹和盆底是否存在游离液体，发现 250 mL 以上为阳性，但其不能确定来源和脏器损伤程度，主观性较大，受肠道或皮下积气、检查者的技术和经验等影响，故不宜单用作为手术与否的依据，血流动力学稳定者应进一步行 CT 检查以确定损伤严重度。

16%～55%的骨盆骨折患者可能合并腹腔内脏器损伤，有腹腔探查指征。腹腔镜探查适用于血流动力学稳定、无颅脑损伤时；血流动力学不稳定及 FAST 阳性需剖腹探查的骨盆骨折大出血患者，行剖腹探查发生致死性出血的风险较高。

2）骨盆骨折出血紧急救治技术 怀疑或明确骨盆骨折伴出血时，除避免过度重复的骨盆检查，保持小腿内旋固定外，也可在两侧臀部外以沙袋固定或骨盆带、床单包裹，尽快将患者转运到能提供确定性救治的医院。

（1）损害控制性复苏：对任何创伤后失血性休克的患者，在排除外出血后，均应建立静脉通路，怀疑骨盆骨折时忌用下肢静脉。开放性骨盆骨折应紧急闭合（以敷料填塞或手压迫等）伤口，恢复骨盆填塞效应。积极实施损害控制性复苏，包括晶体液、胶体液、血液制品输注恢复血容量、携氧功能和纠正凝血功能，防治低体温，尽快到达复苏终点。结合骨盆包裹，损害控制性复苏可以有效逆转 2/3 的骨盆骨折伴出血患者，尤其是骨折断端、软组织和静脉源性出血。

（2）床单或骨盆带加压包裹：可迅速稳定骨折，减少骨盆容积，控制出血效果类似外支架，适用于院前临时急救时。包裹时应以股骨大转子为中心，髂窝加棉垫后加压包扎，利用骶髂关节后侧"张力带"关书样作用，使骨盆逐渐复位固定。若骨折复位矫枉过正，可能导致神经血管损伤及骨盆内脏器损伤，或压迫损伤皮肤。需要定时松解，一般使用应不超过36 h。

（3）外固定架：控制骨盆静脉丛和骨折断端出血的标准方法，常规用于院内血流动力学不稳定性骨盆骨折的固定。立即使用可有效降低休克发生率，使死亡率从22%降至8%。外固定架包括经髂骨翼固定的前方外固定架（固定前环）和从两侧骶髂关节固定的C形钳（固定后环）。外固定架可稳定骨盆环，减少骨折块移动，防止凝血块脱落；纠正旋转移位，复位骨折，使骨折端相互挤压，促进凝血块形成；避免耻骨联合过度分离，限制骨盆腔和后腹膜间隙容积增大。外固定架损伤小，操作简单；可调节，并发症少，床旁可完成；不影响腹部、下肢和开放伤口的检查处理；并有利于患者翻身和护理。

（4）腹膜外骨盆填塞：腹膜外骨盆填塞对盆腔内部直接加压，联合外支架固定骨盆环，可加强容积压迫效应达到止血目的，而不必等待出血自身填塞造成过多输血和浪费时间。对静脉源性出血效果优于动脉源性，但争议较大，主要担心手术时破坏腹膜后血肿，需二次取出，并增加内固定手术时感染的风险。多作为外支架和（或）栓塞之后的补救措施。一般经过下腹正中8 cm腹膜外纵形切口，分别于一侧骶髂关节下方、骨盆窝中部和耻骨后窝填塞纱布，然后再填塞另外一侧。腹膜外骨盆填塞后需要再次评估患者血流动力学状态，并在24～48 h去除或更换纱布，填塞时不必清除血凝块。

骨盆骨折伴大出血仍是临床面临的严峻挑战，至今尚无公认的救治规范，准确判断出血原因，黄金时间内有效的针对性治疗是成功救治的关键。丹佛医学中心推荐对骨盆大出血患者首先实施损害控制性复苏，包括输入晶体液，中心静脉置管，查动脉血气，拍摄胸片；如需输血则考虑外科手术；同时通知创伤、骨科医师、输血科和手术室做好准备。然后做FAST，阳性则行剖腹探查、骨盆外固定架或腹膜外骨盆填塞；FAST阴性则做好输血准备、监护或CT评估。有条件时把动脉造影和栓塞作为仍不稳定患者的选择。

第四节　特殊伤病救治技术

一、挤压伤、挤压综合征

挤压伤（crush injury），亦称创伤后横纹肌溶解综合征，主要见于地震、交通事故、工矿灾难、建筑物倒塌等，是指人体四肢或躯干等肌肉丰富的部位受到挤压，引起缺血、缺氧、水肿、渗出，筋膜室压力增高，组织坏死和功能障碍。挤压伤致横纹肌细胞溶解破坏，肌红蛋白、钾、尿酸、磷酸等细胞内容物释放入血液循环，导致肌红蛋白尿、高钾血症、代谢性酸中毒、急性肾衰竭甚至多脏器功能损害的临床症候群，称为挤压综合征（crush syndrome）。随着灾难现场救援水平的提高，越来越多的患者能从创伤直接打击中存活，但幸存者即将面临第二个由于挤压综合征而导致的死亡高峰。

挤压综合征具有以下三个特点：大量肌肉，持续受压（4～6 h，也可能＜1 h），组织灌注障碍。资料显示，地震患者中有2%～5%会发生挤压综合征，严重挤压时挤压综合征的发生率可达10.5%，若不积极抢救，病死率高达40%～100%。主要死因是多发伤、感染和急性肾衰竭。预后取决于损伤程度和早期处理，缺血超过 6 h 者预后差。及时的透析治疗可以挽救多数患者生命。本症死亡率高，预防是关键。

（一）现场急救处理

及早解除重物压迫，减少本病发生机会；伤肢制动，以减少组织分解毒素的吸收及减轻疼痛；伤肢用凉水降温或暴露在凉爽的空气中，禁止按摩与热敷，以免加重组织缺氧；伤肢不应抬高，以免影响血液循环；尽快止血，但避免应用加压包扎和止血压带。灾难现场液体复苏、利尿、碱化尿液。

（二）伤肢处理

挤压综合征并无现场急诊手术指征，但通过手术清除坏死的肌肉组织对改善预后仍有积极意义，早期切开减张使筋膜间隔区内组织压下降，防止挤压综合征的发生或减轻症状。即使肌肉已坏死，通过减张引流也可以防止有害物质侵入血液，减轻机体中毒症状。同时清除失去活力的组织，可减少发生感染的机会。

二、冲烧毒复合伤

危险化学品爆炸时由冲击波、热力、毒物同时或相继作用于机体而造成损伤，称之为冲烧毒复合伤，又称火爆毒复合伤。

（一）损伤特点

离爆心的距离直接影响着冲烧毒复合伤的发生率。离爆心越近，冲烧毒复合伤的发生率就越高。爆炸伤事故突发性强，急救组织指挥困难。肺是最敏感的靶器官，也是呼吸道烧伤时主要的靶器官。爆炸致冲烧毒复合伤，其重要特征就是难以诊断，难以把握救治时机。致伤机制复杂，外伤通常掩盖内脏损伤，易漏诊误诊。复合效应，伤情互相叠加，并发症多，治疗极其困难。伤情发展迅速，应及时进行现场处置和早期救治。

（二）临床表现

冲烧毒复合伤病因多而杂，临床表现各异，可以表现为三种致伤因素的综合特征，也可以表现为一种致伤因素为主其他致伤因素为辅的特点，其主要临床表现如下。

1. 症状和体征 患者基本情况差，出现咳嗽频繁、发绀、胸痛、胸闷、恶心、呕吐、头痛、眩晕、软弱无力等表现。呼吸和心率均加快，分别为 35～40 次/分和 125 次/分以上。胸部听诊时可有双肺呼吸音低并可闻及广泛性干湿啰音，合并支气管痉挛时出现喘鸣音和哮鸣音。创伤和烧伤严重时，可出现低血容量性休克。胃肠道损伤时有消化道出血表现，肾和膀胱损伤时有尿道出血表现，腹腔脏器损伤时则出现腹膜刺激征。

2. 实验室检查

(1) 血常规：一般出现白细胞计数升高，中性粒细胞比例升高。病情严重则表现为全血细胞减少甚至体温下降，预后不良。

(2) X 线平片：肺纹理增粗，肺野出现阴影，呈片状或云雾状；消化道空腔脏器破裂时膈下见游离气体。

(3) 心电图：可见心率增快、幅度减低、ST-T 段下降甚至 T 波倒置。

(4) 呼吸功能：血气分析可见 PaO_2 明显下降，其他尚有肺顺应性降低和阻塞性通气功能障碍等改变。

(5) 心肌损伤时谷草转氨酶(SGOT)、乳酸脱氢酶(LDH)、肌酸激酶同工酶(CPK-MB)

等升高；肝破裂时谷丙转氨酶(SGPT)和 SGOT 升高。

(6) 其他辅助检查：B 超、CT 可显示冲击波引起的肝、脾、肾破裂的表现，并可对损伤程度分型。根据伤者的致伤因素、临床表现和实验室检查结果可明确诊断冲烧毒复合伤。

(三) 危险化学品爆炸致冲烧毒复合伤的现场急救

1. 救治原则　先救命后治伤，先重伤后轻伤，先抢后救，抢中有救，尽快脱离事故现场，先分类再后送，医护人员以救为主，其他人员以抢为主，以免延误抢救时机。采取"一戴二隔三救出"的急救措施："一戴"即施救者应首先做好自身应急防护；"二隔"即做好自身防护的施救者应尽快隔绝毒气，防止中毒者的继续吸入；"三救出"即抢救人员在"一戴、二隔"的基础上，争分夺秒地将中毒者移离出危险区，并进行医疗救护。以两名施救人员抢救一名中毒者为宜，可缩短救出时间。

2. 救治方法

(1) 脱离现场：应立即迅速脱离受伤环境，终止化学物质对机体的进一步损害，但也不能盲目求快而不做预处理即送医院。

(2) 特效抗毒：特效抗毒药及抗休克药物的应用是化学中毒和烧伤的有效治疗措施，氰化物、苯胺或硝基苯等中毒所引起的严重高铁血红蛋白血症，除给氧外，可缓缓静脉滴注 1% 亚甲蓝 5 mL + 维生素 C 2 g + 5% 葡萄糖液 20 mL。

(3) 及时洗消：化学品的致伤作用与其浓度、作用时间密切相关。一定要尽快了解该危险化学品的理化特性，以便选择合适的洗消方法。一般来说，化学品浓度、作用时间与对机体的危害成正比，所以第一步要立即脱去被化学品浸渍的衣物，紧接着用大量清水冲洗创面及其周围皮肤，冲洗持续时间一般大于 1 h。对于头面部烧伤的情况，应特别注意清洗眼、鼻、耳及口腔，尤其是眼。用清水冲洗眼部时，动作要轻柔，如使用生理盐水冲洗更好，冲洗时间最好在半小时以上。对于特殊情况应特别处理，如碱烧伤需再用 3% 硼酸液冲洗，而酸烧伤则用 2% 碳酸氢钠液冲洗。

(4) 及时紧急处理：在抢救化学烧伤的同时，需特别注意是否存在直接威胁生命的复合伤或多发伤，如脑外伤、心搏和呼吸骤停、窒息、骨折或气胸等，若存在上述复合伤或多发伤应及时按外伤急救原则做相应的紧急处理。

(5) 保护创面：保护化学烧伤中受感染创面是较为关键的环节，应用清洁的被单或衣物对创面进行简单包扎，原则为不弄破水疱，保护表皮。对于严重烧伤者不需涂抹任何药物，以免造成入院后的诊治困难。冲洗眼部烧伤时可用生理盐水，用棉签拭去异物，涂抗生素眼膏或滴消炎眼药水。

(6) 镇静止痛抗休克：在化学灾害中，烧伤患者均存在不同程度的疼痛及烦躁不安，可给予口服镇静药(如利眠宁、安定等)。当患者出现脱水及早期休克等症状，若患者尚能口服，可给予淡盐水(少量多次饮用)，禁忌饮用白开水和糖水。因为患者极易发生呕吐现象，加上吞咽气体易致腹胀，所以超过 40%的大面积烧伤患者，伤后 24 h 须禁食。若伤员出现口渴不止的情况，可给少量水滋润口咽，并注意保暖。

三、淹溺的现场急救

淹溺(drowning)常称溺水，是指淹没或沉浸在水或其他液性介质中，引起呼吸系统损伤导致窒息和缺氧的过程。淹溺引起的窒息死亡称为溺死。机体突然接触比体温低 5 ℃的液体时可导致心律失常、晕厥，进而导致继发性淹溺，称为浸渍综合征(immersion syndrome)。

（一）现场急救

（1）迅速使患者脱离淹溺环境。

（2）对心搏骤停或无呼吸者，立即进行心肺复苏（CPR）。基础生命支持应遵循 A-B-C-D 顺序，即开放气道、人工通气、胸外按压、早期除颤。上岸后立即清理患者口鼻的泥沙和水草，用常规手法开放气道。不应为患者实施各种方法的控水措施，包括倒置躯体或采用海姆立克手法。开放气道后应尽快进行人工呼吸和胸外按压。

①应将患者置于平卧位，头高足低位会降低脑血流灌注，头低足高位则会导致颅内压增高。如患者存在自主有效呼吸，应置于稳定的侧卧位（恢复体位），口部朝下，以免发生气道窒息。

②淹溺患者上岸后应首先开放气道，口鼻内的泥沙、水草要及时清理。用 5～10 s 观察胸腹部是否有呼吸起伏，如没有呼吸或仅有濒死呼吸应尽快给予 2～5 次人工通气，每次吹气 1 s，确保能看到胸廓有效的起伏运动。有时由于肺的顺应性降低以及高的气道阻力，通常需要更长的时间通气，但通气压力越高则可能会造成胃的膨胀，增加反流，并降低心输出量，建议训练有素者可实施环状软骨压迫以降低胃胀气并增强通气效力，不推荐未接受培训的人员常规使用此方法。在人工通气时，患者口鼻可涌出大量泡沫状物质，此时无须浪费时间去擦抹，应抓紧时间进行复苏。

③不建议在水中实施胸外按压，不建议实施不做通气的单纯胸外按压。注意提高胸外按压的质量，如有可能，尽量让体力充沛的人员实施胸外按压。如果患者出现呕吐应立即将其翻转至一侧，用手指、吸引器等清除呕吐物以防止窒息。怀疑脊柱损伤者应整体翻转。

根据《2015 年美国心脏协会心肺复苏及心血管急救指南》，在一些特殊转运情况下，如海滩、山地、绞车悬吊等，推荐使用自动体外按压设备进行移动中的复苏。

④在 CPR 开始后尽快使用 AED。将患者胸壁擦干，连上 AED 电极片，打开 AED，按照 AED 提示进行电击。如果患者在水中，使用 AED 时应将患者脱离水源。但当患者躺在雪中或冰上时仍可以常规使用 AED。

基础生命支持流程：a. 判断意识；b. 呼叫援助并启动 EMS；c. 判断呼吸、脉搏（仅限专业人员）；d. 开放气道；e. 给予 2～5 次人工呼吸（如有可能连接氧气）；f. 开始 30：2 的心肺复苏；g. 尽快连接 AED 依照提示操作。

（二）后续治疗

经现场抢救的淹溺者应及时后送并给予进一步评估和监护，采取综合救治措施。

四、重症破伤风

破伤风是由经皮肤或黏膜侵入人体的破伤风梭菌分泌的神经毒素引起，其临床特征是肌肉痉挛，随着病情进展，轻微的刺激也有可能诱发全身强直性发作，从而导致各种并发症，甚至引起死亡，是一种特异性感染。破伤风的潜伏期为 3～21 天，多数在 10 天左右。

破伤风的病原体为破伤风梭菌，梭形芽孢杆菌属，革兰阳性的专性厌氧菌，芽孢广泛分布于土壤及环境中。尽管现在破伤风的发病率不高，但是在自然灾害发生时，破伤风将对公共健康产生潜在的威胁，2010 年海地地震后当地居民破伤风发病率较平时升高，严重自然灾害后破伤风病死率在 19%～31%之间。

破伤风的诊断主要依靠外伤史及临床表现。张口受限、苦笑面容、肌张力增高为特征性表现。压舌板试验敏感性及特异性均较高。

（一）预防

人类对破伤风无自然免疫力，需要进行人工免疫。创伤后早期彻底清创是关键措施之一。

1. 主动免疫　对于破伤风预防至关重要。进一步提高计划免疫的覆盖率，强调全程免疫。重视加强免疫。

2. 被动免疫　药物目前有精制破伤风抗毒素、人破伤风免疫球蛋白及马破伤风免疫球蛋白。

3. 外伤后破伤风预防　污染伤口和损伤组织应立即充分清创、消毒、清除坏死组织，不建议常规使用抗生素预防破伤风梭菌感染。外伤后的破伤风预防免疫方式取决于损伤的性质及伤者的免疫接种史。注意区分破伤风易感和非易感伤口；鉴别高风险伤口；询问伤者的主动免疫史。

（二）治疗

破伤风治疗的主要原则：镇静镇痛和肌松控制痉挛、纠正自主神经功能障碍以避免耗竭；彻底清创和抗破伤风梭菌治疗；中和循环系统中的毒素；对症治疗。

1. 镇静镇痛和肌松治疗　破伤风患者需要镇静镇痛甚至肌松治疗以控制肌肉痉挛，可以使用苯二氮䓬类药物、右美托咪定、芬太尼等。硫酸镁可以作为辅助，但不推荐常规使用。

吗啡或芬太尼持续静脉滴注可用于控制自主神经功能障碍。β受体阻滞剂的使用存在争议，不推荐常规使用。发生低血压时，建议补液及静脉给予多巴胺或去甲肾上腺素。

2. 清创和抗破伤风梭菌治疗　存在于伤口中的破伤风梭菌会持续释放外毒素，因此早期彻底清创能中断毒素的释放，是破伤风治疗的重要措施，建议在给予被动免疫治疗后1～6 h彻底清创。清创前可将适量破伤风抗毒素浸润注射于伤口周围的组织中。抗生素在破伤风的治疗中发挥辅助作用，建议给予抗生素以抑制伤口中的破伤风梭菌增殖。推荐的一线用药有甲硝唑和青霉素。

3. 中和毒素　破伤风毒素对神经系统的损伤是不可逆的，因此发病后应尽快中和循环系统中的毒素。尽快使用人破伤风免疫球蛋白、破伤风抗毒素。人破伤风免疫球蛋白剂量为3000～6000 U。破伤风抗毒素的剂量为50000～200000 U。破伤风感染不能诱导机体产生免疫力，应给予主动免疫。

4. 支持治疗　破伤风患者应注意避免声光刺激，减少不必要的操作，在操作前增加镇静药物的剂量。病情较重者需要入住ICU，需加强气道管理，必要时尽早气管插管，给予机械通气，并及时切开气管，防治各种并发症，加强心理疏导。破伤风患者出汗多，能量需求高，必须进行早期营养支持（高热量、高蛋白），维持水、电解质平衡。

参考文献

[1] Morrison J J, Galgon R E, Jansen J O, et al. A systematic review of the use of resuscitative endovascular balloon occlusion of the aorta in the management of hemorrhagic shock [J]. Journal of Trauma and Acute Care Surgery, 2016, 80(2): 324-334.

[2] Rossaint R, Bouillon B, Cerny V, et al. The European guideline on management of

major bleeding and coagulopathy following trauma: fourth edition[J]. Critical Care, 2016,20(1):100.

[3] Yonge J D, Schreiber M A. The pragmatic randomized optimal platelet and plasma ratios trial: what does it mean for remote damage control resuscitation? [J]. Transfusion,2016,56:S149-S156.

[4] Knoller E, Stenzel T, Broeskamp F, et al. Effects of hyperoxia and mild therapeutic hypothermia during resuscitation from porcine hemorrhagic shock [J]. Critical Care Medicine,2016,44(5):E264-E277.

[5] 中国医师协会创伤外科医师分会.负压封闭引流技术腹部应用指南[J].中华创伤杂志,2019,35(4):289-302.

[6] 中华医学会灾难医学分会.灾难环境中现场截肢技术规范[J].中华危重病急救医学,2016,28(10):865-869.

[7] 中国医师协会骨科医师分会.四肢及躯干主要动脉损伤诊治指南[J].中华创伤骨科杂志,2016,18(9):737-742.

[8] Gibney R T N, Sever M S, Vanholder R C. Disaster nephrology: crush injury and beyond[J]. Kidney International,2014,85(5):1049-1057.

[9] Szpilman D, Webber J, Quan L. Creating a drowning chain of survival [J]. Resuscitation,2014,85(5):1149-1152.

[10] Champigneulle B, Bellenfant-Zegdi F, Follin A, et al. Extracorporeal life support (ECLS) for refractory cardiac arrest after drowning: an 11-year experience [J]. Resuscitation,2015,88:126-131.

[11] Finkelstein P, Teisch L, Allen C J, et al. Tetanus: a potential public health threat in times of disaster[J]. Prehosp Disaster Med,2017,32(3):339-342.

[12] 中国医师协会急诊医师分会,中国人民解放军急救医学专业委员会,北京急诊医学学会,等.成人破伤风急诊预防及诊疗专家共识[J].解放军医学杂志,2018,43(12):991-1001.

第九章　常见灾种医学救援技术

第一节　常见自然灾害医学救援技术

一、自然灾害的特征

（一）定义

自然灾害是指以自然变异为主因，给人类生存带来危害或损害人类生活环境的自然现象。其具有自然和社会两重属性，会导致人员伤亡、财产损失、社会失稳、资源破坏等现象或一系列事件的发生；最早发生作用的灾害称为原生灾害，而由原生灾害所诱导出来的灾害则称为次生灾害，这个灾害链还可以导生出一系列衍生灾害。

（二）分类

我国是世界上自然灾害种类最多的国家，自然灾害分为八大类：气象灾害（洪涝、干旱灾害，台风、冰雹、暴雪、沙尘暴、雷暴等）、海洋灾害（风暴潮、海啸等）、洪水灾害、地质灾害（火山、山体崩塌、滑坡、泥石流）、地震灾害、农作物生物灾害和森林生物灾害、森林草原火灾。

我国常见十大自然灾害分别是地震、泥石流、滑坡、洪水、海啸、台风、龙卷风、雷击、暴雪、森林草地火灾。

本节根据自然灾害对人群的首要物理、化学、生物损伤因素对地震，泥石流、山体滑坡或崩塌，洪水、海啸，台风、龙卷风、沙尘暴，雷暴、雷击，暴雪、凝冻，森林、草原火灾等进行分类阐述，为紧急医学救援工作提供帮助。

（三）自然灾害医学救援的特点

自然灾难医学救援不仅是医学工作，还涉及灾难学、管理学、心理学、气象学、地质学、天文学、水文学、建筑学等多学科知识技能的综合运用，医学救援工作不仅仅是对生命和机体损伤的救助，还包括心理和康复帮助。

灾害发生后，往往会造成大规模伤亡事件（MCI），对其快速有效和合理处置才能更多地挽救生命，包括伤员的搜寻与营救、伤员的分类与初步治疗、现场针对性临时治疗和伤员疏散后的深度对症与康复治疗三个方面。我国在近十年自然灾害的医学救援工作已总结出现场验伤后送、近灾区重症救治、非灾区康复治疗三大策略和危重伤员救治的“集中伤员、集中专家、集中资源、集中救治”的四原则。

二、地震灾害

（一）定义

地震灾害是指由地震引起的强烈地面震动及伴生的地面裂缝和变形，使各类建筑物倒塌和损坏，设备和设施损坏，交通、通信中断和其他生命线工程设施等被破坏，以及由此引起的火灾、爆炸、瘟疫、有毒物质泄漏、放射性污染、场地破坏等造成人畜伤亡和财产损失的灾害。

地震震级共分9个等级：3.0级以下称微震；3.0～4.5级称有感地震；5.0级以上可能造成人员伤亡，本书所指地震灾害为此类情况。地震具有突发性强、破坏性广、影响面大、难以预防、连锁性强的特点。

根据地震灾害的危害程度等因素，地震灾害分为特别重大、重大、较大、一般四级。地震灾害分级标准见表9-1-1。

表9-1-1 地震灾害分级标准

判断条件	因灾死亡人数	直接经济损失	震级	
			人口较密集地区震级	人口密集地区震级
特别重大	300人以上（含失踪）	占该省上年国内生产总值1%以上	7.0级以上	6.0级以上
重大	50人以上300人以下（含失踪）	造成一定经济损失	6.0～7.0级	5.0～6.0级
较大	10人以上50人以下（含失踪）	造成一定经济损失	5.0～6.0级	4.0～5.0级
一般	10人以下（含失踪）	造成一定经济损失	4.0～5.0级	—

注：来源《国家地震应急预案》，表内三条件为“或”关系，“以上”含本数，“以下”不含本数。

（二）现场特点

1. 组织指挥困难 重大以上地震灾害发生后，通常会出现通信不畅，灾区内以及与外界之间信息传递受阻。受灾地区的灾情和需求等基本信息无法及时掌握，影响紧急医学救援工作的科学、准确判断。

2. 医疗卫生救援困难 重大地震灾害往往导致医疗卫生机构诊疗场所、设施设备、药品器械等不同程度损毁，医疗卫生人员伤亡，大量伤员出现；从硬件条件、组织管理体系、技术能力保障、医疗秩序等方面影响医疗卫生体系的完整性，也降低了疾病防控和公共卫生服务的可及性。信息交换和传递系统受损，区域之间、医疗卫生机构之间的联系渠道破坏，医疗救援人力和物质投送因交通受阻，同样影响医疗卫生体系的整体性和协同性。

3. 环境复杂 地震灾害导致灾害现场不能自行脱险的人员或伤员大多处在倒塌和损坏建筑中，通常有火、电、爆炸、有毒物质和放射性物质泄漏和污染等危险因素存在，对现场搜寻和营救人员的人身安全有极大的威胁。同时地震多伴频繁余震和异常气候改变，以及海啸、滑坡、山体崩塌、地裂缝等次生灾害，地震医疗救援战线长、地域广，救援工作条件和环境极差，现场医学救援工作面临极大的挑战。

4. 心理干预困难 经历地震的公众，尤其在废墟中劫后余生的人员、参与救援的人员都会不同程度地出现恐惧、焦虑等心理症状，甚至出现强烈的心理应激反应。由于涉及人员广，住宿分散，心理障碍筛查和疏导工作不易组织和实施。

（三）伤情伤型特点

地震所致的伤害不仅复杂，而且与地震发生的环境条件、季节、时刻等均有直接关系。研究发现，人体受倒塌破坏建筑物、室内设备、家具等的直接砸、压、埋的机械力学损伤是主要的致伤原因，一般占地震伤的95%～98%；头部、颈部和胸部受伤是地震伤员死亡的主要原因，伤员损伤部位主要为四肢（约50%），其次胸部（约12%）、头部（约10%）和脊柱（约7.5%）。

（1）头面部伤中的颅脑伤是地震伤中死亡率最高的，早期死亡率可达30%，伤员往往在到达医院前死去。颌面、五官伤常造成严重功能障碍，可因血块和组织堵塞呼吸道导致窒息。

（2）四肢伤的发生率接近人体各部位伤总发生率的一半，且常伴有周围神经损伤和血管损伤。胸肋部和骨盆伤夜间发生率较白天高。腹部伤的发生率较低，但往往可因内脏大出血而早期死亡。骨盆伤往往伴有膀胱和性器官伤。

（3）骨折伤的发生率在地震中占有较高的比例，与地震强度、发生时刻、城市或农村均有密切关系。脊柱（包括颈椎、胸椎和腰椎）骨折占骨折伤的1/4以上。其中30%～40%可并发截瘫，而截瘫患者中全截瘫者占2/3。这是地震伤所特有的，事实上有相当数量脊柱伤患者是在搬运过程中因方法不当而发生截瘫或截瘫症状加重的。骨盆骨折发生率约1/5。

（4）挤压伤和挤压综合征是常见的地震伤，特别是在城市地震伤员中更占有相当大的比例。当人体，特别是肌肉发达的肢体被重压1～6 h或6 h以上时，受挤压的肌肉因缺血坏死，坏死组织释放的大量有害物质进入体内，可并发休克和肾衰竭，即挤压综合征。挤压综合征伤员中，有部分伤员可因血清钾突然急剧升高，导致心搏骤停猝死。

（5）长时间被困于地震废墟中的人员，食物、水来源完全断绝，自身储存的营养物质逐渐枯竭，血压下降，终将发生虚脱而死亡。

（6）休克与地震伤感染往往也是地震早期死亡的主要原因。严重的创伤、大出血（或闭合伤的内脏出血）、饥饿、脱水、疲劳、精神创伤以及挤压综合征的低容量状态等均可导致休克。震灾现场卫生状况恶劣，救治伤员设施差，伤员创口极易遭各种细菌侵入引发感染。尤其是破伤风梭菌和气性坏疽杆菌对创口的威胁大，应特别予以重视。早期救治要认真做好预防注射和清创工作。对气性坏疽一经发现应立即就地施治，并采取严格隔离措施。

（7）当人体受倒塌建筑物砸击、压埋时，脏器甚至全身均可受到伤害。通常震害统计仅计伤害最重的部位，忽略次要部位，且多部位伤的临床表现相互掩盖，检伤时易被忽视。事实上在地震伤中约有4%甚至更多的是两处以上同时负伤的多部位伤；而在有多种灾难相继发生的现场，居民可能遭受伤害的情况还要复杂得多。

（四）医学救援技术

1. 现场医疗救援任务　挽救伤员生命，阻止伤情恶化，减轻痛苦，为震区医疗站（医院）及以后医院进一步救治奠定基础。

2. 紧急医疗救援组织应随时关注的问题

（1）现场医疗优先次序。

（2）按优先次序分类伤员，有序进行营救、处置和撤离。

（3）优化使用医疗、护理和急救人员。

（4）优化使用支援和装备。

(5) 医疗需求和资源的矛盾。

(6) 医护及急救人员种类及数量缺乏。

(7) 灾难现场通道缺乏。

(8) 医疗设备及补给品的缺乏。

(9) 运送工具的缺乏。

(10) 医疗设备性能整合性差。

3. 现场医疗救援流程和技术 地震灾难的紧急医学救援的基本原则是挽救生命、减少伤残、尽最大的努力抢救最多伤员。每个医疗救援队和人员到达灾害救援现场应以边救边评原则开展现场评估、医疗救治两类工作。

(1) 现场评估:快速评估灾区医疗资源状况(医疗机构服务设施、人员损失的状况),医疗服务能力和秩序,伤员情况(死亡人数、伤员数量、危重伤员数量),灾区生活保障状况,并将信息汇总,向上级组织和现场指挥部报告。

(2) 医疗救治:包含搜寻与营救、分类与救护、确定性医疗服务、转运与疏散四个方面。

①搜寻与营救:在保障医务人员自身安全的情况下,协助搜寻与营救组织和人员,对伤员给予基础医疗护理救助。为尽快地抢救更多的被压埋人员,当已确定所有伤员位置后,首先确定伤员的头部,暴露头部,然后依次暴露胸腹部,便可自行脱险。如有窒息,应清除口鼻内灰土和异物,及时施行人工呼吸;凡伤员不能自行挣脱出来的,不应生拉硬拽,救出后查明伤情,进行急救、包扎固定后,迅速采取适宜方式搬送医疗站。

②分类与救护:

a. 现场急救区的划分:危险区、隔离区、急救区、收容区、后送区、太平区。

b. 检伤分类的工作流程:在群体伤员救援现场运用伤情评估工具,对伤员进行序贯、反复、持续的检伤分类、医疗救护,通过边检边救流程,实现伤员的分级救护。既要让全体批量伤员得到医疗关注,又要让危重症伤员得到紧急医疗处置、病情恶化或特殊伤员得到重视。

c. 伤情评估工具:灾难现场的检伤分类应根据不同的救援环境、阶段和任务目标,使用不同的伤情评估工具。

其一,大规模伤员的现场检伤分类以模糊评估法(START、SALT)分检,引导现场撤离秩序,可根据条件对伤员进行四色标记。

其二,对初次模糊评估法分检的伤员采用 ABCD 法进行筛查分检、评估伤情,佩戴四色标识;根据现场医护资源状况、数量,分配资源,确定现场处置的秩序,对气道阻塞或大出血的伤员,立即进行现场处置。

其三,对筛选出的创伤类重伤员和中度伤员用 PHI、RTS、TI 定量评分,儿童伤员用 Brighton PEWS 定量评分,非创伤因素致病伤员用改良早期预警评分(MEWS),以便决定疏散转运秩序和去向,发出后方医疗资源调配需求。

d. 伤员的处置秩序如下:

第一优先危重伤员(红色标识):很严重、危及生命,需要立即处置;其次优先中度伤员(黄色标识):严重、无危及生命,需要尽快处置;可常规处置轻伤员(绿色标识):较轻、可行走可以暂缓处置;最后处理死亡遗体(黑色标识):死亡伤员等有足够医疗资源补充时处置。

③确定性医疗服务:地震灾难对确定性医疗服务的需求随灾难规模的大小及灾难流行病学的不同而存在差异,灾难现场的确定性医疗服务主要由二级医疗救援组织提供。

无论地震规模大小，都应在地震灾难现场设立二级医疗救援组织，对灾区固定医疗机构进行医疗资源补充，除了为有外伤、烧伤、毒性接触以及代谢急症的伤员立即提供确定性医疗服务之外，还要为受灾难“潜在污染”人群提供确定医疗服务。二级医疗救援组织设置的移动医院或医疗救治所，选址应首先考虑交通、水源、安全因素，其次优先设置在灾区未毁损的医疗机构附近和转运疏散伤员的交通要道；医疗救援队伍中应配备内科专业人员，并可巡回性移动设置，可迅速搭建以快速开展各项救援性医疗措施，如初步稳定、手术干预以及紧急护理，以便提高应对灾难的灵活性。三级医疗救援组织同样是地震灾难医疗救援进行确定性医疗服务工作的关键，按照“四集中”的原则进行资源使用。

④转运与疏散：地震灾害能在短时间内导致大量伤员伤亡，此时灾区自身的医疗条件往往相对不足，急需将批量伤员转运至安全、适合的医疗单位，使其获得更加有效的救治，同时缓解现场和近灾区医疗救援组织的资源压力。这项工作涉及救援体系的各个环节，需要政府、军警、卫生行政、交通航空、EMS、各紧急医疗救援机构和队伍的共同参与。同时这项工作不仅涉及单个伤员的转运，还包括群体伤员的疏散。

a. 转运秩序：优先转运重伤员（红色标识）：很严重、危及生命，需要立即转运；

其次转运中度伤员（黄色标识）：严重、无危及生命，需要尽快转运；

延期转运轻伤员（绿色标识）：较轻、可行走，可以暂缓转运；

最后死亡遗体（黑色标识）：死亡伤员不必转运。

b. 转运时机：在遵从先急症后轻症的原则确定伤员的转运顺序后，要尽快确定伤员转运时机。由于重大灾害的现场往往缺乏足够的医疗设备、人力资源和手术场地，加之重大灾难现场易出现交通秩序混乱，在指挥体系未建立前，医疗救援队伍应服从公安和消防的安排，第一时间转送重、中度伤员。

c. 转运方式：积极吸纳参与现场抢险救援的公安、消防人员、志愿者参加伤员分类、转运工作，让他们负责抬担架、填写分类标志牌等简单工作。同时，分类时做到伤员随到随分、随分随送，以提高分类、转运效率。目前常见的转运工具有汽车、飞机、火车等。

d. 转运途中：伤员在转运途中随时可能出现病情恶化，转运前必须对准备转运的伤员再次进行详细的检查和处理，以稳定病情、控制并发症的发生，为安全转运救治提供良好的条件；严格遵循重伤员“先抬出，后抬进”的原则进行转运顺序的计划；转运途中，对参与转运的医护人员的能力要求、配置比例、抢救装备、急救药品、飞机飞行状态等方面要有充分的考虑和准备。

医护人员配置，一般由 1 名医疗组长总负责，每组另配置 1 名医师和 3 名护士，明确各自工作职责，做好分工协作。

急救设备准备，主要有便携式呼吸机、除颤仪、脚踏式吸引器、多功能心电监护仪、便携式血氧饱和度计等急救医疗设备，具体数量应由需转运的伤员数量、病情等因素决定。对各种需要携带的仪器，护士均应事先检查性能，以免转运途中因器械问题影响治疗与抢救工作。

急救药品配备，除各种常规的急救药品外，针对某些伤员病情需要，还需为其准备足够的后备液体和药品。有文献报道，危重烧伤伤员，每例伤员每小时需配备 1000 mL 生理盐水及 200 mL 血浆。

转运交接时根据伤情记录上有关伤员的信息，按照先重后轻的顺序逐次将伤员转运到相应接收医院。向接收医院详细报告伤员病情以及途中用药情况，完善各项转送记录，统计转运物品的消耗并及时向灾区转运指挥部传达成功转运的消息，报告返回灾区时间，安排下一轮的转运任务。伤员的交接，必须做到书面交接记录清楚，交方与接方要共同核实伤员情况，尤其是身份信息，做好记录并双方签字。

e. 确定接收医院：目前已明确的伤情接收标准为伤情较重者，向就近的三级医院或专科医院转送；伤情较轻者，向就近的二级医院或社区内医院转送；部分轻微伤害如擦伤、挫伤等伤员，直接送回社区养护。医疗队员需在转运前即对每例伤员的情况进行详细询问和了解并实施全面体格检查，及时将伤员情况向接收医院做尽可能详细的汇报，以便其提前做好充分医疗、护理准备。

f. 航空转运应对：转运前，对航空转运的禁忌证（如未处置的气胸、气腹、肠梗阻、不稳定性心脑血管损伤）进行分检，为防止因飞行而导致的转运伤员脑部缺血和体位性低血压，要求飞机起飞时，伤员的头部应转向机尾；而当飞机降落时，伤员头又应转向机头；并在整个飞行转运途中常规给氧以缓解气压过低引起转运伤员呼吸困难的问题。

4. 现场医疗急救原则和技术范围 现场医疗急救根据现场环境、救援时间、现场医护人员数量、装备条件分为救助、救护、救治三个层次，救治原则和技术范围如下。

①评估现场环境，使伤员快速脱离险境。

②解除窒息，给予呼吸道支持。

③对呼吸、心搏骤停伤员，在安全环境、医疗救援人员充足的条件下，进行心肺复苏。

④创伤休克伤员，采取损伤控制补液技术和止痛、保温措施。

⑤创伤大出血给予加压包扎，无效时用止血带或钳夹止血。

⑥及时准确地包扎伤口：对开放性气胸给予封闭包扎，对张力性气胸应做胸腔穿刺排气；对肠脱出、脑膨出者进行保持性包扎；对大面积烧伤，应用三角巾或大单保护创面。

⑦固定肢体：对骨、关节伤，肢体挤压伤和大面积软组织伤，用夹板或临时材料固定。

⑧遇有完全性饥饿的伤员要注意纠正低血容量，治疗脱水，维持电解质和酸碱平衡。

⑨填写伤票：使用国际四色伤票，一式两联，记录伤员基本信息、伤情和注明检伤评分分值；一联挂在每一位伤员身体的醒目部位，另一联现场留底方便统计。对无人认识的昏迷伤员和小儿伤员，务必将住处、负伤地点和挖出时间及伤者特征填写清楚。

⑩迅速组织转运：为了便于转运，散在的伤员经现场急救后，可就近选择适当地点分点集中，进行简单分类（分出轻伤、重伤），安排转运次序、车辆；对危重伤员，经现场急救处理后，要优先转运。

5. 不同时期伤员救治重点 地震伤员的紧急医疗救援，随时间的不同救治需求差异凸显，处置的原则也存在明显的区别。早期指地震后 3 天内；中期指地震后第 4 天至第 7 天内；后期指地震 7 天以后。

（1）早期。

主要工作：伤员检伤分类与伤情评估，疏散与分级救治，先救命后治伤。

首先，分类与伤情评估。按照边救边分的原则对伤员进行迅速的分类与伤情评估，区分轻重缓急，确定伤员救治的措施。

其次，疏散后送与分级救治。疏散后送是减轻现场救援的压力，让等待治疗的伤员得到更好的治疗手段。分级救治是合理利用有限医疗资源的管理技术，分为三级，一级救治是现场搜寻与营救、现场初步处置，包括呼吸、循环通道的支持，包扎、止血、固定、搬运；二级救治是伤员分类与初步治疗，使伤员得到比较规范的紧急处理，包括生命体征的支持、对伤口的清创、骨折固定、胸腔闭式引流等；三级救治是重点保障危重、复杂及并发严重感染伤员的抢救任务，整体提高地震伤员的治愈率。

另外，早期救治要严格做到先救命后治伤，先重伤后轻伤，先抢后救，为中后期救治赢得时间。地震时发生的挤压伤最多，挤压综合征的发病率相当高，经常危及伤员的生命，一味追求零截肢率，就可能丧失更多伤员的生命。要科学救治，当肢体的挤压伤引起挤压综合征威胁到生命时要果断地截肢。肢体长时间受挤压、成活希望甚微的伤员，极易发生急性肾损伤，从而危及生命，因此，先保命后保肢为早期救治的又一重要处置原则。

地震早期的救治，除重要生命体征的维护外，伤口及创面的处理是重要的内容之一。由于创面污染较重，加之灾区毁损严重，无菌治疗条件较差，要求伤员创面的处理要尽可能严格遵循无菌操作规范。伤后早期使用抗生素能够推迟感染发生的时间，降低清创手术的感染概率。另外，还需警惕特殊感染的发生，如破伤风、气性坏疽等。

(2) 中期。

主要工作：控制创伤感染、防止传染病发生、心理干预。

伤员主要表现为创伤的恢复与感染。轻者，创面可能愈合；重者，可能发生严重感染，导致脓毒血症、感染性休克、多器官功能障碍综合征，严重威胁生命。因此，创伤救治中期，最重要的原则是对存在大量创面的伤员，要积极地控制感染。感染的控制，包括早期、足量、适宜的抗生素使用，尤其是针对革兰阳性菌的治疗，需要严密注意。另外，加强创面的外科治疗，需要进行换药的创面，积极给予无菌条件下的清创换药；需要进行引流的创面，积极给予手术切开引流；需要进行切除的坏死创面，要尽早给予清除，防止感染的加重。同时要注意防止群体伤员的交叉感染，尤其是气性坏疽。

由于地震灾区环境污染，供水、供电、供气等情况阻断，非常容易出现急性胃肠炎、急性上呼吸道感染、皮肤和眼部感染等疾病，对于已经受伤的伤员，积极观察和防止上述疾病的发生显得更为重要。因此，地震中期的第二个重要救治原则是防止传染病的发生，做好必要的卫生防护工作，其中饮用水、食物的卫生防护，个人手卫生防护，灾区环境消毒等尤为重要。

在中期，地震伤员由于恐惧、紧张、焦虑等情绪，可能出现心理障碍，不利于本身创伤的恢复，并且可能导致不可逆性心理损害，在这个时期给予积极的心理干预，可最大可能消除伤员不安情绪，提高伤员治疗依从性，改善伤员心理影响。

(3) 后期。

主要工作：康复治疗、恢复医疗秩序。

首先，主要是将伤员转运至康复型医院进行全身的康复治疗。康复治疗包括肢体康复治疗、躯体康复治疗及心理康复治疗。大多涉及物理治疗、中医治疗及心理治疗。伤员在这个阶段病情逐渐趋于平稳，心理阴影在治疗的干预下逐渐消除，因此，这个阶段最重要的救治原则是必要的康复治疗。

其次，由于赶往灾区的救援力量有限，尽早协助灾区医院进行修复，帮助灾区医院尽早投入到正常的医疗诊疗工作，是地震后期的另一重要原则。单靠移动医院或帐篷医院救治，治疗不系统、医疗资源有限，因此，只有积极协助灾区医院重建，恢复医疗秩序才是解决当地伤员救治的根本。

三、泥石流、山体滑坡或崩塌

（一）定义

泥石流是指在半干旱山区或高原冰川区，因为暴雨、暴雪或其他自然灾害引发的山体滑坡并携带有大量泥沙以及石块的特殊洪流。其具有突然性以及流速快、流量大、物质容量大和破坏力强等特点，且具有季节性、周期性和群发性。

山体滑坡或崩塌是指山体斜坡上某一部分岩土在重力（包括岩土本身重力及地下水的动静压力）作用下，沿着一定的软弱结构面（带）产生剪切位移而整体向斜坡下方移动的作用和现象。

山体滑坡或崩塌与泥石流发生的机制有所不同，但其特点和影响与泥石流类似，故在下文中统一介绍。

（二）现场特点

1. 暴发突然，交通中断 泥石流可以在暴雨过后的短时间内形成，难以防范。例如，甘肃舟曲、四川茂县和九寨沟等地的多次特大泥石流灾害事故均发生在夜间至凌晨时段，村民在睡熟中受灾，失去了自救互救的机会，造成严重损失。泥石流发生在交通尚不发达的山区峡谷，冲毁铁路、公路后，救援力量无法快速到达，救援困难。

2. 二次受灾和次生灾害 泥石流具有季节性、周期性和群发性，因此，泥石流发生后的救援过程中要不断观察有无再次发生的可能，以利于幸存人员和救援力量的及时转移，避免造成更大的损失。泥石流发生后可能发生传染病暴发、有害物质泄漏等次生灾害，如茂县泥石流造成一盐厂发生氯气泄漏事故，因此还应做好疫情防控和重点企业单位的观察与防控工作。

（三）伤情伤型特点

（1）呼吸道阻塞性窒息是泥石流致人死亡的首要伤情，人体因暴发泥石流的冲击、掩埋，可使呼吸道吸入泥浆或水，造成窒息，也可因吸入少量异物刺激喉头，造成喉头痉挛而窒息，或因泥石流冲击物造成胸部严重创伤导致呼吸困难而窒息。

（2）泥石流、山体滑坡或崩塌，都会对人体造成冲击、挤压、擦刮，可因不同致伤物作用不同位置、方式及强度，造成各种复杂、轻重程度不同的外伤。危重伤员以多发伤为主，以局部软组织创伤、血管破裂出血、骨折及脏器损伤多见。

（3）泥石流、山体滑坡多发生在雨季，伤员在低温环境等待救援，常加重伤情。

（四）医学救援技术

（1）安全区的识别和设置，防范二次灾害的发生是开始救援工作的首要任务。

（2）立即将搜寻到的伤员远离危险区。

（3）重视伤员呼吸道阻塞性窒息的可能性，呼吸道检测、清理、气道开放是这种灾害伤员救治的重要内容。

（4）对伤员应全面体格检查，创口创面应尽早清洗包扎，防止再污染。

（5）加强创伤性休克防治。

（6）伤员应给予保温保护。

（7）尽早给予心理安抚。

四、洪水、海啸

（一）定义

洪水是由于暴雨、融雪、融冰和水库溃坝等引起河川、湖泊及海洋的水流增大或水位急剧上涨的现象。我国幅员辽阔，地形复杂，季风气候显著，约有35%的耕地、40%的人口和70%的工农业生产经常受到江河洪水的威胁。

海啸是由海底地震、火山喷发、泥石流、滑坡等海底地形突然变化所引发的具有超长波长和周期的大洋行波，是具有强大破坏力的海浪。海啸按成因可分为三类：地震海啸、火山海啸、滑坡海啸，地震海啸最常见。

（二）现场特点

(1) 涉及范围广：一旦发生往往多个县城、乡镇同时发生险情，需要救援的受灾点多。

(2) 人员伤亡重：由于灾害突发性较强，公众防灾自救能力较差，易导致大量人员被困遇难，需要治疗的严重伤害多。

(3) 损坏道路桥梁，中断交通，公共设施破坏严重：极易造成铁路、公路、桥梁等毁坏，导致交通瘫痪。卫生设施，供水系统破坏严重。

(4) 易引发次生灾害：洪水常伴有泥石流、滑坡、山体崩塌，洪水和海啸，这些都会导致房屋倒塌以及化工装置毁坏后所发生的化学事故等次生灾害，使灾情趋于复杂化、扩大化。

(5) 救援困难、危险性大：由于洪水灾害涉及地域广、受灾人数多、灾害周期长、灾情复杂，交通、通信中断等，抢险救援工作难度大、危险高，保障困难。

(6) 受灾人群特点：恐慌、无望一般不会持续很长的时间，但会出现个人利益和集体利益冲突，公众不愿意撤离已经毁坏的家园等。

（三）伤情伤型特点

洪水和海啸对人体造成的伤害是直接伤亡，死因主要为淹溺，以及其携带的碎片残骸造成的伤亡。灾害过后，公共设施的破坏、次生灾害的衍生以及暴露于危险生活环境，可进一步增加死亡率。灾区常见疾病包括淹溺、吸入性肺炎、挤压伤、锐器伤、钝性创伤、创口感染、有毒物质暴露、低体温、野生动物暴露、感染性疾病。灾区幸存者和救援人员也存在罹患心血管、呼吸和消化系统疾病和心理障碍的风险。洪水与海啸导致的淹溺因水的渗透压不同，淹溺特点及救治有显著不同，表9-1-2为不同淹溺的病理特征比较。

表 9-1-2　海水淹溺与淡水淹溺的病理特征比较

项　目	海 水 淹 溺	淡 水 淹 溺
血液总量	减少	增加
血液形状	浓缩显著	稀释显著
RBC 损害	很少	大量
血浆电解质变化	钠、钙、镁、氯离子增加	钾离子增加，钠、钙、氯离子减少
心室颤动	极少发生	常见
主要致死原因	急性肺水肿、急性脑水肿、心力衰竭	急性肺水肿、急性脑水肿、心力衰竭、心室颤动

（四）医学救援技术

1. 淹溺现场急救

（1）大量淹溺人员：尽快将淹溺者打捞到陆地或船上，给予复温处置，检伤分类，迅速查明有无威胁生命的征象。

（2）淹溺人员院前急救：

①畅通呼吸道：立即清除淹溺者口、鼻中的杂草、污泥，保持呼吸道通畅。随后进行控水操作，迫使呼吸道和胃内的水倒出，但不可因倒水时间过长而延误心肺复苏。

②基础生命支持：对呼吸、心跳停止者应迅速进行CPR，有条件时及时予电除颤，并尽早行气管插管，吸入高浓度氧。在伤者转运过程中，不应停止心肺复苏。

（3）淹溺人员院内急救：

高级生命支持：在心肺监护时，通过气管插管、高浓度供氧及辅助呼吸等一系列措施来维持适当的动脉血气和酸碱平衡。间断正压呼吸或呼气末正压呼吸，以使肺不张肺泡再扩张，改善供氧和气体交换。积极处理心力衰竭、心律失常、休克和急性肺水肿。

①昏迷或心跳、呼吸停止者，一般均有颅内高压。颅内压持续增高，可致脑血流量减少，加重受损脑组织的缺血性损伤。可使用20%甘露醇125～250 mL快速静脉滴注或呋塞米静脉注射、白蛋白静脉滴注，不仅有脱水、防治脑水肿的作用，还有预防治疗淹溺中常出现的肺水肿的作用。静脉滴注肾上腺皮质激素，如地塞米松10～20 mg或琥珀酸氢化可的松等对心跳停止后出现的脑水肿有较好的防治作用，并可减少血管内溶血。另外，也可用高压氧舱治疗，提高血氧张力，增加血氧弥散，使血液和组织氧含量增多，对淹溺造成的组织缺氧，尤其是脑缺氧有较好的疗效。

②有意识障碍者，可予促进脑组织代谢、保护脑细胞的药物如辅酶A、细胞色素C、三磷酸腺苷、纳洛酮、FDP等，并保持血糖在11.1 mmol/L以下。脑低温治疗：自1985年Williams等报道低温治疗心搏骤停的脑缺氧有效后，国内外临床及试验均证实低温可减轻缺血后脑损害。

③维持水和电解质平衡：淡水淹溺时适当限制液体摄入，可积极补2%～3%氯化钠溶液；海水淹溺时不宜过分限制液体补充，可予补5%葡萄糖液。静脉滴注碳酸氢钠溶液以纠正代谢性酸中毒，溶血明显时宜适量输血以增加血液携氧能力。及时纠正血容量异常，淡水淹溺者如血压基本稳定时，应及早进行利尿脱水，以减少血容量，减轻心脏负荷，防止肺水肿和脑水肿。血压不能维持又急需脱水者，可输2%氯化钠溶液500 mL或全血、浓缩红细胞悬液、浓缩血浆或白蛋白等纠正血液稀释和防止红细胞溶解。淡水淹溺所致的溶血一般不需要特殊治疗，严重溶血时可采用换血疗法，每次静脉换血量不超过总量的5%，以免发生低血压。

2. 洪水海啸其他相关致伤　如机械性创伤、电击伤、动物致伤等见本书其他相关章节。

3. 灾后流行病及传染病防治　自然灾害通常并不一定会引起传染病的广泛传播，但在特定的环境下自然灾害会增加疾病传播的潜力。短期内，发病率增高最常见的原因是由于排泄物污染水和食物引起的肠道系统疾病。传染病暴发的风险增加，如对媒介昆虫控制不力（大雨和洪水），虫媒传染病会增加。野生和家养动物的迁移和在人群居住地的活动，可增加人畜共患病的发生和传播的危险。营养不良和生存空间过于拥挤、基本卫生条件的匮乏可能暴发霍乱等烈性传染病。所以灾后防疫也很重要。

五、台风、龙卷风、沙尘暴

（一）定义

台风指形成于北太平洋西部热带或亚热带 26 ℃以上广阔海面上的热带气旋，伴有强降雨、风暴潮和暴风。

龙卷风是大气中最强烈的涡旋现象，是从雷雨云底伸向地面或水面的一种范围很小而风力极大的强风旋涡。常发生于夏季的雷雨天气，尤以下午至傍晚最为多见。

沙尘暴指强风将地面尘沙吹起使空气变得很混浊，水平能见度小于 1 km 的天气现象。其是干旱地区特有的一种灾害性天气。

台风造成的灾害分为直接灾害（狂风和暴雨导致的洪水灾害），间接灾害（台风和暴雨引起的衍生地质灾害：泥石流、山体滑坡）；龙卷风、沙尘暴均为瞬时强风、破坏力强，只是与台风相比，影响范围较小。

（二）现场特点

1. 致伤因子较多、伤情复杂　强风可摧毁不坚固建筑、架空线路、户外广告牌、树木等，对户外人员造成不同程度的损伤，多因锐器划伤、钝器砸伤引起，脊柱损伤、颅脑外伤、四肢骨折以及内脏损伤等多见；淹溺、触电、蛇咬伤、交通事故、电器故障、山洪及泥石流引发的伤害、接触性皮肤病和地方性传染病也有发生。直接威胁受伤人员生命的主要是呼吸和循环功能障碍、休克和大出血。尤其在城市地下空间较多，瞬时的雨水倒灌可致被围人员淹溺、窒息。

2. 救援环境复杂、不确定因素多　灾害可致通信、交通受损。台风、龙卷风后低洼地带积水，部分高压线路脱落可致水体带电，救援人员及幸存者接触时可引起电击伤。

3. 台风、龙卷风的次生灾害发生多　瞬时的强降雨可引发洪水、泥石流等灾害，电线短路可引起电梯故障、火灾、煤气爆炸、化工厂泄漏等严重事故。

（三）伤情伤型特点

台风、龙卷风、沙尘暴灾害因其影响范围、能量大小和人群区域，各有特点。

1. 城市　由于近 20 年来防灾工作的加强，群体性伤害呈下降趋势，城市人群伤害以点状发生为主，多发为锐器伤、砸伤以及坠落伤，城市内涝引起的淹溺、触电呈上升趋势。灾后消化道和呼吸道传染病以及接触性传染病发生风险较高。

2. 农村　伤情伤型与城市类似，虫蛇咬蜇伤害较高。受台风、暴雨造成的水库崩塌、山体滑坡和泥石流次生灾害的影响，伤害因素更为复杂，应特别予以重视。

（四）医学救援技术

（1）现场医疗救援任务：主要是对锐器伤、砸伤、压伤、坠落伤、淹溺、电击伤害的急救处置，传染性疾病的早期监测，巡回医疗和健康教育。

（2）应急准备重点。

①城市应加强 EMS 的运行保障，通信系统应有应急预案，医疗机构应有电力和水的供应预案，保障灾害发生时、发生后有充足的医疗资源准备，迅速扩大救治能力。

②应提升运输工具的涉水能力和现场通信的多通路保障。

（3）灾后对受损基础医疗进行快速补充，设置巡回医疗点，恢复医疗网络和秩序，重点进行消化道、呼吸道、接触性传染病等的早期症状监控，防止疫情发生。

（4）早期提供公众心理干预和卫生教育。

六、森林、草原火灾

（一）定义

1. 森林火灾 失去人为控制，在森林内自由蔓延和扩展，对森林、森林生态系统和人类带来一定危害和损失的林火行为。其具有突发性强、破坏性大、处置救助较为困难的特点。森林火灾分级见表 9-1-3。

表 9-1-3 森林火灾分级

分级	受害森林面积	伤亡人数
特别重大	1000 公顷以上	死亡 30 人以上，或重伤 100 人以上
重大	100 公顷以上 1000 公顷以下	死亡 10 人以上 30 人以下，或重伤 50 人以上 100 人以下
较大	1 公顷以上 100 公顷以下	死亡 3 人以上 10 人以下，或重伤 10 人以上 50 人以下
一般	1 公顷以下或其他林地起火	死亡 1 人以上 3 人以下，或重伤 1 人以上 10 人以下

2. 草原火灾 因自然或人为原因，在草原或草山、草地起火燃烧所造成的灾害。《农业部关于印发〈草原火灾级别划分规定〉的通知》（农牧发[2010]7 号）规定的草原火灾级别见表 9-1-4。

表 9-1-4 草原火灾分级

分级	受害草原面积	伤亡人数
特别重大（Ⅰ级）	8000 公顷以上的	死亡 10 人以上，或造成死亡和重伤合计 20 人以上
重大（Ⅱ级）	5000 公顷以上 8000 公顷以下	死亡 3 人以上 10 人以下，或造成死亡和重伤合计 10 人以上 20 人以下
较大（Ⅲ级）	1000 公顷以上 5000 公顷以下	死亡 3 人以下，或造成重伤 3 人以上 10 人以下
一般（Ⅳ级）	10 公顷以上 1000 公顷以下	重伤 1 人以上 3 人以下

注：本条表述中，“以上”含本数，“以下”不含本数。

（二）现场特点

1. 火焰、烟雾蔓延迅速 火灾发生后，火灾的蔓延主要与热对流、热辐射和热传导等热传播形式有关。火灾的蔓延速度和风速的平方成正比，在山地条件下，由下向上蔓延快，火势强；由山上向山下蔓延慢，火势弱。蔓延速度最快、火势最强的部分是火头。在草原平地，无风时火的初期蔓延形状为圆形或近似圆形；大风时则为长椭圆形，其长轴与主风方向平行；在主风方向不定（30°～40°范围内变化）时常呈扇形。在山岗地形蔓延时，火向两个山脊蔓延较快，而在沟谷中蔓延较慢。通常情况扩大的火势可造成大量的高温热烟，在风、火压力推动下，高温热烟气以 0.3～6 m/s 的速率水平或垂直扩散。

2. 火情种类不断变化，火灾强度变化不一　一般地表火温度在 400 ℃左右，烟为浅灰色，约占森林草原火灾的 95%，蔓延速度通常为每小时达几百米至千余米。树冠火一般温度 900～1500 ℃甚至更高，烟柱可高达几千米，烟常为暗灰色，不易扑救，约占森林火灾的 5%，蔓延速度顺风每小时可达 8～25 km，是森林火灾中危害最大，伤亡最多的火情。树冠火是绝大多数救火员在扑救森林大火时伤亡的主要原因。由于地形和风向的影响产生爆燃，消防员很容易被热浪灼伤，同时火焰产生的烟气也是引起窒息伤亡的主要原因之一。

3. 空气污染、视线不良、通气不畅　火灾发生时，烟、水气的综合作用造成视线不良，污染的空气中夹带着有毒物质，可能对人体造成伤害。

4. 心理紧张、行为错乱　火灾中，人们处于极度的紧张状态，在巨大的心理压力下，有可能导致判断和行为的错乱，如盲目聚集行为、重返行为、乱串行为等，都可能造成悲剧。救助人员由于心理压力过大，可能造成轻信、失信、胆怯、“热疲劳”性失调等不理智行为，对救援产生不利影响。

（三）伤情伤型特点

火灾通过直接伤害和间接伤害造成人体损伤。

1. 直接伤害

（1）火焰烧伤：火灾中火焰表面温度可达 800 ℃以上。烧伤由火焰、辐射高温、热烟气流、灼热物质等作用于人体而引起。

（2）热焰灼伤：火灾中伴有烟雾流动，烟雾中的微粒携带着高温热值，当人吸入高温的烟气，就会灼伤呼吸道，导致组织水肿、分泌物增多，阻塞呼吸道，造成窒息。

2. 间接伤害

（1）浓烟窒息：火灾中伴随燃烧会生成大量的烟气，烟气的温度依据火源的距离而变化。人体吸入高浓度烟气后，大量的烟尘微粒有附着作用，使气管和支气管严重阻塞，损伤肺泡壁，导致呼吸衰竭，造成严重缺氧。

（2）中毒：火灾的燃烧物质产生的烟雾中，多含有毒气体如 CO_2、CO、NO、SO_2、H_2S、HCN、NO_2 等，能使人迅速昏迷，并强烈地刺激人的呼吸中枢和影响肺部功能，引起中毒性死亡。资料统计表明，火灾中死亡人数的 80%是由于吸入有毒气体而致死。

（3）其他损失：在逃生或者救火过程中，环境复杂、陌生，精神紧张等因素容易造成人员的摔伤、割伤等；由于高温的影响，树木倒塌、石块裂解等，也容易造成人员的砸伤、刺伤、埋压等伤害。

（四）医学救援技术

1. 现场医疗救援任务　在森林、草原火灾烧伤伤员的急救中，火场情况复杂多变，应着重强调避险意识，尽快带伤员脱离危险环境比现场急救更加重要。

2. 紧急医疗救援组织

（1）现场医疗保障模式：快速的需求评估，采取“移动式推进保障”方式。在灭火人员后方 5 km 处交叉设置多个临时医疗应急保障点，以救护车为基本单位，遇有紧急情况时立即前接后送，并随救火搜救人员的移动而移动，同时预留后备保障力量填补空缺。遇有火线纵深较深时，可设立多级临时医疗应急保障点，以接力式保障的方式进行保障，条件许可时应用直升机资源，用于立体投送转运和保障。

(2) 集中力量，确保重点：据火情发展态势，始终把卫生应急保障重点放在主要方向、关键环节、重点地区、主要任务人员的保障。灭火指挥部应成立三个救护组和两个保障组。第一救护组跟随指挥部，主要负责指挥部人员的卫生防病，协调伤员救治与后送；第二救护组在灭火队后面跟进，及时开展救治；第三救护组作为指挥部掌握的卫生应急机动力量，做好随时增援和接应保障的准备，在发生重大伤情时及时出动，配合前线救护组共同完成救援任务。第一保障组为卫生防疫组，同先头救援队预先到达火场，做好饮水消毒，指导救援人员做好露营卫生防疫保障；第二保障组为药品器材供应组，保障各组药品器材供应。

(3) 加强管理，提高效益：坚持从效益出发，森林、草原火灾的医疗救援保障，应通过决策、计划、组织、协调、控制、监督等一系列活动实施规范化、科学化管理，在确保扑救森林、草原火灾需求的前提下，尽可能减少保障人员投入、经费物资的消耗，实现完成任务和提高效益的统一。

3. 现场医疗救援流程和技术

(1) 烧伤伤员现场分类原则：在烧伤伤员脱离火场危险之后，应根据其全身情况，烧伤面积、深度、部位，感染程度等进行分类处理。一般分类原则：Ⅰ度烧伤不需特殊处理；Ⅱ度烧伤分部位进行处置：四肢烧伤可进行包扎疗法；面部、躯干大面积烧伤应行暴露疗法，防止感染。对于需要暴露治疗的烧伤伤员，衣服和皮肤有时难以分开，此时不应强行剥离，应对症处理后尽快安排后送；Ⅲ度烧伤在维持生命的前提下应立即安排后送。在伤员分类时，应将下列伤员作为急救和后送重点：有严重呼吸道损伤；难以建立静脉通路；头颈部烧伤严重；合并其他重要部位损伤及具有威胁生命的其他情况。

(2) 烧伤伤员现场急救方法：烧伤急救总原则是迅速灭火阻止烧伤面积继续扩大和创面继续加深，防止休克和感染。

①尽快去除致伤因素：织物覆盖灭火，有条件时可用水浇淋。

②保护烧伤创面防止污染：伤员脱离热源后，可立即用水浸泡或湿敷伤处 0.5～1 h(有条件时最好用 5～15 ℃冷水)，既可使疼痛缓解，又可降低组织代谢和余热对身体的继续损害。伤处的衣服如需脱下，应剪开或慢慢撕破衣服，不应剥脱或猛力拽拉，以免加重损伤。暴露的创面可用三角巾、消毒敷料或清洁的被单、毛巾等覆盖或包扎。现场急救不处理创面，更不能盲目使用外用药物。

③迅速救治处理合并伤：如有大出血的伤员应及早止血，骨折的伤员应予以固定，窒息的伤员应立即采取措施恢复气道通畅，心搏骤停的伤员应及时做胸外按压以恢复心跳。

④镇静镇痛：烧伤伤员常表现剧烈的烦躁不安，从而加重休克和创面损伤，可给予镇静镇痛药。轻者口服止痛片、地西泮等，重者可用哌替啶。但有颅脑外伤或呼吸困难者禁用，可改为注射苯巴比妥钠 0.1 g。

⑤重视呼吸道损伤的处理：火灾烧伤的伤员，因避险逃生，往往在火场中奔跑呼吸，造成呼吸道烧伤，出现黏膜水肿、支气管痉挛、狭窄等通气障碍，如不及时处理，极易窒息死亡。应尽快给伤员吸入高浓度氧气，并根据伤情尽快采取气管切开等开放气道措施，以保持气道通畅。

⑥防治烧伤合并休克：大面积烧伤伤员，创面渗出液很多，大量丧失体液，极易引起休克，应尽快建立静脉通路。严重烧伤伤员难以建立静脉通路，或现场条件不足时，可口服烧伤饮料。烧伤饮料配方：每 100 mL 水中，加入食盐 0.3 g，苯巴比妥钠 0.03 g，糖适量。烧伤饮料应少量多次饮用。无烧伤饮料时可少量多次饮用糖盐水。大面积烧伤伤员不宜单纯

喝白开水，以防造成水中毒。

⑦预防热损伤发生：按时按量，摄入适合的水分是预防和减少救援热损伤的关键。应强调救援人员补液，必须监督并核实水的摄入。大多数的救援人员往往喝水不够，并且不愿停下工作去喝水。不渴并不是水足够的可靠指标。要学会监测和评估脱水和将要发生的热损伤的症状，如尿色和小便的频率、头晕、头痛、恶心、呕吐、神志迷乱或亢奋、腹痛、肌肉痉挛等。

(3) 伤员转运后送：不论什么类型森林、草原火灾伤员救援，不仅涉及单个伤员的转运，还包括群体伤员的疏散。

①确定优先的转运顺序：在遵从先急症后轻症的原则，确定伤员的转运顺序后，要尽快确定伤员转运时机，第一时间转送重、中度伤员。严重烧伤伤员原则上应在当地医院行抗休克治疗，待平稳度过休克期后再转运，转运时机应在初期液体复苏 24～72 h 进行。

②途中监护：严格遵循重伤员“先抬出，后抬进”的原则进行转运；转送途中，应注意伤员体位、保持静脉通路通畅、保持呼吸道安全、防止创面污染二次损伤。

③确定接收医院：伤情较重者，向就近的三级医院或专科医院转送；伤情较轻者，向就近的二级医院或社区内医院转送；部分轻微伤害如擦伤、挫伤等伤员，直接送回社区养护。需在转运前对每例伤员的情况进行详细询问和了解并实施全面体格检查，及时将伤员情况向接收医院做尽可能详细的汇报，以便其提前做好充分医疗、护理准备。

七、暴雪、凝冻

(一) 定义

暴雪天气指自然天气现象的一种降雪过程。暴雪预警信号分为四种：蓝色、黄色、橙色和红色。

凝冻天气，简单来说是在强冷空气的作用下导致冰雪混下而形成，有时甚至是雨雪混下而形成。

暴雪、凝冻天气直接伤害包括冻僵、冻伤或雪盲症，间接伤害包括交通事故、跌倒、坠落。

(二) 现场特点

冻僵又称意外低体温，是指人体长期暴露于寒冷环境中，机体散热量超过产热量，致使体温过度下降，新陈代谢降低而导致的全身损伤。冻伤指身体较长时间受低温和潮湿刺激时，体表的血管发生痉挛，血液流量因此减少，造成组织缺血缺氧，细胞受到损伤。

雪盲症是由于眼睛视网膜受到强光刺激引起暂时性失明的一种症状，一般由外伤、紫外线对眼角膜和结膜上皮造成损害引起。暴雪天气后通常发生大面积积雪，雪地对日光的反射率极高，从而导致雪盲症的发生。

(三) 伤情伤型特点

1. 冻僵的伤情特点

(1) 快速冻结型：体温急剧下降，迅速出现呼吸、循环衰竭，进入昏迷状态。

(2) 缓慢冻结型：大多数伤员的死亡发生在体温降至 30 ℃时，由于意识模糊、幻觉而发生的意外伤害。冻结状态直肠温度与临床表现关系见表 9-1-5。

表 9-1-5 冻结状态直肠温度与临床表现关系

直肠温度	临床表现
33 ℃	血压下降，寒战停止，肌肉、关节发硬
30 ℃	意识模糊、幻觉、反应迟钝
28 ℃	呼吸或心跳缓慢、心律失常
25 ℃	昏迷、血压测不到、呼吸微弱且不规则、瞳孔散大、对光反射消失
23 ℃	呼吸、心跳停止

2. 雪盲症的伤情特点 眼睑红肿，结膜充血水肿，有剧烈的异物感和疼痛，怕光、流泪和睁不开眼，有视物模糊的情况，影响行动能力。

（四）医学救援技术

1. 冻僵的治疗方案和原则

（1）祛除病因：迅速将伤员移至温暖处，脱去湿冷衣服。搬动时要小心轻放，避免碰撞后引起骨折。

（2）复温。

①伤员体温在 32～33 ℃时，可用毛毯或被褥裹好身体，使其逐渐自行复温。

②体温＜32 ℃时，应加用热风或 44 ℃热水袋温暖全身。

③将伤员浸泡于 40～44 ℃或稍低温度的水浴中，使其缓慢复温。

（3）鼻饲管内灌入加温饮料。

（4）对症治疗。

①心肺复苏。

②纠正缺氧、浓缩血液、升高血压。

③纠正电解质紊乱和酸中毒。

④预防血栓形成和脏器功能衰竭。

2. 雪盲症的治疗方案和原则

（1）止痛：局部用麻醉剂，涂眼药膏。目的在于缓和症状。

（2）眼睛保护（防止持续或再度损伤）：发病后必须即刻戴上护目镜，或持续 24～48 h 用消毒的棉布敷盖眼睛。

3. 摘除隐形眼镜 减少角膜刺激和感染的机会。

4. 限制行动，避免意外伤害 略。

八、雷暴、雷击

（一）定义

雷暴、雷击伤害是因闪电携带的电能对人体的电击伤。闪电通常有超过 1000 万 V 的电压，3 万～11 万 A 之间的电流，既可以是直流电，也可以是交流电；温度可高达 3 万 K（太阳温度的 5 倍）。

雷击通常在 1/1000～1/10 s 之间通过人体；约 30%遭雷击的伤员死亡，而高达 74%的幸存者可能会留下永久性残疾，2/3 的伤员雷击伤后 1 h 内死亡，死因原因通常是致命性心律失常或呼吸衰竭。

（二）现场特点

雷击伤死亡有显著的时变性，90%以上发生在春夏季，约70%发生在下午和傍晚。此类死亡超过一半在户外发生，多见于旷野、农田或室内电器近旁。常同时有树木、房屋被摧毁，还可同时发现牲畜被雷击，死者衣服常被撕碎或烧焦，鞋子被炸开，炸口常在后跟部，随身携带的金属物品熔化和磁化。

大部分致命性雷击伤的受害者都是年轻男性。美国疾病控制与预防中心（CDC）的数据表明，1980—1996年间有1318例雷击伤导致死亡，其中85%为男性，68%为15～44岁。

（三）伤情伤型特点

1. 雷击伤机制　电流对机体组织的直接作用；电能转换为热能，导致深部和表浅烧伤；雷电直接击中、肌肉收缩或电击后跌倒导致的机械性钝挫伤。

2. 不同伤害形式

①心搏和呼吸同时骤停：其主要机制是电流对人体的直接作用，所有心肌细胞立即同时去极化引起心搏骤停；室性心律失常也是可能的，但不太常见。循环的恢复往往先于呼吸系统的恢复。如果不及时开始治疗，延髓呼吸中枢可能会持续瘫痪，引起第二次心搏骤停。

②对中枢神经系统和周围神经系统的损害：雷击可导致颅内出血，大部分发生在基底节区和脑干，对中枢神经系统内的其他部位和周围神经系统亦可造成损害，临床表现可能会延迟至受伤数日至数月后才出现。雷击伤者可能因自主神经功能障碍而出现瞳孔固定、散大或不对称，因此不能因为瞳孔固定、散大或不对称，而不进行复苏；闪电性麻痹是雷击伤所特有的暂时性麻痹，其特征为肢体有斑驳的蓝色且无脉搏，下肢比上肢更常受累。这些表现可能是继发于血管痉挛，往往在几小时内消退，但也可永久存在。

③浅度到深度的烧伤：由于闪电历时短，电流通过体表的面积广，浅表烧伤常见，少有雷击本身造成的严重烧伤。系列研究发现，烧伤的发生率为89%，但只有5%为深度烧伤，雷击造成的烧伤程度与高压电流不同，烧伤不达皮下组织。

深度烧伤发生率低的部分原因在于触电持续时间较短和闪络效应。闪络效应是指电流穿过皮肤表面并放电到地面，这可导致皮肤形成树分枝样的“羽毛状”病变，也称为雷电击纹（图9-1-1），该图形很快就会消失，但它是雷击伤特有的表现。携带的金属物品如表带、项链、硬币等由于焦耳热效应或电弧效应可熔化，接触皮肤的部位可因局部高热造成深度烧伤；在电阻小的部位，特别是潮湿皮肤皱褶处，可形成线状烧伤。

④钝性损伤：并不少见，雷击时，压缩空气所产生的冲击波打击人体，可引起体表和体内各器官严重的机械性损伤，可能导致多种形式的创伤，如跌倒或被其他物体撞击造成严重损伤，甚至致死。

⑤眼外伤：双侧的白内障最常见，其他伤害也可能发生，如前房积血、玻璃体积血和视神经损伤。

⑥爆炸或电损伤对听觉前庭系统的伤害。常见为鼓膜破裂，有一过性感觉神经性耳聋或耳鸣、眩晕、面神经麻痹或损伤。

（四）医学救援技术

1. 伤害评估

①伤员被烧焦的衣服上有点状的洞、金属碎片熔化的迹象以及附近其他地区结构的损坏等迹象表明伤员有遭受雷击的可能。

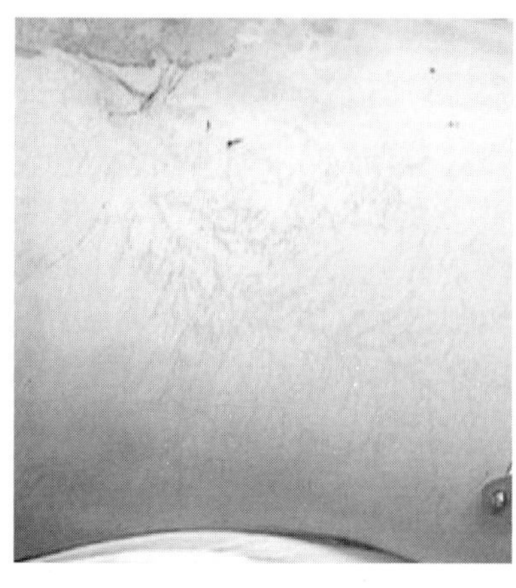
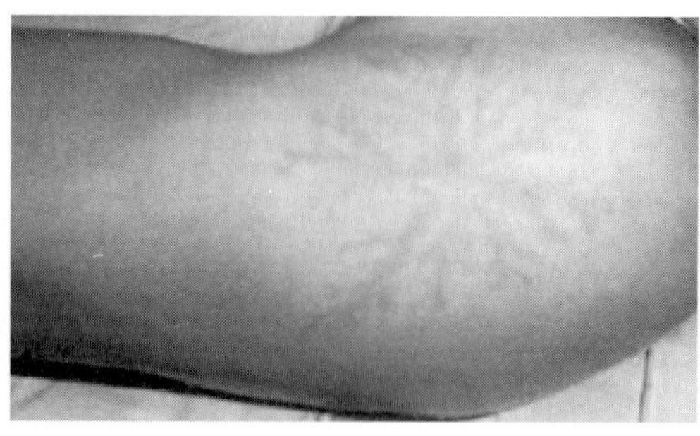

图 9-1-1 身体雷电击纹示意图

②最初的评估应集中在呼吸和循环。雷击引起的血管痉挛可能会使触诊脉搏变得困难(闪电性麻痹)，应检查大动脉脉搏。

③皮肤：针对烧伤进行视诊；查找水疱、烧焦的皮肤和其他病损；注意皮肤皱褶、关节周围区域。

④神经系统功能：评估精神状态、瞳孔功能、肌力和运动功能以及感觉功能。

⑤眼科检查：评估视力；视诊眼部，包括检眼镜检查。

⑥耳、鼻、喉：鼓膜视诊；评估听力。

⑦肌肉骨骼系统：通过视诊和触诊来评估有无骨折、急性骨筋膜室综合征等损伤的征象，一定要检查脊柱。

2. 救治组织 雷击中幸存下来的伤员很少在到达医院之前或之后死亡，现场和院内应首先关注处于心搏骤停状态的伤员，有多名雷击伤员时，则应采用“反向分流”制度进行初步分类和治疗。雷击伤员的救治管理必须多学科协作完成，由急诊、重症医学、外科、内科、烧伤、心脏科、神经科和护理专业组成。有神经症状的伤员将需要重复评估，如果症状持续存在，则需要神经科医师的评估和治疗。烧伤应根据指南进行治疗。没有异常生命体征的伤员或需要住院治疗的幸存者，没有高风险如怀疑受到直接攻击、失去意识、局灶性神经症状、胸痛、呼吸困难、严重创伤、颅骨或严重烧伤时，就可以安全出院。

3. 技术要求

①优先抢救无生命征象的伤员：有多名伤员时的分诊优先顺序通常会颠倒，发现呼吸、心搏骤停者需立即进行 CPR。雷击伤伤员可能会存在自主心脏活动，但呼吸肌麻痹，迅速稳固气道以恢复气体交换可以预防继发性心脏功能障碍和神经系统功能障碍或死亡。雷击伤可导致与严重脑损伤有关的临床体征(如瞳孔固定、散大)，但这些体征可能并没有准确反映出伤员的神经功能状态。因此不能因伤员瞳孔固定、散大就放弃 CPR，并且应该根据临床判断来确定复苏应持续多长时间。

②创伤复苏和神经系统评估：遭受雷击伤的伤员创伤严重。应进行适当的创伤复苏，首先快速评估气道和心肺状态。必须固定颈椎并确认没有损伤，应该给予破伤风预防。昏迷或神经功能缺陷(包括神志改变)提示应尽快行脑部和脊柱影像学检查。完成初始复苏后，需要仔细进行二次评估。

③心脏损伤：雷击伤属于高压(＞1000 V)电击伤，幸存者心律失常和自主神经功能障

碍的发生率较高，应进行心电图评估以及心脏和血流动力学监测。

④液体复苏：雷击伤伤员所需的补液量通常少于热烧伤伤员。用于热烧伤后液体复苏的公式不应该用于雷击伤伤员，因为用表面烧伤进行评估可能会显著低估损伤的严重程度。严重软组织损伤伤员的液体复苏与严重挤压伤伤员的液体复苏相似。鉴于高钾血症的风险，补液时应避免补充含钾的静脉液体。如有急性低血压，则应迅速检查有无继发于钝挫伤的胸腔或腹腔内出血。雷击伤后可发生液体大量转移，应在整个治疗过程中密切关注容量状态和电解质。心率、血压和尿量等生理指标有助于指导液体复苏。

⑤肌红蛋白尿：应监测急性骨筋膜室综合征、横纹肌溶解和急性肾损伤。其目的是维持足够的尿量以尽量减少肾小管内管型形成，直到尿液中不再含有肌红蛋白。但伤员发生急性肾损伤且少尿或无尿时，必须注意避免因补液过多而造成严重液体过剩。

⑥皮肤伤口：伤口的治疗方式一般与火焰烧伤或其他热烧伤治疗相似。但用于热烧伤后液体复苏的公式不能用于雷击伤伤员，因为以表面烧伤进行评估可能会显著低估损伤程度。烧伤伤员可能需要转到烧伤病房，并接受筋膜切开术、焦痂切开减张术、广泛皮肤重建或截肢治疗。

⑦其他事项：在伤员病情稳定后，仔细进行耳科和听力检查可能会发现可延迟修复的损伤。必须进行眼科评估，因为有延迟发生白内障的可能。白内障通常在损伤数日后发生，但也可延迟至 2 年。及早接受物理治疗或许可预防功能状态恶化，发生行为障碍或创伤后应激障碍的伤员可能需要精神科会诊。

九、特殊地理环境医学救援

高原地区地广人稀，地势险恶，区域交通困难，地方民族语言繁多，缺氧、气压低，冬季寒冷、夏季昼夜温差大，严重影响救援任务的完成。因此，对救援人员、医疗装备、运输车辆具有较高要求。

1. 队伍和人员选派　第一时间应派出在高原地区工作的医疗队伍，后续派出的医疗救援人员应是经过高原耐氧训练的人员。患有感冒发热以及其他不适宜高原工作疾病的医疗人员不可派出执行救援任务。选派的人员最好是政治素质高，年龄低于 45 岁的人员，懂当地民族语言的优先。

2. 交通、设施设备　高原救援使用的医疗设备和运输车辆，应经过 $-15 \sim 45$ ℃运行使用检验。由于山区上下坡路程较长，重型运输车需要安装淋水系统。

3. 队员自我防护　进入高原地区后人体生理会发生以下变化：呼吸频率加快、心跳加快、腹胀和消化不良、血压异常、睡眠障碍、情绪兴奋和抑制、听力和嗅觉变化。因此应注意以下事项。

(1) 放慢生活节奏，体力活动宜缓慢，勿大声讲话和放声唱歌。工作之余，尽可能充分休息。

(2) 高原温差大、干燥、风大，特别注意保暖防寒，每天应至少喝 3 L 水，积极预防和治疗上呼吸道感染。

(3) 保护眼睛和皮肤，防止高原紫外线灼伤。队员应携带墨镜和防晒霜等护肤用品。

(4) 保持充足的睡眠，晚餐不宜过饱，初到高原不可饮酒，不可暴饮暴食。

(5) 夜间发生缺氧不适，不可硬抗，应立刻呼叫同伴，并吸氧。

(6) 出现高原肺水肿和高原脑水肿症状时，应大量吸氧，药物治疗，并迅速向低海拔地区转运。

(7) 进入高原地区常备物品：①药品：感冒药、助消化药、抗生素、解热镇痛药、维生素 B_6、眼药、鼻腔外用药、润喉片、冻疮药、减低高原反应药品。②高倍防晒霜、墨镜、太阳帽、水壶、防蚊露。③防寒衣裤、手套、帽子。④氧气。

4. 救援营地设置 高原医疗救援的营地设置除考虑交通、水源、安全因素外，还应设置在海拔低于 3200 m 处。

5. 救援时间 由于人体的体力会减弱和精神耐受性会大大降低，原则上高原救援工作持续时间不超过 7 日。超过 7 日应该进行队伍轮换。

第二节　常见事故灾难医学救援技术

一、事故灾难的特征

(一) 定义

人类社会快速发展总是伴随着诸多事故灾难，这些事故灾难带给人类不可估量的巨大损失，这就要求人类社会对事故灾难提高认知度，同时增强防灾、减灾、救灾的综合能力。事故灾难指人类在社会生产、生活行为中，受周围自然生态环境因素、人为因素影响，造成人员伤亡或财产损失，并在一定程度上对人类社会造成危害的自然事件和社会事件。

1. 分类 按照成因一般分为自然环境因素造成的事故灾难和人为因素造成的事故灾难。

2. 按灾种分类 可分为火灾和交通事故。

(1) 火灾。

《火灾分类》(GB/T 4968－2008)中根据可燃物的类型和燃烧特性，将火灾分为 A、B、C、D、E、F 六类。

A 类火灾：固体物质火灾。这种物质通常具有有机物质性质，一般在燃烧时能产生灼热的余烬。如木材、煤、棉、毛、麻、纸张等火灾。

B 类火灾：液体或可熔化的固体物质火灾。如煤油、柴油、原油、甲醇、乙醇、沥青、石蜡等火灾。

C 类火灾：气体火灾。如煤气、天然气、甲烷、乙烷、丙烷、氢气等火灾。

D 类火灾：金属火灾。如钾、钠、镁、铝镁合金等火灾。

E 类火灾：带电火灾。物体带电燃烧的火灾。

F 类火灾：烹饪器具内的烹饪物，如动植物油脂火灾。

《中国消防手册》(最新版)围绕区域、建筑、生产工艺和设备、消防设施或储存等基本特点和城市火灾特点，灭火措施和注意事项等方面，又将城市火灾细化分为建筑火灾、人员集中场所火灾、石油化工火灾、非石油化工类工厂火灾、交通工具火灾、仓库火灾、特殊情况下火灾等，有利于救援人员分析研判。

(2) 交通事故：常见交通事故按照交通工具和线路不同一般分为四大类，包括公路、铁路、空运、海运。

①公路交通事故是指在公路交通系统中，因过失或意外引起的交通协调关系的破坏，并造成直接损失后果的事件。其中包含普通公路交通事故和高速公路交通事故两种。

②铁路交通事故是指铁路机车车辆在运行过程中发生冲撞、脱轨、火灾、爆炸等情况而影响铁路正常行车的事故。其中包括在影响铁路正常行车的相关作业过程中发生的事故，正常运行的机车与行人、机动车、非机动车、动物及其他障碍物相撞的事故，都被称为铁路交通事故，包括地铁事故。

③空运交通事故，俗称“空难”，指航空航天运输工具在使用过程中，由于某些机务故障、气流异常、操作失误、空中相撞等因素，造成航空器失事并在过程中引起人员伤亡的事故。

④海运交通事故也被称为“海难”，指船舶遭遇碰撞、搁浅、火灾以及台风、海啸等情况，出现船舶受损，甚至沉船，导致人员创伤、溺水和死亡。

（二）分级

事故灾难分级一方面指事故灾难本身的强度分级，另一方面指事故灾难所造成的社会影响分级。

1. 火灾分级　新的城市火灾等级标准由原来的特大火灾、重大火灾、一般火灾三个等级调整为特别重大火灾、重大火灾、较大火灾和一般火灾四个等级。

特别重大火灾：造成 30 人以上死亡，或者 100 人以上重伤，或者 1 亿元以上直接财产损失的火灾。

重大火灾：造成 10 人以上 30 人以下死亡，或者 50 人以上 100 人以下重伤，或者 5000 万元以上 1 亿元以下直接财产损失的火灾。

较大火灾：造成 3 人以上 10 人以下死亡，或者 10 人以上 50 人以下重伤，或者 1000 万元以上 5000 万元以下直接财产损失的火灾。

一般火灾：造成 3 人以下死亡，或者 10 人以下重伤，或者 1000 万元以下直接财产损失的火灾。注：“以上”包括本数，“以下”不包括本数。

2. 交通事故分级　根据交通事故的危害程度将其划分为特大交通事故、重大交通事故、一般交通事故和轻微交通事故。

二、城市火灾

（一）定义

城市火灾是指广义的行政区域内，在时间和空间上失去控制的燃烧所造成的灾害。在各种灾害中，城市火灾是最经常、最普遍的威胁公众安全和社会经济发展的主要灾害之一。

（二）现场特点

1. 火焰、浓烟扩散迅速　火场范围在热传导、热辐射、热对流作用下，迅速蔓延。同时伴随大量温度极高的浓烟，以每秒 0.3～6 m 的速度在水平和（或）垂直方向上扩散，给救援工作带来极大的困难，对救援现场所有人员的生命造成威胁。

2. 地形、环境情况不明　在断电（或因电力设备受损）、烟雾、水气、个人防护装备等综合作用下，救援人员视线受到很大程度的影响，不利于侦测地形、环境、灭火和救人。空气中常混合有毒物质，一定范围内减员可能性大。

3. 人员、物资杂乱无章　火场范围在突入人员、车辆、物资装备、通信保障的紧急情况下，指挥口令、人员呼喊、机械噪声、交通堵塞及火场爆燃等方面的混乱，给救援人员的施救工作带来影响，降低了灭火救援的效率。

4. 身体、心理负荷过大　在人员处于极度紧张状态下，救援现场所有人员面临着生死考验，巨大的心理压力和体能超负荷容易引起简单盲目的思维模式，判断和行为的错乱造成轻信、失信、胆怯、“热疲劳”性失调等失去理智的不自觉行为，对救援产生不利影响。

（三）伤情特点

1. 直接伤害

（1）火焰、电烧伤：火场中火焰表面温度高达 800 ℃以上（不同燃烧物燃烧时产生的温度不同，这里取一般值）。人体可承受温度仅为 65 ℃，忽略承受时间，超过这个温度就会被烧伤，深度烧伤者必然累及脏器，出现严重并发症。电烧伤一般指电流直接通过身体引发的烧伤，不仅烧伤深，还有大块组织或肢体炭化，甚至立即危及生命。

（2）浓烟、气体、粉尘灼伤：火场中常伴有浓烟、气体、粉尘流动，其中携带着高温热能，通过热对流传播给流经的物体，不仅可以引燃其他物质，还能伤害人体体表和呼吸系统，造成轻、中、重度吸入性损伤而危及生命。另外大量的粉尘颗粒附着于人体气管、支气管和肺泡表面可引发呼吸衰竭。

2. 次生伤害 火场中次生灾害非常多，如爆炸、坍塌、中毒等，这些次生伤害在自然灾害和社会安全事件中都有涉及，这里就不一一赘述了。

（四）现场医疗救援技术

《公安消防部队执勤战斗条令》明确要求公安消防部队在处置以火灾为主的各种灾害事故中，抢救遇险人员生命是一切战斗行动的首要目标。同时也指出公安消防部队执行灭火与应急救援任务时，应当坚持“救人第一，科学施救”的指导思想。配合消防救援队伍开展医疗工作是医疗救援的根本。

1. 城市火灾医疗救援的现场指挥和通信保障技术

（1）配合火场指挥：根据我国国情，灾害发生时第一批到达现场的专业救援人员一般是消防救援人员，按照消防救援组织流程，现场安全区会设立消防救援指挥机构，具有明显标识。医学救援力量到达现场后必须与指挥机构取得联系，确定展开的地域和领取相应的任务，做到听从指挥，配合行动。

（2）完善通信保障：首先，建立医疗救援点与指挥机构的通信联系，定人、定点、定装备；其次，建立医疗救援派出机制，在消防救援部门建立的临时火场出入口处，派出医疗接应人员和装备，派出人员必须携带移动式通信设备与医疗点随时通报信息；第三，建立医疗救援点后，向火场指挥机构和 120 指挥中心报备位置和转运需求。

2. 城市火灾的逃生技术 针对火灾突发、危险的情况，火灾现场的逃生与救护应立足于现场紧急处置、自救互救，要求到场医护人员做到“头脑冷静，掌握信息，认清危险，理性决断，果敢行动，争分夺秒”这二十四字。

（1）逃生路线：如高层建筑物选择紧急通道、安全楼梯和消防电梯。切勿乘坐普通电梯和盲目跳楼，以免断电后困在电梯内无法脱身，跳楼只适用于 9 m 以下低层处，跳楼前尽量抱些棉被、沙发垫等软物品，并选择有人接应处落地，如无人接应，尽量选择相对安全的车棚、水池、树木等区域，落下时双手紧抱头部，身体缩成一团，以减少落地时的冲击力。

（2）个人防护：将衣服打湿或使用打湿的毛毯、棉被包裹身体，口鼻处使用湿毛巾，折叠 3 层后烟雾消除率可达 60%，折叠 16 层后可达 90%以上。

①毛巾不宜过湿，影响呼吸，一般含水量在毛巾自重的 3 倍以下。

②全面覆盖口鼻，在烟雾区感到呼吸阻力增大时，不可脱离。

③行动中，身体贴近地面空气层，匍匐前进是火灾逃生的最佳姿势。

(3) 积极开辟“生命通道”：利用身边结实的绳索、自结成绳的湿布条、建筑物外墙可受力的管道、消防器材（单人灭火器、缓降器、救生袋、救生网、气垫、软梯、滑竿、滑台、导向绳、消防水带、救生舷梯等）快速从火场逃生。这些常见消防器材的使用技术，我们在火灾救生技术中会一一列举。

(4) 暂时避难：在无路逃生的情况下，可利用周边最近的特殊环境，如建筑物内的卫生间、火场内的水池等暂时避难。条件允许时尽可能对避难处周围环境特别是可燃物进行湿化处理，救援人员可利用消防器材（防火毯、防火帐篷等）暂时躲避，为进一步救援赢得时间。其间，要积极与外界联系，以便尽早脱困。

(5) 注意事项：

①行动迅速，不贪恋财务。

②自身着火切忌奔跑，使用覆盖、就地翻滚方式灭火，不得跃入池塘，不得使用灭火器直接扑灭，以防烧伤创口感染。

③老、弱、病、残、孕者，需寻求帮助，不宜盲目行动。

④逃生过程井然有序，避免拥挤踩踏。

（五）基本搜救技术

发生火灾时，根据火场的种类以及现场当时的实际情况，如有需要，医护人员可穿着消防个人防护装备，随消防救援队伍进入火场。了解人员搜救技术至关重要，一般人员搜救技术大致可分为 3 种。

1. 定向搜救技术 火场往往会有受伤人员不能自行疏散，为此，必须采用相应的战术方法对该部分人员进行彻底的搜救，避免伤亡事故发生。定向搜救技术主要分为局部定向搜救技术和整体定向搜救技术。

(1) 局部定向搜救技术：局部定向搜救技术又可分为右手定向搜救技术和左手定向搜救技术。实际操作：指挥员的位置（门口、门厅）确定后搜救队员进入房间，沿着左（右）墙行走且始终保持墙的位置在队员的左（右）手边，用墙作为搜寻方向的起点。沿着左（右）墙面走两步，然后转向房屋中间走两步，用右（左）手进行大面积搜索，然后撤回两步到左手墙边，持续这样搜救直到完成整个搜救工作。如在某一时刻搜救队员必须急速撤出，应撤回到墙边，向前行走并一直保持其右手或右肩沿着墙回撤到门的位置。无论搜救队员转向离墙多远的位置，只要清楚墙的数量并且保持时刻和墙面接触，最终都可以回到门的位置。

(2) 整体定向搜救技术：分为三个步骤。

①先火区后蔓延区：a. 分区负责，任务明确。b. 加强个人防护，水枪掩护。c. 强攻细搜，避免遗漏。

②由浓烟区向外排查：a. 做好个人防护，水枪驱烟保护。b. 设置导向绳，便于迅速撤离。

③由人员密集区到零散区。

2. 疏散搜救技术

(1) 疏散人员与控火的优先选择：

①火灾初期，火势较小，烟雾浓度低，救援力量不足，疏散人员优先。

②灭火救援力量充足，被困人员区域相对安全，控火与人员疏散同时展开。

(2) 引导疏散为主，应急广播为辅：基本次序是首先建立出入口位置，要有明确标识，其次建立安全通道，明确接应人员和装备。

（3）疏散与搜救有机结合：设置搜救中转区，通知疏散组与中转区对接，提高搜救效率。

3. 搜救犬及生命探测技术 见相关章节内容。

（六）救生技术

医疗救援人员了解救援装备的技术状况，对于自身和指导被救者自救、正确选择逃生设施，具有现实意义。

1. 灭火救援装备

（1）扑救 A 类火灾可选择水型灭火器、泡沫灭火器、磷酸铵盐干粉灭火器，卤代烷灭火器。

（2）扑救 B 类火灾可选择泡沫灭火器（化学泡沫灭火器只限于扑灭非极性溶剂）、干粉灭火器、卤代烷灭火器、二氧化碳灭火器。

（3）扑救 C 类火灾可选择干粉灭火器、卤代烷灭火器、二氧化碳灭火器等。

（4）扑救 D 类火灾可选择粉状石墨灭火器、专用干粉灭火器，也可用干沙或铸铁屑代替。

（5）扑救 F 类火灾可选择干粉灭火器。

（6）扑救带电火灾可选择干粉灭火器、卤代烷灭火器、二氧化碳灭火器等。带电火灾包括家用电器、电子元件、电气设备（计算机、复印机、打印机、传真机、发电机、电动机、变压器等）以及电线、电缆等燃烧时仍带电的火灾，而顶挂、壁挂的日常照明灯具及起火后可自行切断电源的设备所发生的火灾则不应列入带电火灾范围。

2. 灭火器的分类 灭火器的种类很多，按其移动方式可分为手提式和推车式；按驱动灭火剂的动力来源可分为储气瓶式、储压式、化学反应式；按所充装的灭火剂又可分为泡沫、干粉、卤代烷、二氧化碳、酸碱、清水等。

（1）泡沫灭火器：适用于扑救一般 B 类火灾，如油制品、油脂等火灾，也可适用于 A 类火灾，但不能扑救 B 类火灾中的水溶性可燃、易燃液体的火灾，如醇、酯、醚、酮等物质火灾；也不能扑救带电火灾、C 类火灾和 D 类火灾。

（2）酸碱灭火器：适用于扑救 A 类物质燃烧的初起火灾，如木、织物、纸张等燃烧的火灾。它不能用于扑救 B 类物质燃烧的火灾，也不能用于扑救 C 类可燃性气体或 D 类轻金属火灾，同时也不能用于带电火灾的扑救。

（3）二氧化碳灭火器：适用于扑救易燃液体及气体的初起火灾，也可扑救带电设备的火灾；常应用于实验室、计算机房、变配电所，以及对精密电子仪器、贵重设备或物品维护要求较高的场所。

（4）干粉灭火器：碳酸氢钠干粉灭火器适用于易燃、可燃液体、气体及带电设备的初起火灾；磷酸铵盐干粉灭火器除可用于上述几类火灾外，还可扑救固体物质的初起火灾。但都不能扑救金属燃烧火灾。

3. 其他常用救援装备 逃生缓降器、救生气垫、柔性救生滑道、消防云梯车、应急救援吊篮、救援直升机。

（七）现场评估救治技术

火灾现场最常见的疾病就是烧伤，烧伤在这里可以单独发生，或者与其他创伤同时存在。评估和救治伤者可参照严重烧伤紧急处理（emergency management of severe burns，EMSB），高级创伤生命支持（advanced trauma life support，ATLS）和院前创伤生命支持

(prehospital trauma life support,PHTLS)。这一部分我们侧重于烧伤的应急救援方面的技术。

1. 烧伤的分类 按照机制应分为三大类:热力烧伤、电烧伤、化学烧伤。

2. 烧伤的评估 两大关键因素(关系到首次体液复苏和后续治疗方案)包括烧伤广度和烧伤深度。

(1) 烧伤广度:应急医学救援推荐连续减半法:对伤员正面或背面进行观察,从而判断其烧伤面积是否超过或少于视野部分的一半的评估方法。这个评估方法以烧伤面积是否包括视野的一半,即体表总面积的 1/4 为标准,快速评估烧伤面积从小于 50%到小于 25%到小于 12.5%,并能提供一个大概的范围。特别注意,皮肤红斑应该计算到烧伤面积中。

(2) 烧伤深度:烧伤专业书籍经常使用Ⅰ度、Ⅱ度、Ⅲ度这样的描述,考虑到个体差异的存在,烧伤深度的评估与治疗方案的选择并无关联,治疗方案通常围绕烧伤面积而制订。特别强调,躯干和四肢的环形深度烧伤伤员,需立即转运到有条件的医疗场所,行筋膜切开术、焦痂切开术。

3. 检伤分类

(1) 轻度烧伤(烧伤面积<10%,合并伤较轻)者。

(2) 重度烧伤(烧伤面积 15%~30%,有或没有其他损伤)需要复苏及综合性医院救治者。

(3) 严重烧伤(烧伤面积>30%的成人)需要专业烧伤治疗机构救治者。

(4) 候选人员——在大量烧伤人员中,初步处理治疗结束,由于救援资源缺乏而等待进一步治疗的人员。

(5) 现场确定死亡的人员。

4. 烧伤的初步处理 取决于烧伤的严重程度和合并伤,一般分为以下几种。

(1) 轻度烧伤的处理:热力烧伤冷疗、化学烧伤肥皂水冲洗,提倡早期(10 min 以内)清洗。

(2) 重度烧伤的处理:广泛应用高级创伤生命支持(ATLS)指南,保持气道通畅,注意颈部保护,呼吸与通气支持,维持循环与止血,确定脏器功能和神志情况,暴露烧伤部位,精心保温,积极液体复苏。

(3) 创面的处理:创面应用冷水冲洗。这样做的好处是能防止热力的继续损伤,可减少渗出和水肿,减轻疼痛。冷疗需在伤后半小时内进行,否则无效。具体方法:烧伤后创面立即浸入自来水或冷水中,水温要求不严格,15~20 ℃即可,亦可用纱布垫或毛巾浸冷水后敷于局部 0.5~1 h 或更长,直到停止冷疗后创面不再感觉疼痛。冷水冲洗的水流与时间应结合季节、室温、烧伤面积、伤员体质,气温低、烧伤面积大、年老体弱者不能耐受较大体表范围的冷水冲洗,冲洗后的创面不要随意涂抹,即便是基层医疗单位和家庭常用的一些外用药如龙胆紫、红汞等也不应涂抹,以免影响清创和对烧伤深度的诊断。小创面可以涂抹湿润烧伤膏,大创面可以在涂抹磺胺嘧啶银后,用无菌敷料简单包扎,没有条件的可用清洁布单或被服覆盖,尽量避免与外界直接接触,尽快转运。

5. 液体复苏 液体复苏适应证为儿童烧伤面积达体表面积的 10%,首次补液为每小时 0.5 L;成人烧伤面积达体表面积的 15%,首次补液为每小时 1 L。复苏方式有以下两种。

(1) 静脉补液:常用,需预热以防止伤员体温降低,使用乳酸林格液或生理盐水。输注方式选择深静脉穿刺补液和骨髓穿刺补液。

（2）口服补液：如无其他创伤、无须立即手术治疗，口服补液能在相对较短时间快速补充大部分的液体需求量。

6. 呼吸系统损伤的处理 根据火灾伤情特点中直接伤害和次生伤害的内容，呼吸系统损伤分为以下两种。

（1）气道烧伤：热力损伤气道容易引发黏膜和软组织水肿。其中，昏迷指数达到15分的伤员，即使一般情况良好，也有相当高的风险发生迟发性气道损伤，应给予早期插管。医疗救援中麻醉治疗师的早期介入，短效麻醉药品、加强型气管导管的使用，完全提高了救援成功率。

（2）吸入性损伤：次生伤害中的中毒，一般指人体呼吸系统充分暴露在燃烧的副产物，如一氧化碳、氰化物、氨、硫黄等时，可能发生的致命损伤。例如，一氧化碳中毒，实际治疗过程中，给予纯氧，目的是排出一氧化碳，氧气流量不足时，需要辅助通气。值得注意的是，血氧饱和度检测出的数据并不可靠，一氧化碳中毒时，血氧饱和度可能会在正常值范围内。

（八）转运技术

1. 转运方法 重大、特大火灾医疗救援中，大量伤员需要及时转运，转运分两个等级。

（1）主要转运：根据转运标准必须尽快转运的伤员，具体分为以下几种。

①可控性转运：由120指挥中心协调转运的伤员。

②协调性转运：由现场指挥调度平均分配转运的伤员。

③自发性转运：由志愿者、热心群众未经合理协调转运的伤员。

（2）次要转运：经过一次分配和现场处理后，可自行前往医疗救助机构的受伤较轻的伤员。

2. 转运标准 火灾医疗救援中发现以下情况的伤员，需要快速转运至专业烧伤医学机构。

（1）医疗救援人员进行首次液体复苏的伤员（烧伤面积成人＞10%、儿童＞5%），均应在简单处理后转运。

（2）老、弱、病、残、孕的伤员。

（3）合并复合伤的伤员，如受伤部位包括面部、手、会阴、任何弯曲（包括颈部、腋下）、环形部位（四肢、躯干、颈部）的，应该迅速转运。

（4）存在吸入性损伤、电烧伤、化学烧伤面积＞5%（氢氟酸烧伤面积＞1%）的伤员。

3. 转运平台和交接 转运平台指运送伤员的交通工具和携带的必要医疗设备，这里就不一一列举了。值得注意的是，救援结束前，消防部门会提前进入火灾调查环节，妥善保存医疗救援记录和火场中带出的物品，并做好转运交接工作，为灾害的防治工作提供帮助。

三、重、特大交通事故

（一）定义

交通事故是指交通工具在移动过程中因过错或意外造成人身伤亡或者财产损失的事件，这里的人身伤亡是伴随着现代交通工具的使用而出现的一种意外创伤和死亡。近些年来，我国经济发展进入快车道，人们出行对交通工具的依赖日趋增加，交通事故已成为人类现代文明的“公害”。下面我们着重介绍的交通事故主要是指重、特大交通事故。

（二）现场特点

1. 成因多样

（1）行进过程中环境因素：路况、天气、自然环境等。

（2）交通工具本身故障：机械故障、电力故障等。

（3）人为因素：操控者的违规操作、恐怖袭击等。

（4）其他因素。

2. 事故突发　交通事故发生突然，难以预测。

3. 场面失控　行政区域内事故点人员密集，隧道内环境复杂多变，山地、丛林地质条件差，水域可控范围有限，受自然环境影响，救援困难重重。

4. 人员受困　在交通事故现场常见，需要投入专业救援力量协助，包括消防破拆、隧道内矿山救援专业队伍，山地、丛林、水域、防化、防毒等救援力量参与。

（三）伤情特点

1. 复合性损伤多见

（1）复合伤、多发伤常见：事故人员在惯性、挤压、撞击、坠落及烧伤等侵袭下，常出现多个部位的创伤，根据体表结构的完整性，将创伤分为开放性和闭合性两大类，创伤章节会提及。

（2）颅脑损伤居首：颅脑稳定性较躯干差，头颅的减速落后于躯体，颈部的韧带、关节、骨骼以及椎骨内脊髓和颅内的脑组织极易损伤。颅脑损伤在所有交通事故中发生率、死亡率高。

（3）机械性创伤以外伤害：交通工具损毁引发的火灾、爆炸、危险物品泄漏等所致的烧伤、冲击伤、中毒等，其损伤的情况视部位、程度不同而不同。

2. 事故发生地点环境因素造成的伤情

（1）低温：落水人员长时间浸泡在温度较低的水中，体热不断散失，散失的速率取决于水温及防护服的性能。早期是体表温度下降，由四肢逐渐向躯干发展，进而中心体温下降。当中心体温低于 35 ℃时，称为低体温，此时机体保温、产热功能逐步丧失，体温下降速度加快。然而，低体温又可以使机体代谢下降，对缺氧耐受增高，在一定时间内对心脏、大脑等重要器官起保护作用，有利于救援救治。

（2）暴晒：落水人员只要还在水面上漂流，暴晒与酷热是严重威胁。太阳辐射中的大量红外线照射皮肤可致皮肤不同程度的热力烧伤。强烈的紫外线可致日光性皮炎。通常淡水供应不足也是一大挑战，机体维持生命的淡水最低需要量为 500 mL/d，在没有食物而有淡水的情况下，人类可生存 30～50 天，而在有食物没淡水的情况下，人类只能生存 2～3 天。故海难遇难者主要以高渗性脱水为主，并伴有其他多种电解质的紊乱。暴晒所致的皮肤损伤，脱水的发生加上海水的浸泡，会堵塞皮肤汗腺，造成机体散热功能障碍。在暴晒与酷热环境中易发生中、重度中暑，造成多器官功能衰竭（multiple organ failure，MOF），从而使病情越发复杂。

（3）淹溺：现场急救是否及时有效，直接关系到淹溺者的预后。统计数据显示，85%～90%的淹溺者因为大量水进入呼吸道和肺，阻碍气体交换导致窒息死亡，称为“湿溺”，10%～15%是由于急性反射导致死亡，称为“干溺”。

（4）生物侵袭：在自然环境中生活着各种生物，事故人员都有可能受其侵袭。对不明生物袭击的幸存者，应尽快清创、止血、防止感染，同时还要留意袭击生物是否有毒，并做相应预防处理。生物的毒素成分复杂，含有糖、脂类、多肽、酶类、组胺和其他血管活性物质等，能引起一系列复杂病理生理反应如蛋白变性、神经传导受阻、弥散性血管内凝血(disseminate intravascular coagulation，DIC)、休克、MOF 等。

3. 航空、航运的特殊伤情 减压疾病是一种人体所处环境的大气压力、水压力不可控地迅速减少过程中可能发生的临床问题的总称，包括减压病(decompression sickness，DCS)，肺气压伤和脑动脉气体栓塞，常见于飞机高空失密、沉船救援中潜水员和船内被解救的人员。

（四）现场医疗救援技术

目前所掌握的技术主要是围绕事故中受困人员的解救展开。《中国消防手册》第十一卷抢险救援，总结了 10 余年来消防救援队伍抢险救援的实践经验，汲取了国内外的相关科技成果，借鉴了各类灾害事故处置的新技术，同时考虑到未来抢险救援工作的需要。其内容包括抢险救援概述、抢险救援指挥、抢险救援行动、抢险救援训练、常见危险化学品事故处置、建(构)筑物倒塌事故救援、交通工具处置、自然灾害处置、化学毒剂与生物制剂处置、其他事故救援 10 个方面。

1. 救援团队的组成和分工合作 团队由医疗救援人员、消防救援人员、军警及有特殊需要的专业救援人员组成，任务分工通常分为解救、照护、转运、现场维护疏散四部分，整体指挥是在现场消防救援总协调下，根据现场医疗救援人员评估的信息进行。

2. 救援团队的自我防范技术 对整个救援团队而言，安全是第一位的，要从救援人员本身、救援现场环境、伤亡及被困人员等多角度考虑，除现场交通管制、防(控)火、防爆、防中毒、防淹溺等意料情况之外，个人保护装备的使用也很重要，可以说是从头到脚都要加以保护。

3. 救援团队的快速靠近和评估技术 在考虑自我防范的同时，需要尽快接触伤亡、被困人员进行分类救治、初步评估，需要注意伤员是否能够移动四肢和物理性受困的程度。考虑到事故人员力求脱困的紧迫性，一些情形下医疗救援人员会尽可能要求移动伤亡人员，可能会在处理被困人员时采用一些妥协的做法。如果外部条件允许，医疗救援人员还是倾向于花更多时间来解困，以达到最优化的结果。

4. 救援团队的搜救技术 在各种灾害事故处置中，要首先进行侦察检测，为指挥员的决策提供依据。同时，为防止无关人员误入现场受到伤害，还要进行警戒管制。侦察检测和警戒行动应同时展开，是抢险救援行动顺利完成的基础。用搜救犬在灾害现场搜救被困人员及事故取证等是提高搜救能力的特殊方法。

5. 解救技术

(1) 掩护、堵漏、输转：在危险化学品泄漏交通事故处置中，危险化学品大部分具有易燃、易爆和易腐蚀、毒害等特性，易对人员造成伤害，并污染环境。一旦泄漏，需要对其进行吸附、回收和输转。掩护、堵漏和输转是处置危险化学品泄漏事故常用救援技术。

(2) 切割、起吊：为积极抢救人命，最大限度地减少人员伤亡，在抢险救援行动中需要使用多种器材，采取多种方法配合作业，才能完成任务。切割和起吊是抢险救援中的一种作业技术。

(3) 支撑、掏挖：在交通事故处置中，为尽快救出被困人员，需要对一时无法搬移的构件采取临时支撑稳固等手段，把被困人员从险境中营救出来。支撑、掏挖是此类事故处置中的常用救援技术。

(4) 登高、保护:在交通事故救援中,由于被困人员心理不稳定,情绪变化大,随时可能发生意外,必须采取多种手段,把被困人员迅速从险境中营救出来。其中,登高、保护就是一种救援技术。

(5) 照明、排烟、灭火:隧道、飞机、船舶和夜间等交通事故现场,由于高温烟气积聚,能见度低,严重影响了抢险救援行动的进行。通常采取照明、排烟和灭火等救援技术完成任务。

(6) 撬抬、起重、支撑、切割:在交通事故处置中,为了尽快抢救被困人员,需要使用多种器材,采用各种方法,对一些质量重、体积大的构(部)件进行处置。其中,撬抬、起重、支撑和切割就是一种常用的救援技术。

迅速解救是一个非常值得医疗救援人员研究的课题。面对处于生命危机的被困人员,面对现场难以处理的医疗问题,需要一定程度的现场引导指挥,用“亲力亲为”的紧迫感带动团队实施。通常采用全脊柱固定模式,在受困人员周围营造合理空间,对移动过程中突发情况进行预判,随时给予医疗控制。注意:需要和其他救援人员多沟通,对救助目标、时间达成一致,尽量减少不必要的医疗干预。

6. 解救人员的移动和转移 在抢险救援现场对伤员采取正确的急救措施,从而达到“挽救生命、减轻伤残”的目的。

(1) 心肺复苏术:这是一项最重要的急救方法,是针对心搏和呼吸骤停采取的“救命技术”。

(2) 伤情检查:主要是判断伤员的受伤位置和受伤程度。

(3) 止血:主要包括指压止血、加压包扎止血和止血带止血等。

(4) 包扎:主要有头部包扎、双眼包扎、胸部包扎、腹部包扎、臀部包扎、手部包扎和膝肘部包扎等。

(5) 骨折固定:主要有颈椎(脊柱)骨折固定、四肢骨折固定和骨盆骨折固定等。

(6) 伤员搬运:主要是脊柱固定板和担架搬运方法。

(7) 后送:作为运载工具的车辆、船艇、飞机,不仅仅是交通工具,同时也是抢救、运送伤员的场所。医务人员或救护人员在护送途中应注意以下三个方面:严密观察病情、处理危及生命的情况和具体病情变化。转运受困受伤人员过程中,可采用疼痛控制和出血控制方法。在整个过程中,检测设备、抽吸装置、备用氧气、保暖措施、铲式担架(固定牢靠,减少翻转)的使用,让解救转运更加有保障。

第三节 常见社会安全事件医学救援技术

一、社会安全事件的特征

(一) 定义

社会安全事件是指因人民内部矛盾而引发,或因人民内部矛盾处理不当而积累、激发,由部分公众参与,有一定组织和目的,采取围堵党政机关、静坐请愿、阻塞交通、集会、聚众闹事、群体上访等行为,并对政府管理和社会秩序造成影响甚至使社会在一定范围内陷入一定强度对峙状态的群体性事件。

（二）分类

《国家突发公共事件总体应急预案》中将社会安全事件大致分为9类：重大刑事案件、重特大火灾事件、暴力恐怖袭击事件、涉外突发事件、金融安全事件、规模较大的群体性事件、民族宗教突发群体事件、学校安全事件、其他社会影响严重的突发性社会安全事件。其中，暴力恐怖袭击事件已成为当今世界范围内对社会危害性最大的社会安全事件。

（三）分级

突发公共事件按其性质、可控性、严重程度和影响范围等因素，一般分为四级：一般、较大、重大、特别重大。

对应的，应急响应级别分为四个级别：Ⅳ级、Ⅲ级、Ⅱ级、Ⅰ级。

1. 特别重大群体性事件 参与人数3000人以上，冲击、围攻县级以上党政军机关和要害部门；或打、砸、抢、烧乡镇级以上党政军机关的事件；阻断铁路干线、国道、省道、高速公路和重要交通枢纽、城市交通8 h以上；或阻挠、妨碍国家重点建设工程施工，造成24 h以上停工；或阻挠、妨碍省重点建设工程施工，造成72 h以上停工的事件；或造成10人以上死亡或30人以上受伤；或高校内人群聚集失控，并未经批准走出校门进行大规模游行、集会、绝食、静坐、请愿等，引发跨地区连锁反应，严重影响社会稳定的事件；或参与人数500人以上，造成重大人员伤亡的群体性械斗、冲突事件。

2. 重大群体性事件 参与人数在1000人以上3000人以下，影响较大的非法集会、游行示威、上访请愿、聚众闹事、罢工（市、课）等，或人数不多但涉及面广和有可能进京的非法集会和集体上访事件；或阻断铁路干线、国道、省道、高速公路和重要交通枢纽、城市交通4 h以上的事件；或造成3人以上10人以下死亡；或10人以上30人以下受伤的群体性事件；或高校校园网上出现大范围串联、煽动和蛊惑信息，造成校内人群聚集规模迅速扩大并出现多校串联聚集趋势，学校正常教学秩序受到严重影响甚至瘫痪，或因高校统一招生试题泄密引发的群体性事件；或参与人数100人以上1000人以下，造成较大人员伤亡的群体性械斗、冲突事件；或涉及境内外宗教组织背景的大型非法宗教活动，或因民族宗教问题引发的严重影响民族团结的群体性事件；或因土地、矿产、水资源、森林、水域、海域等权属争议和环境污染、生态破坏引发，造成严重后果的群体性事件；或已出现跨省区市或跨行业影响社会稳定的连锁反应，造成了较严重的危害和损失，事态仍可能进一步扩大和升级的事件。

3. 较大群体性事件 参与人数在100人以上1000人以下，影响社会稳定的事件；或在重要场所、重点地区聚集人数在10人以上100人以下，参与人员有明显过激行为的事件；或已引发跨地区、跨行业影响社会稳定的连锁反应的事件；或造成人员伤亡，死亡人数3人以下、受伤人数在10人以下的群体性事件。

4. 一般群体性事件 未达到较大群体性事件级别的为一般群体性事件。

二、暴力恐怖袭击事件

（一）定义

暴力恐怖袭击是指极端分子使用暴力人为制造的针对但不仅限于平民及民用设施的不符合国际道义的攻击方式。暴力恐怖袭击从20世纪90年代以来，有在全球范围内迅速蔓延的严峻趋势。

（二）现场特点

1. 破坏力强　造成重大财产损失，当地的社会秩序受到了严重破坏，对救援工作带来极大的困难。

2. 人员集中、大批伤亡　事件发生突然，现场混乱，多以钝器伤、锐器伤及枪弹伤为主，且受伤人员较多。

3. 心理影响过大　现场受伤人员处于极度紧张状态，面临着生死考验，巨大的心理压力和身体的伤痛容易引起思维模式混乱，造成轻信、失信、胆怯、神志模糊等失去理智的不自觉行为。

（三）伤情特点

突发公共安全事件中的外力损伤，多指因人力或机械暴力导致的损伤，包括跌打、坠落、撞击、压轧、负重、枪弹等所伤。

1. 根据致伤原因分类　分为以下几种。

（1）冷兵器伤：相对火器而言，主要指利用棍棒、砖块、利刃、尖锐器物而致伤。

（2）火器伤：枪械发射的各种枪弹、弹片等投射物所致伤口。子弹造成组织损伤的机制有两种：永久性弹道和瞬时空腔。弹性组织会存在与穿过的投射物大小相称的局部损伤。瞬时空腔是由投射物通过后组织发生短暂的侧方移位所造成。爆炸性武器造成的创伤可能存在以下三种机制的一个或多个：弹道伤、冲击伤和热伤。

（3）冲击伤：冲击波作用造成人体损伤。如肺挫伤，巨大声波耳膜穿孔等。

（4）化学伤：人体一旦受到化学毒物的伤害，即可在相关部位，乃至全身出现相应症状，如局部皮肤黏膜的烧灼伤，或红肿、水疱，甚至糜烂。全身性症状如头痛头晕、恶心呕吐、嗜睡、抽搐痉挛等，甚至死亡。常见类型有酸烧伤、碱烧伤、磷烧伤。

（5）复合伤：如爆炸时有冲击伤，也有碎片飞散造成的损伤。

2. 根据受伤部位分类　分为以下几种。

（1）颅脑创伤：多由暴力直接作用头部或通过躯体传递间接作用于头部引起。平时多为交通事故、高处坠落、挤压伤、刀刃伤、拳击伤等导致，战争时多为火器伤或爆炸性武器引起的冲击波所致，甚至发生休克。按照损伤部位分为：①头皮伤：头皮血肿，头皮裂伤，头皮撕脱伤。②颅骨骨折：颅盖骨折，颅底骨折。③脑损伤：脑震荡，脑挫裂伤，原发性脑干损伤，弥漫性轴索损伤。④外伤性颅内血肿：硬膜外血肿，硬膜下血肿，脑内血肿，脑室内血肿。

颅脑各部位损伤可以单发，也可以同时发生，其核心问题是脑损伤。脑损伤包括脑组织直接受损以及继发病变如脑水肿、脑疝等。

（2）胸部外伤：常是严重多发性损伤的一部分，多由钝器、锐器及枪弹所致。临床多见于：①肋骨骨折；②气胸；③血胸；④创伤性窒息；⑤肺挫伤与肺裂伤；⑥肺爆炸伤；⑦支气管、气管断裂伤；⑧肺内异物存留；⑨食管损伤；⑩创伤性膈疝；⑪心脏创伤，包括穿透性伤和非穿透性伤。胸部外伤伤员伤情复杂，诊断和处理均较困难。

（3）多发骨折：多由锐器或钝器致伤，造成躯干骨折加肢体骨折、同一肢体的多发骨折和不同肢体的多发骨折。

（4）次生伤害：如昏迷、发热、腹痛、面色苍白，四肢湿冷，血压下降，脉搏细速或扪不清者应考虑内出血、休克。有血液自胸部伤口涌出，应诊断为心脏大血管损伤。

(四) 现场医疗救援技术

《国家突发公共事件医疗卫生救援应急预案》明确要求,突发公共事件后,各项医疗卫生救援工作迅速、高效、有序地进行,提高卫生部门应对各类突发公共事件的应急反应能力和医疗卫生救援水平,最大限度地减少人员伤亡和健康危害,保障人民群众身体健康和生命安全,维护社会稳定。

(1) 各级卫生行政部门要在同级人民政府或突发公共事件应急指挥机构的统一领导、指挥下,与有关部门密切配合、协调一致,共同应对突发公共事件,做好突发公共事件的医疗卫生救援工作。

①医疗卫生救援领导小组:省、市(地)、县级卫生行政部门成立相应的突发公共事件医疗卫生救援领导小组,领导本行政区域内突发公共事件医疗卫生救援工作,承担各类突发公共事件医疗卫生救援的组织、协调任务,并指定机构负责日常工作。

②专家组:对突发公共事件医疗卫生救援工作提供咨询建议、技术指导和支持。

③ 医疗卫生救援机构:承担突发公共事件现场医疗卫生救援和伤员转送。

④现场医疗卫生救援卫生监督工作:在现场设立医疗卫生救援指挥部,统一指挥、协调现场医疗卫生救援工作。

(2) 现场抢救技术:到达现场的医疗卫生救援应急队伍,要迅速将伤员转送出危险区,本着“先救命后治伤、先救重后救轻”的原则开展工作,按照国际统一的标准对伤员进行检伤分类,分别用绿、黄、红、黑四种颜色,对伤员进行分类,扣系在伤员或死亡人员的手腕或脚踝部位,以便后续救治辨认或采取相应的措施。

(五) 基本搜救技术

首先在进入灾难现场前,对灾难现场的潜在危险不断进行重新评估,个人装备(PPE)必须戴好,提供有效的防护。注意灾难现场松动的砖头、裸露的电线头、水电气管路、残破的地板、裂缝和孔洞、松动的护栏、油料、噪声、温度、危险的建筑结构、危险的化学品、湿滑的地面等,佩戴好个人防护可避免来自现场的一切危险。以下装备可被认为是标准的个人防护装备:头盔、安全靴、手套、安全护目镜、长袖衣服、哨子、头灯、手电筒、护膝、护肘、小刀、听力防护耳塞、防尘口罩、个人急救包等。

(六) 救生技术

(1) 公共安全突发事件的特点主要有以下几个方面。

①危害性:公共安全突发事件除能导致大量人员伤亡和妨碍心理健康外,同时有巨大财产损失,还会影响经济、政治、军事和文化以及社会安定,许多公共安全突发事件还具有后期效应和远期效应。

②突发性/紧急性:公共安全突发事件突然发生,要求立刻做出有效的应急反应,时间紧迫、往往刻不容缓。

③不确定性:公共安全突发事件发生的时间、地点、方式、种类、规模常常超出人们的常态思维,让人无法有效地预测,其变化的规律往往没有经验性的知识可供参考,所以针对它的应急组织必须采取非程序化决策。

④相对性:同样的公共安全突发事件在不同地域、不同时间造成的危害不一致。

(2) 安全救生原则如下。

①强调整体观念。为抢救尽量多的伤员,应以整体救治效率为原则,全面救治与重点救

治相结合。

②以人为本。先救命后治伤，先重伤后轻伤。当出现心跳、呼吸停止并且骨折时，先心肺复苏再固定；当出现大出血和创伤时，先止血后包扎。

③先抢后救，抢中有救（尽快脱离事故现场）。

④先分类再后送（未经检伤分类或任何处置就后送，易造成不应有的死亡）。

⑤医护人员以救为主，其他人员以抢为主。

另外，先期到达现场的医护人员应对后续紧急医疗救援需求进行评估并及时上报，调集更多医疗资源。

（3）医疗处置能力的评估：伤员的医疗需经过搜救、运送及医院治疗三个阶段，所以医疗处置能力也分三部分来评估。

①现场搜救并紧急抢救的能力（medical rescue capacity，MRC）：一般表示为每小时可以处理多少个 T1 及 T2 的伤员（T1：危及生命的伤害，需紧急处理，T2：非危及生命的伤害，但需到医院处理）。

②载运伤员的能力（medical transport capacity，MTC）：主要影响因素有救护车数目、伤员的分布、医院远近等。

③医院的医疗处置能力（hospital treatment capacity，HTC）：一般计算每小时可以处置的 T1 及 T2 的伤员数。

MRC、MTC、HTC 是三个连续的处置过程，最慢的步骤会成为“速率决定步骤”，所以应将三者中最小值当作整体的能力。

（4）生命探测器：用于爆炸、地震等引起建筑物倒塌、人员被困和埋在地下时，正确测定被困人员的准确位置，能探测到 1 Hz 微弱震动，具有滤波对讲功能，可同幸存者通话。

（5）损伤控制外科理论：严重创伤先简单手术控制出血和感染，重症监护复苏治疗，等待全身条件容许时再行确定性手术治疗。

（七）现场评估救治技术

现场急救包括心肺复苏、止血、包扎、固定、搬运。广义来说，公共安全突发事件中的多发伤一般至少是两个器官系统的损伤，并且潜在性地危及生命。狭义来说，就是指创伤严重程度（ISS）评分＞16 分。

1. 阶段处理方法 严重创伤伤员的初级处理依赖于对创伤后特有的各个阶段的认识。这样可以预计可能出现的问题，并通过系统化处理方法判断何时干预。创伤后阶段有 4 个不同时期：紧急“复苏”期（1～3 h）；初级“稳定”期（1～48 h）；次级“恢复”期（2～10 h）；第三级“重建和功能恢复”期（创伤后数周至数月）。

（1）紧急“复苏”期：此阶段包括从伤势确认到危及生命的紧急状况得到控制的时间段。目前更强调就医前处理，因此本阶段可延伸到现场接受治疗的第一时间。迅速对全身情况进行评估，有利于立即判断可能威胁生命的病情。可能会采用不同的紧急措施，如气道处理、胸腔穿刺术、快速止血和充分的液体和（或）血液补充疗法。接下来等到病情适当稳定的时候再实施“二次检查”。

（2）初级“稳定”期：此阶段从危及生命的紧急状况得到纠正时开始，要求伤员呼吸、血流动力学和神经系统完全平稳。通常这也是处理肢体损伤的阶段。

（3）次级“恢复”期：此阶段伤员的一般情况已得到监护并且稳定。创伤后急性反应阶段不应采取不必要的外科干预措施。应在重症监护室采用恰当的支持治疗。

(4) 第三级"重建和功能恢复"期：最后的康复期可实施必要的手术操作，如最终重建等。

2. 伤员状况鉴定 当初步评估和处理完成后，伤员应归类到 4 个范畴内，以便配合随后的护理。分类以全身损伤的严重程度为基础，应对每个临床状况或生理参数的恶化迅速做出重新评价，并适当调整处理方法。为达到复苏目的，将伤员分类并归到何种范畴尤为重要。最终复苏指标包括血流动力学稳定、氧饱和度稳定、乳酸盐浓度＜2 mmol/L、无凝血障碍、体温恢复正常、尿量＞1 mL/(kg·h)、无须使用强心药。

(1) 稳定：对于稳定的伤员，其损伤不会立即威胁生命，伤员没有低温，他们的生理储备能经受得住用 ETC(早期全面处理)方法重建复合伤的手术时间的考验。

(2) 临界：伤员对初期复苏反应稳定，但有临床特征或存在复合伤，其预后不佳，有病情快速恶化的危险。

(3) 不稳定：血流动力学不稳定的伤员虽经过早期干预，但是仍有病情快速恶化、继发性多器官功能衰竭和死亡的风险。对此类伤员的治疗已转变为"损伤控制"。

(4) 濒死：此类伤员遭受严重损伤，非常临近死亡，常有持续而不受控制的血液丧失。常经历低温、酸中毒和凝血紊乱的"死亡三联征"。

(八) 转运技术

1. 搬运的方法 常用的搬运有徒手搬运和担架搬运两种。可根据伤员的伤势轻重和运送的距离远近而选择合适的搬运方法。徒手搬运适用于伤势较轻且运送距离较近的伤员，担架搬运适用于伤势较重，不宜徒手搬运，且需转运距离较远的伤员。

2. 注意事项

(1) 移动伤员时，首先应检查伤员的头、颈、胸、腹和四肢是否有损伤，如果有损伤，应先做急救处理，再根据不同的伤势选择不同的搬运方法。

(2) 病(伤)情严重、运送路途遥远的伤员，要做好途中护理，密切注意伤员的神志、呼吸、脉搏以及病(伤)势的变化。

(3) 上止血带的伤员，要记录上止血带和放松止血带的时间。

(4) 搬运脊椎骨折的伤员，要保持伤员身体的固定。颈椎骨折的伤员除了身体固定外，还要有专人牵引固定头部，避免移动。

(5) 用担架搬运伤员时，一般头略高于足，休克的伤员则足略高于头。行进时伤员的足在前，头在后，以便观察伤者情况。

(6) 用汽车、大车运送时，床位要固定，防止起动、刹车时晃动使伤员再度受伤。

三、重大群体性事件

(一) 定义

重大群体性事件是指由某些社会矛盾引发，特定群体或不特定多数人聚合临时形成的偶合群体，以人民内部矛盾的形式，通过无合法依据的规模性聚集、对社会造成负面影响的群体活动、发生多数人语言行为或肢体行为上的冲突等群体行为的方式，其目的为或表达诉求和主张，或直接争取和维护自身利益，或发泄不满、制造影响，因而对社会秩序和社会稳定造成重大负面影响的各种群体性事件。如集体上访、集体怠工、集体罢工、非法集会、聚众、游行、示威、骚乱、暴乱等。

重大群体性事件是一种可能引发危害社会治安的非法集体活动。缘于某些利益要求相同或相近的群众个体或团体、组织，在利益受损或不能得到满足并受到策动后，采取非法集会、游行，集体上访、静坐请愿，或集体罢课、罢市、罢工，集体围攻冲击党政机关、重点建设工程和其他要害部位，导致集体阻断交通，集体械斗甚至集体打、砸、烧、杀、抢。

（二）现场特点

重大群体性事件的具体特征有以下几点。

(1) 有一定数量和规模。

(2) 涉及的部门行业多，主体成分多元化。

(3) 城乡群体性事件的指向对象不同，维权内容不同。

(4) 表现方式激烈，内部矛盾对抗化。

(5) 组织程度高，经济矛盾趋向政治化。

(6) 各种矛盾相互交织，处置难度加大。

重大群体性事件是一定政治、经济、文化、教育等多种社会矛盾的综合反映是一种不利于社会和谐的社会现象。绝大多数的群体性事件都同社会弱势群体有着直接的关系，而且越严重的群体性事件，其相关性越强。

其现场特点如下所示。

(1) 规模大，参与人员多，涉及范围广，破坏力强；造成重大财产损失，当地的社会秩序受到了严重破坏；对救援工作带来极大的困难。

(2) 人员集中、行为野蛮，后果严重，大批伤亡。事件发生突然，现场混乱，多以钝器伤、锐器伤及枪弹伤为主，且受伤人员较多。

(3) 人员情绪紧张激动。现场受伤人员处于极度紧张状态，面临着生死考验，巨大的心理压力和身体的伤痛容易引起思维模式混乱，造成轻信、失信、胆怯、神志模糊等失去理智的不自觉行为。

（三）伤情特点

重大群体性事件中的外力损伤，多指因人力或机械暴力导致的损伤，包括跌打、坠落、撞击、踩踏、压轧、负重、枪弹等所伤。

1. 根据致伤原因分类　分为以下几种。

(1) 冷兵器伤：相对火器而言，主要指利用棍棒、砖块、钢管、利刃、尖锐器物而致伤。

(2) 火器伤：枪械发射的各种枪弹、弹片等投射物所致伤口。爆炸性武器造成的创伤可能存在以下三种机制的一个或多个：弹道伤、冲击伤和热伤。

(3) 冲击伤：冲击波作用造成人体损伤。如：肺挫伤，巨大声波耳膜穿孔等。

(4) 踩踏伤：包括挤压、撞击、碾挫及烧伤等，伤员可能有单一伤害，更多的是有多种致伤因素。在直接暴力作用下，伤员可能出现颅脑损伤、血气胸、肝脾破裂、四肢及肋骨骨折、脊柱脊髓损伤等，伤员致残及死亡率很高。

(5) 复合伤：两种或两种以上不同致伤因子同时或相继作用于机体导致的损伤。伤情一般较重，也较复杂。

2. 根据受伤部位分类　分为以下几种。

(1) 颅脑创伤：较为常见，多由暴力直接作用头部或通过躯体传递间接作用于头部引起。按照损伤部位分为：①头皮伤：头皮血肿，头皮裂伤，头皮撕脱伤。②颅骨骨折：颅盖骨折，颅底骨折。③脑损伤：脑震荡，脑挫裂伤，原发性脑干损伤，弥漫性轴索损伤。④外伤性颅内血肿：硬膜外血肿，硬膜下血肿，脑内血肿，脑室内血肿。

颅脑各部位损伤可以单发，也可以同时发生，其核心问题是脑损伤。脑损伤包括脑组织直接受损以及继发病变如脑水肿、脑疝等。

（2）胸部外伤：常是严重多发性损伤的一部分，多由撞击、踩踏、钝器、锐器及枪弹所致。临床多见于：①肋骨骨折；②气胸；③血胸；④创伤性窒息；⑤肺挫伤与肺裂伤；⑥肺爆炸伤；⑦支气管、气管断裂伤；⑧肺内异物存留；⑨食管损伤；⑩创伤性膈疝；⑪心脏创伤等。胸部外伤伤员伤情复杂，诊断和处理均较困难。

（3）多发骨折：多由撞击、击打、踩踏、锐器或钝器致伤，造成躯干骨折加肢体骨折、同一肢体的多发骨折和不同肢体的多发骨折。有时合并脊柱脊髓损伤。

（4）腹部创伤：多由打击、撞击、踩踏、钝器、锐器外伤所致，包括开放性腹部外伤及闭合性腹部外伤。伴有腹腔内脏器损伤时，其临床表现取决于受损脏器的性质和受损程度。大体上说，腹内实质性脏器（肝、脾、肠系膜等）破裂的主要临床表现是内出血，常表现为以休克为主，腹内空腔脏器（肠胃、胆囊、膀胱等）损伤破裂的主要临床表现是腹膜炎等。往往合并有肝脾破裂、肠破裂，伤情一般较复杂，诊断和处理均较困难。

（5）次生伤害：如昏迷、发热、腹痛、面色苍白，四肢湿冷，血压下降，脉搏细速或扪不清者应考虑内出血、休克。

（四）现场医疗救援技术

重大群体性事件发生后，医疗救治作为医疗救援的根本，发挥着不可替代的作用。

（1）建立指挥：事件发生后，医疗机构应立即响应，成立现场领导小组，具有明显标识，领取相应的任务，建立绿色通道，做到听从指挥、配合行动。

（2）完善保障：首先，建立急诊与指挥机构的通信联系，定人、定点、定装备；其次，建立医疗救援分诊机制，在急救中心建立临时分诊台，准备医疗人员和装备，人员必须携带移动式通信设备与指挥机构随时通报信息。

（3）开通绿色通道：启动医疗机构应急响应，开通绿色通道，通知院内应急医疗梯队。

（4）开放预留床位：医疗机构根据事件级别、伤员人数，开放50～150张预留床位。

（5）建立医疗区域，并分为红、黄、绿、黑四区：做好伤员的检伤分诊。

（五）基本搜救技术

首先在进入灾难现场前，对灾难现场的潜在危险要不断进行重新评估，个人装备（PPE）必须戴好，提供有效的防护。

全覆盖无遗漏搜救技术：重大群体性事件受伤人员往往不能自行离开现场，需要医护人员进行现场全方位搜索及救助。

检伤分类技术：医疗救助人员分批次进入现场，首先进入现场人员进行检伤分类，根据伤情给伤员贴绿、黄、红、黑标，便于后续救助人员分类救治。

生命探测器：用于人群暴力撞击、拥挤踩踏及掉落人员被困和失踪时，正确测定被困人员的准确位置，能探测到1 Hz微弱震动，具有滤波对讲功能，可同伤员通话。

（六）救生技术

1. 生命第一原则 救护员进入现场后，首先应判断自己是否处于危险之中，必须排除危险后才可以进行抢救和进一步处理。同时，应尽可能挽救伤员生命，一切救助应该以此为中心。

2. “优先分拣”原则

(1) 对群体伤员，优先抢救最有抢救价值并最需要抢救的人。

(2) 对单一伤员，优先处理最危及生命、最痛苦的问题。

(3) 对大型现场应该形成符合救治规律的救治和指挥体系，有序进行现场救援。

3. 损伤控制原则　严重创伤先简单手术控制出血和感染，重症监护复苏治疗，等待全身条件允许时再行确定性手术治疗。

(七) 现场评估救治技术

现场评估救治技术同上，包括心肺复苏、止血、包扎、固定、搬运。广义来说，突发公共安全事件中的多发伤一般至少是两个器官系统的损伤，并且潜在性地危及生命。狭义来说，就是指 ISS 评分>16 分。

1. 阶段处理方法　严重创伤伤员的初级处理依赖于对创伤后特有的各个阶段的认识。这样可以预计可能出现的问题，并通过系统化处理方法判断何时干预。创伤后阶段有 4 个不同时期：紧急“复苏”期(1～3 h)；初级“稳定”期(1～48 h)；次级“恢复”期(2～10 h)；第三级“重建和功能恢复”期(创伤后数周至数月)。

2. 伤员状况鉴定

(1) 稳定：对于稳定的伤员，其损伤不会立即威胁生命，伤员没有低温，他们的生理储备能经受得住用 ETC(早期全面处理)方法重建复合伤的手术时间的考验。

(2) 临界：伤员对初期复苏反应稳定，但有临床特征或存在复合伤，其预后不佳，有病情快速恶化的危险。

(3) 不稳定：血流动力学不稳定的伤员虽经过早期干预，但是仍有病情快速恶化、继发性多器官功能衰竭和死亡的风险。对此类伤员的治疗已转变为“损伤控制”。

(4) 濒死：此类伤员遭受严重损伤，非常临近死亡，常有持续而不受控制的血液丧失。常经历低温、酸中毒和凝血紊乱的“死亡三联征”。

(八) 转运技术

基本转运技术同本节暴力恐怖袭击事件中的内容。

参考文献

[1] Gregory R. Ciottone 灾难医学[M]. 侯世科，樊毫军，译. 北京：人民卫生出版社，2017.

[2] 张在其. 灾难与急救[M]. 北京：人民卫生出版社，2017.

[3] 曾红，谢苗荣. 灾难医学救援知识与技术[M]. 北京：人民卫生出版社，2017.

[4] Tim Nutbeam，Matthew Boylan. 院前急救医学 ABC[M]. 汪方，王秋根，译. 上海：上海科学技术出版社，2016.

[5] 全国人大常委会法工委刑法室公安部消防局. 中华人民共和国消防法释义[M]. 北京：人民出版社，2009.

[6] 于开今，侯世科. 地震灾害医疗救援实用手册[M]. 北京：人民军医出版社，2009.

[7] 罗书练，郑萍. 突发灾害应急救援指南[M]. 北京：军事医学科学出版社，2012.

第十章　医学救援护理技术

第一节　灾害现场救援护理技术概述

近年来世界范围内各种自然灾害、事故灾难、公共卫生事件以及社会安全事件频频发生，且呈逐年上升趋势。中国是世界上自然灾害严重的国家之一，尤其在当今科技飞速发展的时代，救灾抢险、医学救援比以往更为复杂和困难。护理队伍作为救援的重要力量，越来越被重视与关注，其在一线的医学救援中发挥着重要作用。

一、灾害救援护理人员的工作特点

（一）救援护理工作具有很强的突击性

面对地震、水灾、火灾、爆炸事故、化学中毒、建筑物倒塌等灾害，数十名乃至上百名伤员需要同时救治。救援护理工作需全面铺开，救援护士要夜以继日、争分夺秒地进行各种护理救治工作。

（二）救援护理工作具有很强的技术性

灾害所致的伤员伤情复杂、严重，伤情变化迅速，易并发休克、感染、呼吸窘迫综合征和挤压综合征。在紧急救援护理中，护士不仅需要具有高度观察判断伤情的能力、果断娴熟的技术，还必须掌握监护技术，应用各种监测仪器，熟练地应用引流、导尿、鼻饲、输液、减压等各种技术以及人工呼吸机。

（三）救援护理工作具有很强的连续性

现场初步护理救治，必须为后一个救治机构创造良好的条件。对脊柱损伤的伤员搬运时应十分小心，避免在搬运中加重损伤，造成不应有的残疾，积极采取"事先控制"措施，预防各种灾害所致创伤并发症和可能出现的差错事故。

（四）救援护理具有很强大的工作量和烦琐性

因灾害所致的伤员数量较多，而且成批运送，药品和敷料消耗量大，特别是各种液体、消毒药品、抗生素、纱布和绷带需求量增大。此外还要使用大量的医疗器械和护理用品。对那些生活不能自理的重伤员，需要护理人员照顾，如帮助进水、进餐，照顾二便等。救援护理工作既要抢救生命，又要尽最大的能力减少致残率，并做好生活上的护理工作，需要救援护士有条不紊、忙而不乱地安排好大量烦琐的护理工作。

二、灾害现场救援护理措施

（一）脱离险境，解除致伤因素

救援人员赶到现场抢救伤员的第一步是尽快将伤员救出。

（1）对溺水者，首先立即清除其口鼻内淤泥、杂草、呕吐物等，如有活动性义齿应取出以免坠入气管。若伤员呼吸、心跳停止，应紧急实施口对口人工呼吸并同时配合胸外心脏按压。

（2）在火灾现场救人的原则是先挽救生命，如火焰烧伤，应使其速离火源，避免烟熏和继续吸入有害气体；脱去或剪去已着火的衣服，特别应注意着火的棉服，有时明火已熄，暗火仍燃。

①一灭：采取有效措施使伤员迅速撤离火场，尽快灭火或使身体脱离灼热物质。迅速脱去燃烧或热液浸湿的衣裤，以免着火衣服或衣服上的热液继续发挥作用，使创面加深。指导伤员在衣服火未灭时，立即卧倒在地，慢慢打滚灭火，切勿站立、奔跑、呼叫或用手扑灭火焰，以防引起头面部烧伤、吸入性损伤或手部深度烧伤。

中小面积的浅度烧伤，可采取浸入冷水法，以镇痛减少渗出。但冷水会使血管收缩，组织缺氧，因而不适用于大面积烧伤或其他重要器官疾病者。

②二防：防止休克及感染。现场给予镇痛剂（有颅脑损伤或严重呼吸道烧伤时，禁用吗啡），同时可让伤员口服抗生素，并给予口服淡盐水，一般少量多次为宜。注意不宜让伤员单纯喝白开水或糖水，以免引起脑水肿等并发症。保持呼吸道通畅，给予吸氧。

③三不：在现场对烧伤创面一般不做特殊处理，尽量不要弄破水疱，不要随意涂药。Ⅰ度烧伤者，迅速脱去或剪开衣服，可用冷水冲洗、浸泡 20 min；Ⅱ度或Ⅲ度烧伤者，保护创面，水疱不要弄破，用清洁的布、衣服覆盖在创面上，尽量不要随意涂药。

④四包：妥善包扎创面，防止再次污染。可用三角巾、清洁衣服、被单等包裹创面，冬季注意保暖，夏季注意防晒。

⑤五送：在现场，如伤员出现呼吸、心跳停止，应立即进行心肺复苏。对特重和特大面积烧伤者，要尽快转送，在转送途中要及时输液和监护生命体征，积极防治休克。在搬运伤员时，动作要轻柔，行进要平稳，以减少伤员的痛苦。

（3）若为地震灾害，救援护理人员应根据倒塌的建筑物中的呼救声，组织人力、物力搜寻伤员，进行挖掘救援，在接近伤员时应防止工具的误伤，尽量用手刨，保证伤员不再受到损伤，使其尽早脱离险情。发现伤员后应尽快判断伤情轻重，如伤员口鼻内有泥沙或呕吐物、血凝块，应迅速清除，保持呼吸道通畅；若重物挤压伤员时间过久，掀起重物后应密切注意挤压综合征的发生；在发现和怀疑伤员有脊柱骨折时，搬动应十分小心，防止脊柱弯曲和扭转。

（4）若伤员肢体被绞进机器应立即停止转动机器，并倒转机器轮子缓慢退出伤肢，切忌强行向外拖拉伤肢。

（5）若为化学药品烧伤应立即用清水冲洗烧伤部位。

（二）保持呼吸道通畅，防止窒息

若发现伤员呼吸困难、唇指发绀，应立即解开伤员衣领和腰带，将伤员平卧、头向后仰，托起下颌迅速清除呼吸道分泌物、呕吐物、血凝块等。对舌根后坠者，应用舌钳将舌牵于口外或放置口咽通气管，并同时给予吸氧。必要时行气管插管以保持呼吸道通畅。

（三）创伤出血的现场处理

创伤出血是导致休克、引起死亡的主要原因之一。故救援人员应采取紧急止血措施，防止休克的发生。动脉出血呈鲜红色喷射状；静脉出血呈暗红色涌流状；毛细血管出血为片状渗血，判断出血的性质对抢救止血具有指导意义。

（四）合理放置伤员体位

对于轻症或中重度伤员，在不影响急救处理的情况下，救援护士应协助伤员将其放置成舒适安全的体位，平卧位时头偏向一侧（疑有颈椎骨折者，应使头、颈、躯干保持平直卧位）或取屈膝侧卧位。这种体位可使伤员最大限度地放松，并保持呼吸道通畅，防止误吸发生，保证其重要器官的血流灌注。

对外伤直接撞击人的胸背部，引起胸腔压力突然增高，压迫心脏，以致心脏力量减弱，造成胸部血液回流困难而引起损伤性窒息的伤员，原则上宜取半卧位，以减少回心血量，减轻心脏负荷，增加心肌收缩力。

（五）建立良好的静脉通路

这是对重症伤员进行高级生命急救的主要护理措施，原则上越早建立静脉通路越好。有研究表明，血压低于 70 mmHg 的失血性休克伤员，入院前未得到输液者，死亡率为 67%，而得到输液者，死亡率仅为 25%。但越来越多的报道表明，对于出血未控制的创伤失血性休克者，早期大量液体复苏会降低机体的凝血功能，加重出血，使伤员的死亡率增加。因此，对出血未控制的创伤失血性休克者，应采用限制性液体复苏。目前美军对战伤失血和休克者推荐的复苏原则：对出血得到控制的伤员，建立静脉通路，不输液，但密切观察，同时提倡口服补液；对未得到控制的出血性休克者，给予小剂量（限制性）补液。考虑到液体携带的问题，首次输入的液体为 7.5% NaCl 和 6%右旋糖酐 250 mL，如伤员无反应再给 250 mL，总量不超过 500 mL。英军的复苏原则：对出血得到控制的伤员，如无休克表现，不予输液；如有休克，则给予 2 L 晶体液（乳酸林格液或哈特曼溶液），并根据伤员反应缓慢输液维持脉搏可触及。对出血未得到控制的伤员，如可立即后送，可在后送途中建立静脉通路，但不输液；如不能立即后送，则应建立静脉通路并慢速输液，维持桡动脉脉搏可触及，尽快进行手术治疗。

凡需建立静脉通路的伤员，均应选择应用静脉留置针。因静脉留置针穿刺针头锐利，易穿透皮肤，可保证穿刺成功。进入血管后软管既可留置在血管内又可保证快速而通畅的液体流速。这对抢救创伤出血、休克等危重伤员，在短时间内扩充血容量极为有利。而且在伤员躁动、体位改变和转运中留置针不易脱出管外或穿破血管壁。若发生创伤性休克，应迅速建立双静脉通路，维持每小时尿量在 60～80 mL，保证有效循环血容量，避免肾功能的进一步损伤。

静脉通路的部位选择要依据伤员的具体情况而定，一般宜选用前臂静脉或肘正中静脉。选择上肢静脉穿刺明显优于下肢静脉，这是因为上肢静脉血管内有较健全的静脉瓣，在进行心肺复苏胸外按压时，能有效地驱动上腔静脉血液进入心脏，而达到增加回心血量、支持循环的目的。下腔静脉系统因静脉瓣不完善，对血液的驱动作用差，不适合心肺复苏伤员的抢救。

第二节　危重病情快速评估护理技术

到达灾难现场，评估现场安全后对意识、瞳孔、生命体征等方面进行快速评估。

一、意识的评估

首先判断伤员神志是否清醒。意识状态的改变是脑功能损害的基本表现。其程度一般与脑功能障碍的程度相对应，故早期识别意识障碍及其原因、及时抢救，是挽救伤员生命的关键。在抢救过程中应随时观察昏迷伤员的意识变化。常用疼痛刺激法，也可根据格拉斯哥昏迷评分表对伤员的意识障碍及其严重程度进行观察和测定。

二、瞳孔的评估

颅脑外伤和昏迷伤员的瞳孔变化对判断病情至关重要，医护人员观察伤员的瞳孔时，主要查看双侧瞳孔的大小和对光反射情况。正常情况下，双侧瞳孔等大等圆，脑部病变严重者可出现双侧瞳孔散大、对光反射消失等体征。

三、生命体征的评估

（一）体温的测量

1. 目的　测量、记录伤员体温；监测体温变化，分析热型及伴随症状，判断伤情进展。

2. 操作前准备　伤员评估：①了解伤员的伤情，向伤员解释测量体温的目的，取得伤员的配合。②根据伤员病情，选择适合伤员的测温方法。

3. 操作要点

（1）检查体温计是否完好，将水银柱甩至 35 ℃以下。

（2）根据伤员病情、年龄等因素选择测量部位及方法。

（3）测腋温时应当擦干腋下的汗液，将体温计水银端放于伤员腋窝深处并贴紧皮肤，指导伤员屈臂过胸夹紧体温计，测量 10 min 后取出读数。

（4）测口温时应当将水银端斜放于伤员舌下，闭口 3 min 后取出读数。

（5）测肛温时应当先在肛表前端涂润滑剂，将肛表的水银端轻轻插入肛门 3～4 cm，3 min 后取出读数。

（6）记录体温数值后，消毒体温计。

4. 注意事项

（1）婴幼儿、意识不清或者不合作的伤员测体温时，护理人员应当守候在伤员身旁。

（2）有影响测量体温的因素时，嘱伤员休息 30 min 后测量。

（3）发现体温和病情不符时，应当重复测体温。

（4）极度消瘦的伤员不宜测腋温。

（二）脉搏的测量

1. 目的

（1）测量伤员的脉搏，判断有无异常情况。

（2）监测脉搏变化，间接了解心脏的情况。

2. 操作前准备　伤员评估：了解伤员的病情，选择适宜测量部位，向伤员讲解测量脉搏的目的，取得伤员的配合。

3. 操作要点

（1）根据伤员病情选择测量部位，协助伤员采取舒适的姿势。

（2）以示指、中指、无名指的指端按压桡动脉，力度适中，以能清晰感觉到脉搏搏动为宜。

（3）一般伤员可以测量 30 s，脉搏异常的伤员测量 1 min，记录数值。

4. 注意事项

（1）如伤员有紧张、哭闹等情况，需休息 20 min 后测量。

（2）对脉搏短绌的伤员，由两人测量脉搏，即一人测脉搏，同时另一人听心率，测量 1 min 数值。

（三）呼吸的测量

1. 目的

（1）测量伤员的呼吸频率。

（2）监测呼吸变化。

2. 操作前准备 伤员评估：了解伤员病情，解释目的，取得配合。

3. 操作要点

（1）观察伤员的胸腹部，一起一伏为一次呼吸，测量 30 s。

（2）危重伤员呼吸不易观察时，用少许棉絮置于伤员鼻孔前，观察棉絮吹动情况，计数 1 min。

4. 注意事项

（1）呼吸的速率会受到意识的影响，测量时不要让伤员察觉。

（2）如伤员有紧张、哭闹等，需休息 20 min 后测量。

（3）呼吸不规律的伤员及婴儿应当测量 1 min。

（四）血压的测量

1. 目的

（1）测量、记录伤员的血压，判断有无异常情况。

（2）监测血压变化，间接了解循环系统的功能状况。

2. 操作前准备 伤员评估：①了解伤员的病情，根据伤员情况选择适宜测量方法；②告诉伤员测量血压的目的，取得伤员的配合。

3. 操作要点

（1）检查血压计性能是否完好。

（2）协助伤员采取坐位或者卧位，保持血压计零点、肱动脉与心脏在同一水平。

（3）驱尽袖带内空气，平整地缠于伤员上臂中部，下缘距肘窝 2～3 cm，松紧以能放入一指为宜。

（4）将听诊器置于肱动脉位置，关闭气球开关。

（5）打气至听诊脉搏搏动音消失后再使汞柱上升 20～30 mmHg，缓慢放气，正确判断收缩压与舒张压，记录血压数值。

（6）测量完毕，排尽袖带余气，血压计向右倾斜 45°关闭开关。

4. 注意事项

（1）保持测量者视线与血压计刻度平行。

（2）按照要求选择合适袖带。

（3）若衣袖过紧时，应当脱掉衣服，以免影响测量结果。

（五）救援现场生命体征测量

（1）通过呼唤、轻拍、推动伤员，观察伤员睁眼动作、语言反应及运动反应，用手电筒照射观察其瞳孔反应，综合判断意识状况。

(2) 测量体温一般选择测量腋下部位,也可根据伤员具体情况选择口腔、腘窝、手心等部位,小儿亦常用肛门、颈下等部位。常用测量工具为汞柱式体温计、电子体温计、红外线测温仪等。红外线测温仪通常选择耳蜗、额部等部位,测量时避免阳光直射伤员的测量部位,测量 1 min 即可。

(3) 观察呼吸频率、深度、节律、形态以及有无呼吸困难、异常呼吸音。对于呼吸微弱者,现场可用小树叶或细小草置于伤员鼻孔前,观察其被吹动的次数,测量呼吸 1 min。

(4) 测量脉搏一般触摸桡动脉,检查脉搏的频率、节律和强弱变化。当桡动脉触摸不到时迅速触摸颈动脉、肱动脉、颞动脉等动脉搏动明显处。

(5) 救援现场宜使用手表式血压计或电子血压计测量血压。常规测量血压无法实施时,可采取触摸动脉搏动法粗略判断血压。能触及桡动脉时,通常收缩压>90 mmHg;能触及股动脉时,通常收缩压>80 mmHg;能触及颈动脉时,通常收缩压>70 mmHg。

(6) 通过伤员的呼吸、脉搏、血压、皮肤温度和颜色进行循环评估。

第三节　特殊情况下建立循环通路技术

院前救护是紧急医疗救援系统中极为重要的一环,为抢救危重伤员生命,及时建立安全高效的动、静脉通路是十分重要的,是实施救治方案、支持生命的基本保证。

一、静脉细小且不充盈的伤员循环通路的建立与护理

地震时,由于伤员被困时间长,血容量不足,血压下降,四肢冰冷,末梢循环差,静脉细小且不充盈,甚至有的大血管只显现蓝色条状。这种特殊情况下,我们可利用负压原理来判断静脉穿刺是否成功。

(一) 负压穿刺的方法

由于被困者周围静脉压较低,正常穿刺时针头进入血管后无回血或回血慢,护士在现场救援不易判断针尖是否进入血管。我们可以采取在进针前反折头皮针一端的方法,利用反折输液管放开后形成的压力,使调节器与针头这一段输液器内形成负压,而人体内的血压为正压,两者之间压力差明显,有利于判断穿刺是否成功。

(二) 负压穿刺的护理

此方法操作程序简单方便,在静脉穿刺的整个过程中,负压持续存在,针头一旦进入血管即迅速回血。可将输液袋与被困者呈水平位或略低于被困者,穿刺易见回血。注意在操作过程中,勿使墨菲滴管倒置,避免空气进入血管。

二、体表静脉损坏的伤员循环通路的建立与护理

大面积烧伤伤员,由于皮肤遭到广泛性破坏,全身毛细血管痉挛、充血、渗出、血栓形成及组织水肿,经体表穿刺建立静脉通路非常困难,而伤员又需要积极补液抗休克、抗感染及采用营养支持疗法等。这种特殊情况下,我们可采取腋静脉穿刺方法,由于腋窝部位隐蔽,局部皮肤一般不容易受到损害,静脉穿刺成功率高,而且并发症较少。

(一) 腋静脉留置套管针穿刺的方法

1. 体位　伤员取仰卧位,背部置一纱垫或小薄褥,上臂外旋外展略大于 90°,手高举至

头旁，屈曲外旋，手掌放在枕骨粗隆处，使腋鞘被绷紧，腋静脉移至最表浅位置。

2. 定点 剃去腋毛，清洁皮肤，在肱骨上端紧靠胸大肌外侧端，腋顶下方 4～6 cm 臂侧处触及腋动脉最强搏动点，在其内侧 0.3～0.6 cm 处做一标记，为穿刺点。

3. 穿刺置管 穿刺针呈 45°～60°角，平行于血管，朝向肩背方向，向内向后进针，进针 1～3 cm 后可出现落空感，有的伤员出现上肢触电感或手指发麻，则表明针尖已突破腋鞘壁，再向前 0.5 cm 左右即可见暗红色回血，左手固定穿刺针，右手置入套管针导管，固定后，贴3 M透明敷料，连接输液装置。

4. 注意事项 由于腋窝部位隐蔽，操作前应注意清洁皮肤，剃腋毛后应用肥皂水清洗。严格无菌操作。注意识别动、静脉，如误刺腋动脉，应立即拔针，在穿刺点按压 5 min，重新穿刺。伤员如有出血倾向，应禁忌采用此法穿刺。

（二）腋静脉留置套管针穿刺的护理

（1）穿刺后嘱伤员勿剧烈活动，上肢外展并适当抬高。

（2）输液装置应 24 h 更换一次。

（3）每日更换透明敷料，并用碘酒、酒精消毒穿刺点周围皮肤。

（4）注意观察穿刺局部有无红肿、渗液及分泌物等，并做好输液管理。

三、海上船体摇摆情况下的静脉输液法

由于受到海浪、船体排水量、船行驶风向等多种因素的影响，船体往往摇摆剧烈。海上航行时的静脉输液与陆地有所不同，船体摇摆时穿刺困难，摇摆度越大，静脉穿刺的难度也就越大。此外，船体大幅度摆动时可造成空气进入下端输液管，形成空气段，随着液体的继续输入而进入血管造成栓塞。这使静脉输液成为护理工作的一个难题。此时输液注意以下几个方面，能有效提高静脉穿刺成功率。

（1）将伤员安置于船舱中央，此位置摇摆程度相对较小，便于穿刺。采用密闭式输液装置，并将输液器上的输液管道部分固定在输液架或相应的支杆上。排气操作时，注意保持墨菲滴管内的液平面高度为 2.5 cm，从而避免船体大幅度摇摆时，液平面过低，形成空气段。

（2）穿刺前，操作者采取坐姿或跪姿，船体摇摆幅度大时应用固定带将腰部与床栏相连固定。在伤员与船体摇摆方向同步时，选择血管最充盈处快速进针。

（3）穿刺成功后，最好用夹板固定上下关节，减少震动所致的针头滑脱。

四、外周静脉塌陷的伤员循环通路的建立与护理

当外周静脉塌陷时，骨髓腔静脉通路依然保持一定程度的开放且具有较大通透性，当无法建立外周静脉通路时，骨髓腔输液是建立“生命通道”最安全和便捷的途径。由于骨性标志容易确定，在应急救援复杂环境中以及伤员各种姿势下均能够操作，成功率高，操作简便，能够在 30 s 内完成。有研究表明，临床常用药物均能经骨髓腔内注射，同时，骨髓腔内血管通路的建立，可使液体和药物在几秒钟到达中央循环系统，为现场救援争取了宝贵的时间。

一般成年人最为理想的穿刺部位是髂骨上棘（包括髂前上棘、髂后上棘），还可穿刺胸骨、胫骨。

（一）骨髓腔内输液的方法

（1）髂后上棘穿刺采用侧卧位或俯卧位，髂前上棘和胸骨穿刺采用去枕平卧位或休克

体位，胫骨穿刺时两腿稍分开。

(2) 髂前上棘、髂后上棘的穿刺部位较易定位，胸骨穿刺部位在第 2、3 肋间所对应的胸骨，胫骨穿刺部位在胫骨粗隆下 1～2 cm 处，暴露穿刺部位，常规消毒，局部麻醉。

(3) 左手固定穿刺部位皮肤，右手持骨髓穿刺针垂直进针，直至骨皮质时阻力会增加，再用力后阻力明显下降，此时即进入了骨髓腔。成年人进针深度为进针到骨皮质后再进入 0.5～1.0 cm。

(4) 拔出针心，套上消毒针筒，抽吸少许骨髓液。用 10 mL 注射器抽取生理盐水注入，局部无肿胀，接三通管连接输液器。局部包扎固定，遵医嘱给予各种抢救药品及液体。

(5) 穿刺成功后，穿刺针周围应用无毒纱布包扎固定，防止穿刺针滑脱及污染，尤其在危重伤员现场转运过程中，防止管路折叠、受压而影响输液，并随时观察穿刺部位有无肿胀、管腔堵塞等情况。

(二) 骨髓腔内输液的护理

(1) 严格掌握无菌原则。

(2) 输液期间伤员取平卧位，穿刺侧下肢伸直外展，避免髋关节屈曲。注意观察穿刺侧肢体远端血供、运动感觉及穿刺部位有无渗出、肿胀、皮肤变色等感染征象。骨髓腔内输液期间保持输液通畅，不畅时可通过转动穿刺针头或用含有肝素的氯化钠注射液冲洗，以防管腔堵塞。

(3) 护理人员应严密观察伤员基础生命体征及体外循环情况，并有效评估外周静脉的条件，以利于在最短时间内建立有效外周静脉通路。骨髓腔内输液持续时间应小于 24 h。

(4) 拔针后注意按压，并用无菌纱布包扎穿刺部位。穿刺侧肢体制动，保持静卧并注意继续观察局部有无出血、肿胀、感染等征象及下肢活动情况。

第四节 多发伤、复合伤救援护理技术

一、多发伤、复合伤概述

多发伤和复合伤均为对全身生理机能影响大，常可危及生命的严重损伤，早期多因严重休克、大出血、呼吸障碍等而死亡，后期亦可发生成人呼吸窘迫综合征、再灌注损伤综合征、多脏器衰竭综合征和败血症休克等严重的合并症，是常见的医学救援损伤。

二、多发伤的定义及特点

(一) 定义

多发伤：指单一因素造成的两个或两个以上解剖部位或脏器的严重损伤，即使这些创伤单独存在，也属于较严重的创伤。常由交通事故、高处坠落、压埋等灾害性事故引起。

(二) 特点

1. 休克发生率高 多发伤者损伤范围广、伤势重、失血量大，易发生低血容量性休克，也不排除心源性休克(血气胸、心包填塞、心肌挫伤)。休克发生率一般为 50%，胸腹联合伤者休克发生率为 67%。

2. 低氧血症发生率高 证据显示多发伤者早期低氧血症发生率高达 90%，尤其颅脑损伤、胸部伤伴有休克或昏迷者，动脉血氧分压可降至 30～40 mmHg。伤员可表现为明显的

呼吸困难(呼吸困难型)或缺氧体征不明显,仅有烦躁不安的现象(隐蔽型)。若不注意低氧血症,可能发生呼吸停止。

3. 死亡率高 多发伤伤员常伴有严重的生理紊乱,应激反应剧烈,伤情变化快,严重程度“1+1>2”;伤后有三个死亡高峰。

4. 感染并发症发生率高 由于严重创伤后机体免疫功能受到抑制,伤口污染严重,肠道细菌移位,以及各种侵入性导管的应用,伤后感染发生率高,并发症多。

三、多发伤的急救护理技术

(一) 现场救护

1. 脱离危险环境 灾难发生后,现场往往比较混乱,情况复杂,因此救援人员到达现场后,应使伤员迅速安全地脱离危险环境,排除可能继续造成伤害的原因。

2. 呼吸道管理 呼吸道梗阻或窒息是伤员死亡的主要原因,应保持伤员呼吸道通畅,及时给氧、吸痰,必要时行气管插管。

3. 处理活动性出血及镇痛 控制明显的外出血是减少现场死亡的重要措施。

4. 迅速建立静脉通路及抗休克治疗 严重多发伤可涉及多部位、多脏器损伤,伤后多因大出血和休克死亡,因此应迅速建立静脉通路,及时抗休克治疗。

5. 现场观察 便于向接收的救治人员提供伤情记录,以指导下一步治疗。

(二) 院内急救

(1) 抗休克:尽快建立静脉输液通路,最好用多条静脉输液。

(2) 控制出血:可在原包扎处的外面进行敷料加压包扎,并抬高出血肢体。

(3) 保持呼吸道通畅,充分给氧。

(4) 严密观测伤情,注重心理护理。

四、复合伤的定义及特点

(一) 定义

复合伤:指人体同时或相继受到两种或两种以上性质不同的致伤因素所发生的创伤,以复合形式导致人体的损害,如创伤与电击伤的复合伤、烧伤与冲击伤的复合伤以及创伤与烧伤的复合伤等。

常见原因:如热能(火、沸水)、射线、机械力(冲击波)及激光、微波、化学中毒等。

(二) 特点

复合伤的损伤因素复杂,根据不同的损伤部位及程度,临床表现也不同;根据病因的不同,复合伤主要包括两大类:放射性复合伤和非放射性复合伤。

1. 放射性复合伤的特点

(1) 病程发展迅速:放射性复合伤的假愈期缩短,极期提早出现且持续时间延长,恢复期后移。

(2) 休克发生率高:致死剂量以上的射线可引起中枢神经功能失调、血管反应性改变、血管渗透性增加;烧伤、冲击伤时的疼痛、失血、失液,各种病理生理综合作用使得复合伤者休克发生率较高,程度也严重。

(3) 造血障碍和出血严重:当辐射剂量达到一定值时,伤员的造血组织再生率较单纯放射病明显降低;此外,烧伤毒性物质和细菌毒素均可直接抑制和损伤造血组织,使得造血抑制持续时间延长，伤员往往较早出现贫血且持续时间较长。

（4）易并发严重感染：在全血细胞减少的基础上，创伤破坏了机体局部屏障功能，成为细菌入侵的门户，外源性感染和机体抵抗力低下所致的内源性感染致使肺炎和败血症发生率高且严重。

2. 非放射性复合伤（以冲烧伤复合伤为例）的特点

（1）休克发生率高：重度以上冲烧伤伤员在烧伤引起的体液丧失和疼痛的基础上又附加了冲烧伤所致的出血和疼痛，当合并颅脑损伤和重度脏器失血时，休克会更加严重。

（2）感染发生早，程度重：重度冲烧伤伤员伤后均有持续性发热，全身感染严重，肺是对冲击波及烧伤最为敏感的靶器官，肺出血、肺水肿合并的肺部感染成为这类伤员的重要致死原因。

（3）烧伤创面愈合延迟：烧伤和创伤发生在同一部位可造成严重的局部血液循环障碍，导致局部坏死较多，并发症多。

（4）内脏损伤严重：冲烧伤伤员心肺损伤的发生率较高，出现胸痛、胸闷、呼吸困难、缺氧发绀，甚至呼吸衰竭和心衰等症状。严重冲烧伤伤员出现明显的肾功能障碍，出现少尿、无尿及血尿。需注意，临床上可出现“重烧伤，轻内脏”。

五、复合伤的急救护理技术

（一）放射性复合伤

1. 现场救护　迅速去除致伤因素；清除口、鼻、耳的粉尘和异物，保持呼吸道通畅；戴好口罩、围巾等；迅速使伤员撤离现场。

2. 抗感染、抗休克、防治出血　同其他创伤处理。

3. 早期抗辐射处理　对伤员进行洗消，胃肠道沾染者可洗胃、催吐。

（二）烧伤复合伤

1. 防治肺损伤　严重肺出血、肺水肿是早期的主要死因，从现场急救开始，注意保持伤员呼吸道的通畅。

2. 补液抗休克　补液时注意观察伤情，防止出现心衰、肺水肿。

3. 抗感染　防止发生各种内源性感染，保护重要脏器功能。

（三）化学性复合伤

1. 处理　为防毒剂吸收，可使用消毒剂消毒和相应的抗毒剂。

2. 清除毒物　脱去染毒衣服，用化学洗毒剂消洗毒物。

3. 及时实施抗毒疗法　当诊断明确后立即给予抗毒剂治疗。

总之，救治多发伤、复合伤时，应遵守先救命后治伤，先治头胸腹伤后治四肢脊柱伤，急治内伤缓治外伤，先多科联合抢救、后专科细治的原则。

第五节　休克、挤压综合征救援护理技术

一、创伤性休克急救护理技术

（一）定义

1. 休克　机体受到强烈的致病因素侵袭后，有效循环血容量骤减，组织血液灌注不足，

出现以微循环障碍、代谢障碍和细胞受损为特征的病理性综合征，是严重的全身性应激反应。

2. 创伤性休克 机体遭受严重创伤(如大血管破裂、复杂性骨折、挤压伤等)时，由于大出血、剧烈疼痛对机体神经、内分泌系统的强烈刺激作用而引起血液或血浆丧失，损伤处炎性肿胀和体液渗出，导致低血容量、微循环障碍、细胞代谢障碍的综合征。

(二) 休克程度评估

1. 轻度休克 意识变化不大，可能清醒，也可能注意力不集中、躁动或轻度模糊；瞳孔大小及对光反射正常；脉搏较快，强度正常或稍低；血压正常或稍低，脉压稍低；尿量正常或减少；微循环变化不明显。

2. 中度休克 烦躁不安、口渴、呼吸急促、定向力尚存，有时意识模糊，回答问题反应慢，瞳孔大小及对光反射正常；脉搏增快，强度较弱；血压下降，脉压降低；颈静脉充盈不明显或仅见充盈形迹，肢体末端厥冷，尿量减少。

3. 重度休克 意识模糊，定向力丧失，甚至昏迷，瞳孔大小正常或扩大，对光反射迟钝；脉搏快而弱，脉压进一步降低；颈静脉不充盈，肢端厥冷，范围向近端扩大，出冷汗，尿量明显减少甚至无尿；心、脑血液供应严重不足，伤员甚至可出现心脏停搏。

4. 休克指数 休克指数(SI)是脉搏(次/分)与收缩压(mmHg)的比值，是反映血流动力学的临床指标之一，可用于失血量粗略评估及休克程度分级。SI 的正常值为 0.5～0.8，SI 增大的程度与失血量呈正相关。

(三) 紧急处置

1. 处置原则 创伤性休克应遵循"抢救优于诊断，优先处理致命伤"的原则，及时发现休克早期的症状，确保呼吸道的通畅，止住活动性外出血，做好伤肢外固定，补充血容量，预防严重创伤引起的低血容量休克，防止和避免增加损伤。

2. 创伤气道建立 注意保持气道通畅，确保有效的氧气供应；若气道已出现局部或全面阻塞，则在保护伤员颈椎的同时开放气道，并清除口中异物，但要尽量避免刺激呕吐；给予吸氧；对严重呼吸困难者，进行气管插管或气管切开，尽早使用呼吸机辅助呼吸。

3. 循环支持 迅速用 16～18 G 留置针建立 2 条及以上静脉通路，常选用肘前静脉、颈外静脉，注意不要在受伤肢体的远端选择静脉通路，以避免补充的液体进入损伤区内。常用的复苏液体可分为晶体液、胶体液和晶胶混合液，晶体液又分为等渗液和高渗液。尽快进行液体复苏以恢复有效血容量。但对于胸腹部活动性内出血尚未得到控制的伤员，则不主张快速提升血压至正常水平，即所谓的"限制性液体复苏"策略。应用血管活性药物：从低浓度、慢速度开始。

4. 控制出血 控制外部出血，加压包扎、固定、制动。若伤员出现创伤性心搏或呼吸骤停，立刻进行心肺复苏，并尽快找出原因；若发现心包填塞，协助进行心包穿刺。

二、挤压综合征急救护理技术

(一) 定义

挤压综合征：指四肢或躯干肌肉丰富部位遭受重物长时间挤压，在解除压迫后，出现以肢体肿胀、肌红蛋白尿、高血钾为特点的急性肾损伤。

（二）病理变化

1. 缺血坏死　患部组织受到较长时间的压迫，肌肉因缺血而产生类组织胺物质，使毛细血管床扩大，通透性增加，肌肉发生缺血性水肿，体积增大，造成肌内压上升，肌肉组织的局部循环发生障碍，形成缺血—水肿恶性循环。处在这样一个压力不断升高的骨筋膜间隔封闭区域内的肌肉与神经，最终将发生缺血性坏死。

2. 肾功能障碍　随着肌肉的坏死，肌红蛋白、钾离子、镁离子及酸性产物等有害物质大量释放，并通过已恢复的血液循环进入体内，加重了创伤后机体的全身反应，造成肾脏损害。肾缺血和组织破坏所产生的对肾脏有害的物质，是导致肾功能障碍的两大原因。其中肾缺血是主要原因。

（三）紧急处置

1. 液体复苏　应尽早实施。发现伤员后，立即开始医疗评估，在任一肢体建立静脉通路，如不能静脉补液，应进行口服补液。

2. 预防急性肾损伤　碱化尿液，维持尿液 pH 值＞6.5；渗透性利尿；避免、去除导致肾损伤的因素；监测容量和电解质平衡，如果无尿的伤员出现容量负荷过多，则限制液体输入，并根据情况考虑实施血液净化治疗。

3. 缓解疼痛　维持有效固定和伤肢制动，以减少组织分解毒素的吸收及减轻疼痛，尤其对尚能行动的伤员要说明活动的危险性。疼痛严重者遵医嘱使用镇静止痛药物。

第六节　特殊人群、特殊环境下救援护理技术

一、特殊人群的救护技术

（一）孕产妇创伤的救护

1. 腹痛　不良事件的刺激会不同程度地引起子宫收缩。首先要排除胎盘早剥，有条件者做 B 超检查，无条件者建立静脉通路后立即后送。

2. 胎儿宫内窘迫　孕妇被埋压或被挤压，腹部受到撞击，均会导致孕妇精神紧张，孕妇的情绪对胎儿影响非常大，巨大的精神刺激会导致胎儿宫内窘迫。这时要嘱咐孕妇尽量保持冷静，就地左侧卧位休息，给予吸氧，并积极联系后送。如妊娠尚未足月，要保胎观察治疗，增强胎儿的宫内抗缺氧的能力。

3. 孕妇合并外伤　先处理外伤，保证母亲的安全。随时做好健康宣教，加强对并发症的观察。

4. 孕妇合并多发伤的现场救护

（1）外阴及阴道损伤：血肿不大，无出血，最初 24 h 局部冰敷，48 h 后热敷，适当镇痛；大血肿要切开引流，使用抗生素；撕裂伤反复冲洗并引流，预防性使用抗生素，必要时行清创术。

（2）骨盆骨折：局部压迫止血，建立静脉通路，抗休克；留置导尿管；用床单、衣裤等包扎固定骨盆；伤员仰卧位置于硬板床上，两膝半屈，及时后送。

（3）穿透性刺伤：闭合性刺伤者建立静脉通路后转移后送；开放性刺伤者就地抢救胎儿，修补子宫。

5. 产科并发症的现场救护

(1) 先兆流产:卧床休息,口服维生素 E,肌注黄体酮。若出血多,行清宫术。

(2) 早产:胎儿存活,无胎儿窘迫、胎膜未破者,使用药物抑制子宫收缩,并静脉推注地塞米松;吸氧;必要时送有条件医院分娩。

(3) 孕妇胎盘早剥:纠正休克,一旦确诊,立即转送后方医院终止妊娠。

(二) 小儿创伤的救护

1. 体温调节 保持正常体温对维持机体内环境稳定和防止血管内凝血至关重要。与成人相比,小儿的体表面积与体重的比值更大,因此在辐射、对流和蒸发作用下更易丧失热量。

2. 血管通路的建立 包括周围静脉、骨内血管通路、中心静脉通路,优先建立股静脉通路。

3. 水、电解质平衡 小儿心血管系统的储备力异常强大,一些小儿失血量达 20%～30%时才表现出休克和低血压征象。

4. 小儿救护应注意的问题 除非已经排除颈椎损伤,否则一定要保护颈椎。由于小儿不会正确描述症状与疼痛的位置,救援人员将面临极大的挑战。

(1) 持续监视与经常反复检查。

(2) 注意有无病情恶化的征象或出血等问题。

(3) 记录初步评估结果和整个急救过程,以监视病情是否改善或恶化。

(三) 老年人创伤的救护

(1) 现场救护应尽可能快,尽早把伤员送到医疗机构,注意保护颈椎。

(2) 保持呼吸道通畅十分重要,注意清除伤员口中义齿等异物,保证伤员的供氧。

(3) 伤员意识障碍可能由颅脑损伤引起,也可能由基础疾病或代谢紊乱引起,要注意鉴别。

(4) 老年人体温调节能力差,应注意保暖与降温。

(5) 如需手术要果断进行,不能因为高龄而采取消极的治疗护理态度。

二、特殊环境下的救护技术

我国地域辽阔,不同的环境因素都会对机体和伤情产生不同的负面影响,学习和掌握特殊环境下创伤的护理技术,对提高战创伤的救治水平具有重要意义。任何能够造成设施破坏、经济严重损失、人员伤亡、人的健康状况及社会卫生服务条件恶化的事件,其破坏力超过了发生地区所能承受的程度而不得不向该地区以外的地区求助时,即可认为灾害。

创伤(trauma)广义指机械、物理、化学或生物等因素造成的机体损伤;狭义指机械性致伤因素作用于机体所造成的组织结构完整性破坏或功能障碍。特殊环境(高原、高寒、丛林、沙漠、海洋等)不同于一般陆地的常温常湿环境,特殊的地理环境、气候因素对灾难所造成的伤情变化、转归有不同的影响。我国位于亚欧大陆的东南部,受太平洋地震带的影响,自古以来就是一个多地震的国家,有 60%的省份发生过 7 级以上的地震,严重创伤是我国人口的第三大死因,每年死于创伤的人数超过 20 万,伤员达数百万。

（一）高原环境下的创伤救护技术

1. 高原环境的特点

（1）地理特点：高海拔、山高路少、地形地貌差异大、水系复杂多样。

（2）气候特点：大气压低、氧分压低；日照时间长、辐射强；气温低、日较差大、年较差小；风大、干燥。

（3）地质灾害：地震、泥石流、雪崩。

2. 高原地区创伤的特点　伤情重、休克发生率高；易致肺水肿、脑水肿；高原火器伤者组织损伤重；感染时限延长；多器官功能衰竭发生早。

3. 高原地区创伤的急救护理

（1）一线救护：加强抢救力量；现场立即纠正缺氧；包扎、止血；抗休克；防止输液致肺水肿和脑水肿。

（2）伤员后送途中的护理：采用有效的后送途径；采用多种后送工具；加强后送途中的伤情观察及护理。

（二）高寒环境下的创伤救护技术

1. 高寒地区的环境特点　高寒地区具有明显的气候特点，主要为气温低、寒期长、寒潮多、温差大。

2. 高寒地区创伤的特点　继发冷伤多见；四肢伤进展迅速；加重休克；现场救护困难。

3. 高寒地区创伤的急救护理

（1）一线救护：迅速脱离寒冷环境；包扎、止血；快速复温；合理复温；注意局部和全身保暖，防止烫伤。

（2）伤员后送途中的护理：注意保暖；有休克者禁止后送，先抗休克处理；创面包扎，防止感染。

（3）复温措施：用 40～42 ℃水快速复温，禁止用拍打、冷水浸泡、雪搓或火烤等方法加温；对耳廓或面部冻伤者，可用热毛巾局部热敷，但注意水温不可过高；将Ⅰ、Ⅱ度冻伤伤员放置于 25 ℃室温环境，用毛毯保暖，喝热饮料，当温度恢复后，适当保暖，保护伤部，涂冻伤膏。

（三）沙漠环境下的创伤救护技术

1. 沙漠地区的环境特点

（1）土质坚硬，风沙多，沙尘大，植被稀少。

（2）水源缺乏，水质不纯。

（3）气候复杂，相对湿度低，日照时间长，夏季高温，冬季严寒。

2. 沙漠地区创伤的特点

（1）伤员易发生休克、脱水衰竭。

（2）伤口易受污染。

（3）伤情重。

3. 沙漠地区创伤的急救护理

（1）一线救护：夏季防暑防烫伤，冬季防冻伤；注意补充水分；对开放性伤口及时包扎处理。

（2）脱水衰竭的护理：迅速转移至阴凉通风处，脱离热暴露；有血容量减少者静脉输入

200～250 mL 生理盐水或 5%葡萄糖盐水；无呕吐伤员可给予凉盐水口服。

(3) 伤员后送途中的护理：注意辨认方向，避免迷路；加强途中观察护理；有条件时尽量空运后送伤员。

(四) 丛林环境下的创伤救护技术

1. 丛林地区的环境特点

(1) 气候特点：气候特点为湿热多雨；气温高、热期长、日辐射强；湿度大、雨水多；气温常年较高且寒暑差异较小。

(2) 疫情特点：肠道传染病，虫媒传染病，寄生虫病。

2. 丛林地区创伤的特点

(1) 休克发生时间早。

(2) 伤口感染严重。

(3) 组织损伤严重。

(4) 免疫力明显下降。

3. 丛林地区创伤的急救护理 主要是一线救护，包括包扎、止血、抗休克，清创、防止伤口感染，密切监测。

(五) 海上创伤救护技术

1. 海洋环境的气候特点

(1) 海上气候：与陆上气候有差异，取决于海水温度；寒带为冬季长期严寒，多雾多雨；温带夏凉，冬季中度寒冷，降水频繁；热带酷热潮湿，阳光强烈。

(2) 海洋环境的海况：海况指海面风与浪的情况，分级与浪级有一定的对应关系。

(3) 船舶环境特点：噪声、振动与摇荡、船舶微小气候。

2. 海洋环境对人体的影响

(1) 海水低温的影响：我国大部分海区水面温度均在 20 ℃，水的传热能力比空气大得多，当中心温度降至 35 ℃时，伤员可出现疲倦、共济失调、麻木、定向障碍和精神错乱等症状；当降至 32 ℃时，将失去知觉、静脉萎陷、肌肉僵硬、瞳孔散大、心律失常，最终死亡。

(2) 海水淹溺的影响：死亡的主要原因是海水淹溺性肺水肿，进一步发展为海水型呼吸窘迫综合征。

(3) 海水浸泡的影响：海战中休克发生率为陆战中的 2 倍，死亡率为陆战的 5～10 倍。

(4) 海水浸泡对伤口的影响：海水渗透压为血浆的 3.4～4.7 倍，pH 值为 8.00～8.21；海水与皮肤、伤口接触后可致组织细胞脱水，毛细血管通透性增加，引起水、电解质和酸碱平衡紊乱，加重局部的循环障碍；海水中有多种致病菌，可严重污染伤口。

(5) 海况及舰船环境对伤员救治的影响：风力 7 级以上，舰船摇摆达 20°，大部分人员出现晕船反应；舰船空间小、密闭，伤员转运很不方便。

3. 海水浸泡后的伤情特点 死亡率高；休克严重；酸中毒严重且持续时间长；体温过低。

4. 海上创伤急救护理

(1) 淹溺伤员的急救：立即清除口、鼻腔的水或异物，采用膝顶、肩顶、抱腹法倒出呼吸道和消化道内的水，松解领口和紧裹的内衣、腰带，确保呼吸道通畅。如意识丧失、呼吸和心跳停止，立即行 CPR。

(2) 海水浸泡伤口的处理：尽早在伤后 6～12 h 内用生理盐水反复冲洗，减压引流和清创。清创后的伤口局部可用抗生素预防感染，骨折部位有效固定。

(3) 有效处理影响海上伤员护理的因素：

①摇摆：对设备、器材进行固定；提高护理人员抗晕能力，必要时服用抗晕药物；掌握船体摇摆时护理操作要领。

②噪声和振动：使用电子血压计等设备；避免使用水银体温计测量口温。

③淡水供应不足：尽量使用一次性物品；需重复使用的器械先用海水清洗干净，再用淡水清洗。

(六) 空中创伤救护技术

1. 高空物理环境特点

(1) 太阳电磁辐射强：随着飞行高度的增加，地球大气与磁场的保护作用逐渐减弱，对人员的影响逐渐增强。

(2) 气压、氧分压：高度每增加 5000 m，压力降低一半，气压和氧分压逐步降低。

(3) 温度：现代飞机由于飞行速度快、高度变化大，所处的环境温度在短时间内能有很大变化，伤员空运时必须考虑温差的因素。

2. 空中战创伤的急救护理

(1) 伤员运送前医学准备的要求：维持伤员生命体征的稳定；最大限度减少机上医疗护理操作；处置符合航空环境要求。

(2) 伤员运送前医学准备的内容：检伤分类；稳定伤情及护理。

(3) 起飞前的护理：纠正不正确的体位；检查管道的固定情况。

(4) 组织伤员离机和交接：在机上医疗组的指导下，由接收单位负责组织实施。

参考文献

[1] 李春玉，朱京慈. 灾害护理学[M]. 北京：人民卫生出版社，2012.

[2] 石应康. 地震伤的分级整合救治[M]. 北京：人民卫生出版社，2012.

[3] 曹勇. 地震伤救治学[M]. 北京：人民军医出版社，2010.

[4] 侯世科，韩慧娟. 灾难医学护理篇[M]. 北京：人民卫生出版社，2017.

[5] 郑静晨，侯世科，樊毫军. 灾害救援医学[M]. 北京：科学出版社，2008.

第十一章　突发急性传染病事件防控

第一节　传染病防治法律法规

一、传染病防治法

传染病防治法，这个概念有广义和狭义之分。广义的传染病防治法，指的是国家制定并颁布的，由国家强制力保证实施的，调整预防、控制和消除传染病的发生与流行，保障人体健康活动中所产生的各种社会关系的法律规范的总称。这些法律规范构成了我国传染病防治法律制度体系，所涉规范包括《中华人民共和国传染病防治法》及其实施办法、《中华人民共和国国境卫生检疫法》及其实施细则、《艾滋病防治条例》《血吸虫病防治条例》《结核病防治管理办法》《中华人民共和国水污染防治法》《中华人民共和国食品安全法》《中华人民共和国献血法》《中华人民共和国母婴保健法》等。

狭义的传染病防治法，则专门指代《中华人民共和国传染病防治法》。这部法律是传染病防治的核心法律规定，它于 1989 年制定，2004 年和 2013 年进行了两次修订。1989 年制定《中华人民共和国传染病防治法》的背景是 1988 年上海暴发了大规模甲肝疫情，通过疫情处置，我们发现了法律制度的空白，因此该法应运而生。2003 年非典疫情暴发，在处置过程中发现 1989 年制定的《中华人民共和国传染病防治法》中相应规定已不能适应类似非典这种新发的甚至在相当长一段时间内不明原因的疫情处置需要，一些必要的处置措施无法找到相应法律依据。于是在疫情控制过程中紧急出台了《突发公共卫生事件应急条例》，并在 2004 年对《中华人民共和国传染病防治法》做出了重要修订，使其更加适应新时期传染病疫情预防和处置的实际需求。

二、《中华人民共和国传染病防治法》修订

2004 年《中华人民共和国传染病防治法》的重大修订主要包括以下方面。

（一）将非典和禽流感增加入乙类传染病

我国法定传染病分甲、乙、丙三类，在 1989 年《中华人民共和国传染病防治法》中法定传染病的种类是通过明确列举的方式确定的，而且未保留增加和调整法定传染病种类的必要通道。非典和禽流感的发生，使我们充分认识到新发传染病危害的严重性，因此将二者增加入乙类传染病目录，并充分考虑到它们可能带来的严重危害，规定可以将其按甲类传染病的防控措施进行防控（后于 2013 年，禽流感被重新调整为乙类乙管，不再适用甲类防控措施）。为应对新发传染病频发的现实情况，2004 年和 2013 年《中华人民共和国传染病防治法》修订时，还增加规定了法定传染病增加、减少和调整的相应权限与程序。《突发公共卫生事件应急条例》也专门规定了“群体性不明原因疾病”作为一种过渡性分类，也属于突发公共卫生事

件中的一类，有了这个规定，现实中即可在尚且不明病因的阶段及时按相应规定开展处置行动。通过上述一系列调整措施，在发生新发、不明原因疾病时第一时间开展防控，我国已经具备了充分的法律支持和保障。

（二）对传染病报告、通报、信息公布制度做出明确规定

修订后的《中华人民共和国传染病防治法》对报告范围进行了拓展，要求发现法定传染病疫情或其他传染病暴发、流行，以及突发原因不明传染病时，均应按照疫情报告属地管理原则，依规定程序和时限进行报告。同时强调了同级政府各部门间、疾病预防控制中心（简称疾控）和动物卫生部门间、毗邻地区之间、军地之间等发现疫情要及时进行通报。

（三）明确规定了实验室安全管理制度

实验室生物安全管理制度的完备是有效防止实验室感染造成疫情传播的重要因素。修订后的《中华人民共和国传染病防治法》要求从事病原微生物实验的单位应符合国家规定的条件和技术标准，建立严格的监管制度。对传染病病原体样本按照规定的措施进行严格监管，严防实验室感染和病原微生物的扩散。2004 年还出台了《病原微生物实验室生物安全管理条例》，对病原微生物的分类和管理、实验室的设立与管理、实验室感染控制等内容做出了规定。

（四）保护患者权益，体现人文关怀

新时期的传染病防治法律规定，既要关注如何加强监督管理提高工作效率，又要兼顾对传染病患者这个弱势群体的权利保障与人文关怀，这也是国际国内立法的共同发展趋势。因此，修订后的《中华人民共和国传染病防治法》要求疾病预防控制机构、医疗机构不得泄露涉及个人隐私的有关信息、资料；要求任何单位和个人不得歧视传染病患者、病原携带者和疑似传染病患者；要求不必要时不得限制患者的人身自由，只有甲类和按甲类进行防控的极少数传染病发生时，可以进行限制患者和感染者人身自由的治疗。

重大传染病疫情是突发公共卫生事件中最典型的一类，《突发公共卫生事件应急条例》中也对突发公共卫生事件的预防、应对等做出了具体规定，包括预案制订、培训和演练、响应行动的启动、疫情控制、医疗救治等内容。以《中华人民共和国传染病防治法》《突发公共卫生事件应急条例》为核心法律规范的传染病防治法律制度体系在不断完善之中，在我国的传染病疫情防控工作中发挥着越来越重要的作用。

第二节　监测与风险评估

一、突发公共卫生事件监测

（一）事件监测概述

突发公共卫生事件监测是指为了及时侦测可能导致突发公共卫生事件的隐患，从医院、实验室、媒体、公众举报等来源，快速捕捉公共卫生相关信息，由专业队伍对这些信息进行迅速核实和评估，并做出恰当的响应。事件监测系统和指标监测系统共同构成公共卫生监测系统。自 2003 年以来，我国突发公共卫生事件监测系统逐步建立和完善。

突发公共卫生事件从监测到风险评估、预警、响应的过程中，监测是首要环节，是突发公共卫生事件应对和应急准备的基础。监测可能引起国际关注的突发公共卫生事件是《国际

卫生条例(2005)》所规定的缔约国的重要核心能力之一。

(二) 我国目前主要事件监测信息来源

我国目前的突发公共卫生事件监测信息来源主要包括突发公共卫生事件管理信息系统、互联网来源事件信息监测、其他机构官方通报信息。

1. 突发公共卫生事件管理信息系统 突发公共卫生事件管理信息系统(以下简称突发系统)是我国突发公共卫生事件监测的主要信息来源。突发系统于 2004 年 1 月 1 日在全国范围内正式启动,其基本性质为法定报告、被动报告、覆盖全国(除港、澳、台外)、实时网络直报。

我国对突发公共卫生事件的定义,《突发公共卫生事件应急条例》中表述为突然发生,造成或者可能造成社会公众健康严重损害的重大传染病疫情、群体性不明原因疾病、重大食物和职业中毒以及其他严重影响公众健康的事件;2006 年国务院审批发布的《国家突发公共卫生事件应急预案》表述为突然发生,造成或者可能造成社会公众身心健康严重损害的重大传染病、群体性不明原因疾病、重大食物和职业中毒以及因自然灾害、事故灾难或社会安全等事件引起的严重影响公众身心健康的公共卫生事件。

根据《国家突发公共卫生事件应急预案》,任何单位和个人有权向人民政府及其有关部门报告突发公共事件及其隐患。突发公共卫生事件的责任报告单位为县级以上各级人民政府卫生行政部门指定的突发公共卫生事件监测机构、各级各类医疗卫生机构、卫生行政部门、县级以上地方人民政府和检验检疫机构、食品药品监督管理机构、环境保护监测机构、教育机构等有关单位。突发公共卫生事件的责任报告人为执行职务的各级各类医疗卫生机构的医疗卫生人员、个体开业医师。

突发系统中的报告事件类型包括传染病事件(甲类传染病、乙类传染病、丙类传染病、其他传染病)、突发中毒事件(食物中毒、急性职业中毒、其他中毒)、环境因素事件(空气污染、水污染、土壤污染、高温中暑事件)、群体性不明原因疾病、预防接种服药事件(群体预防接种反应、群体性预防服药反应)、医源性感染事件、放射事件(放射事故、其他放射事件)以及其他公共卫生事件。

突发公共卫生事件报告的最低标准应参照《国家突发公共卫生事件相关信息报告管理工作规范(试行)》。达到该规范的各类事件,均应通过突发系统进行报告。突发公共卫生事件的定级应以《国家突发公共卫生事件应急预案》为准。

突发公共卫生事件的报告方式、时限和程序应按照《国家突发公共卫生事件相关信息报告管理工作规范(试行)》执行。获得突发公共卫生事件相关信息的责任报告单位和责任报告人,应当在 2 h 内以电话或传真等方式向属地卫生行政部门指定的专业机构报告,具备网络直报条件的同时进行网络直报,直报的信息由指定的专业机构审核后进入国家数据库。不具备网络直报条件的责任报告单位和责任报告人,应采用最快的通信方式将突发公共卫生事件相关信息报告卡报送属地卫生行政部门指定的专业机构,接到突发公共卫生事件相关信息报告卡的专业机构,应对信息进行审核,确定真实性,2 h 内进行网络直报,同时以电话或传真等方式报告同级卫生行政部门。接到突发公共卫生事件相关信息报告的卫生行政部门应当尽快组织有关专家进行现场调查,如确认为实际发生突发公共卫生事件,应根据不同的级别,及时组织采取相应的措施,并在 2 h 内向本级人民政府报告,同时向上一级人民政府卫生行政部门报告。如尚未达到突发公共卫生事件标准的,由专业防治机构密切跟踪事态发展,随时报告事态变化情况。

突发公共卫生事件的报告内容应按照《国家突发公共卫生事件相关信息报告管理工作规范（试行）》报告。事件信息报告内容主要包括事件名称、事件类别、发生时间、地点、涉及的地域范围、人数、主要症状与体征、可能的原因、已经采取的措施、事件的发展趋势、下一步工作计划等。同一事件需要有初次报告、进程报告、结案报告。

2. 互联网来源事件信息监测　互联网来源事件信息监测是指根据宽泛的公共卫生事件定义，不间断地利用信息技术对互联网上公开的信息进行检索、过滤和分析，并进一步评估、核实和响应，以期比传统监测体系更早地发现事件或者侦测到传统监测体系未发现的事件。

互联网来源事件信息监测是传统事件监测的重要补充，其目的是及早发现国际传染病和突发公共卫生事件，补充发现国内传统监测系统未监测到的事件，更加全面地认识某一特定传染病或突发公共卫生事件的态势。互联网来源事件信息监测的成本效益高，比其他事件监测方式所需资源少，仅需具备能够连接互联网的计算机以及具有检索和筛选能力的专业人员即可。WHO 推荐公共卫生资源匮乏的国家或地区优先采用。

我国对疾控机构互联网信息监测工作要求：《疾病预防控制工作绩效评估标准（2012 年版）》要求，省、市、县级疾控中心对国际和国内疾病相关信息进行检索。《全国疾病预防控制机构卫生应急工作规范（试行）》要求，各级疾控机构应开展媒体信息监测。

互联网来源事件信息监测方式主要有订阅相关系统的报告（如国际的 ProMED 等，国内的健康报社的卫生舆情日报、国家食品安全风险评估中心的食品安全舆情日报、广东省 CDC 的疾控媒体快讯等）、互联网手工检索、研发智能信息检索系统。

互联网来源事件信息筛选原则：国内事件可考虑公共卫生影响是否严重、事件是否不寻常或者意外、是否有跨地区传播风险、该事件是否需要向突发公共卫生事件管理信息系统报告以及是否已进行报告。国际事件可参照《国际卫生条例（2005）》，考虑公共卫生影响是否严重、事件是否不寻常或者意外、是否有国际传播风险、是否有限制国际旅行或贸易的风险。

互联网来源事件信息处理原则包括四个层级，分别为了解（知晓该事件信息）、一般关注（知晓该事件信息，如有进展及时获取相关信息）、重点关注（通报相关部门，主动跟踪事件最新进展）、特别关注（及时建议领导启动本事件的风险评估）。

3. 其他机构官方通报信息　包括我国其他部门官方通报信息（如外交部、商务部、教育部、农业部、气象局、民政部等通报信息）以及国际机构通报信息（如 2015 年 WHO 通报韩国 MERS 病例输入广东的信息）。

二、突发急性传染病事件风险评估

（一）风险评估概述

风险是事件发生可能性及后果的组合，通常具有不利性、不确定性和复杂性。

风险管理是通过评估风险级别，决定哪些风险需要处置以及如何处置的过程，包括风险评估、风险应对及风险沟通等内容。

风险评估指风险识别、风险分析、风险评价的全过程，是系统地运用相关信息来确认风险的来源，并对风险进行估计，将估计后的风险与给定的风险准则对比，来决定风险严重性的过程。

公共卫生风险评估指利用风险评估的理论和方法，对疾病或事件的公共卫生风险进行识别、分析和评价，确定其公共卫生风险等级，提出风险管理建议，指导公共卫生风险的管理与控制。

在应急管理(控制策略、应急准备计划、应急预案制订)中,按照风险管理原则确定优先性,并据此配置资源。风险评估是风险管理体系的核心环节。

突发公共卫生事件从监测到风险评估、再到应对的过程中,风险评估是辅助决策、确保恰当应对的重要环节。突发事件公共卫生风险评估的作用和意义包括及时识别风险、支持卫生应急决策、为风险沟通提供依据、指导卫生应急准备。

卫生应急管理中公共卫生风险评估的应用情形主要包括突发公共卫生事件、自然灾害、大型集会或活动。

突发事件公共卫生风险评估规范性文件主要有《突发事件公共卫生风险评估管理办法》《突发事件公共卫生风险评估技术方案(试行)》《全国疾病预防控制机构卫生应急工作规范(试行)》等。

突发急性传染病事件的风险评估具有考虑因素复杂性(三环节两因素)、评估活动阶段性(需要在事件发展的不同阶段进行动态评估)、评估视角超越地域边界(跨国界、跨辖区)等特点。

(二) 风险评估的准备

开展风险评估需要做的准备主要包括四个方面,分别为建立评估制度、制订实施方案、收集基础信息、组建评估队伍。

(三) 风险评估的基本过程

公共卫生风险评估的基本过程为确定风险问题、风险识别、风险分析、风险评价。

1. 确定风险问题 通常风险问题围绕可能受影响的人群、暴露的可能性、人群暴露后产生的不良后果等方面提出。应根据所掌握信息情况及评估时间要求,首先确定需要立即解决的关键问题,通常是“特定时间范围内某一事件在特定地区发生的公共卫生风险”。

2. 风险识别 风险识别是根据需要评估的风险问题,发现和确认需开展风险评估的突发公共卫生事件或威胁,描述风险要素的过程,是风险分析和风险评价的基础。风险识别的过程可分为收集信息(收集事件详细信息,全面系统地开展文献检索和资料查询)和提炼证据(同时进行证据评价)。

突发急性传染病事件的事件信息收集可参照下列内容进行。

(1) 事件报告人姓名、单位、联系方式。

(2) 事件是如何发现的?

(3) 初步诊断。

(4) 病原体是否已经明确?

(5) 已知有多少病例?

(6) 病例是什么样的人? 是否来自特定机构或环境(如学校、医院、工地等)?

(7) 病例有无时间或空间聚集性?

(8) 可能的传播方式?

(9) 病例都有哪些症状?

(10) 是否经临床专家诊治? 临床诊断与治疗有什么发现?

(11) 是否制订了病例定义?

(12) 是否采集了病例标本? 送往何地进行检测分析? 已经开展了什么检测? 准备进

行什么检测？何时出结果？检测结果有哪些局限性？

(13) 是否有死亡病例？如有死亡，是否有尸检结果？

(14) 是否已对医疗机构发出警示？

(15) 目前对病例采取了哪些预防传染和治疗措施？

(16) 哪些人可能已经暴露并可能有罹患该病的风险(如密切接触者)？是否已有这些人员的名单？

(17) 哪些情况会增加他人感染的风险，如正在或者即将举办的大型集会或活动、重大自然灾害、特殊的民俗习惯等？

(18) 目前采取了什么措施来预防出现新的病例？如医务人员防护、检疫、预防性用药等。

(19) 目前有哪些机构参与调查处置？获取其联系方式。

(20) 政府部门是否对外发布了该事件？哪些机构获得了事件通报？

(21) 目前公众或媒体对事件的关注情况如何？

突发急性传染病事件的文献检索关键信息收集可参照下列内容进行。

(1) 疾病发生特点：时间、地点、人群。

(2) 地理分布：该病在本地是否呈地方性流行？

(3) 如果不是，其输入途径是什么，如食物、动物或人？

(4) 季节性、长期趋势如何？

(5) 宿主：若为动物源性的，是哪种动物？动物是否出现症状？

(6) 易感性：特定的人群是否具有高暴露或感染风险？

(7) 特定年龄组：如儿童、老年人。

(8) 免疫功能低下者，如免疫抑制性疾病患者、慢性病患者、孕妇。

(9) 特殊职业人群或者特殊暴露群体。

(10) 传染性。

(11) 传播方式。

(12) 潜伏期。

(13) 传染期：尤其关注无症状感染期是否有传染性及其时间长短。

(14) 再生指数。

(15) 临床表现与结局。

(16) 疾病严重性：发病率、死亡率、病死率。

(17) 并发症或后遗症。

(18) 是否有特定人群易出现严重疾病或并发症？如儿童、老年人、免疫缺陷或慢性疾病患者、孕妇、特殊职业人群。

(19) 实验室检测与诊断。

(20) 可以开展的实验室检测。

(21) 检测参数：敏感性、特异性、阳性预测值、质量保证。

(22) 检测局限性：交叉反应，生物安全问题。

(23) 治疗与控制措施。

(24) 治疗措施：效果如何。

(25) 预防措施：疫苗接种、预防性服药等。

（26）其他措施：如医学观察、隔离、检疫、产品召回、动物扑杀等。

（27）既往类似的暴发或事件：是否为新的传播模式。

3. 风险分析 风险分析是基于风险识别的结果，对事件发生的可能性和后果的严重性进行分析，并同时考虑防控措施以及分析过程中的不确定性。风险分析包括可能性分析、后果分析、不确定性分析三个方面。可能性分析依据风险识别结果，分析并推测事件发生的可能性。事件发生的可能性一般用“几乎肯定、很可能、可能、不太可能、极不可能”进行描述。后果分析应考虑事件的直接影响以及间接影响。事件发生后果的严重性一般用“极高、高、中等、低、极低”等进行描述。不确定性分析是对风险评估中因数据或资料不充分而存在的不确定性因素进行分析，需要分析所使用的数据或资料来源及可靠性。

4. 风险评价 风险评价是将风险分析中所获得的事件发生的可能性和后果的严重性分析结果列入风险矩阵，得出相应的风险等级，同时对不确定性因素进行描述，并提出风险管理建议的过程。在风险分析、风险评价中，均需要考虑事件所处的相应背景因素的影响。

（四）风险评估的常用方法

风险评估通常采用定量分析、定性分析以及定量与定性相结合的分析方法。突发事件公共卫生风险评估的常用方法有专家会商法、德尔菲法、风险矩阵法、分析流程图法。常用方法介绍参见《突发事件公共卫生风险评估技术方案（试行）》。

（五）不同类型风险评估的实施

突发事件公共卫生风险评估的类型可分为日常风险评估和专题风险评估。日常风险评估包括情报筛检评估和阶段性趋势评估。专题风险评估包括快速风险评估和深入风险评估。

1. 情报筛检评估 情报筛检评估指对通过各种监测系统或机制获得的各类可能导致公共健康危害的突发事件相关信息，按照既定的研判原则或标准，及时（通常为每天）进行会商，筛检出需要关注、开展专题风险评估或紧急应对的事件。情报筛检评估的作用是让监测部门时刻保持警戒状态，及时识别重要公共卫生事件，为进一步开展风险评估工作提供线索，对需要紧急应对的事件提出防控建议。情报筛检评估的工作部门及职责：情报筛检评估工作通常由负责突发公共卫生事件监测的部门每天组织开展。其他各相关部门为其提供本部门职责范围内监测或研究中获得的相关资料和信息，参与评估会商，并安排相应专业领域的专家接受情报筛检评估咨询。

情报筛检评估的信息来源包括各种监测数据及其分析报告、国内外各机构相互通报的突发公共卫生事件信息、病原微生物和有毒有害物质实验室检测结果、媒体报道、经社交网络发布或者专业期刊报道的信息、公共卫生热线电话等。情报筛检评估的通用风险问题假设：国内事件的风险问题为自评估当日起未来一段时间内，目标事件影响的大小及其进一步扩散的可能性。国际事件为自评估当日起未来一段时间内，目标事件输入我国（大陆）的可能性及其影响的大小。情报筛检评估中，由于需要筛检的信息繁多，为快速实现每日情报筛检工作，实际工作中可采用简化的程序，将风险识别、风险分析和风险评价过程整合为一些基本的筛检原则。情报筛检评估的基本筛检原则包括公共卫生影响、地域扩散可能性、信息可靠程度。

2. 阶段性趋势评估 阶段性趋势评估是通过专家会商等方法，对各类可能导致公共健康危害的突发事件相关信息，定期进行综合分析和趋势研判，识别未来一段时间内需要重点关注或开展应对准备的突发公共卫生事件或突发事件公共卫生威胁，并提出相应的风险管理建议。

阶段性趋势评估的工作部门及职责：阶段性趋势评估工作的参与部门和人员相对固定，通常设一个牵头部门，并由负责突发公共卫生事件监测分析、相关疾病监测与防控的部门内的流行病学专业人员组成一个评估的核心队伍。阶段性趋势评估应建立联络人机制，参与评估的各部门均设 1～2 名联络人，由牵头部门提前收集各参与部门联络人的电话、邮箱等联系方式；每次评估前先由牵头部门向各参与部门发通知征集评估议题和评估人员名单，然后由各参与部门根据确定的评估议题分头准备评估资料，并根据需要邀请相关领域的专家参与；牵头部门再根据各参与部门所提交的评估资料，整理形成初步的评估报告；最后，由牵头部门组织各参与部门及其邀请的专家召开评估会议，讨论评估资料和初步评估报告，形成最终的评估报告，报送至相关部门或机构。

阶段性趋势评估报告的内容主要包括摘要、背景或前言、评估内容与方法、识别出的风险及其风险管理建议等部分。可在正文后附上评估人员名单。阶段性趋势评估报告报送本级卫生行政部门和上级疾病预防控制机构，并根据需要通报相关医疗卫生机构。

3. 快速风险评估　快速风险评估，通常指在发现某一具有潜在公共卫生风险事件后的 24～48 h 内，根据已获得的事件相关信息和现有科学知识，采用简便易行的评估方法对事件进一步发展的可能性及其后果进行快速研判，并提出是否需要应对及如何应对的建议。

快速风险评估工作通常根据风险问题所属的专业领域，由负责相应病种管理部门组织开展。其他各相关部门为其提供本部门监测获得的突发公共卫生事件相关信息，并安排相应领域的专家参加评估。当确认某一事件可能引发紧急的公共卫生风险时，就应该开展快速风险评估，确定其公共卫生影响。根据事件性质组建风险评估团队。快速风险评估的实施流程与风险评估的基本过程一致，包括确定风险问题、风险识别、风险分析、风险评价。

快速风险评估报告的内容主要包括评估缘由、评估目的、评估方法、评估依据、评估结论、风险管理建议等部分。可在正文后附上评估人员名单。风险评估应随着事件信息的更新而再次开展。当出现发病人数显著增加、波及人群或地区扩大等情形时，应对该事件进行再评估。

4. 深入风险评估　深入风险评估，是指针对某个特定健康威胁所开展的全面系统的风险评估，根据评估结果，提出未来一段时间内防控和卫生应急准备的策略和措施建议。深入风险评估和快速风险评估在风险识别、风险分析及风险评价的要点相似，但快速风险评估通常采用专家会商法进行定性评估，深入风险评估更多采用结构化的评估方法；另外深入风险评估要有充分时间设计严密、合理的评估框架，完整收集风险评估证据，通常所需要时间较长。

5. 其他类型风险评估　自然灾害发生后初期快速评估、大型集会或活动的风险评估通常基于既往监测数据和经验，采用专家会商法以及德尔菲法等方法开展评估。

第三节　现场调查与应急处置

一、应急响应的启动与终止

突发急性传染病是指短时间内突然发生，重症和死亡比例高，易导致大规模暴发流行的须采取紧急措施应对的传染病，如《中华人民共和国传染病防治法》规定的鼠疫、非典以及国外发生并有传入我国并造成流行威胁的埃博拉出血热、寨卡病毒病、中东呼吸综合征等。一旦有上述疾病病例发生或输入，往往构成突发公共卫生事件，因此突发急性传染病应急响应的启动和终止所遵循的是《国家突发公共卫生事件应急预案》。预案将突发公共卫生事件按影响程度和威胁范围分为特别重大、重大、较大和一般四级，并规定了启动和终止应急响应的部门分别为国家、省、地（市）和县（区）各级政府。

在确认突发公共卫生事件等级 2 h 内，相对应的政府或卫生行政部门必须启动应急响应，包括成立应急指挥部和相应的工作小组，政府其他部门按照职责分工积极参与到应急响应工作中，做到联防联控。卫生部门按照预案和指挥部的要求，制订突发公共卫生事件防治技术方案，组织相关部门实施应急医疗救治、现场流行病学调查和各项预防控制措施。

在患者和带菌者痊愈或得到有效治疗，以及传染源和传播途径调查清楚并进行了有效控制或消除（如疫点、疫区彻底消毒且没有传染源和传播媒介的存在）后，再经过一个或两个该病的最长潜伏期无新病例发生，可以考虑终止应急响应。由卫生行政部门组织相关的专家对事件性质、发生原因、处置情况特别是后续疫情发展进行评估和预测，确认达到终止应急响应的条件后完成结案报告和建议终止应急响应的报告，报告启动应急响应的部门。由启动应急响应的政府或部门宣布终止应急响应并向上一级政府备案，并做好善后处理。

二、现场调查的目的和应用及现场调查基本步骤

现场调查的主要目的是查明疫情发生原因（传染来源、传播方式和病原体），确定处于高风险的人群，采取控制措施防止疫情的进一步蔓延，提出后续的防控措施建议，以防止类似疫情的再次发生。此外，现场调查目的还可包括发现传染病控制项目实施中的问题，评价已采取的各种控制措施的效果，为制订和修改相关控制策略提供依据，完善已有的监测系统或建立新的监测系统，回答政府、媒体或公众所关心的热点问题，锻炼和提高基层专业人员现场调查的能力和水平等。调查时可根据疫情特点，并结合各种传染病的防控指南、规划和现场的实际情况，确定适当的调查目的。

现场调查对认识和掌握传染病流行病学特征，查明疫情发生原因，及时、有效地控制疫情具有非常重要的作用。调查应用主要包括以下几种情形：通过现场调查制订预防控制措施，如甲肝、乙肝、流行性脑膜炎、百日咳、狂犬病和水痘等传染病暴发疫情调查时，常采用暴露后接种疫苗、预防性服药等预防性控制措施；不断发现由新病原体导致的新发传染病，如2001 年新型冠状病毒导致的 SARS，2012 年新型布尼亚病毒导致的发热伴血小板减少综合征；及时发现自然疫源性疾病分布模式的变化或在新的地区出现；发现新的传播方式以不断完善对已知传染病流行病学特征的认识；基于调查结果制订或修改公共卫生防控措施建议以防止将来发生类似的暴发；评估已有的传染病防控指南或规划等。

虽然传染病暴发现场各不相同，但是在现场调查中采用的资料收集和分析方法，以及提出的预防和控制措施建议均可以遵循相同原则。按照调查的基本步骤进行操作，可避免在调查过程中漏掉一些重要的环节。现场调查共包括 10 个基本步骤：①准备工作：在奔赴现场之前，要做好相关知识的准备、组织和实施方面的准备、相关物品和后勤保障的准备。②确定暴发或流行的存在：需确认报告的病例是否患有同一种疾病、判断报告的病例数是否超过暴发或流行阈值以及疾病的增加是否为因人为原因导致的虚假升高。③核实诊断：调查人员达到现场后，需通过访视病例和查阅病历资料判断临床特征与诊断是否一致。④制

订病例定义、病例搜索和个案调查：调查中应制订统一的病例定义，采用系统的方法，尽可能发现所有病例，并采用统一的个案调查表对病例进行流行病学个案调查。⑤描述性分析：通过描述疾病临床特征和流行病学分布特征，阐明什么人、在什么时间和什么地点、发生了什么疾病。⑥形成假设：假设是从事实、数据和信息中产生的可以进行验证的推断。现场调查成功与否取决于假设的质量，而高质量的假设源于广泛的信息和准确的数据。⑦检验假设：形成病因假设后，需要对假设进行验证，以判断假设的合理性。⑧现场卫生学调查：现场调查的不同阶段，都需要开展现场卫生学调查，但因各阶段调查的侧重点不同，现场卫生学调查的内容会有所不同。⑨采取控制措施：在现场调查的早期，虽然可能还未找到导致暴发的直接原因，但可以根据经验或已有的知识采取一些通用的预防和控制措施，当发现了暴发的直接原因后，再采取有针对性的预防和控制措施。⑩结果交流和反馈：在调查过程中，调查组需要向相关部门及时汇报调查进展及调查结果。调查结束后，调查组需要口头或书面向疫情所在地相关部门及时进行信息反馈。

三、描述性流行病学在现场调查中应用

描述性流行病学是将病例的基本信息进行整理、汇总和描述性分析，通过描述疾病临床特征和流行病学分布特征，阐明什么人、在什么时间和什么地点、发生了什么疾病。调查人员通过比较不同时间、地点和人群之间的发病率，形成病因假设。此外，根据描述性流行病学分析的高发地区和高危人群范围，也可尽早采取相应防控措施。

现场调查中，首先需要对疾病的临床特征进行描述，可帮助形成可疑致病因子的假设。然后对病例的三间分布进行描述。病例的时间分布特征通常用流行曲线来描述，流行曲线是直方图，横轴（X 轴）是病例的发病时间，纵轴（Y 轴）是相应时间段内发生的病例数。流行曲线的作用包括判断疾病的传播模式、推断可能的暴露时间、识别特殊病例等。病例的地区分布特征可以提示暴发或流行涉及的地区范围，而且能展示出疾病是否存在聚集性，帮助建立有关暴露地点的假设。病例的地区分布可以包括居住地、工作地、学校、娱乐场所、旅游地或其他相关地点。地图是最好的描述和解释疾病地区分布特征的方式。表示病例地区分布的常用地图有两种，即标点地图和面积（阴影）地图。描述病例的人群特征可以了解哪些人群是高危人群，从而发现可能的暴露因素。人群特征可包括年龄、性别、职业、种族等人口学指标，也可包括其他任何能将人群分为不同组别的指标。按照不同人群特征分类后，计算并比较各组人群的发病率，可以了解疾病在哪组人群中高发，以确定高危人群，并分析高危人群与非高危人群在哪些因素（如饮食、个人习惯等）上存在差异，这些信息将有助于提出病因假设。

四、分析性流行病学在现场调查中应用

现场调查中，当形成病因假设后，需要对假设进行验证，以判断假设的合理性。一个正确的假设既需要有流行病学证据的支持，还要与环境卫生调查、临床和实验室调查的相关证据相符。分析性流行病学是通过设立对照组进行比较，分析暴露因素能否增加发病的风险，并通过统计学检验判断暴露因素和疾病之间的关联是否由偶然性造成，为支持假设的正确性提供流行病学证据。

现场调查中常用的分析性流行病学方法包括病例对照研究和回顾性队列研究。病例对照研究是分析性流行病学最基本、最重要的研究方法，其基本原理是以患该病者为病例组，

以未患该病者为对照组，收集病例组和对照组既往暴露因素的信息，比较暴露因素在两组间的差异，若差异具有统计学意义，可认为该暴露因素与疾病之间存在统计学关联，病例对照中使用OR值反映暴露因素和疾病的关联强度。回顾性队列研究是现场调查中常用的另外一种分析性流行病学研究方法，其基本原理是按照被调查对象的暴露状态分为暴露组和非暴露组，然后统计两组人群的发病情况，比较两组的发病率差异是否存在统计学意义，如果暴露组发病率与非暴露组发病率差异存在统计学意义，则认为暴露因素与疾病有关联，回顾性队列研究中使用RR值反映暴露因素和疾病的关联强度。

开展分析性流行病学研究时，需首先提出假设，然后设计分析性流行病学研究验证该假设。如果对收集的资料未认真描述分析，在无任何假设的前提下直接开展病例对照研究或回顾性队列研究，将有统计学意义的暴露因素直接作为暴发的危险因素，常常会导致错误的结果。无假设的分析性流行病学研究等同于盲人摸象。但并不是所有现场调查都需要采用分析性流行病学验证假设。若临床、实验室、环境调查结果及已获得的流行病学证据已经明显支持假设时，则无必要再使用分析性流行病学验证假设。

五、控制措施的决策与实施

突发急性传染病发生率超过预期水平时，依据病原体、疾病潜伏期及传染期等特点，以及传染来源、暴露方式、事件发生原因、发生情景等不同，采取的防控措施及其措施组合也不同，包括患者的隔离治疗、暴露人群检疫、污染场所检疫、污染物和环境卫生学处理、媒介生物和动物传染源控制、污染产品召回和处理、暴露后预防、应急疫苗接种、易感者保护等措施组合。选择不同组合的控制措施决策，应遵循证据为基础、特异性好、可行性强、经济社会效益好、可接受度高和符合伦理等相关原则，以增强措施的有用性和有效性。及时开展现场调查、风险评估和风险沟通，加强风险管理，以增强决策的科学性、恰当性和合理性。

实施过程中，应依据国家相关法律法规、部门职责、相关预案、处理程序要求，建立工作机制，加强领导与组织，以把握重点和统筹协调；及时启动与强化疾病监测，以发现患者和感染者；开展健康教育和社会动员，以提高社区参与度；开展家庭、社区和医疗机构感染控制，以及必要时的疫区封锁、停课（业）和关闭公共场所及停止大型集会等措施，以防止疫情扩散。同时，要根据疫情和疾病严重性，对病原体、暴发原因及传播方式的掌握程度，社会政治影响，疫情控制的阶段性，疫情发生情形等，及时提出与实施相应的干预措施，并及时进行调整、加强或终止；对传染病突发事件的发生及其处置过程与效果等要进行及时评价，以不断改进突发急性传染病预防控制策略及措施。

六、现场调查处置报告的撰写

现场调查处置报告是真实记录和报告突发急性传染病事件现场调查与应急处置过程及结果的文书，应科学规范、客观真实，强调时效性和针对性。

按照《国家突发公共卫生事件相关信息报告管理工作规范（试行）》要求，根据突发急性传染病事件的发生发展过程、调查处置进展及报告撰写时间，报告可分为初次报告、进程报告、阶段小结和结案报告。

初次报告是初步核实和调查后的首次报告，旨在及时汇报事件发生及相关情况，初步提出控制措施建议。初次报告要求速度快、内容简要，内容包括事件发生的时间、地点、发病及死亡人数、主要症状、初步判定的事件性质和可能原因、已采取的措施等。

进程报告用于动态反映调查处置主要进展、预防控制效果及发展趋势，评价前期工作，提出后期建议。进程报告要求速度快、内容新，重大及特别重大事件应按日报告乃至一日多报。内容包括事件的发展与变化、处置进程，事件的诊断和原因或可能因素，控制措施及其效果，势态评估等。

阶段小结是针对调查处置持续较长时间的事件，阶段性地全面梳理、总结、评价前期调查处置工作，展望事件发展趋势，提出下一步措施建议，分析论证重大措施转变等。阶段小结要求内容全面，报告迅速。

结案报告是现场调查处置结束后的全面回顾与总结。结案报告要求内容全面、信息完整、数据准确；内容包括事件的发现、患者的救治、调查处置方法及结果、采取的预防控制措施及效果、事件发生及调查处置工作中暴露的问题、值得总结的经验教训、做好类似工作或防止类似事件发生的建议等。

现场调查处置报告格式灵活，根据实际情况和工作需要，篇幅可长可短、内容可粗可细，侧重描述事件发生、发现、发展过程，深入分析重要问题，预判发展趋势，提出针对性防控措施建议。可参考的格式为标题、摘要、前言、正文、结尾、落款和参考文献等部分。

七、现场调查中的个人防护与安全

近年来SARS、甲型H1N1流感、H7N9禽流感、发热伴血小板减少综合征、埃博拉出血热、中东呼吸综合征等新发传染病不断出现，威胁人类健康，其中不乏医务人员感染的报道，对我国公共卫生应对能力也提出了新挑战。现场调查处置人员的个人有效防护是成功应对传染病的前提。《突发公共卫生事件应急条例》中规定参加突发事件应急处理的工作人员，应当按照预案的规定，采取卫生防护措施，并在专业人员的指导下进行工作。《国务院办公厅关于加强传染病防治人员安全防护的意见》文件中也明确提出加强传染病防治人员安全防护工作的重要意义。

鉴于突发事件种类繁杂，现场调查处置包括传染病流行病学调查（医学观察）、标本采集和运输、消毒和病媒生物控制、废弃物处置以及尸体处理等多个方面，并且现场处置时很多情况下都不知明确病因，如果防护不当，现场调查处置人员自身会面临传染病感染的风险，因此在现场调查中对个人防护做全面综合考虑，为现场调查处置人员提供符合生物安全标准的防护装备、培训其正确使用个人防护装备从而保障现场调查处置人员的生命健康，这不仅具有重要理论价值，也具有亟需且不可替代的实践指导意义。

个人防护装备是指用于现场调查处置人员对感染性因子或其他有毒有害的因子进行防护的各种屏障用品，包括工作帽、口罩、手套、护目镜、防护面屏、防水围裙、隔离衣、防护服、防水靴套与胶靴等。现场调查处置人员在个人防护装备选择时应执行标准预防和风险评估的原则。标准预防是指基于可能接触到含有感染性因子的血液等而采取的一组预防感染措施。风险评估的内容包括疾病的病原体或致病因子是否已知、传播途径是否已知、现场调查处置活动的危险程度以及是否有免疫预防措施等。通过风险评估的内容综合预判现场调查处置人员的感染风险，然后根据风险程度选择相应的防护装备。

八、风险沟通原则和基本技巧

风险沟通是指在人们普遍存在对潜在的不确定的有关健康风险的问题上，以传达相关信息为主要形式，以科学为基础进行有效的沟通。其目的是告知、引导和解决冲突：告知即告诉公众有关风险的知识，增进其对风险的认识，从而规避或接受风险；引导即协助公众对风险议题形成准确的讨论和结论，并通过个别或集体行动来降低风险；解决冲突即政府和组织必须出面调整因风险问题而造成的利益冲突。

风险沟通应遵循提早准备、及时主动、信息真实、口径一致、有利应对、维护信誉的原则。事件发生前，应提早明确最可能发生的风险事件种类，制订预案和方案，评估受众信息需求等。事件发生后，应快速做出反应，提出处置对策和沟通要点，掌握舆论主动权。风险沟通的信息以真实为前提，应绝对避免发布不实消息。对外公布的信息应保持高度统一，不能提供相互矛盾的信息，避免造成舆论危机。风险沟通最终是为处置突发急性传染病事件服务，必须采取真诚坦率和公开透明的态度，围绕事实，放大有利的一面，但绝不能掩盖事实。风险沟通应努力减少事件对政府信誉带来的损失，争取公众的理解和信任。

风险沟通的步骤分为风险沟通准备、风险识别与判定、确定沟通对象与方式、制订沟通计划、实施沟通、沟通效果评价与改善。沟通的对象主要包括政府和部门沟通、媒体沟通、公众沟通、内部沟通。从基本的沟通技巧来讲，与政府和部门的沟通应注重平时的机制和渠道的建立；与媒体的沟通应做到“抢先说、不断说、一个口径说”，主动沟通、及时沟通、充分沟通；与公众的沟通应注重同理心、给予信心和希望，针对危机中公众处理信息能力降低等特点提供易于理解和记忆的简短信息；内部沟通中应充分发挥专家公信力优势，统一对事件性质及措施的认识。

第四节 实验室检测

在传染病调查与处置中，实验室检测不仅是诊断传染病的重要手段，也是开展疫情监测、进行健康评估和开展相关科学研究的重要环节。实验室检测结果常用来证实、验证流行病学假设，影响到对整个疫情的处置策略，且实验室检测经常贯穿于整个事件的处置过程，从疾病暴发应对早期即介入，通过及时检测指示后续工作的开展，并通常延续到现场控制之后仍在继续。

一、标本的采集、保存、运输

（一）标本采集

标本是进行一切实验室检测的基础。标本的质量直接关系到实验室检测的准确性与效率，也会影响到处置事件的评估与策略制订。

1. 标本采集原则

（1）周密计划、科学采样：根据事件性质或疫情的特点，制订详细、有针对性的采样工作程序，明确相应的采样要求（采样目的、对象、标本种类、采集时间、采集部位、标本量、无菌要求的程度、标本采集后特殊处理、标本保存与运输等），并根据现场实际情况进行必要的调整；对需要特殊处理、保存与运输的标本进行明确标注和说明。

（2）目的明确、快速处理：采集标本应以目的明确、快速处理为原则，避免无目的的大范围采集标本，以免因为标本量过多导致实验室检测时间延长，延误疫情诊断时机，无助于疫情病原体的诊断，同时鉴于标本的不可再获得性，应该采集足够的标本种类和数量。

（3）保证标记清晰：标本标记是所有标本辨识的唯一标志，绝对不能出现任何错误。标本采集过程中，应保证采样记录表登记、采样日志记录与样品标记同时进行，并确保编号一一对应;样品编号需要在标本容器表面与容器盖顶上同时进行标记,避免容器与盖子错配,造成标本的交叉污染;确保在低温保藏条件下,记号笔迹不会模糊、标签不会脱落。

(4) 加强个人防护:在标本采集过程中,严格采取预防措施,防止针头等锐器刺伤(尤其是已经采集过患者血液的针头);采样人员应采取适当防护,如使用一次性隔离服、手套、防护口罩(以免飞溅)等防护措施,但应尽量避免出现防护过度,造成人群的恐慌,出现不必要的麻烦。在采集任何患者或健康人体液时,因为不知道其是否携带有病原体,因此,都应按其携带传染性病原体一样对待,采取标准防护措施。

2. 现场采样　在进行现场采样时应严格按照指定采样要求进行,并严格按照相关生物安全规定进行。一般要求在疾病发病早期即开始采集,并根据病程决定采集的频率,采好的标本进行科学分装。应严格无菌操作(血液、脑脊液、胸腔积液、腹腔积液、组织活检、尸检标本),并注意避免不同标本之间的交叉污染。

(1) 细菌学诊断的标本采集要求:细菌性疾病的实验室检查结果主要取决于临床标本的质量、采集时间及方法以及实验人员的经验。

①严格执行无菌操作,尽量避免患者正常菌群或外界环境中杂菌污染标本。采集局部病变处的标本时,不可用消毒剂,必要时宜以无菌生理盐水冲洗,拭干后再取材。从呼吸道、消化道、泌尿生殖道、伤口或体表分离可疑致病菌时,应与其特定部位的正常菌群及临床表现一并加以考虑。

②根据致病菌在患者不同病期的体内分布和排出部位,采集不同的标本。例如,流行性脑膜炎患者取脑脊液、血液或出血淤斑;伤寒患者在病程第1～2周内取血液,第2～3周时可取粪便。应注意尽可能采集病变明显部位的材料。

③应在疾病早期和使用抗菌药物之前采集标本。

④标本必须新鲜,采集后尽快送检,尤其是检测抵抗力弱的细菌。若不能立即送检,应将标本置于特殊的转运培养基中,减缓致病菌的死亡,阻止杂菌的过度生长。送检过程中,除不耐寒冷的脑膜炎奈瑟菌、淋病奈瑟菌等要保温外,多数菌可冷藏运送。

(2) 病毒性疾病的标本采集要求:病毒性疾病通常采集血液、鼻咽分泌液、痰液、粪便、脑脊液、疱疹内容物、活检组织或尸检组织等。

①尽早采集发病初期(急性期)的标本,此时较易检出病毒,越迟阳性率越低。

②适宜部位采取,如呼吸道感染者采取鼻咽洗漱液或痰液;肠道感染者采取粪便;脑内感染者采取脑脊液;皮肤感染者采取病灶组织;有病毒血症时采取血液。

③标本应尽快送检:若距离实验室较远,应将标本放入装有冰块或干冰的容器内送检。病变组织则应保存于50%的甘油缓冲盐水中。污染检材,如鼻咽分泌液、粪便等应加入青霉素、链霉素或庆大霉素等,以免杂菌污染细胞或鸡胚而影响病毒分离。

3. 标本具体采集种类、方法

(1) 血清标本采集:尽可能采集双份血清,用于检测特异性抗体。一般要求急性期(发病7天内或发现时)及恢复期(发病后2～3周),分别采集外周静脉血各5～6 mL,分离后的血清分装于3个塑料螺口血清管中。其中一份0.5 mL左右,用于即将开始的检测;一份检测备份;一份留存。

(2) 呼吸道标本采集:主要有上呼吸道标本(咽拭子、鼻拭子、鼻咽抽取物、咽漱液、痰液等),下呼吸道标本(包括呼吸道抽取物、支气管灌洗液、胸腔积液、肺组织活检标本等)。

(3) 消化道标本采集:主要有患者的粪便和肛拭子等。

(4) 尸体解剖标本采集:不明原因疾病的死亡病例则尽可能采集死亡病例的所有组织器官;应根据疾病的临床表现,采集与疾病有关的重点组织器官标本(如肺、肝穿刺);做病原学研究的组织标本采集得越早越好,疑似病毒性疾病患者的标本采集时间最好不超过死后6 h;病理检查的标本不超过24 h;同种组织每一部位至少采集3份标本,1份用于病原学研究(无菌采集),1份用于病理学研究(固定于福尔马林中),1份用于电镜检查(固定于电镜标本保存液中);重要的组织器官应多部位同时采集标本。

(5) 媒介和动物标本采集:疑似虫媒传染病或动物源性传染病应采集疑似的媒介及宿主动物相关标本。

(6) 其他人体标本采集:包括脑脊液、疱疹液、淋巴结穿刺液等。

(7) 特殊情况下的标本采集:环境标本采集等。

(二) 标本保存

(1) 根据标本种类及检测内容确定标本的保存方式,如细菌检测常需无菌、无抗生素保存,4 ℃或室温(如弧菌)保存;而病毒检测则常需要低温(−20 ℃)保存。血清标本在4 ℃可存放3天、−20 ℃以下长期保存;用于病原体分离和核酸检测的标本应尽快进行检测。

(2) 标本保存应建立严格的标本保存、存取制度及流程,并严格执行。

(3) 应建立标本追踪系统,注明标本基本信息,如编号、标本唯一识别码、采集日期、采集地点、采样人等;患者的基本信息、临床诊断检测结果以及实验室检测信息等,如检测项目、时间、结果。采样人员必须保存原始资料以利于追踪备查。

(4) 标本保存建立严格的生物安全制度,做好标本保存人员的个人防护。

(三) 标本运送

标本运送时要严格做到生物安全,依据病因分析的病原体分类,如果为高致病性病原微生物,应严格按照《病原微生物实验室生物安全管理条例》和《可感染人类的高致病性病原微生物菌(毒)种或样本运输管理规定》《人间传染的病原微生物名录》等有关规定执行。

二、常用实验室检测方法

(一) 病原体形态检测

1. 直接涂片染色镜检 直接涂片染色镜检法可在显微镜下直接观察致病菌的形态、大小、排列方式和染色特点。凡在形态和染色性上具有特征的致病菌,直接涂片染色后镜检有助于初步诊断,特别是有的细菌尚不易进行人工培养,或培养周期较长,可通过直接涂片染色并结合临床表现进行确诊。

2. 电镜技术 电镜常用于病毒的快速诊断。对难以分离培养、形态特殊且病毒数量较多的标本,可用电镜或免疫电镜法直接观察,如轮状病毒、腺病毒等肠道病毒和疱疹病毒的快速诊断,也可以用于确定病毒培养的结果。

(二) 病原体分离培养

病原体培养通常是确定病原体的金标准,但是其最终结果常需要数天或数周才能获得,且不是所有的病原体都可以进行培养。一般而言,细菌能在普通培养基或特殊培养基内生长,病毒及立克次体必须在活组织细胞内增殖,培养时根据不同的病原体选择不同的组织与培养基或动物接种。由于各种细菌的生物学特性有所差异,所采用的培养基和培养方法也不尽相同。

（三）免疫学检测

免疫学检测通常是指在体外进行的抗原-抗体反应，其基本原理就是利用抗原可与相应的抗体特异性结合的特性。抗体检查抗原的称反向试验，抗原、抗体直接结合的称直接反应，抗原和抗体利用载体后相结合的称间接反应。

常用的抗原检测的方法主要有免疫荧光（immunofluorescence，IF）技术、酶免疫法（enzyme immunoassay，EIA）、放射免疫测定法（radioimmunoassay，RIA）、酶联免疫吸附试验（enzyme-linked immunosorbent assay，ELISA）等。

常用的抗体检测方法包括直接凝集试验（direct agglutination test，DAT）、间接凝集试验（indirect agglutination test，IAT）、沉淀试验（precipitation test）、补体结合试验（complement fixation test，CFT）、中和试验（neutralization test，NT）、免疫荧光（IF）技术、放射免疫测定法（RIA）、酶联免疫吸附试验（ELISA）、单扩溶血试验（SRH）等。

（四）分子生物学检测

分子生物学检测已经成为传染性疾病实验室诊断中最常用的方法，主要包括核酸杂交、核酸扩增和核酸序列分析。常用核酸分子杂交技术：① Southern 印迹杂交；② Northern 印迹杂交；③斑点杂交（dot blotting）；④原位杂交（in-situ hybridization）；⑤夹心杂交（三明治杂交）；⑥液相杂交。核酸扩增检测主要有 PCR 或 RT-PCR 或定时定量 PCR、基于核酸序列的扩增，如 NASBA 等。核酸杂交和 PCR 技术不需分离培养，只需检测标本中病原体的特异性核酸片段，即可鉴定出病原体，具有特异性强、敏感度高、快速等特点。

三、实验室结果判断

（一）实验室检测判断原则

在传染病暴发或流行早期，常需要及时对疫情性质进行判断，除需要考虑病例临床表现及流行病学史以外，快速、准确的实验室结果对于确定疫情性质十分重要。当选择实验室检测方法时则往往需要根据疾病的临床表现、流行病学特点等具体情况进行所检测疾病的预判，通常考虑最有可能的一种或多种疾病进行实验室验证。

对于单个病例的实验室诊断，首先需要对急性期病例进行病原学和 IgM 抗体检测，当某种病原体的病原学或 IgM 抗体检测结果为阳性时，则强烈提示该疾病可能系该病原体感染所致，同时也需要考虑是否存在偶合感染的可能，需要采取其他方法进一步证实；如果病原学和 IgM 抗体检测结果均为阴性，并不能完全否认为某病原体感染，而需要采集恢复期标本进一步进行检测证实。一般而言病原体分离培养被公认为是实验室诊断的金标准，常用于实验室结果的最终确认；此外患者恢复期血清较急性期血清中特异性抗体升高 4 倍以上也是疫情判断的重要依据。当实验室检测结果呈现以上两种检测结果之一时，则基本可以确定为该病原体引起。

对于单个、数个病例尤其是新发或罕见疾病病例，常需要用多种实验室方法进行相互印证以确定可能感染的病原体类型。具体疾病的实验室诊断方法的选择及结果判断需要根据病原体特点及疾病流行特征具体判断。

（二）暴发疫情时实验室检测结果判断

当暴发疫情的病例人数较少（如不超过 20 人）时，可根据当地情况尽量对所有病例均开展实验室检测，一般而言超过 60%的患者符合实验室检测结果支持某一种病原体感染时，常可结合疾病临床表现、流行病学特征等情况进行综合判断以确定疫情性质。同时应注意并不一定要求所有病例的实验室结果均为阳性结果。

当暴发疫情的病例人数较多(如超过 30 名病例)时,并不要求对所有病例进行检测,而是可以根据疫情特点及具体情况,仅需对部分病例进行实验室检测(一般要求至少检测 20 人或所有病例的 10%～20%甚至所有病例),当所有被检测病例的实验室检测结果一致并能够解释暴发疫情的临床表现,常可以结合暴发疫情的流行病学特点等因素进行综合判断。当被检测病例的实验室检测结果不一致时,常需要重复检测或应用多种方法检验来具体判断。

(三) 不明原因疾病的实验室检测结果判断

相当多的情况下,由于暴发的疾病的临床特点并无特异性,难以在尽可能小的范围内预判病原体种类,则可能需要进行多种病原体的实验室排查,而且检测结果并无明确的指向甚至会呈现多种病原体检测结果皆表现为阳性的情况,常需要调查人员认真总结归纳病例的典型临床特征,结合流行病学情况对疫情性质进行判定。而判断是否为心因性疾病则需要排除更多可能的病原体并综合考虑具体情况才能进行判断。判断新发传染病的病原体则需要考虑是否符合科赫法则。

如果实验室检测结果与现场调查中所怀疑的主要疾病的临床表现不符,或者检测结果均为阴性时,应考虑所采用的实验室检测方法是否得当、检测试剂是否有效、标本采集时间及种类是否正确、现场调查中是否遗漏重要临床表现等问题,分析可能存在的问题,并及时解决。

第五节 事后评估

一、评估概述

事后评估,也有称之为“行动后学习机制”“任务后检视”等。属于知识萃取和经验萃取的常用方法之一。近年来,在企业管理、行政管理以及公共卫生干预措施评价等领域用得很多,常常用于培训课程以及相关教学案例的开发。

事后评估最早产生于 20 世纪 70 年代的美国,是美军为了获取培训和演练的效果反馈,帮助士兵能够了解自身的缺点和优点而开创的一种方法。之后,该方法被认为是组织管理领域中最成功的自我学习方法,被广泛用于非军方领域(如商业、医疗保健、公共卫生等)。美国很多机构如美国联邦应急管理局(FEMA)、美国疾病控制与预防中心(CDC)等都在使用。

该方法其实是一种结构化的回顾或摘要过程,主要是以开放性讨论的形式,针对某次活动的过程予以回顾性的梳理,最终确定最佳做法、差距和改进措施。在突发事件应急响应的某阶段(一般是在中期)或者结束时,用该方法来确定哪些工作做得好,哪些工作做得不好以及如何改进,并最终形成文档资料并分享这些经验。

二、目的及用途

(一) 目的

通过对事件应对过程的事后评估,能够充分体现突发事件卫生应急响应体系是否健全,发现并确定应对过程中的不足，为改进制订切实可行的步骤。此外，还可以确定外部其他技术领域，改善能力建设，并与其他参与事件应急的人员传播和分享经验，为应急资源调动也提供了依据。

（二）用途

事后评估中通过对事件应对及模拟演练中的关键环节信息的评价，可以促进应对能力的改进，将隐性知识转化为学习，建立团队成员之间的互信。事后评估报告也可以成为内部交流材料及事件应对案例。

通过事后评估，参与事件应急的团队成员能够很快学习并获得经验，对事件应急响应过程进行批判性思考。此外，由于事后评估的过程是开放性的讨论，同行之间可以通过讨论形式进行专业知识和经验交流，通过共享评估结果，发现相似事件应对过程需要改进之处。

三、评估的内容

事后评估重点关注四个核心问题：①本次事件应对的策略或方案是什么？②实际应对过程中，我们是如何执行的？③实际执行情况与原定的策略方案之间的差别？④如何改进或修正我们的执行方案？

四、评估的实施

（一）评估形式

事后评估一般是在突发事件应对过程的某个阶段或者整个过程都结束的时候开始，通常是专注于对某个领域进行研讨，也有的是讲习班的形式，或与开放性讨论形式结合开展。这种开放性研讨通常被称为“热洗”。所有事件应对的参与者都参与讨论过程，还可以邀请其他部门相关人员参与。

需要注意的是，“热洗”应在事件应对后尽快开展，避免产生回忆偏倚。讨论可选择任何会议厅等可以容纳所有参与者的地方，交通方便。整个讨论持续的时间依据情况而定，通常每次讨论时间最多 2 h，时间不宜过长。形成的评估报告一般在讨论后 1～2 周对所有参与讨论者进行分发。

（二）实施过程

1. 前期准备　一旦确定要开展事后评估讨论，组织者（或团队负责人）应在事件应对过程结束的 2 周内向所有参与者发送邀请，举办成现场面对面交流的讨论会，不要通过电话会议等方式。这样确保所有成员都能参与，充分体验现场思考。另外，如果有外单位或部门的参与者，应该在会议之前让其熟悉讨论形式和过程。建议每个成员的发言时间控制在 20 min 内，如果有必要，还可以再选择一次会议来完成议题的讨论。讨论的主持人最好是一位未参与事件应对的外部人员。如果实在没有也可以选择应对团队成员担任，但要让该成员明白自己既是讨论引导者也是团队成员的双重身份。

此外，还要明确整个讨论的引导过程是按照时间顺序，还是按照事件发展、主题或问题的深入顺序。当然也可以两种方式结合。并安排好两位助手分别作为记录员和计时人员。必要时，还要准备好白板、Mark 笔或投影等工具。

2. 开场和引导　主持人应牢记事后评估的四个核心问题，并在开场时重申本次讨论的目的，不去评价事件应对的成功或失败，也要提醒参与者应该对实际发生的事情（客观数据）

分享真实的观察，而不是刻意指责或赞扬。没有人拥有标准的信息或答案，所以每个人都要贡献自己的观点。尽可能营造开放的氛围，如果需要，可以在讨论开始前制订讨论规则。

讨论的主持人可以问一些针对性的问题，并依据现场问题的回答情况一步步引导深入。

3. 提问与讨论 具体提问和回答、讨论等环节是得出评估结果的关键。问题主要是针对四个核心问题提出的。

(1) 预期结果是什么：首先询问参与者最初打算做什么，从事件应对方案设计的目的开始。尽可能提供可能有用的一些提示包括目的和目标是什么、对象是谁、最初的应对周期、涉及的其他单位有哪些、预期的结果和产出是什么、预计会有哪些促进因素和障碍等。

(2) 实际的情况如何：参与者关注发生的事情，而不确定什么是好的、什么是坏的。鼓励他们充分参与讨论，以便所有人都能对所发生的事情提出自己的看法。给参与者几分钟的时间来思考以更好地回答。主持人要想获得群体的最大参与，试着在房间里四处走动，让每个人都有机会发言，或者先问问寡言者们的想法。要求参与者的想法比他们的陈述更具体，避免泛化。经常对团队进行总结或重复，其中可能会掺杂感情因素，但最终给出的建议必须基于事实。

(3) 哪些方面是做得好的及原因：提问和回答尽可能从做得好的方面开始，这样有助于调动现场讨论的气氛，也便于制订策略。在这个阶段，“坏”的方面和“好”的方面都有可能被称赞。尽量不要评判，这会扼杀参与者的积极性。让每个人都被听到，然后进入下一个阶段话题。为了节约时间，也可以直接询问参与者他们认为能够取得的成功的最大因素是什么。

(4) 哪些方面需要提高及如何提高：明确不足将有助于在未来的工作中避免出现类似的问题。主持人可以给予一些提示，如：依据当时掌握的信息和知识，我们还能做得更好吗？依据我们现在所拥有的信息和知识，在未来类似的情况下，我们可以采取什么不同的措施来确保成功？根据专业经验，您对未来的应对过程或具体环节有什么建议？讨论时不要纠结于不足和困难的话题，注意引导参与者不要沉浸在过去的讨论中，要让他们关注点转移到下次类似情况你会做些什么不同的事情呢。

4. 结束讨论 在讨论结束前，主持人要总结本场讨论的要点。讨论应以积极的氛围结束，让所有参与者知道形成报告并分享的途径和时间。团队负责人、主持人及 AAR 的组织者需要最终讨论决定如何撰写报告。并将分发报告的时间和范围告诉所有参与者。

五、事后评估报告

事后评估的最大好处就是能将事件应对的经验作为学习案例进行分享。完整的评估报告应该包括摘要、正文、附件和附表。

摘要部分是对整个事件应对过程或演练总体情况和评估结论的描述，包括事件背景、应对过程、任务完成过程中的优点及不足。

正文部分是对事件应对过程的详细描述，包括事件发生背景（时间、地点、波及范围、伤亡情况、财产损失等）、应对过程（起止时间、人员参与情况、物资及经费投入情况等）、目的及实现目标（包括事件应对目的及具体实现的目标，若是演练还应该陈述演练的目的、类型等）、评估方法、任务完成情况、改进措施及结论。

附件和附表部分主要是对正文部分的具体评估关键内容进行阐述。

参考文献

[1] 冯子健.传染病突发事件处置[M].北京：人民卫生出版社，2013.
[2] 李兰娟，任红.传染病学[M].9版.北京：人民卫生出版社，2018.
[3] 沈洪兵，齐秀英.流行病学[M].8版.北京：人民卫生出版社，2013.
[4] Gregg M B.现场流行病学[M].张顺祥，译.3版.北京：人民卫生出版社，2011.
[5] 吴群红.卫生应急管理[M].北京：人民卫生出版社，2013.
[6] 许树强，王宇.突发事件公共卫生风险评估理论与实践[M].北京：人民卫生出版社，2017.
[7] 杨维中.传染病预警理论与实践[M].北京：人民卫生出版社，2012.

第十二章　核与辐射事件处置

我国核电事业进入快速发展的新时期，军民结合的核燃料工业也在加快建设，放射线技术在工农业生产和医疗、科研等领域广泛应用。同时，我国周边部分国家也在加强核能利用和发展，世界范围内恐怖主义威胁现实存在。当前，一旦发生核或辐射突发事件，如果不能及时、有效开展卫生应急处置，不仅危及我国人民群众身心健康和生命安全，还会影响到我国经济发展和社会稳定。本章将以核与辐射事件现场应急处置为目标，重点介绍核物理与辐射剂量学基础、辐射损伤效应、卫生应急准备、卫生应急响应、核与辐射突发事件的人员应急防护等内容。

第一节　核物理与辐射剂量学基础

辐射剂量学是用理论或实践的方法研究电离辐射与物质相互作用过程中能量传递的规律，并用来预测、估计和控制有关的辐射效应的学科。在核战争或核事故情况下，大批伤员急需进行伤情分类和医疗救护，此时粗略地判断它们的剂量是当务之急，在缺乏物理剂量的情况下，可利用生物剂量学方法判断，如临床症状体征、白细胞计数特别是淋巴细胞计数等简单快速的指标可以尽早尽快地提供粗略的剂量估算，以对伤员进行分类处理。剂量监测可为环境放射性危害评估提供基础数据，对放射工作人员的辐射剂量进行评估，对伤员进行病因诊断和流行病学剂量重建，为放射性疾病的诊治提供依据。

一、核物理基础

（一）核素与同位素

核素是指具有一定数目质子和一定数目中子的一种原子。质量数相同，但质子数不同，是不同的核素；中子数相同，但质子数不同，也是不同的核素；中子数、质子数都相同，但其原子核的“能态”不同——“同核异能态”。

同位素是指在元素周期表的“同一”位置，具有相同的质子数、不同的中子数的元素。如元素氢（H），有^{1}H（氢或氕）、^{2}H（氘）、^{3}H（氚）三种同位素。

（二）放射性及其单位

放射性物质的衰变具有统计学性质，它服从指数衰减规律。在数学上表示为：

$$-dN=\lambda N dt$$

N 是 t 时刻的原子核数目；λ 是放射性衰变常数，即一个原子核在单位时间内发生衰变的概率，它与外界条件（温度、压力、磁场等）无关，表示该原子核的一种固有性质。

在核物理中常用的另一个比较直观、易于理解的量为放射性核素的半衰期（$T_{1/2}$），它表示原子核数衰减一半所需要的时间，即 $N=N_0/2$ 时的 t 值：

$$T_{1/2}=\frac{\ln 2}{\lambda}\approx\frac{0.693}{\lambda}$$

放射性活度(A)定义为单位时间内放射性物质发生衰变的原子核数,因此:

$$A = -\frac{\mathrm{d}N}{\mathrm{d}t} = \lambda N = \lambda N_0 \mathrm{e}^{-\lambda t} = A_0 \mathrm{e}^{-\lambda t}$$

放射性活度的国际制(SI)单位是贝克勒尔,符号 Bq,它定义为 1 核衰变/秒。1 居里(Ci)$=3.7\times10^{10}$ Bq。其定义是质量为 1 g 的^{226}Ra 的放射性活度。

(三) 放射性核素及其衰变特征

某些核素能自发地发射 α、β 等带电粒子,或 γ 光子,或轨道电子俘获后释放 X 射线,或发生自发裂变,这样的核素称为放射性核素。放射性核素都能自发地发射一种或多种射线并同时改变能量状态,或转变为另一种核素,这种过程称为放射性衰变,衰变的主要类型有 α 衰变、β 衰变和 γ 衰变等。

α 衰变:

$${}^{A}_{Z}\mathrm{X} \rightarrow {}^{A-4}_{Z-2}\mathrm{Y} + {}^{4}_{2}\mathrm{He}$$

β 衰变:

$${}^{1}_{0}\mathrm{n} \rightarrow {}^{1}_{1}\mathrm{p} + \beta^{-}$$

β 衰变分为 β^-、β^+ 和电子俘获三种情况。

γ 衰变:有些放射性核素在发生 α 或 β 衰变后,生成的子核往往处于激发状态,这个状态是不稳定的,它们将通过发射 γ 射线的方式,释放出多余的能量,跃迁到低能态或基态,这个过程叫 γ 衰变。例如,^{60}Co 的 β 衰变伴随两组强度均大于 99%的 γ 射线,其能量分别为 1.17 MeV和 1.33 MeV。

二、辐射剂量学基础

(一) 剂量学基本物理量

1. 吸收剂量 吸收剂量(D)是电离辐射授予体积元内物质的平均能量(dε)除以该体积元的质量(dm)而得的商,即:

$$D = \frac{\mathrm{d}\varepsilon}{\mathrm{d}m}$$

吸收剂量的 SI 单位是 J·kg^{-1},SI 单位的专门名称是戈瑞(Gray),符号是 Gy,1 Gy=1 J·kg^{-1}。过去曾用的吸收剂量的专用单位是拉德,其符号为 rad,1 rad=0.01 Gy。

2. 当量剂量 组织或器官的当量剂量,可用下式计算:

$$H_{\mathrm{T}} = \sum w_{\mathrm{R}} D_{\mathrm{TR}}$$

式中:w_{R}是辐射 R 的权重因子,D_{TR}是辐射 R 在一个组织或器官中引起的平均吸收剂量。

3. 有效剂量 有效剂量 E 可用下式计算,其中 w_{T}是组织权重因子:

$$E = \sum w_{\mathrm{T}} H_{\mathrm{T}}$$

器官当量剂量和有效剂量的单位为 J·kg^{-1},其单位的专用名为希沃特(Sv)。

(二) 辐射防护实用量

1. 周围剂量当量 辐射场中某一点的周围剂量当量 $H^*(d)$,是在相应的齐向扩展辐射场中,在 ICRU 球内与齐向场方向相反的半径上,深度为 d 处的剂量当量。其单位为 J·kg^{-1},其单位的专用名为希沃特(Sv)。

2. 定向剂量当量 辐射场中某点处的定向剂量当量 $H'(d,\Omega)$，是由相应的扩展场在ICRU球内在指定方向的半径上深度为 d 处所产生的剂量当量，单位为 $J \cdot kg^{-1}$，单位的专用名为希沃特(Sv)。

3. 个人剂量当量 个人剂量当量 Hp(d)，是在身体表面下，深度 d 处组织的剂量当量。单位为 $J \cdot kg^{-1}$，专用名为希沃特(Sv)。对弱贯穿辐射，皮肤和眼晶体的 Hp(d)分别为 Hp(0.07)和 Hp(3)；对强贯穿辐射，深度为 10 mm，表示为 Hp(10)。

Hp(d)用一个佩戴在身体表面的个人剂量计来测量。在职业辐射照射中，最重要的剂量学量是个人剂量当量，Hp(d)。

三、物理剂量估算

(一) 物理剂量估算的基本原则

物理剂量估算遵循 4 大原则：①即时发现，即刻处理和报告。②寻找客观判断依据。③在辐射防护剂量范围内，应不出现低估和过大的高估。④有临床意义的剂量，应尽可能准确、可靠。

(二) 物理剂量估算的一般程序

1. 一般核辐射事故

(1) 第一阶段(事故后 0～6 h)：估算出事故受照人员的初步剂量，为下阶段工作直至最终剂量报告累积原始资料。

①收回事故受照人员和在场者全部个人剂量计并测量。

②检查并登记事故现场及附近的所有固定式的监测仪表和记录剂量仪表的数据。

③应尽可能地收集可供剂量测量的样品。

④若存在或疑有中子照射，应采集事故受照人员和有关人员的生物样品和所携带金属样品。

⑤了解事故发生的原因、经过和人员受照条件。

⑥对事故受照人员的剂量做初步估算。

(2) 第二阶段(事故后 7～71 h)：复查修正第一阶段的初步估算结果，给出事故受照人员的初步剂量估算，为下阶段工作直至最终剂量报告累积原始资料。利用已有的剂量估算方法和计算机程序进行剂量计算，进行人体剂量分布测量。

(3) 第三阶段(事故 73 h 后)：提出最终剂量报告。

①进行染色体畸变检查、微核率分析，估计出事故受照人员的生物剂量。

②若有中子照射，参照有关中子的剂量转换因子估算中子剂量并做出评价。

③若做人体模型剂量模拟测量，对测量结果进行处理和分析。

④比较物理剂量与生物、生物化学分析、血常规检查所得到的人体平均剂量，并与临床指征估计的病情程度比较。

⑤给出事故个人受照剂量的最终报告。

⑥总结剂量工作。

四、放射生物剂量估算

利用电离辐射所诱发的生物效应，估算机体的受照剂量和预测、评估危害的指标，称为辐射生物效应指标，也称放射生物剂量学指标。

1. 临床应急指标　主要是指大剂量急性电离辐射照射者所表现出来的临床症状、体征和临床检验指标。临床症状、体征，如恶心、呕吐、腹痛、腹泻、皮肤红斑、腮腺肿大等；临床检验指标，如外周血白细胞计数特别是淋巴细胞计数、骨髓象、免疫功能、体液生化、精子计数等。这些指标以电离辐射的确定性效应为基础，旨在迅速粗估剂量水平，以进行损伤早期分型、应急处理和判断预后。

2. 生物剂量计　生物剂量计是指剂量、效应关系好，能够用于估算受照剂量的生物剂量学指标。如外周血淋巴细胞计数、染色体畸变、微核、体细胞基因突变和电子自旋共振(ESR)等。

目前用于估算辐射剂量的生物学方法有很多，但染色体畸变分析是应用最早、发展最为成熟、至今仍为人们认可的一种方法。染色体对辐射相当敏感，它可以很好地反映电离辐射的剂量-效应曲线，在物理测量不能实施的情况下，染色体畸变分析显示出其特有的优点。现今，染色体畸变分析作为生物受照剂量测定方法已在国内外辐射事故中得到了广泛的应用。该方法对一次急性全身外照射的剂量估算较为可靠，对局部或分次外照射剂量的估算有一定的不确定性。不适用于小剂量长期慢性外照射的累积剂量及放射性核素体内污染的内照射剂量的估算。用染色体畸变分析方法估算辐射剂量的范围一般为 0.5～5 Gy。最好在事故后 48 h 内取血进行培养，最迟不宜超过事故后 6～8 周。

微核是细胞分裂后期滞后的染色体片段、1 条或多条染色体组成的核状小体。辐射诱发的微核率与染色体畸变率存在着良好的相关性。淋巴细胞微核的计数通常以微核率和微核细胞率表示。微核率与辐射剂量的剂量-效应关系与染色体畸变的剂量-效应关系相同。

第二节　辐射损伤效应

电离辐射作用于人体后，其能量传递给机体的分子、细胞、组织和器官所造成的形态和功能的后果，称为辐射生物效应。在较大剂量的辐射照射全身后，机体内几乎所有系统、器官和组织均可发生形态和功能的改变，从而导致有害的后果。但是，在一定剂量的辐射作用下，各组织所产生的损伤效应的严重程度有较大的差异，这主要与各种组织的辐射敏感性有关。

一、辐射敏感性

辐射敏感性是指细胞、组织、机体或任何生物体对辐射作用的相对敏感程度。人体各种组织或器官的辐射敏感性大致可分为四类，见表 12-2-1。

表 12-2-1　人体组织的辐射敏感性

辐射敏感性	组织和器官
高度敏感	淋巴组织(淋巴细胞和幼稚淋巴细胞)、胸腺(胸腺细胞)、骨髓组织(幼稚的红细胞、粒细胞和巨核细胞)、胃肠上皮(尤其是小肠隐窝上皮细胞)、性腺(睾丸和卵巢的性细胞)、胚胎组织
中度敏感	感觉器官(角膜、晶状体、结膜)，内皮细胞(主要是血管、血窦和淋巴管的内皮细胞)，皮肤上皮，唾液腺，肾、肝、肺组织的上皮细胞

续表

辐射敏感性	组织和器官
低度敏感	中枢神经系统、内分泌腺(性腺除外)、心脏
不敏感	肌肉组织、软骨及骨组织、结缔组织

二、辐射效应分类

辐射效应有多种分类方式,按其作用机理可分为随机性效应和确定性效应。按辐射作用产生损伤效应的客体,辐射生物效应又可分为躯体效应和遗传效应。躯体效应是指辐射所致的、显现在受照者本人身上的有害效应,因此,确定性效应都属于躯体效应。遗传效应是辐射所致的、显现在受照者后代身上的有害效应。随机性效应可以是躯体效应(辐射诱发的癌症),也可以是遗传效应(损伤发生在受照者的后代)。

(一) 确定性效应

确定性效应是指通常情况下存在剂量阈值的一种辐射效应(如眼晶状体的白内障、皮肤的良性损伤等),剂量超过阈值后,剂量越高则效应的严重程度越大,见表 12-2-2。

表 12-2-2　急性和慢性照射导致成人出现确定性效应(致畸效应除外)的大概剂量阈值(ED_0)

组　织	效　应	急性照射的 ED_0/Gy	慢性照射的 ED_0/($Gy \cdot a^{-1}$)
全身	早死	1.5	—
	早期临床症状(如恶心、呕吐)	0.5	—
骨髓	早死	1.5	—
	造血功能抑制	0.5	>0.4
肺脏	早死	6	—
	肺炎(非致死性损伤)	3～5	—
皮肤	红斑	3	—
	干性脱屑	5	—
	湿性脱屑	15	—
	坏死	50	—
甲状腺	甲状腺功能减退症	5～10	—
眼晶状体	可检出的混浊	0.5	>0.1
	视力障碍(白内障)	2～10(低 LET 辐射)	>0.15(低 LET 辐射)
		1～2(高 LET 辐射)	—
睾丸	暂时不育	0.15	>0.4
	永久不育	3.5	>2

续表

组 织	效 应	急性照射的 ED_0/Gy	慢性照射的 ED_0/($Gy \cdot a^{-1}$)
卵巢	暂时不育	0.65	>0.2
	永久不育	2.5～6	>0.2
胎儿	畸形	0.1(胎儿吸收剂量)	—

（二）随机性效应

随机性效应是指发生概率与剂量成正比而严重程度与剂量无关的辐射效应。一般认为，在辐射防护感兴趣的低剂量范围内，这种效应的发生不存在剂量阈值，主要的随机性效应是致癌效应和遗传效应。

1. 致癌效应 致癌效应是最主要的随机性效应。这种效应发生概率随照射剂量的增加而增大，其严重程度与照射剂量无关。联合国原子辐射效应科学委员会(UNSCEAR)1986 年报告推荐的辐射诱发肿瘤潜伏期中位时间为 20～30 年。人体不同组织和器官对辐射致癌效应的敏感性明显不同，敏感性最高的组织是甲状腺和骨髓，以白血病的发生率最多(特别是髓性白血病)。辐射诱发肿瘤的潜伏期随不同脏器、不同肿瘤类型而异，见表12-2-3。

表 12-2-3 辐射诱发人体部分恶性肿瘤的潜伏期

肿瘤类型	潜伏期(年，约数)		
	最低	平均	全部表现期
白血病	2～4	10	25～30
骨肉瘤	2～4	15	25～30
甲状腺癌	4～10	20	>40
乳腺癌	5～15	23	>40
其他实体瘤	10	20～30	>40

2. 遗传效应 如果辐射引起生殖细胞的损伤，这个损伤(突变或染色体畸变)可以传递下去并表现为受照者后代的遗传紊乱，这种随机性效应称为遗传效应。

三、常见放射损伤类型

（一）外照射急性放射病

外照射急性放射病是指人体一次或短时间(数日)内受到大剂量照射引起的全身性疾病。当人体受到大于 1 Gy 均匀或比较均匀的全身照射即可引起急性放射病。临床上根据其受照剂量大小、临床特点和基本病理改变，分为骨髓型急性放射病、肠型急性放射病、脑型急性放射病三种类型。

1. 骨髓型急性放射病 照射剂量范围为 1～10 Gy，是以骨髓造血障碍为基本损伤，以白细胞和血小板计数减少、感染、出血等为主要临床表现，具有典型阶段性病程的急性放射病。按其吸收剂量的大小及病情的严重程度，又分为轻、中、重和极重度四度，具有初期、假愈期、极期和恢复期四个阶段病程。

2. 肠型急性放射病 照射剂量范围为10～50 Gy，是以胃肠道损伤(肠黏膜坏死脱落)为基本病变，以频繁呕吐、严重腹泻、腹痛以及水、电解质代谢严重紊乱为主要临床表现，具有初期、假愈期和极期三个阶段病程的严重的急性放射病。

3. 脑型急性放射病 照射剂量在50 Gy以上，是以脑组织损伤为基本病变，以意识障碍、定向力丧失、共济失调、肌张力增强、抽搐、震颤等中枢神经系统症状为主要临床表现，具有初期和极期两个阶段病程的极其严重的急性放射病。

急性放射病可参见表12-2-4和图12-2-1做出初步的分度诊断。

表12-2-4 骨髓型急性放射病的初期反应和受照剂量下限

分度	初期表现	照后1～2天淋巴细胞绝对数最低值/(×10^9/L)	受照剂量下限/Gy
轻度	乏力、不适、食欲减退	1.2	1.0
中度	头昏、乏力、食欲减退、恶心，1～2 h后呕吐、白细胞数短暂上升后下降	0.9	2.0
重度	1 h后多次呕吐，可有腹泻，腮腺肿大，白细胞计数明显下降	0.6	4.0
极重度	1 h内多次呕吐和腹泻、休克、腮腺肿大，白细胞计数急剧下降	0.3	6.0

(二) 小剂量外照射放射损伤

正常人群受到较小剂量(<1 Gy)射线一次全身外照射后，主要出现以自主神经系统功能紊乱为主的早期临床症状，在受照后1～2天内可自行消失，也可能出现血常规改变，见表12-2-5。在小剂量外照射情况下，症状的发生率与受照剂量的关系不如大剂量外照射时明显，而且特异性较差；血常规变化与受照剂量的大小有一定关系，但就个体来说波动很大。

表12-2-5 人体受到小剂量外照射后早期临床表现

受照剂量/Gy	早期临床症状	血液学变化
<0.1	无症状	血常规基本上在正常范围内波动
0.1～0.25	基本无症状	白细胞计数变化不明显，淋巴细胞计数可有暂时性下降
0.25～0.50	个别人(约2%)出现轻微症状：头晕、乏力、食欲不振、睡眠障碍等	白细胞和淋巴细胞计数略有减少
0.50～1.00	少数人(约5%)出现轻度症状：头晕、乏力、食欲减退、失眠、口渴等	淋巴细胞、白细胞和血小板计数轻度减少

(三) 放射性皮肤损伤

放射性皮肤损伤是指身体局部受到一次或短时间(数日)内多次大剂量(X、γ及β射线等)外照射所引起的急性放射性皮炎及放射性皮肤溃疡。急性放射性皮肤损伤分度诊断标

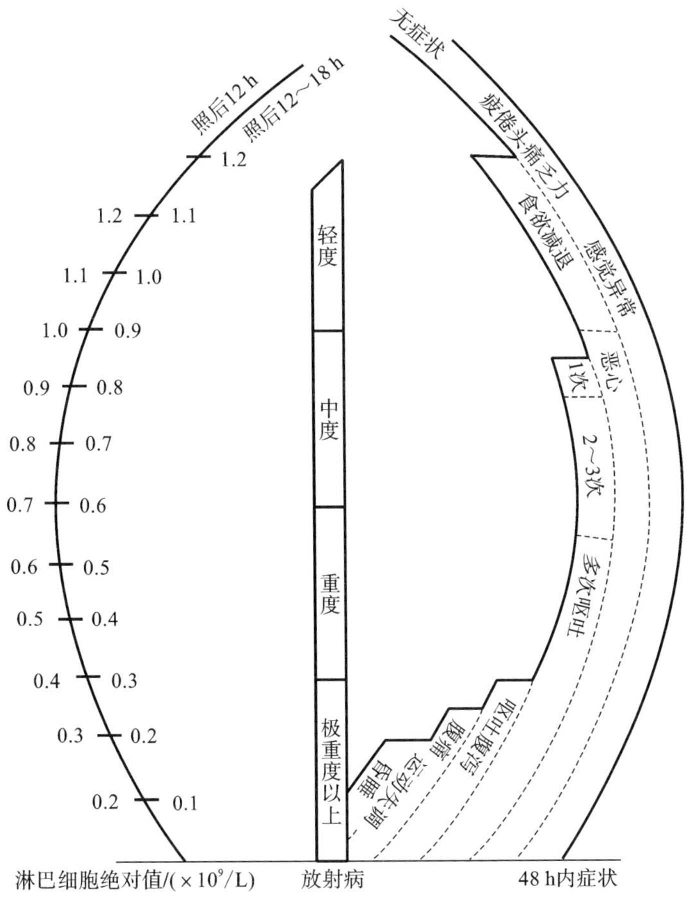

图 12-2-1　急性放射病早期诊断图

注：按照后 12 h 或 24～48 h 内淋巴细胞绝对值和该时间内患者出现过的最重症状（图右柱内侧实线下角）做一连线通过中央柱，柱内所标志的程度就是患者可能的诊断；如在照后 6 h 对患者进行诊断，则仅根据患者出现过的最重症状（图右柱内侧实线的上缘）做一水平横线至中央柱，依柱内所标志的程度加以判断，但其误差较照后 24～48 h 判断时大。第一次淋巴细胞检查应在使用肾上腺皮质激素和抗辐射药物前进行。在全面检查和严密观察病情发展的过程中，可参见表 12-2-4 进行综合分析，进一步确定临床分度及分期诊断。

准见表 12-2-6。

表 12-2-6　急性放射性皮肤损伤分度诊断标准

分　度	初期反应期	假　愈　期	临床症状明显期	参考剂量/Gy
Ⅰ	—	—	毛囊丘疹、暂时脱毛	≥3
Ⅱ	红斑	2～6 周	脱毛、红斑	≥5
Ⅲ	红斑、烧灼感	1～3 周	二次红斑、水疱	≥10
Ⅳ	红斑、麻木、瘙痒、水肿、刺痛	数小时～10 天	二次红斑、水疱、坏死、溃疡	≥20

注：引自国家职业卫生标准 GBZ 106—2016 职业性放射性皮肤损伤诊断标准。

（四）内照射放射损伤

放射性核素经呼吸道、胃肠道、皮肤和伤口进入体内，或者体内放射性核素的含量超过自然量，对人体产生持续性照射，称为内照射。放射性核素进入体内的吸收、分布和排泄过程较为复杂，不同放射性核素的吸收量、蓄积部位、排出速度，因放射性核素的理化特性、进入体内的途径以及体内蓄积部位的不同，有很大差别。某些放射性核素选择性蓄积于某些器官，造成靶器官的严重损伤，如亲骨型核素（^{90}Sr、^{226}Ra、^{239}Pu），对骨髓造血功能和骨骼的损伤严重，晚期可诱发骨肿瘤。^{131}I 是核泄漏散发出的主要放射性物质之一，在体内主要蓄积于甲状腺，可引发甲状腺功能低下或甲状腺癌等。

（五）放射复合伤

人体同时或相继受到两种以上致伤因素作用而发生的损伤，称为复合伤。放射复合伤是指放射损伤同非放射损伤的复合伤。放射复合伤的伤情以单一损伤为基础，并参照各种损伤之间的相互影响和加重作用分为轻度、中度、重度和极重度。以放射损伤为主的复合伤，其病程与单纯急性放射病的特点相同，有明显的阶段性，可分为四期：初期、假愈期、极期和恢复期。主要临床表现为胃肠功能紊乱、造血障碍、感染和出血，病变严重程度主要取决于辐射剂量。

四、核爆炸损伤效应

核武器是利用原子核裂变或聚变反应，瞬间释放出巨大能量，造成大规模致伤和破坏作用的武器。核爆炸瞬间产生的巨大能量，形成光辐射、冲击波、早期核辐射和放射性沾染四种致伤破坏因素。前三种因素的作用时间，均在爆后的几秒至几十秒，故称为瞬时致伤因素。放射性沾染的作用时间长，可持续几天、几周或更长时间，以其放射性危害人体健康，因此，其被称为剩余核辐射。此外，由核爆炸释放的 γ 射线，使空气分子电离，形成核电磁脉冲，它的作用时间不到 1 s。其主要是破坏和干扰电子和电气设备，对人体中枢神经、内分泌与心血管系统等有一定影响。在 30 km 高度以下大气层的核爆炸中，上述四种致伤破坏因素在爆炸总能量中所占比例大致为光辐射 35%，冲击波 50%，早期核辐射 5%，放射性沾染 10%。

（一）光辐射

光辐射是指核爆炸瞬间产生的几千万度高温的火球向四周辐射光和热，光辐射也称热辐射。光辐射可引起体表皮肤、黏膜等烧伤，称为直接烧伤或光辐射烧伤。在光辐射作用下，建筑物、工事和服装等着火引起人体烧伤，称为间接烧伤或火焰烧伤。光辐射烧伤主要引起身体暴露部位烧伤、呼吸道烧伤、眼底烧伤和闪光盲。

（二）冲击波

核爆炸形成的高温高压火球猛烈向外膨胀，压缩周围的空气层，形成一个球形的空气密度极高的压缩区。随着压缩区向外迅速运动，其后形成一个球形的低于正常大气压的稀疏区。两个区域紧密相连，在介质中迅速传播，形成了核爆炸的冲击波。

冲击波损伤，简称冲击伤，是冲击波直接或间接作用于人体所造成的各种损伤。直接冲击伤主要由超压、负压和动压引起，其中超压和负压主要伤及心、肺、胃肠道、膀胱等含气体或液体的脏器，以及密度不同的组织之间的连接部位；动压主要引起肝、脾破裂，软组织撕裂，颅脑损伤，骨折，脱臼甚至肢体离散等。间接冲击伤主要由各种工事、建筑物倒塌，产生大量高速飞射物引起，常见类型有挤压伤、砸伤、飞石伤、玻片伤、泥沙堵塞上呼吸道导致窒息等。

（三）早期核辐射

早期核辐射是核爆炸特有的一种致伤因素，又称贯穿辐射，是核爆炸后最初十几秒钟内产生的 γ 射线和中子流。早期核辐射是核武器所特有的致伤因素。当人体受到一定剂量的照射后，可能引起急性放射病，也可能发生小剂量外照射生物效应。

（四）放射性沾染

核爆炸时产生的大量放射性核素，在高温下气化分散于火球内，当火球冷却后与微尘以及由地面上升的尘土凝结成放射性微粒，受重力作用向地面沉降，称放射性落下灰。由此造成空气、地面、水源、各种物体和人体的沾染称为放射性沾染。放射性落下灰组成成分包括核裂变产物、感生放射性核素和未裂变的核装料三个部分，主要发射 β、γ 射线。

放射性沾染对人体的损伤有三种方式。

1. 外照射损伤　人体在严重沾染区停留，受到 γ 射线外照射剂量＞1 Gy 时，可引起外照射急性放射病，是放射性落下灰对人体的主要损伤。

2. 内照射损伤　放射性落下灰通过各种途径进入体内，当体内放射性核素达到一定沉积量时，可引起内照射损伤。

3. β 射线皮肤损伤　放射性落下灰直接接触皮肤，当剂量＞5 Gy 时，可引起 β 射线皮肤损伤。在沾染区停留较久而又没有防护的人员，可能同时受到三种方式的复合损伤。

第三节　卫生应急准备

一、定义及分类

核与辐射突发事件是指突然发生的核设施、放射源及射线装置失控，造成或可能造成人体伤亡或环境放射性污染和严重社会影响的事件。主要包括核事故、辐射事故、核辐射恐怖袭击事件等。

（一）核事故

核事故，是指核设施内的核燃料、放射性产物、放射性废物或者运入运出核设施的核材料所发生的放射性、毒害性、爆炸性或者其他危害性事故，或者一系列事故。

根据核事故性质、严重程度及辐射后果影响范围，核事故应急状态分为应急待命、厂房应急、场区应急、场外应急（总体应急），分别对应Ⅳ级响应、Ⅲ级响应、Ⅱ级响应、Ⅰ级响应。当出现可能危及核设施安全运行的工况或事件时，核设施进入应急待命状态，启动Ⅳ级响应；当核设施出现或可能出现放射性物质释放，事故后果影响范围仅限于核设施场区局部区域时，核设施进入厂房应急状态，启动Ⅲ级响应；当核设施出现或可能出现放射性物质释放，事故后果影响扩大到整个场址区域（场内），但尚未对场址区域外公众和环境造成严重影响时，核设施进入场区应急状态，启动Ⅱ级响应；当核设施出现或可能出现向环境释放大量放射性物质，事故后果超越场区边界，可能严重危及公众健康和环境安全时，进入场外应急状态，启动Ⅰ级响应。

（二）辐射事故

辐射事故，是指放射源丢失、被盗、失控，或者放射性同位素和射线装置失控导致人员受到意外的异常照射。根据辐射事故的性质、严重程度、可控性和影响范围等因素，从重到轻将辐射事故分为特别重大辐射事故、重大辐射事故、较大辐射事故和一般辐射事故四个等级。

1. 特别重大辐射事故 特别重大辐射事故是指Ⅰ类、Ⅱ类放射源丢失、被盗、失控造成大范围严重辐射污染后果，或者造成3人（含3人）以上急性死亡的事故。

2. 重大辐射事故 重大辐射事故是指Ⅰ类、Ⅱ类放射源丢失、被盗、失控，或者造成2人以下（含2人）急性死亡或者10人以上（含10人）急性重度放射病、局部器官残疾的事故。

3. 较大辐射事故 较大辐射事故是指Ⅲ类放射源丢失、被盗、失控，或者造成9人以下（含9人）急性重度放射病、局部器官残疾的事故。

4. 一般辐射事故 一般辐射事故是指Ⅳ类、Ⅴ类放射源丢失、被盗、失控，或者造成人员超年剂量限值照射的事故。

（三）核辐射恐怖袭击事件

核辐射恐怖袭击事件是指以危害人员、财产或环境为目的，非法、故意地拥有放射性材料（核材料或其他放射性物质），通过使用或威胁使用能释放放射性物质的装置，或通过袭击或威胁袭击核设施引起放射性物质的释放，导致显著数量人群伤亡或造成社会心理影响，从而破坏国家公务、民众生活、社会安定与经济发展等的恐怖事件。

二、核与辐射突发事件特点

核事故、辐射事故和核辐射恐怖袭击事件有其共同特点，也有较大差别。其共同特点就是都具有放射性或放射性物质的释放，不同点在于影响范围、持续时间和严重程度有很大差别。因此，核与辐射突发事件的特点主要有以下几点。

（1）事件突发，时间和地点难以预料：除核设施、乏燃料库和大型辐照装置外，其他核与辐射突发事件，如放射性物质散布事件、核装置爆炸事件等，发生的地点往往难以预料，因而在核与辐射突发事件发生后，要迅速做出反应，不仅要求有完善的应急预案和应急实施方案，同时还要求组建装备精良、反应迅速的专业技术队伍，高效的应急组织机构，确保发生核与辐射突发事件后，能快速、有效地展开应急处置。

（2）事件严重程度、影响范围及后果有很大差异：核事故、辐射事故和核辐射恐怖袭击事件的严重程度、影响范围及后果有很大差异。核事故发生概率较低，但是一旦发生，其严重程度、影响范围较大。辐射事故发生后的严重程度、影响范围、受照射人数较小。核辐射恐怖袭击事件则根据袭击类型不同而不同，核辐射恐怖袭击事件一般分为四种类型：①利用放射性物质散布装置（如“脏弹”）实施袭击；②袭击或破坏核电厂等核设施造成核事故导致放射性物质向环境释放；③非法获得特殊核材料制造粗糙核装置（IND）实施核爆炸；④非法获取完整核武器实施核爆炸。其中第一种类型事件危害相对较小，但发生概率较大，其他三种类型事件危害较大，但发生概率相对较低。

（3）可有多种照射途径，辐射源、后果、伤情复杂：核与辐射突发事件所涉及的辐射源可以是多种多样的。在各类辐射源中，有α、β、γ辐射源；可以是液体、固体和粉末状源；也可以是短寿命或长寿命放射性核素，其生物学作用和毒性也可有很大区别。除全身外照射途径外，还可有皮肤的局部照射和内照射。在内照射途径中，放射性物质可通过呼吸道、消化道、伤口、皮肤等途径侵入体内。有些放射性核素还可通过不同的食物链进入体内。根据不同的核素及不同的射线种类，不同的照射方式和不同的辐射剂量，其后果和伤情也不同。辐射引起的健康效应可能在受照射后几小时、几天、几周或几年，甚至几十年后才表现出来，伤情复杂。

(4) 可造成明显的社会心理影响与后果：核与辐射突发事件极易引起人们严重的心理恐惧，造成人群心理焦虑、恐慌、神经内分泌紊乱，从而影响身体健康，人们往往把心理恐慌导致的身体不适又归结于辐射影响，加剧心理恐慌，形成恶性循环。社会心理恐慌不仅对人们个体身体健康产生影响，这种恐慌还往往是群体性的，其社会影响极大，可干扰、破坏正常的生活和生产秩序，造成重大经济损失，具有重大的国际影响，甚至影响社会稳定和国家安全。

(5) 应急处理的专业技术性强，投入力量大，持续时间长：核与辐射突发事件的处置，无论是放射性检测、剂量估算、风险评估、去污洗消，还是放射性损伤救治等都是专业性很强的工作，尤其是核事故的应急处置专业技术性更强，投入力量更大，持续时间更长。

三、国际核事故(事件)分级

国际核事件分级表(INES)将核事件分为七级：4～7级为较高级别，定义为事故；1～3级为较低级别，定义为事件；分级表以下(零级)归类为不具有安全意义的事件，定义为偏离。与核安全无关的事件被定义为分级表以外。具体分级见表12-3-1。

表 12-3-1　国际核事件分级表(INES)分级的一般描述

INES 分级	人群和环境影响	厂内影响	纵深防御
7级 特大事故	放射性物质大量释放，产生大范围的健康和环境影响，需要执行计划与扩展对策	—	—
6级 严重事故	放射性物质的显著释放，可能需要执行计划对策	—	—
5级 具有场外风险的事故	放射性物质有限释放，可能需要部分执行计划对策； 辐射致数人死亡	反应堆堆芯严重受损； 大量可能导致公众暴露的放射性物质泄漏	—
4级 具有局部风险的事故	放射性物质少量释放，可能需要部分执行计划对策； 辐射致1人死亡	燃料溶解或者损伤导致反应堆堆芯0.1%的物质泄漏； 大量可导致公众暴露的放射性物质泄漏	核电厂接近发生事故，安全保护措施全部失效； 高活度放射性源被盗或丢失； 高放射性源被转移至无法处理的地点

续表

INES 分级	人群和环境影响	厂内影响	纵深防御
3 级 严重事件	辐射造成工作人员的暴露超过十倍剂量限值； 辐射没有导致严重的确定性效应	操作区的剂量率超过 1 Sv/h； 某区域出现设计外的严重污染	安全措施明显失效； 发现高放射性源，但封装完好； 高放射性源转移时没有得到妥善的防护
2 级 事件	辐射导致公众的暴露超过 10 mSv； 导致工作人员的暴露超过年剂量限值	操作区的剂量率超过 50 mSv/h； 某区域出现设计外的显著污染	一些公众受到超过年剂量限值的照射； 纵深防御的安全组成部分中出现问题； 一些低放射性源被盗或丢失
1 级 异常	—	—	—
分级表以外(0 级)	—		

四、核应急体系

1. 应急管理组织体系 我国核应急工作实行三级管理，即国家核应急组织、核设施所在省(区、市)核应急组织以及核设施营运单位核应急组织。

(1) 国家核应急组织：国家核事故应急协调委员会(国家核应急协调委)负责组织协调全国核事故应急准备和应急处置工作。国家核应急协调委由工业和信息化部、国防科工局、应急管理部、生态环境部、公安部、国家卫生健康委员会、军队有关部门等单位组成。国家核应急协调委的日常工作由设在国防科工局的国家核事故应急办公室(简称国家核应急办)承担。

国家核应急协调委设立专家委员会和联络组员分别为国家核应急工作重大决策和重要规划以及核事故应对工作提供咨询和建议，承担国家核应急协调委交办的事项。

(2) 核设施所在省(区、市)核应急组织：省级人民政府根据有关规定和工作需要成立省(区、市)核应急委员会(简称省核应急委)，由有关职能部门、相关市县、核设施营运单位的负责同志组成，负责本行政区域核事故应急准备与应急处置工作，统一指挥本行政区域核事故场外应急响应行动。未成立核应急委的省级人民政府指定部门负责本行政区域核事故应急准备与应急处置工作，或由省级人民政府直接领导、组织、协调本行政区域场外核应急工作。

省核应急委设立专家组，提供决策咨询，设立省核事故应急办公室(以下称省核应急办)，承担省核应急委的日常工作。

(3) 核设施营运单位核应急组织：核设施营运单位核应急指挥部负责组织场内核应急准备与应急处置工作，统一指挥本单位的核应急响应行动，配合和协助做好场外核应急准备与响应工作，及时提出进入场外应急状态和采取场外应急防护措施的建议。

2. 职责任务　核和辐射事故卫生应急是国家总体应急的重要组成部分。核和辐射事故卫生应急的主要任务是抢救受伤和辐射损伤的人员，保护广大公众的身心健康，最大限度地减轻核和辐射事故造成的损失和不良后果。

（1）核事故医学应急：国家卫生健康委员会作为国家核事故应急协调委员会的成员之一，负责全国核事故卫生应急的组织和协调工作。2013 年修订的《国家核应急预案》中规定国家卫生健康委员会在国家核应急工作中的主要职责：

①负责组织、协调、指导全国卫生系统有关单位及地方卫生计生系统做好核应急准备相关工作，以及全国核应急医学技术支持体系建设和相关管理工作。

②在应急情况下，根据情况提出保护公众健康（含心理健康）的措施建议，组织医学应急支援，指导、支持地方卫生计生系统开展饮水和食品的应急辐射监测，参与事故调查，开展健康效应评价，组织对受过量照射人员的医学跟踪。

（2）辐射事故医学应急：国家卫生健康委员会根据《放射性同位素与射线装置安全和防护条例》的相关规定，承担辐射事故应急中的医疗卫生应急工作。

①在事故处理工作中，卫生主管部门负责辐射事故的医疗应急。

②发生辐射事故的单位应当立即将可能受到辐射伤害的人员送至当地卫生主管部门指定的医院或者有条件救治辐射损伤伤员的医院，进行检查和治疗，或者请求医院立即派人赶赴事故现场，采取救治措施。

③环境保护主管部门、公安部门、卫生主管部门接到辐射事故报告后，应当立即派人赶赴现场，进行现场调查，采取有效措施，控制并消除事故影响。

④与环保部门、公安部门及时相互通报辐射事故应急响应、调查处理、定性定级、立案侦查和医疗应急情况。

3. 组织机构　根据《国家核应急预案》，国家、省级政府和营运单位三级核事故卫生应急体系初步建立，目前正在开展拟建核电站省的救治体系建设。为了更快速有效地开展事故现场救援工作，《卫生部核事故和辐射事故卫生应急预案》同时要求，核与辐射突发事件涉及的地市级、县级卫生计生系统也要开展相应的卫生应急工作。

（1）国家级组织机构：为应对核与辐射突发事件，开展卫生应急工作，国家卫生健康委员会成立了国家卫生健康委核事故和辐射事故卫生应急领导小组，由国家卫生健康委员会负责；建立了突发事件卫生应急专家咨询委员会核和辐射事件处置组；设立了国家卫生健康委核事故医学应急中心；组建了两支核和辐射损伤处置类国家卫生应急队伍和一支核辐射卫生应急移动处置中心。

（2）全国核辐射损伤救治基地：自 2003 年以来，全国建立了 27 家核辐射损伤救治基地，其中 2 个国家级救治基地，1 个国家级移动处置中心，24 个省级救治基地，同时，其余省份也指定了医疗机构开展核辐射损伤救治工作，承担相应辖区内核事故和辐射事故辐射损伤人员的现场医学救援、院内医疗救治和医学随访，以及人员所受辐射照射剂量的估算和健康影响评价等任务。

（3）地方核辐射卫生应急：省级卫生行政部门制订了核和辐射突发事件卫生应急预案，建立了本地区核及辐射突发事件医学应急体系，明确了专门收治放射损伤人员的医学救治机构。省级卫生系统事件中提出医疗救治和保护公众健康的措施和建议，做好伤员救治、受污染伤员处理、受照剂量估算、饮用水和食品的放射性监测、公众健康风险评估、公众防护、卫生应急人员防护、心理援助与风险沟通等工作。地市级、县级卫生系统要开展伤员分类、转运和现场救治、受污染人员去污的技术指导、碘片发放和指导服用、心理援助与健康教育等工作;协助开展饮用水和食品放射性监测等工作。

五、医学应急准备

核事故和辐射事故现场应急救援人员,承担事故现场防护监测、伤员的检伤分类及现场急救、人员体表放射性污染监测及去污、对疑似内污染人员的生物样品采集及阻吸收措施、过量照射人员的现场处置、伤员转运、心理干预以及对事故影响地区的食品和饮用水放射性监测等任务。与在后方临床医院进行的救援工作相比,现场处置行动在技术流程方面有其特殊要求,主要体现在:现场应急处置行动时间紧迫,必须按照工作流程及任务对应急处置人员进行分组,使处置流程更加顺畅;同时,受应急现场环境条件(如风向)的影响,现场辐射剂量水平可能发生突然改变,必须实时对现场辐射水平进行监测,做好相关防护措施,以避免应急人员自身受到过量辐射危害。

1. 核事故和辐射事故卫生应急队人员构成 实践经验表明,一支功能较齐全可以全面承担现场处置任务的核事故和辐射事故卫生应急分队的人数在30人左右。为使各流程环节快速有效进行、充分发挥应急队员的专业技能,需对应急分队进行人员分组,主要技术组别包括现场防护监测组,现场急救组,体表污染检测与分类组,去污洗消组,生物样品采集及检测组,空气、食品、饮用水检测组,心理干预组等。各组成员人数及主要承担的任务见表12-3-2。

表12-3-2 应急现场处置人员分组示例

组别名称	人员数量	主要承担任务
队长	1	总指挥
副队长	1～2	组织协调
现场防护监测组	3～4	现场辐射水平监测、应急区域设置、人员引导
体表污染检测与分类组	3～5	体表污染检测、检伤、伤员分类、填写伤员分类标签
现场急救组	6～8	对重伤员进行现场紧急医学救治
去污洗消组	6～8	指导全身污染人员进行去污洗消,对局部污染人员实施局部洗消,洗消前后进行体表污染检测
生物样品采集及检测组	2～3	对疑似受照人员和疑似内污染人员采集并检测生物样品、指导其采取阻吸收和促排措施
空气、食品、饮用水监测组	3～4	在事故现场周边开展空气、食品、饮用水监测工作
心理干预组	1～2	对伤员及公众开展心理疏导及风险沟通工作
后勤保障组*	2～3	通用物资准备、分发、整理

注:*不包含人员及物资运输。

2. 核事故和辐射事故卫生应急现场装备配备 核事故和辐射事故卫生应急演练的物资装备包括专业设备和通用物资装备两个部分。专业设备包括针对核事故和辐射事故应急现场处置工作内容所需的手持式γ谱仪、门式检测仪、表面污染检测仪、洗消帐篷、血球分析仪、空气采样器、现场γ谱仪等放射性监测和样品检测设备，以及常规医学救援所需的除颤仪、呼吸机等急救设备。通用物资包括C级防护服（黄色、白色、蓝色）、覆盖于仪器表面的塑料膜等放射性污染防护装具（演练中各专业处置小组需注意防止放射性污染扩散及二次沾染），纸笔、标签等现场记录用品，警戒带、指挥棒等现场安保装备，对讲机、喇叭等通信装备，以及日常医药箱等。笔者通过总结核事故和辐射事故卫生应急演练的经验，将应急演练需要准备的主要物资列于表12-3-3。

表12-3-3　核事故和辐射事故卫生应急演练各专业处置组主要物资装备示例

组别名称	专业设备	通用装备
现场防护监测组	手持式γ谱仪、GPS系统、风速仪	黄色C级防护服、挎包、记录本、塑料膜、插线板、对讲机、立柱、警戒带、指挥棒、小旗子
体表污染检测与分类组	表面污染检测仪、门式检测仪、伤员分类标签	黄色C级防护服、塑料膜、污物桶、便携式椅子
现场急救组	除颤仪、血压计、呼吸机、应急医药箱、固定夹板、手术刀具、担架车	白色C级防护服、污物桶、棉签、纱布、无纺布
去污洗消组	洗消帐篷、局部去污洗消装置、废水收集袋、表面污染检测仪、去污药箱、检测记录单	黄色C级防护服、塑料膜、污物桶、胶带、棉签、棉球、纱布、油料
生物样品采集及检测组	血球分析仪、生化分析仪、现场γ谱仪、棉拭子、采血针管及辅助材料	白色C级防护服、棉签、记录纸
空气、食品、饮用水监测组	空气采样器、现场γ谱仪、粉碎机、GPS系统、样品盒及实验工具等	C级防护服、插线板、塑料膜、记录纸

第四节　卫生应急响应

核事故和辐射事故卫生应急响应主要包括事故或事件现场处置及院内救治，核事故医学应急响应构成见图12-4-1。

一、事故或事件现场处置

（一）核事故现场卫生救援的基本任务

突发核事故需要进行核事故卫生应急处置时，核事故卫生应急组织根据核事故卫生应

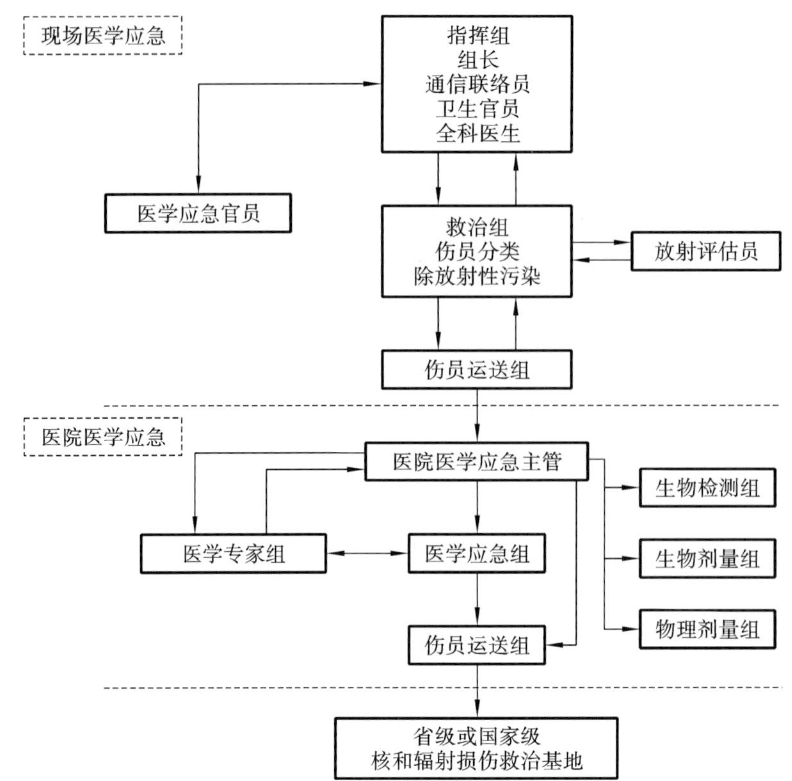

图 12-4-1 核事故医学应急构成

急领导小组的指令实施卫生应急任务，提出医疗救治和保护公众健康的措施和建议。

基本任务：①及时进行现场救护，抢救伤员。尽快将伤员撤离事故现场，并进行相应的医学处理；对伤情重、危及生命的伤员应优先进行紧急处理(现场紧急医学救援措施主要包括心肺复苏以及创伤急救等)。②依据早期症状和血常规检查结果，初步估计人员受照剂量，设立临时分类站，进行初步分类诊断和处理，必要时及早使用稳定性碘和(或)抗辐射药品。③对人员进行放射性体表污染检查和初步去污染处理，并注意防止污染扩散。对开放性污染伤口去污后可酌情进行包扎。④初步判断人员有无放射性核素内污染，必要时及早采取阻吸收和促排措施。⑤尽可能收集、留取可估计人员受照剂量的物品和生物样品。⑥采集食品和饮用水样品，进行放射性核素水平分析评估，对公众进一步的饮水、食品提供数据。⑦指导公众做好个人防护，协助其解决核事故造成的社会心理学问题。

（二）核和辐射事故卫生应急处置流程(图 12-4-2、图 12-4-3)

发生放射性污染事件时，首先控制污染，保护好事件现场，阻断一切污染扩散的可能途径。如暂时关闭通风系统或控制放射性液体外溢，或用物体吸附或遮盖密封，防止污染再扩散。

隔离污染区，禁止无关人员和车辆随意出入现场。使用路障或用明显线条标记出污染边界及污染程度。由隔离区进入清洁区时，要通过缓冲区，确保清洁区不受放射性污染。

进入污染区必须穿戴个人防护用具，通过缓冲区进入污染区。从污染区出来的人员，要进行个人监测，要特别注意手、脸、头发、鞋，其次是臀部、膝、袖口等处。由污染区带出的物

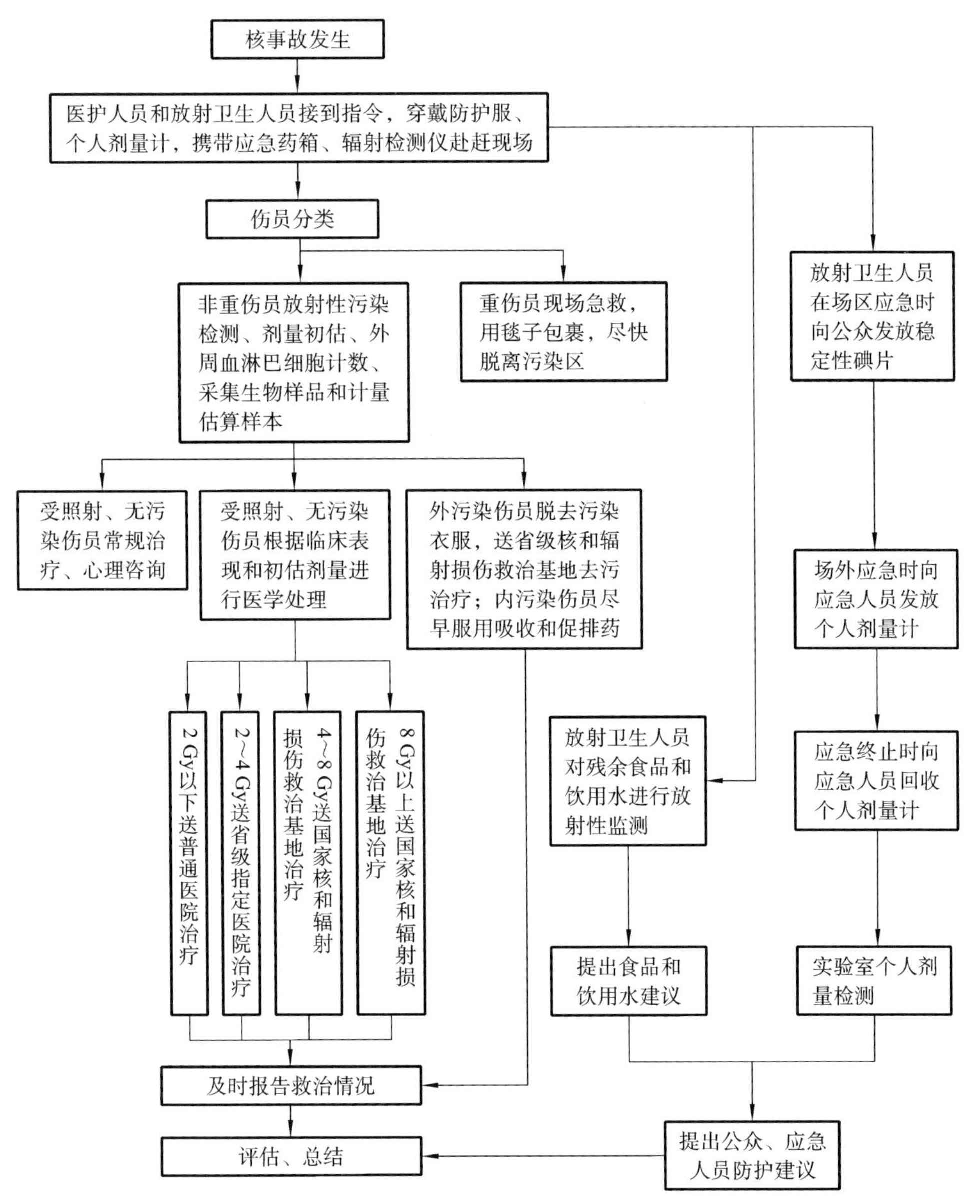

图 12-4-2　核事故卫生应急处理流程

品、设备，必须在缓冲区经过检查和处理，达到去污标准后，才能带入清洁区。

现场医学应急响应基本程序：

(1) 穿戴防护服、手套、靴、呼吸装备等，佩戴个人剂量计。

(2) 设置现场医学应急区，包括伤情分类区。

(3) 尽快把伤员从危险区转移到分类区。

(4) 评估伤员状态，进行伤员分类，确保优先治疗危及生命的损伤。严重医学问题先于放射问题。

(5) 立即救治有危及生命损伤的伤员，即使尚未进行污染监测，也要立即送医院；稳定其余伤员。如需要，请求医学救助。

(6) 死亡人员送到公众和伤员不易见到的地方。因外照射死亡的尸体，无须采取防护

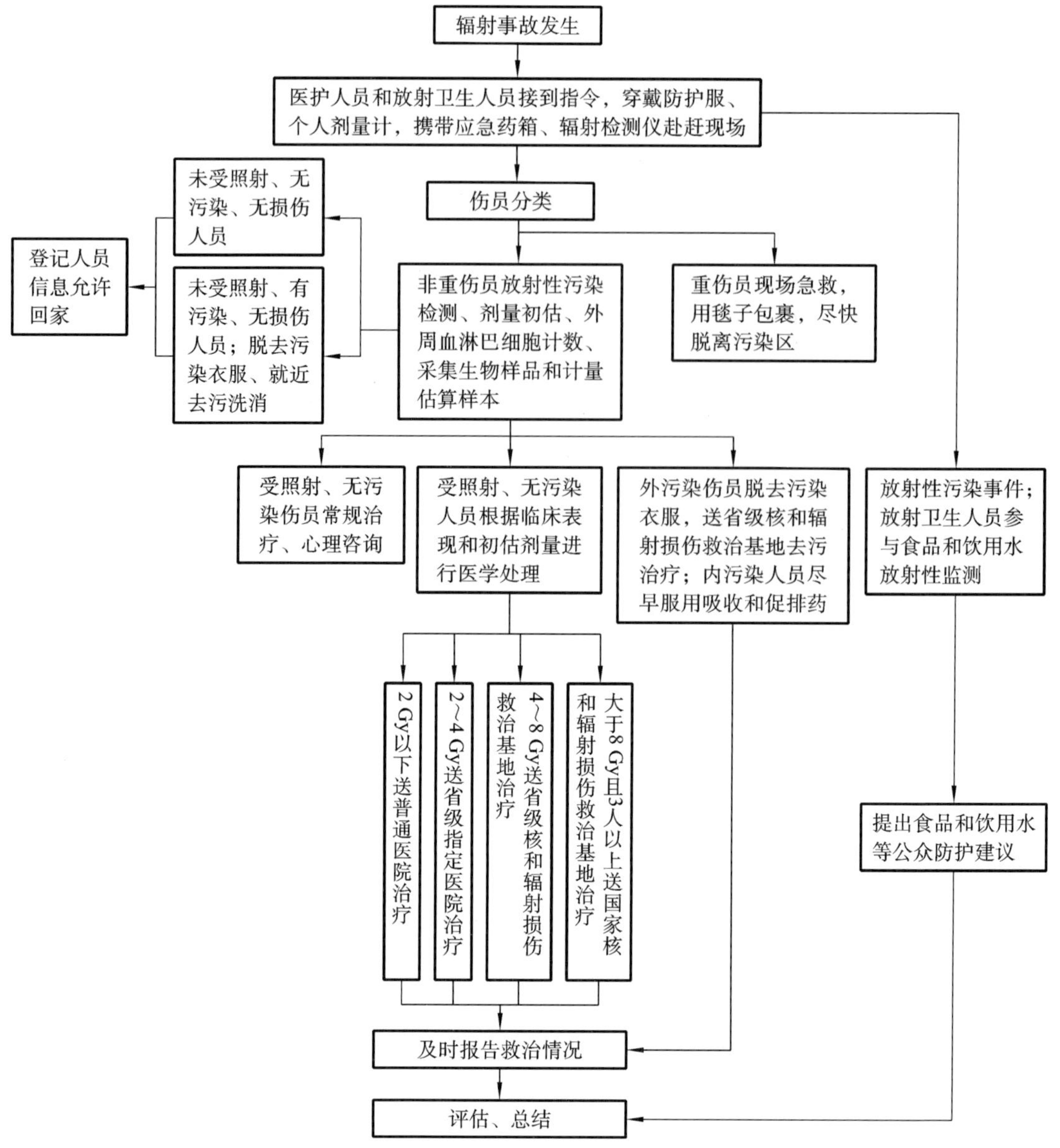

图 12-4-3　辐射事故卫生应急处理流程

措施；有放射污染的尸体，需放置标签。尸体运走后，对停尸处进行去污处理。

(7) 用消毒敷料盖住伤口，做好把伤员转送医院的准备。

(8) 送走危重伤员后，在放射评估员协助下，对现场伤员进行放射监测和分类，然后进行相应医学救助和其他措施。

(三) 核事故现场急救

现场伤员的救治以抢救生命为主要内容，其次才是防止“二次损伤”或尽量减轻伤残及合并症，处置原则是简单易行，快捷有效。现场急救是根据伤员的伤情，做出初步分类诊断，对危重伤员立即组织抢救，优先进行紧急处理，应着重注意以下几点：

1. 止血　有出血者，要及时止血。

2. 固定　对伤员的骨折，要做到切实固定。

3. 包扎 一般创伤要及时包扎；烧伤一般不要包扎，保护创面；对污染创面现场清洗，简单擦拭后包扎(敷料统一处理)。

4. 抗休克 大出血、胸腹冲击伤、严重骨折以及大面积中重度烧伤、冲击伤易发生休克者，可给予镇静、止痛药品，输液时要做到少量缓速。

5. 防窒息 严重的呼吸道烧伤、肺水肿、泥沙阻塞上呼吸道的伤员，均可能发生窒息。应清除伤员口腔内泥沙，采取半卧位姿势，牵舌引出，加以预防；已发生窒息时，要立即做气管插管，以保障呼吸道通畅。

(四) 伤员分类

现场救援中的伤员分类是根据伤员受伤严重程度，在医疗资源不足的情况下，为使更多伤员得到及时有效的治疗而采取区分伤员治疗次序的过程。主要目的是决定哪些伤员需优先治疗，以挽救更多生命，将伤亡降到最低，并提高伤员救治的生存率。

在核与辐射突发事件中，受害者可能受到一种或多种原因的伤害，包括外照射、外污染、内污染、常规损伤。既有单一的放射性损伤的伤员，又有非放射性损伤的伤员，还有复合性损伤的伤员。放射性损伤判断遵循伤员分类的原则。

1. 伤员分类原则

(1) 伤员是否受到外照射损伤及伤员的伤类和伤情。

(2) 伤员是否有体表、体内及创口放射性污染及污染程度。

(3) 伤员是否需要医疗救治，需要救治的紧急程度和救治方法。

(4) 伤员是否需要医疗后送，后送时机和地点。

(5) 非放射性损伤的伤员，按照一般的分类标准执行。

(6) 单一的放射性照射和放射性核素污染的伤员，按照标准规定的分类标准进行。

(7) 合并放射性照射和放射性核素污染的伤员，分别进行一般分类和放射性损伤分类，按照其中任一分类的最高一级进行现场处置。

(8) 死亡人员要进行有无体表放射性核素污染分类，以免搬运和处理尸体时造成放射性污染扩散。

2. 核事件伤情分类流程 核事件伤情分类流程见图 12-4-4。

3. 分类等级标签 没有合并放射性照射和放射性核素污染的伤员分类等级按照国际公认的标准进行，现场伤员分类分为四个等级，分别为轻伤、中度伤、重伤与死亡，统一使用不同的颜色加以标识(图 12-4-5)，遵循下列的救治顺序：

(1) 第一优先：重伤员(红色标识)。

(2) 其次优先：中度伤员(黄色标识)。

(3) 延期处理：轻伤员(绿色或者蓝色标识)。

(4) 最后处理：死亡遗体(黑色标识)。

(五) 现场去污洗消

1. 体表放射性核素污染处理原则和注意事项

(1) 如有生命危险应首先抢救生命。

(2) 首先确定污染部位、范围及程度。

(3) 优先处理严重污染伤员和创伤污染伤员；优先处理孔腔(如眼、口、鼻等)处的污染。去污应遵循先低污染区后高污染区和先上后下的顺序。注意皮肤褶皱处和指甲缝处的

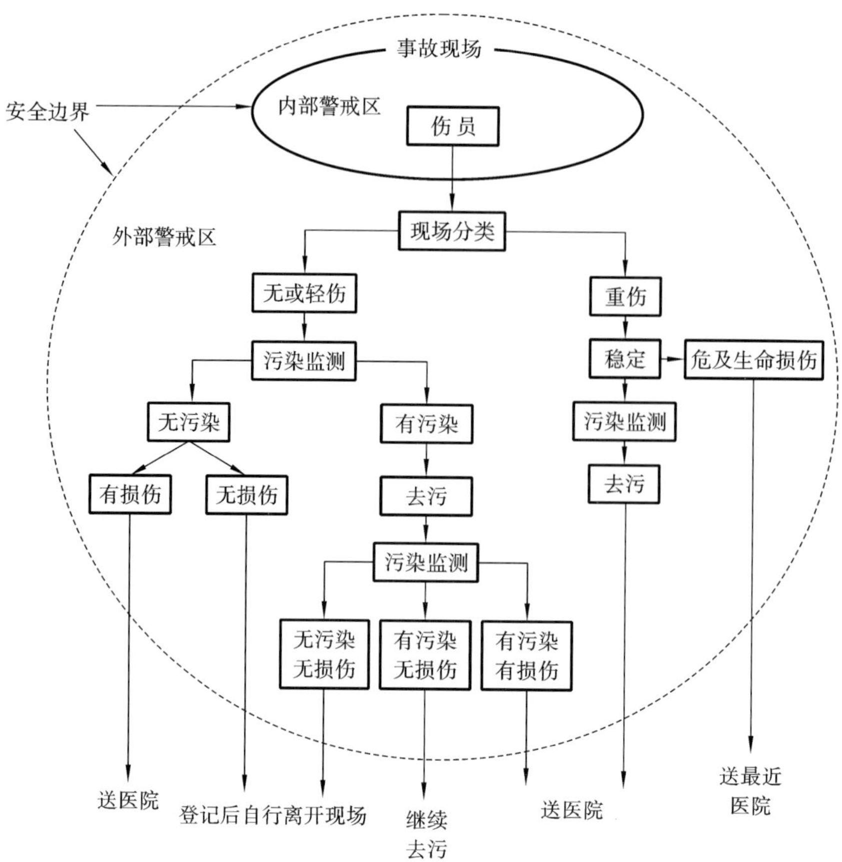

图 12-4-4 核事件伤情分类流程

去污。

(4) 消除体外污染最简便有效的方法是脱去受污染的外衣，这样通常可以去掉大部分的表面污染；脱外衣时注意由内向外卷脱，防止污染扩散。

(5) 先用毛巾、肥皂等擦洗污染局部，避免一开始就全身淋浴，避免污染扩散和减少污水量。

(6) 宜用温水，不要用热水，以免因充血而增加皮肤对污染物的吸收；也不要用冷水，以免皮肤因毛孔收缩而将放射性污染物陷在里面。

(7) 去污时手法要轻，避免擦伤皮肤。

(8) 适时、慎重选用含络合剂的洗涤剂，勿用硬毛刷和刺激性强或促进放射性核素吸收的制剂。

(9) 去污次数不宜过多，一般不宜超过 3 次，以免损伤皮肤。

(10) 尽量减少去污形成的固体废物。

(11) 对体表创伤部位放射性核素污染的处理应先从污染轻的部位开始去污，防止交叉污染。

(12) 填写去污方法和效果表。

(13) 将避免污染放射性核素吸收和播散作为贯穿整个去污过程的指导思想。

(14) 去污要求：去污水平达到天然本底 3 倍以下。

No XXXX

核和辐射事故伤员分类标签

体表污染(α，β，α/β，β/γ)

过量照射				
可能受照剂量		>0.2Gy	>1Gy	>2Gy
预防性治疗				
体内放射性核素污染				
可能摄入核素种类				
阻吸收治疗				
伤口放射性核素污染				
可能污染核素				
已采取处置措施				
其他损伤				

第一优先处理

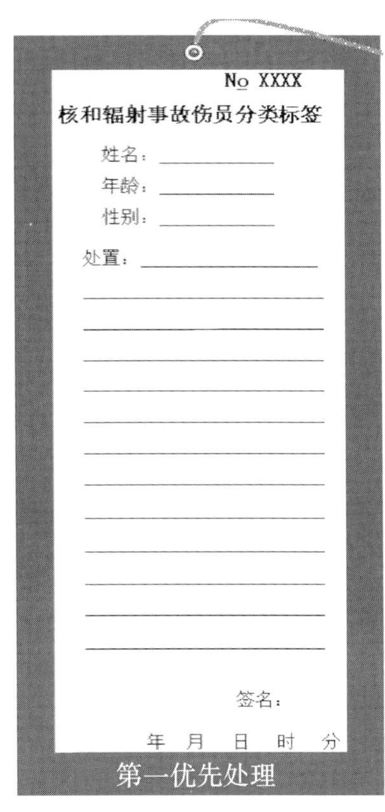

No XXXX

核和辐射事故伤员分类标签

姓名：

年龄：

性别：

处置：

签名：

年 月 日 时 分

第一优先处理

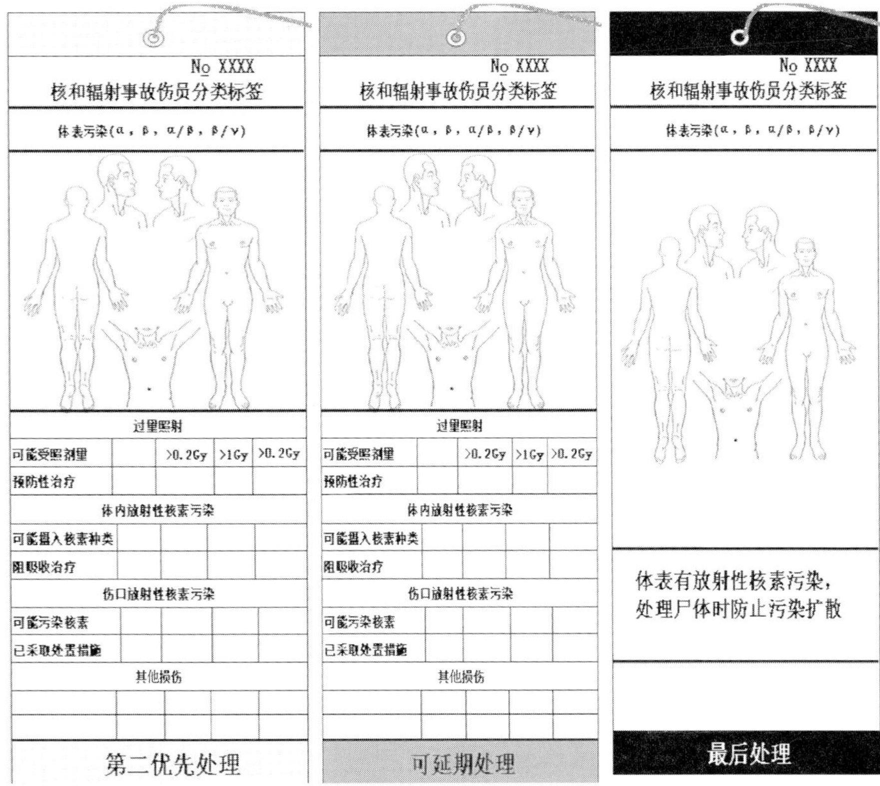

No XXXX

核和辐射事故伤员分类标签

体表污染(α，β，α/β，β/γ)

过量照射				
可能受照剂量		>0.2Gy	>1Gy	>0.2Gy
预防性治疗				
体内放射性核素污染				
可能摄入核素种类				
阻吸收治疗				
伤口放射性核素污染				
可能污染核素				
已采取处置措施				
其他损伤				

第二优先处理

No XXXX

核和辐射事故伤员分类标签

体表污染(α，β，α/β，β/γ)

过量照射				
可能受照剂量		>0.2Gy	>1Gy	>0.2Gy
预防性治疗				
体内放射性核素污染				
可能摄入核素种类				
阻吸收治疗				
伤口放射性核素污染				
可能污染核素				
已采取处置措施				
其他损伤				

可延期处理

No XXXX

核和辐射事故伤员分类标签

体表污染(α，β，α/β，β/γ)

体表有放射性核素污染，处理尸体时防止污染扩散

最后处理

图 12-4-5 核和辐射事故伤员分类标签

2. 体表放射性核素污染测量(图 12-4-6)和去污记录(表 12-4-1)

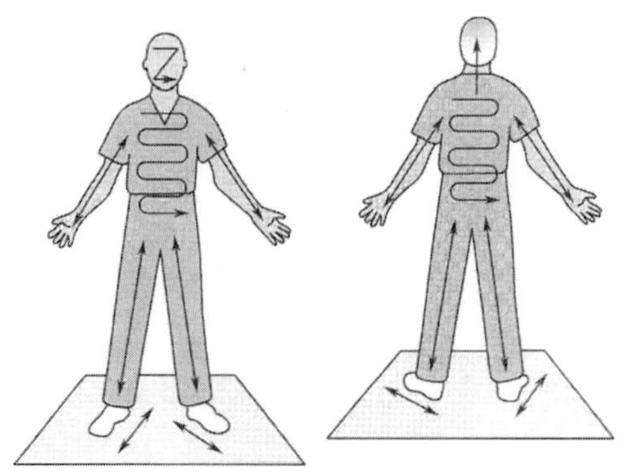

图 12-4-6 体表放射性核素污染测量

表 12-4-1 体表放射性核素污染测量和去污记录表

<table>
<tr><td colspan="6">体表污染人员基本资料</td></tr>
<tr><td>姓名:</td><td>性别:男 女</td><td colspan="2">出生日期:</td><td>年龄:</td><td></td></tr>
<tr><td>工作单位:</td><td colspan="3"></td><td>联系电话:</td><td></td></tr>
<tr><td>现住址:</td><td colspan="3"></td><td>联系电话:</td><td></td></tr>
<tr><td colspan="6">污染经过:</td></tr>
<tr><td>时间:</td><td colspan="5">部位/皮肤伤口情况:</td></tr>
<tr><td>沾染的放射性核素的情况:</td><td>核素种类:</td><td></td><td>放射性物质的状态:</td><td colspan="2">固态 液态 气态</td></tr>
<tr><td colspan="6">污染和去污过程记录:
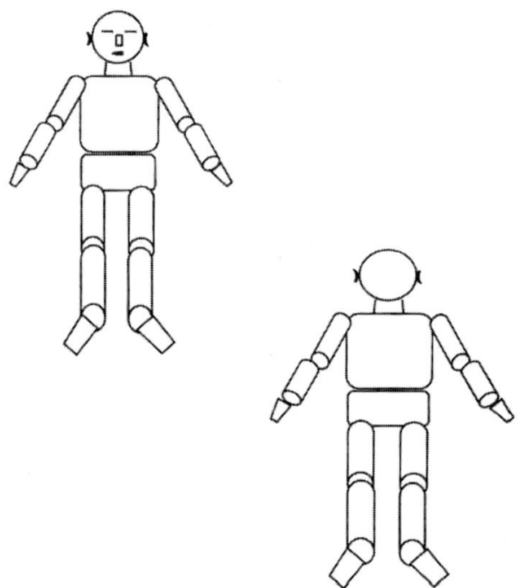</td></tr>
<tr><td colspan="6">备注:</td></tr>
</table>

测量和去污者:

注:人体体表放射性核素污染检测程序及人体体表放射性核素污染处理方法,详见《人体体表放射性核素污染处理规范》(GBZ/T 216—2009)。

（六）现场伤员的医学处理

医疗救治行动包括对事件现场重伤员的急救、对其他伤员的分类医学处理、人员去污等。虽然大多数受照伤员在普通医疗机构都能进行处理，但有些严重病例需运送到专门医院进行治疗。根据伤员的受照情况、受污染情况和临床病情进行伤员分类和分级医疗救治。对急性放射损伤或怀疑有急性放射损伤的伤员，迅速送专门放射损伤医疗单位进行诊治。具体现场救治，详见医学救援章节。

1. 伤员转送

（1）伤员运送人员佩戴个人剂量计和防护手套，必要时穿防护服。在现场、救护车、医院内不能进食、饮水、吸烟或使用化妆品。

（2）救护担架放置在警戒线外清洁侧，担架上铺一层清洁床单或毛毯。污染区伤员放在床垫上，伤员连同床垫移至救护担架上，用床单或毛毯盖好伤员。

（3）运送过程中，随时观察伤员生命体征，检查静脉输液管状态。

（4）把伤员送到医院急诊部救护车接待区，向医院提供伤员症状等信息。

（5）在运送伤员过程中，注意控制污染，必要时更换手套。

（6）完成运送后，医院相关部门要对运送人员、车辆、装备进行监测和去污，然后才可执行常规任务。

（7）把佩戴的个人剂量计交给相关人员，估算个人剂量。

（8）对大量伤员事件，需评估公众焦虑情绪。如引起公众广泛关注时通知医院，会有大量公众到达的可能。

二、院内救治

院内救治主要包括在规定的医疗区范围内，医护人员做好个人及设备防护的条件下，开展伤员的医学救治工作。以下列出院内救治要点，具体病症救治详见相关标准。

（一）设立医院治疗区

（1）医院治疗区应有足够面积，可容纳预期数量伤员。移走治疗区原有患者，移走或覆盖暂不用设备。

（2）覆盖治疗区所有地面，覆盖物与地面用胶带固定。

（3）治疗区采取严格隔离措施。禁止无关人员进入，应急人员穿防护服进入，必要时设缓冲区和第二控制线。

（4）检查监测仪器。做好对离开治疗区人员、物品监测的准备。

（5）在治疗台上铺一次性防水台布，保证除污染时污水不聚积在伤员身下。

（6）准备有塑料内衬的大型废物收集器、不同大小塑料袋、警示标签与标志等。

（7）治疗区设去污间，入口设控制线。地面明显标示，区分污染侧与清洁侧。

（8）使用防水伤口敷料等防水材料，防止污染液体扩散。

（9）准备充足器械、外层手套、敷料等必需品，以便污染时更换。

（10）治疗区最好有一个房间或几个房间，有与医院其他部分隔离开的通风系统，或采取措施避免从放射治疗区排出的未经过滤的气体与医院内其余区域的空气混合，但空气污染进入通风系统的可能性很小，所以IAEA导则没有给出专门的预防建议。

（二）在救护车接待区接诊伤员

（1）在救护车接待区或在治疗区附近设立分类区，接诊伤员。

（2）仔细询问并初步评估伤员。如可能，进行分类和必要治疗。当怀疑或确知伤员有放射污染时，接诊医生穿防护服。

（3）伤员运送组成员留在救护车内，直至车辆、人员监测完毕解除禁令为止。

（4）将伤员分类，安排伤员救治顺序，严重医学问题优先于放射问题。放射损伤很少导致昏迷或立刻可见的损伤，不会立即危及生命，所以，应考虑造成损伤或疾病的其他原因。

（5）登记怀疑受到照射但无创伤人员，以便进行长期医学随访。

（6）危及生命的伤员稳定伤情后转重症病房；若影响伤情稳定，暂不进行放射性监测。

（7）伤情稳定伤员尽快脱去污染衣服（有医学禁忌者除外），防止污染扩散。脱掉的衣服及贴身被单、毯子放入塑料袋，密封、标记并正确存放，以备测量分析。

（三）医院的污染控制

（1）医院在救治核与辐射事件伤员时，应注意控制放射污染。

（2）必要时在远离医院的地点对公众进行放射分类。

（3）对仅有外污染而无创伤的人员，转往其他单位去污。医院资源只用于受伤人员。

（4）出现大量伤员时，医院要应对公众对放射污染的关注。

（5）在医院应急区入口设立救护车接待区。从救护车接待区入口到医院应急区入口，用厚纸板或隔尘垫铺出 1 m 宽通道，用胶带固定并标示。防止无关人员进入。

（6）当有大量伤员时，需对医院进行封闭管理。医院只设两个入口：一个通往伤员分类处，一个供员工、媒体、官员出入。

（四）受照伤员处理

（1）评估伤员气道、呼吸和循环状况；评估污染、受照状况；评估意识水平、生命指征；稳定伤员状况。

（2）对气管、支气管插管的污染伤员，应考虑可能有内污染。

（3）在不危及伤员生命或损伤肢体情况下，对未脱衣伤员，尽快脱衣。

（4）有外照射时，收集伤员手表、纽扣、牙冠、饰物等，以估算剂量。

（5）工作人员接触污染衣物后，须更换手套。

（6）保健或医学物理师进行放射性监测，估算受照剂量。

（7）获取伤员医学和受照史资料，检查伤员；询问伤员过敏史、疾病史、正在使用的药物；提供心理支持。

（8）如伤员为孕妇，需估算辐射剂量，给出合理建议。

（9）评估内污染可能性。如怀疑，收集样品分析；由保健或医学物理师估算剂量；必要时，进行促排治疗。

（五）伤员放射性监测

（1）检查放射性监测设备是否处于正常工作状态。

（2）定期测量并记录监测点的放射性本底水平。

（3）高于本底水平 2～3 倍的区域视为污染区域。如测出在正常情况下不会出现的放射性核素（如碘），即认为有污染。

（4）测出 α 污染，读数小于 2 倍本底水平时，人员污染不会达到医学显著水平。但需防

止因吸入或食入 α 放射性或低能 β 放射性（如氚）造成内污染，采取脱衣等措施。

（5）放射性监测不能干扰对有生命危险伤员的救治和转送。

（6）污染人数众多时，可在运动场、体育馆和社区中心等处设立监测点；配备人员、监测设备、除污染设备等；保存监测记录。

（7）把未在现场监测的伤员直接送到医院时，须把情况告知医院。

（8）重伤员监测在医师要求下进行。重伤员仰卧，只测头顶、面部、双手、双腿和前身；身体状况允许时，测量背部。

（六）伤员放射污染清除

（1）根据伤员情况，确定去污方法。

（2）医务人员穿防护服；向伤员解释待进行的操作。

（3）根据放射监测结果，按伤口、身体孔口、高水平皮肤污染区、低水平皮肤污染区的顺序，对伤员进行去污。

（4）随时注意伤员的生命指征。

（七）去污室患者转移

完成急救处理和去污，最终监测显示再无可去除的污染时，可把患者从去污室转移到别处。

1. 可走动伤员　穿鞋套沿铺好清洁覆盖物的通道走出控制线，或坐在清洁侧轮椅上移出。

2. 不可走动伤员　沿铺好清洁覆盖物的通道拿进担架，用担架抬出。

（八）转送专科医院

突发核事件和放射事件中发生的非放射损伤（如烧伤、创伤等）和疾病，其救治与一般医学救治无明显差别，可按常规医疗救治程序和方法救治。当伤员伤情和受照情况超过医院医护能力时，把伤员及所有医学和放射数据复印件转送专科医院。

（1）伤员转送需有保健或医学物理师陪护，以控制污染。

①未受照、无外污染伤员和虽受照但无外污染伤员：无须采取污染控制措施，在资料中应明确记录无污染。

②未确认和已确认有外污染伤员：用床单裹住伤员或盖住可能污染部位，用防水覆盖物盖住伤口，覆盖物用胶带固定。

③内污染伤员：防止内污染向外扩散，防止呕吐物污染设备和人员。

（2）转送伤员用过的污染物品装入塑料袋并做标记，送指定储存点。

（3）对救护车乘员、救护车和设备进行放射性监测，监督去污。

专科医院接收医师对被转送到专科医院的伤员，再次进行皮肤和伤口去污，收集身体排泄物进行放射性分析。

第五节　核与辐射突发事件的人员应急防护

核与辐射突发事件的人员应急防护措施可分为紧急防护措施和长期防护措施。紧急防护措施包括隐蔽、服用稳定性碘、撤离、控制出入、人员体表去污、更换防护服以及穿防护服等。长期防护措施包括临时性避迁、永久性重新定居、控制食品和饮用水以及建筑物和地表消除污染等。除此之外，及时、公开、透明、科学、有效的公众沟通、媒体交流和信息发布对排解公众心理恐慌、维护社会稳定、保障国家安全具有重要的现实意义。

一、应急防护措施

采取任何一种防护对策时，应根据其利益、风险和代价进行最优化的判断和权衡。避免采取得不偿失的应急措施，给社会带来不必要的损失。

（一）隐蔽

根据公众可能接受的辐射剂量和保护公众的需要，组织放射性烟羽区有关人员隐蔽。

人员隐蔽于室内，可使来自放射性烟羽的外照射剂量减少到1/10～1/2。关闭门窗和通风系统就可减少因吸入放射性核素所致的辐射剂量，一般预计可降低到1/10～1/5。上述减弱系数要视建筑物类型及人员所处位置而定。

隐蔽方法简单、有效，时间较短时其风险和代价很小，但时间较长时（超过12 h），可能会引起社会和医学方面的问题。隐蔽过程中人群已受到控制，有利于采取进一步的对策，如疏散人口等。

（二）个人防护

为避免发生确定性效应，必须采取防护措施，限制个人的受照剂量，使之低于可引起确定效应的剂量阈值。

空气中有放射性核素污染的情况下，可用简易方法进行呼吸道防护，如用手帕、毛巾、纸等捂住口鼻，可使吸入的放射性核素所致辐射剂量减少到1/10。防护效果与粒子大小、防护材料特点及防护（如口罩）周围的泄漏情况有关。体表防护可用日常服装，包括帽子、头巾、雨衣、手套和靴子等。

呼吸系统疾病或心脏病患者，进行呼吸道防护时，应注意不利影响。

（三）服用稳定性碘

当事故已经或可能导致碘的放射性同位素释放的情况下，按照辐射防护原则及管理程序，及时组织有关工作人员和公众服用稳定性碘，减少甲状腺的受照剂量。

碘化钾（KI）或碘酸钾（KIO_3）可以减少碘的放射性同位素进入甲状腺。成人一次服用100 mg碘（相当于130 mg KI或170 mg KIO_3），一般在5～30 min就可阻止甲状腺对放射性碘的吸收，在一周后对碘的吸收恢复正常。服碘时间对防护效果有明显差异，在摄入放射性碘前或摄入后立即给药效果最好；摄入后6 h给药，可使甲状腺的受照剂量减少约50%；摄入后12 h给药，预期防护效果很小；24 h后给药已基本无效。

服用稳定性碘的风险不大，仅少数人可能发生过敏反应。但由于服药有明显的时间性，而核事故发生当时往往时间紧迫，因此，分发药物可能是个较困难的问题，尤其在涉及的人数较多和范围较大时。必要时可事先分给公众保存使用。

（四）撤离

组织受影响地区居民向安全地区撤离是最有效的防护对策，可使人们避免或减少受到来自各种途径的照射。但它也是各种对策中难度最大的一种，特别是在事故早期，如果进行不当，可能会付出较大的代价，所以对此应采取周密的计划。在事先制订应急计划时，必须考虑多个方面的因素，如事故大小和特点，撤离人员的多少及其具体情况，可利用的道路、运输工具和所需时间，可利用的收容中心、地点、设施、气象条件等。

（五）避迁

根据受污染地区实际情况，组织居民从受污染地区临时迁出或永久迁出，异地安置，避免或减少地面放射性沉积物的长期照射。

避迁与撤离的区别主要是采取行动的时间长短不同，如果照射剂量没有高到需及时撤离，但长时间照射的累积剂量又较大，此时就可能需要有控制地将人群从受污染地区避迁。这种对策可避免人们遭受已沉降的放射性核素的持续照射。

居民的避迁可预先周密地计划和控制，故风险一般较撤离时小。但风险和代价也可能很高，因为那些离开家园和尚未搬迁的人们都会有心理负担。如果受污染的地区人口众多，代价和困难可能较大。

（六）控制食物和水，使用储存的粮食和饲料

放射性核素释放到环境时，就会直接或间接地转移到食物和水中。

牛奶中^{131}I峰值，一般在一次孤立的放射性核素释放后 48 h 出现。因此对牛奶的控制较其他食物尤为重要。事故发生后，越早将奶牛和肉食牲畜撤离受污染的牧场，并喂以无污染的饲料，牛奶及肉食品的污染水平就越低。

受污染的食物（牛奶、水果、蔬菜、谷类等），可采用加工、洗消、去皮等方法除污染，也可在低温下保存，使寿命较短的放射性核素自行蜕变，以达到可食用的水平，这种对策的风险和代价很小。

（七）控制出入

采取此对策可减少放射性核素由污染区向外扩散，并避免进入污染区而受照射。其主要困难在于长时间控制出入后，人们会急着要离开或返回自己家中，以便照料生产或由封锁区运出货物、产品等。

（八）人员除污染

对已受到或可疑受到污染的人员应尽快进行除污工作。可采用水淋浴的方法去污，受污染的衣服、鞋、帽子等衣物要由专门的人员监测和处理。避免因人员除污染而延误撤离或避迁，同时也尽可能防止将放射性核素扩散到未受污染的地区。

二、应急工作人员辐射防护

（一）应急工作人员的分类和管理

除注册者和许可证持有者雇用的那些工作人员外，参与干预的工作人员还可能包括警察、消防队员、医护人员、疏散车辆的司机和乘务员等支援人员。

通常的做法是将应急工作人员分为以下三大类来考虑剂量监测和评估安排工作。

1. 第一类工作人员　在事故现场采取紧急行动的工作人员，其采取行动的目的是抢救生命，或防止公众受到严重伤害或潜在受照剂量显著增加。他们很可能是工厂的工作人员，但也可能是应急工作人员，如消防队员等。

对于这种情况，不宜推荐最大剂量水平。当干预旨在救生或防止受到超过确定性效应阈值的最大剂量时，应急干预通常具有很高程度的正当性。对其他正当的有关目标，应当仔细考虑相关的预期利益。建议要尽一切努力使受照剂量低于可能发生严重确定性效应的剂量，即除救生行动之外的一切行动，要尽可能低于 1 Sv 的有效剂量或 5 Sv 的皮肤当量剂量。

对救生行动,更高的剂量也可能是正当的。

2. 第二类工作人员 如警察、医护人员、疏散车辆的司机和乘务员,他们采取行动的目的是在事故早期阶段保护公众,而且为防止公众受到辐射他们将受到额外的照射。虽然一般不认为他们是接受职业照射,但在应急行动中,应把他们包括在防护措施的整个系统中。

他们的受照能够受到控制,他们的工作应该总是经过正当性的判断,而且至少要经过粗略的最优化考虑。理想情况下,目标是把受照剂量控制在正常条件下被允许的范围内。应当注意,他们包括那些正常工作时涉及辐射的工作人员和不涉及辐射的其他人员,如应急服务人员。全体工作人员为进行此项工作应当受到适当的培训,并应了解辐射的危害;他们还应当被给予适当的防护,如被给予个人防护设备、让他们服用稳定性碘等。他们受照的剂量应该被评价和记录,一旦事故结束,应向他们说明所受照的剂量。

3. 第三类工作人员 在干预的应急阶段结束后,进行恢复作业。这些作业包括修复工厂、处理废物,以及对场址和环境进行去污工作。

这些行动都可以制订计划,而且照射可以受到控制。因此建议第三类工作人员依据正常的职业照射防护体系来对待。他们受照的剂量应被评价和记录。

(二)应急工作人员通用防护导则

1. 应急照射的剂量控制 在干预情况下,采取应急行动的工作人员的受照剂量应保持不高于职业照射的单一年份最大剂量限值。除下列情况必须采取行动以外,从事干预的工作人员受照剂量不应超过职业照射的单一年份最大剂量限值:

(1) 抢救生命或避免严重损伤。

(2) 避免大的集体受照剂量。

(3) 防止演变成灾难性情况。

对于这些情况而言,通常防护目标应是使受照剂量保持在单一年份最大剂量限值的两倍以下(即有效剂量低于 100 mSv,皮肤当量剂量低于 1 Sv,眼晶体的当量剂量低于 300 mSv)。不过,在采取抢救生命行动的场合,可认为明显更高的受照剂量水平是正当的,应该尽一切努力,使受照剂量保持在单一年份最大剂量限值的 10 倍以下(即全身吸收剂量低于 500 mGy,或皮肤吸收剂量低于 5 Gy),以避免对健康产生确定性效应。

如果工作人员要从事的行动会使他们受到的辐射剂量可能接近或超过单一年份最大剂量限值的 10 倍,只有在行动给他人带来的利益明显大于工作人员本人所承受的危险时,才应该采取该行动。

对于可能受到大于单一年份最大剂量限值的剂量照射的工作人员,应当事先明确地、全面地告诉他们所伴随的健康危险,并且应当在可行的范围内进行可能需要的行动方面的培训。这些行动关系到公众和他们自己的防护。尤其应提供有关呼吸防护衣具的使用、屏蔽措施和稳定性碘的应用等防护措施方面的信息,并在必要时进行这方面的培训。

2. 对应急工作人员的一般防护要求

(1) 进入现场前必须按要求穿戴个人防护用具。

(2) 佩戴个人剂量计,包括报警式或直读式个人剂量计。

(3) 按照上级指示服用稳定性碘片。

(4) 永远牢记进入现场的危险并注意防范。

(5) 通过缓冲区进入污染区。

(6) 全部活动都应该在照射尽可能低的合理原则下进行。

(7) 知晓应急人员返回水平。该水平是一个导则不是限值，应用时应该判断。

(8) 不要在剂量率超过 1 mSv/h 的地方逗留。

(9) 进入剂量率大于 10 mSv/h 的地区要小心。

(10) 没有得到环境分析或辐射评价负责人许可，不应进入剂量率大于 100 mSv/h 的地区。

(11) 注意采取时间、距离和屏蔽手段防护自己。

(12) 进入高剂量率地区前与主管一起制订预案。

(13) 不要冒不必要的风险。不要在污染区内吃、喝、抽烟、揉眼和使用化妆品。

(14) 有疑问时向小组领导或同事咨询。

(15) 离开污染区时，接受体表和衣服的污染监测。

(16) 处理沾染人员的工作人员应进行沾染监测，做好换衣服和洗消或淋浴的准备。

(17) 由污染区携出的物品、设备，必须在缓冲区经过检查和处理，达到去污标准后，才能带入清洁区。

3. 甲状腺防护　按照上级指示服用稳定性碘片，每片剂量为 100 mg 的稳定性碘能保护甲状腺数天，如果放射性碘污染将持续数天，应服第二片。在持续照射情况下，可每天服用一片，连续服用不应超过 10 次。服用稳定性碘片不能替代其他呼吸器官防护措施。

注意：可防止的剂量大于 100 mGy 情况下服稳定性碘片是正当的。应在预计放射性碘进入体内开始前 4 h 服用，或在放射性碘进入体内时立即服用，最迟应在放射性碘进入体内 6 h之内服用稳定性碘片。但在放射性碘持续或多次进入体内的情况下，服用稳定性碘片的时间可不受上述限制。

在个人剂量记录中注明服用稳定性碘片后的身体反应。

如果放射性碘污染持续数天，根据指示服用第二片稳定性碘片。

4. 应急工作人员返回剂量导则　见表 12-5-1。

表 12-5-1　应急工作人员返回剂量导则预置值(根据累积外照射剂量数据)

分类	任　　务	返回剂量导则预置值/EWG /mSv
Ⅰ类	抢救生命行动	250
Ⅱ类	防止严重损伤、避免大的集体受照剂量、场外周围剂量率监测	<50
Ⅲ类	短期恢复活动、执行紧急防护行动、环境采样	<25
Ⅳ类	长期恢复活动、与事故无直接联系的工作	职业照射指导值

上表列出了应急工作人员返回剂量导则。执行时，该导则中的返回剂量根据响应人员个人剂量计的累积读数判定。应注意，没有适当的防护服时，高剂量地区皮肤受照剂量过大时，也可引起确定性效应。返回剂量导则不是限值，应用时应进行判断。应急工作人员遵守可利用的辐射防护规程，做一切合理的努力，争取不超过返回剂量。

三、核与辐射突发事件的公众沟通、媒体交流与信息发布

（一）核与辐射突发事件引起公众心理恐慌的主要原因

核与辐射突发事件导致公众心理恐慌的原因主要是一般公众在辐射对健康影响方面的认知程度较低，存在很多认知误区，而且也大多是负面的。同时，公众对射线及核辐射领域用的“贝可”“戈瑞”“希沃特”等单位没有感性认识，甚至有一种深不可测的感觉。另外，公众也不了解多大剂量的辐射可以引起多么严重的健康危害。加上在公众宣传和信息发布时，时常出现信息相互冲突、不同“专家”的言论相互矛盾现象，导致公众无所适从，引发恐慌情绪。尤其在发生重大核事故后，公众无法直观了解释放到环境中的放射性物质是否对健康造成影响，自身是否受到放射性污染，食品和饮用水是否受到污染，而此时如果没有及时地发布官方权威信息，则会加重公众的恐慌心理。

（二）核与辐射突发事件的风险沟通

核与辐射突发事件的风险沟通主要包括公众沟通、媒体交流与信息发布等。专家、媒体、政府和公众都是风险沟通的主体及参与者，在开展公众沟通、媒体交流与信息发布前都应该了解核与辐射突发事件的特点、严重程度、影响范围、风险大小，并掌握公众关注的焦点，有的放矢地开展公众沟通、媒体交流与信息发布，才能取得满意的效果。

1. 了解在核与辐射突发事件情况下公众关注的主要问题

（1）发生了什么？

（2）事故后果是什么？

（3）谁对他们的健康负责？

（4）政府是否采取行动？

（5）空气、食品和饮用水等是否受到污染，污染程度如何？

（6）政府及媒体能否及时公布事情真相？

这些问题的沟通要注意公众参与和信息交流沟通的双向性。

2. 及时采取排解公众恐慌心理的措施 事故发生后，政府应迅速响应，在第一时间通过主流媒体为公众及时、准确提供事件发展的最新信息，并不断更新，树立和提高政府的公信力，让公众了解政府有关部门的行动和行动计划，组织专家及时答疑解惑。

3. 掌握媒体交流的基本原则 要获取媒体和公众的信任，应建立公众信心，态度要坦诚和实事求是，信息要公开透明，与媒体交流正在发生和可预测的事件，交流语言要简明扼要，通俗易懂，避免过多和太专业的术语，举公众身边可感知或可比较的例子，避免信息“冲突”，在必要时可通过演示进行说明。

4. 制订统一的信息政策与信息计划 完善国家公众信息政策，指定官方发言人，确定各部门提供和发布信息的职责，确定联合信息发布机构，同时在信息发布前，应对重要信息进行会商和审批；制订和实施信息发布的详细计划，确保各部门发布信息的一致性和处置建议的协调性。

5. 建立统一信息发布制度 统一信息发布可有效避免信息相互矛盾和冲突，防止谣言传播，保持政府和应急响应机构的信用，消除或减少公众心理影响，最大程度维护社会稳定。同时，可以使应急响应人员集中精力开展应急响应行动。

随着我国核能和核技术应用的快速发展，以及公众和媒体对核能和核技术应用可能引

起的健康危害以及我国核与辐射突发事件应急准备及响应能力建设的关注程度日益提高，国家应加强核与辐射突发事件公众沟通、媒体交流及心理干预的研究。

目前我国对辐射与健康的科普宣传不够，公众对核能和核技术认知度低、对辐射与健康的认识存在误区，缺乏必要的防护知识，容易造成公众的恐慌心理，辐射与健康的科普宣传亟待加强。

参考文献

[1] 苏旭. 核和辐射突发事件处置[M]. 北京：人民卫生出版社，2013.

[2] 徐辉. 核武器与核事件医学防护学[M]. 北京：军事医学科学出版社，2009.

[3] 程天民，粟永萍. 核事件医学应急与公众防护[M]. 北京：人民军医出版社，2011.

[4] 姜恩海，龚守良，曹永珍，等. 电离辐射损伤与临床诊治[M]. 北京：人民军医出版社，2015.

第十三章　突发中毒事件处置

第一节　概况及基础理论

近年来，突发中毒事件是非常常见、处理起来很具技术含量的类别之一，多数情况下中毒事件是其他灾难、灾害及公共事件的衍生或伴生事件，与原发事件关系密切，但又有自身的特殊性，且中毒者病死率高，需引起高度重视。

一、突发中毒事件概述

（一）相关概念

1. 毒物的概念　毒物是指在一定条件（接触方式、接触途径、接触剂量、进入体内数量）下进入人体，影响机体代谢过程，引起机体暂时或永久的器质性或功能性异常或疾病的外来物质。

中毒是机体受毒物作用出现的功能损害和疾病状态。

从物质来源划分，毒物分为两大类，即天然有毒物质和人工合成物质；其毒性及对人体可能的危害程度与毒物性状、作用于人体的方式和毒物暴露持续的时间相关。但最终是否引起中毒以及中毒的严重程度由毒物在机体内的剂量水平即剂量-效应关系来决定。

2. 暴露及暴露者的概念　暴露是指机体接触环境中的特定物质。

暴露者一般是指接触到特定毒物的个体。而在突发中毒事件应急处理中，暴露者特指在发生突发中毒事件时，在毒物存在的特定时间内、处于毒物扩散（影响）区域范围内、接触或可能接触毒物的人员。其既包括事件中受毒物直接影响诊断为中毒的患者，也包括在事件发生初期，难以判定是否有明确的毒物接触史、是否有不适症状和异常体征的人员，甚至包括进入该范围的救援人员。

3. 突发中毒事件的概念　突发中毒事件是指在短时间内，毒物通过一定方式作用于特定人群造成的健康影响事件。这里所指的突发中毒事件是指毒物造成的急性群体性健康影响事件。

（二）突发中毒事件的特点

突发中毒事件除了具有突发公共卫生事件的共性特征外，更具有以下特点：①事件发生突然，无法提前预测中毒事件的发生可能，包括时间、地点、品种、毒性等，而且多由衍生事件或伴随其他灾难的次生事件发生，事前很难防范（准备）到位；②暴露与发病关系密切，给人群造成突如其来的伤害大，且不同毒物损害的人体靶器官不同，疾病变化特点差异（变异）也较大；③确认突发中毒事件要考虑多个方面因素，综合分析，方能确定事件和危害；④快速响应，防范和减少公众的毒物暴露是应急工作的重点，也是最大限度减少人群健康损害的关键。

（三）突发中毒事件卫生应急面临的形势和问题

1. 突发中毒事件卫生应急面临的形势　突发中毒事件具有突发公共卫生事件的特征，也更与社会经济模式和技术进步有着紧密的联系。以“化学毒物”种类为例，2016年3月，CAS公布的有机或无机化合物与人们生活、工作密切相关的超过800万种，但知晓其毒性反应或代谢过程的却不到10%，而且新兴化合物仍以每个工作日5万种的速度不断增加。同时，随着社会经济模式的转变和技术的进步（开发），毒物对社会、人体的危害也在发生巨大变化。比如，在我国计划经济模式为主的时期，对人们健康造成损害的主要是细菌性、工业性毒物，而在当今社会主义市场经济条件下，毒物却转变成以人工合成物质和有毒生物为主。社会发展后，突发中毒事件成因的多样性（包括自然灾害、事故灾难、公共卫生事件、社会安全事件、恐怖袭击等）和突发中毒事件特殊性表现突出，使整个社会面临的突发中毒事件应急处置的压力快速增加，中毒事件频发，风险无处不在。

2. 突发中毒事件卫生应急面临的问题　随着毒物品种类别和人们生产、生活形式的变化，毒物危害形势严峻性的加重，以及在新形势新环境下卫生应急职能的调整和大卫生健康观的建立，当前在突发中毒事件卫生应急工作中面临的主要问题如下：①需要针对毒物变迁和医学职责的变化，重新确定我们在突发中毒事件应急处置中的根本任务及应承担的职责；②针对任务和职责的调整，提高队伍的素养、技能和处置能力；③改变观念及认识，将应急目标确定在社会人群整体健康上，以制订出符合现实的突发中毒事件卫生应急战略发展规划。

二、突发中毒事件相关法律法规

突发中毒事件的法律适用依据主要由《中华人民共和国突发中毒事件应对法》《突发公共卫生事件应急条例》《卫生部突发中毒事件卫生应急预案》和相关的单行法（专业法）、行政法规等组成，而具体应承担的法律责任又与卫生应急组织队伍本身应完成的任务和应履行的职责直接关联。

（一）突发中毒事件相关法律法规与职责

1. 突发中毒事件卫生应急的工作任务和职责　虽然在不同的法律文本或卫生应急工作要求中，对卫生应急工作任务的表述不完全一致，呈现多样性，但经过认真梳理，其突发中毒事件卫生应急的最终最基本的任务如下：①患者急救与诊治；②现场应急处理；③风险评估与心理援助。其根本的目的是最大限度地减少人员伤害。围绕上述根本任务，具体要完成检伤分类，现场急救（含毒物清除）、患者转运、特效处理和院内救治、样品采购和现场检测、现场洗消，人群暴露控制、疏散及风险评估，预警、信息通报、监测报告、事件处置评估、心理援助、医疗善后处置等分项工作任务。这里需注意的是所有应完成的卫生应急任务都是应承担职责的内容，尤其是《卫生部突发中毒事件卫生应急预案》的要求，是突发中毒事件卫生应急处置的具体指导意见。

2. 突发中毒事件卫生应急预案　《卫生部突发中毒事件卫生应急预案》是突发中毒事件卫生应急处置的具体工作方法内容，突发中毒事件卫生应急预案的基本内容包括：①突发中毒事件应急组织体系及机构职责；②突发中毒事件的监测与预警、风险评估、培训；③突发中毒事件分级、分类应急响应、终止；④突发中毒事件应急准备；⑤突发中毒事件现场处置（包括检测及救治等）；⑥公众防护与教育；⑦心理援助；⑧突发中毒事件信息收集、分析、通报、沟通；⑨应急工作及应急队伍保障措施；⑩事件处置评估与善后；⑪预案更新及修订。预案就是职责落实的具体表现。

突发中毒事件发生后卫生应急处置预案除了需按上述基本内容(基本格式)制订外,更应强调突出事件的自身情况(即预案必须具有针对性、实用性和可操作性),只有这样才能真正落实责任,才是行之有效的预案。

突发中毒事件处置要素:明确致病因素;确定暴露环节;提取临床特征;锁定控制关键;评估处置效果。因此,突发中毒事件现场处置预案实施中最关键的环节如下:①尽快撤离或疏散人员(减少暴露人数是最大的救援);②查明原因、快速进行风险评估、做出具体处置方案;③明确毒物(关键点);④采取高效的具有针对性的救治处理;⑤协助配合平息事件。

3. 突发中毒事件卫生应急准备 突发中毒事件卫生应急准备的好坏是卫生应急工作成败的关键,也是法律法规赋予我们的职责,切不可忽视。

应急准备的基本原则如下。

(1) 应急准备应与职责相匹配,即准备的内容必须能满足履行卫生职责需要,这也是应急准备的底线。

(2) 应急准备应与所承担的任务相匹配;卫生应急的根本任务是最大限度地减少人员伤害,因此应急准备具体内容也应围绕此进行,包括救援队伍自身人员。

(3) 应急准备应与事件处置原则相匹配,即与中毒事件处置的“及时、高效、有序”原则相匹配。

(4) 应急准备应与应急队伍规模、能力相匹配,即应急准备要与处置队伍的功能定位相吻合,既不可无限扩大,也不可人为缩小,防止“无限责任和有限能力”矛盾的发生。

应急准备的基本内容:①思想应急准备,包括领导者、指挥者、组织者的思想观念和资源调查(本地区“毒源”和处置能力本底调查)及健康教育、公众意识培育等;②能力应急准备,其基本能力包括指挥协调能力、组织机构与制度保障能力、毒物检测识别能力、现场处置能力、医疗救治能力、应急保障能力、善后处理能力等;③组织机构应急准备;④人员应急准备,包括管理人员、技术人员和保障人员等;⑤物资应急准备,包括房屋、装备、工具、药品、个人用品、床位、通信、能源动力等;⑥管理应急准备,主要是管理体制及具体运行机制、预案编制、各种制度等;⑦信息应急准备,包括毒物信息,中毒事件信息,专家资源信息,实验室检测资源信息,应急物资储备、销售、生产等信息;⑧应急储备,包括人才储备、技术储备、物资储备、信息储备等;⑨应急预案准备;⑩应急演练准备,包括单项演练、复合演练、综合立体演练。

应急准备效果评价内容:①应急准备工作与应急队伍所承担的任务是否一致,是否能很好完成队伍功能定位所赋予的职责;②应急准备工作是否能很好地体现分级管理、联防联控、统一协调及分工履职;③“人员配置—能力建设—制度保障”是否落实、是否高效有序;④单项演练或综合立体演练的总体效果如何,应急准备工作在其中发挥的作用如何,最关键的是在突发中毒事件卫生应急处置上的效果和水平如何。

(二) 突发中毒事件卫生应急工作职责对应的法律责任

(1) 未按规定履行报告职责的法律责任,包括地方政府及卫生行政部门、医疗卫生机构、有关单位和个人未履行报告职责,隐瞒、缓报、谎报、漏报等。

(2) 未按规定完成应急物资供应、运输、储备的法律责任。

(3) 不配合调查或阻碍、干涉调查的法律责任。

(4) 玩忽职守、失职、渎职的法律责任。

(5) 拒不履行应急处置职责的法律责任。

(6) 医疗卫生机构、疾病控制机构违反规定职责的法律责任。

(7) 违反其他单行法(专业法)规定的法律责任。

第二节 风险评估

突发中毒事件风险评估就是运用风险评估理论和模型,根据毒物的毒性特点、中毒原因、暴露人群数量、接触途径、接触时间、接触剂量、接触原因等因素,研判突发中毒事件的可能性和危害严重程度,对中毒事件进行风险分析和风险控制。突发中毒事件风险评估可分为事前、事中、事后评估。由于突发中毒事件的发生大多具有不确定性,因此,事前评估可能性仅能依据既往发生的事件情况、存在的危险因素进行预评估;事中、事后评估主要从毒物危害、暴露影响、人群效应、应对能力四个方面分析突发中毒的危害严重程度,评估风险等级。

一、突发中毒事件风险评估特点

突发中毒事件是一类突发公共卫生事件,也常次生或衍生于自然灾害、事故灾难及社会安全事件等突发事件。根据"突发公共卫生事件信息报告系统"统计全国报告,各类中毒事件造成的死亡人数位居第一,占各类突发公共卫生事件死亡总数的40%以上。突发中毒事件不仅对公众健康造成危害,还可能造成严重的社会影响,处置不当还可能引起公众恐慌。其预测困难,需要对已经发生的突发中毒事件做出快速的危害风险评估。同时,可以对有明显季节性、地域性的突发中毒事件进行阶段性趋势风险评估以预警。

二、突发中毒事件风险评估适用的方法和类型

一般可采用专家会商法、德尔菲法、风险矩阵法和分析流程图等方法进行风险评估。突发中毒事件风险评估根据工作需要采用相应方法,评估类型包括突发中毒事件情报筛检、专题风险评估和阶段性趋势评估。突发中毒事件情报筛检的信息来源主要有:①突发公共卫生事件管理信息系统;②职业病与职业卫生信息监测系统;③中毒信息服务咨询热线;④卫生行政部门认定的中毒救治医疗机构;⑤全国死因监测系统;⑥全国伤害监测系统;⑦各级疾病预防控制机构应急值班电话;⑧媒体中毒相关舆情信息监测;⑨公共卫生服务电话。为了确定以上来源的信息是否需要做进一步的突发中毒事件风险评估和是否具有相应的公共卫生意义,一般需要关注的信息特征包括毒物危害、暴露影响、人群健康效应和应对能力。突发中毒事件专题风险评估,是指经过情报筛检或通过日常监测分析,对发现有较重要公共卫生意义的突发中毒事件,有必要开展专题风险评估,即针对特定的突发中毒事件形成较为详细的专题评估报告。目前最常用的方法是专家会商法。专题风险评估立足于特定事件,需要关注以下几个方面:①事件核实:接到报告或获知事件信息后,无论是组织人员赴现场开展调查工作还是通过现场调查工作报告,均须了解毒物来源、种类、暴露程度和影响人群范围等信息,初步判断突发中毒事件的类型和级别。②毒物暴露量的检测/监测:根据事件中人群接触毒物的次数、途径、接触时间、毒物扩散或流通方式等计算人群暴露毒物的剂量,推算事件中人群接触毒物的量是否超过观察到损害作用的最低剂量(LOAEL)和基准剂量95%可信区间下限(BMDL),初步研判中毒事件中毒物对人群的急性毒性效应;暴露评估也

是突发中毒事件风险评估中数据最不易获得和评估中的难点。③采取控制措施：脱离毒物接触、对已存在的毒源进行控制和处理、加强毒物暴露的监测和人群防护是最为基础的控制措施。随着越来越多的数理统计知识和机器学习技术等运用到突发中毒事件评估中，定量的突发中毒事件专题风险评估将成为趋势。突发中毒事件阶段性趋势评估是根据某些毒物类型引发的中毒事件在季节、场所和人群上表现出一定的规律性而采取的评估方式。根据各种突发中毒事件信息来源，可以做按月、季度、年的阶段性趋势评估。

三、风险识别要点

风险识别是描述风险要素的过程，是风险分析和风险评价的基础。风险要素包括影响事件发生可能性或后果严重性相关的事件发生情况和对疾病的科学认识，以及相关的事件背景。由于突发中毒事件的发生大多具有不确定性，事前评估可能性一般仅能依据既往发生的事件情况进行预估，结合自然环境、社会影响等相关因素进行推测。事中和事后评估，风险识别的关键点是毒物暴露。即使毒性再高的毒物，如果没有接触也不会发生危害。所以需要进行接触评价来确定接触的来源、类型、程度和持续时间。毒物暴露后，决定对人群产生危害大小的是剂量，剂量与健康效应的联系由小到大依次为接触剂量、潜在剂量、应用剂量、内剂量、送达剂量和生物有效剂量。在定量风险评估中，可以选择不同的暴露模型，结合暴露参数描述毒物暴露情况。

四、风险分析要点

从事件发生的可能性和严重性两个方面来分析。分析并推测事件发生的可能性可依据风险识别结果，根据毒物特性评估暴露可能性，即接触毒物的可能性，主要取决于对毒物的认知、行为习惯、毒物危害管理等情况。如：在夏秋季节蓖麻成熟，由于儿童对其毒性不认知，容易采摘食用而引起食物中毒事件；当地为化工园区所在地，要根据化工园区管理水平、历年化学品泄漏发生情况、是否有新生产线引入、生产工艺变化等情况预估突发中毒事件发生可能性。突发中毒事件造成危害的严重程度，需要同时考虑人群健康效应和社会影响。突发中毒事件造成的社会影响，通常从媒体关注情况可间接获知，如媒体关注类型、发布消息数量等。突发中毒事件的严重性，可参考毒物危害程度、暴露因素、人群健康效应和风险控制能力这四大要素进行评估。

暴露因素包括暴露方式、暴露途径、暴露毒物总量、毒物接触时间、发生时间、发生场所、发生地人口密度等，如：发生地是否为少数民族聚集地、政治敏感区域等；暴露途径为单一途径还是多种途径；暴露毒物总量是否达到中毒剂量；发生时间是否为重要赛事或重大活动期间；毒物危害是否得到有效控制，自然因素是否有利于有毒有害物质扩散，是否还存在继续发生毒物危害的可能性，或毒物危害是否有可能继续加重等。人群健康效应包括主要暴露人群、对人群的心理影响、媒体关注程度、中毒人数、死亡人数、重度中毒人数比例、受累人数、响应级别等；发生人群是否处于特殊年龄段、具有特殊职业等，如婴幼儿、学生、老年人或孕妇等特殊人群；已经造成健康损害的情况如中毒人数、死亡人数以及暴露人数等。通过媒体关注情况间接评估危害情况：关注事件发生进行跟踪报道媒体的级别，是国家级、省级、市级或是县级；媒体的种类，是电视、广播、报刊还是网络；媒体报道的数量也能够反映社会影响力；不同类型突发中毒事件分析内容有所侧重，可根据需要使用各类风险评估方法。风险控制能力即控制应对能力。可按照风险识别要点中的控制应对能力进行分析，如：突发中毒事件现场处置经验；参与医疗救治的临床综合救治水平、专家处置能力、毒物检测能力，应急物资保障和参与处置单位的培训、演练情况等。

在风险分析过程中经常会因为数据或资料不充分，如对于影响风险评估结果的关键性数据缺失而涉及相当多的不确定性因素等，因此，在最后的风险评估结果中，要对评估过程中的不确定性进行描述，应当继续开展相关调查、研究或者建立相应的监测等，为后续风险评估提供进一步依据。

五、风险评价要点

突发中毒事件的风险评价，可以采用风险矩阵法得出相应的风险等级；也可以利用建立的案例评估工具包输入事件参数从而自动计算风险等级；将最终的评价结果按照严重程度从低到高分为五个层级：极低、低、中、高、极高。

一般情况下，初始收集到的信息量会比较大，而且可能会有一些误导信息，因此需要系统查阅文献资料，提炼最佳证据，并跟踪事件进展，开展动态评估。其步骤是根据风险识别结果，开展风险分析，通过涉及的毒物毒性、剂量-反应关系评价、暴露评价、人群健康效应等风险特征分析，并结合可能引发突发中毒事件的风险源特点、风险承受能力、卫生应急响应能力以及风险控制能力等因素，进一步分析风险发生的可能性、后果的严重程度及风险控制能力，进行风险级别确定；并将风险等级和预先设定的风险评估标准进行比较，对各种风险因素进行综合排序，确定管理优先级，为风险处置、风险交流等提供科学依据。

第三节　现场调查技术

突发中毒事件现场复杂多样，现场调查是指有针对性地开展流行病学和现场卫生学调查，收集较为完整的信息，尽快查明中毒原因、危害途径、高危人群及主要危险因素等，以便提出并采取有针对性的预防控制措施。现场调查结果直接关系到中毒因子的及早发现和控制，是一项程序规范性和科学技术性很强的工作，也是责任认定的重要证据之一。

一、准备工作

为确保现场调查工作有序顺利地开展，需提前做好人员、技术、物资装备、后勤保障以及联络沟通机制等各项准备工作。准备工作包括在突发中毒事件发生前和发生时所进行的工作。在事件发生前，应准备突发中毒事件卫生应急处置预案；一旦发生突发中毒事件，则应立即启动预案，立即赶赴现场开展调查工作。

（一）人员准备

调查人员由具有急诊医学、职业医学、中毒控制、食品卫生、环境卫生、流行病学、毒理学、中毒检测、中毒防护等知识的专业人员组成。必要时还可增加心理学与健康教育、通信技术以及电工、司机、炊事员等后勤保障人员。调查工作应当明确负责人，组织协调现场调查工作，调查组成员应明确各自的职责，各司其职、各负其责，相互协作，共同完成工作。

（二）技术准备

技术准备包括突发中毒事件应急处置相关法律法规、标准、预案以及技术方案等资料，相关检索文献，现场调查、采样和现场快速检测记录表，数据处理与统计分析软件，中毒现场联系信息资料（联系人和联系电话）等。

（三）物资准备与后勤保障

根据中毒事件特征和现场调查需求进行物资准备，包括个人防护装备、调查取证器材、现场快速检测设备、样品采集与保存和运送装备，以及通信设备、办公设备、生活物资和后勤保障物资等。

（四）联络沟通机制准备

调查组与指挥部或本单位、当地有关部门和事故相关单位及人员的沟通联络信息，以及与事件发生地共同开展调查计划和实施方案等，必要时组成联合调查组，共同开展调查工作。

二、调查启动

接到调查任务指令后，立即启动调查工作。采取与当地有关部门召开会议等形式收集中毒事件有关信息，商定现场调查计划和实施方案，制订并实施初步控制措施。

三、核实诊断，确定突发中毒事件的发生

调查组到现场后，调查中毒患者、临床救治医生、目击证人及其他相关人员，迅速核实诊断，开展中毒事件相关人员的个案调查和访谈。

1. 核实发病情况 通常先到收治患者的医疗机构通过接诊医生收集患者的基本情况，如年龄、性别、地址、职业以及发病日期，了解患者主要临床特征、诊治情况，收集患者的症状、体征和实验室资料，查阅患者在接诊医疗机构的病历记录和临床实验室检验报告，整理、摘录和复制相关资料，对中毒事件做出简单描述。

2. 开展访谈 根据中毒事故情况制订访谈提纲、确定访谈人数并进行病例访谈；访谈内容主要包括人员基本信息、发病和就诊情况以及接触情况等。

核实诊断可以通过检查中毒病例、查阅病史及核实实验室检验结果进行。核实诊断应包括相应信息的收集，尤其是中毒发病特征，从而为明确突发中毒事件原因提供线索。

四、建立病例定义，制订调查方案

在初步调查的基础上建立病例定义，确立突发中毒事件时间、地点、人群特征及患者临床表现、实验室检测结果，以尽可能地搜索和发现所有的中毒患者，确定中毒发生规模、波及范围，评估中毒危害程度，并为查清中毒原因提供线索。病例定义通常包括临床标准（如症状、体征、临床检验项目）和时间、地点与人群特征的限定标准。病例定义有助于区别和确定患者与非患者，有助于做出临床诊断和进一步追查接触人群中新发中毒患者，为进一步开展中毒病因调查提供依据。

五、搜索病例，核实病例数

按照确定的病例定义开展病例搜索，将收集到的有关中毒病例信息登记列出信息清单或一览表，排除非中毒病例，核实中毒人数。搜索时还应当了解事发地周边有无类似中毒病例。必要时可开展应急监测，收集新发中毒病例相关信息。

六、现场卫生学调查，描述中毒事件特征

对中毒病例进行个案调查的同时，立即对中毒现场开展卫生学专题调查，及时开展中毒污染范围调查、暴露程度调查、实施效果评价等，通过描述中毒事件的时间、地区、人群的分布特征，提出事件的中毒因子、接触方式、接触途径波及范围、高危人群和控制措施建议等。现场卫生学调查主要针对可疑中毒物质来源、接触机会和方式及其影响因素等，对相关生产、加工、储存、运输、销售等各环节开展调查，以验证现场流行病学调查结果，为查明事故原因、采取预防控制措施提供依据。

（一）经呼吸道和皮肤途径中毒事件的调查

1. 访谈 调查人员到达中毒现场后，通过事故发生单位的负责人和部门负责人或事故知情人、相关人员等，了解中毒事件的概况（包括可疑毒物的形态性状、储存保管方式，中毒现场环境状况、气象条件、通风措施以及生产工艺流程、防护条件、接触人员情况等）。

2. 现场调查 对现场环境状况、自然通风排毒措施的情况、生产工艺流程及相关资料等进行现场调查。结合现场情况，对事件现场控制措施、中毒患者人数统计、检伤及急救处理、救援人员的个体防护、现场隔离带设置、人员疏散等向现场指挥人员提出建议。

（二）经口途径中毒事件的调查

1. 访谈 调查人员到达中毒现场后，通过访谈生产经营单位负责人、加工制作人员及其他知情人员等，了解中毒事件涉及的可疑毒物或食品的生产、加工至食用整个过程的各个场所，以及毒物或食品加工过程（原料和配料、调料、食品容器、使用的工具），毒物或食品的分装、储存的条件等。

2. 现场调查 对可疑食品污染来源、途径及其影响因素等进行现场勘查，对可疑食品采购、运输、储藏、加工和制作过程等各个环节开展卫生学调查，查阅可疑食品进货记录、可疑餐次的食谱或可疑食品的配方、生产加工工艺流程图、平面布局图等资料，查看生产加工过程关键环节时间、温度等记录，设备维修、清洁、消毒记录，食品加工人员的出勤记录，可疑食品销售和分配记录等，调查危害环节和危害因素，初步分析污染原因和途径，验证现场流行病学调查结果，为查明事故原因、采取预防控制措施提供依据。

对事件中可疑水中毒污染物种类、来源、途径及其影响因素，水源暴露情况，水源地地质构造，地表水、地下水径流情况，取水方式及加工处理、储存、输送等各环节开展环境卫生学调查，初步分析污染原因和途径，及时发现和研判污染物的健康风险，提出污染源控制措施建议和公众防护建议，并对事件处置和防控效果进行评估。

（三）其他调查

同一区域一段时间内反复发生的类似中毒事件，调查内容还应包括居民生产、生活习惯，环境中动植物生活习性和死亡情况，以及事件受累人员的关系等。一段时间内多个区域发生类似中毒事件，调查内容应重点放在短时间毒物可在较大区域流通的环节，如食物原材料、定型包装产品等。

七、现场快速检测和样品实验室分析

应尽早采集患者标本、可疑样品、环境样品等，并组织开展现场快速检测或转运后方开展相关实验室检测。样品的采集、保存、运输和检测应当严格遵循安全、及时、有效的原则，

并符合有关实验室检测的管理要求。

八、建立并验证病因假设

在全面调查的基础上，对调查资料进行整理归纳、综合分析，选用恰当的统计图表，以形象、直观、明了的方式，展示中毒因子的来源、接触方式和载体、与中毒有关的特殊暴露因素以及高危人群等特征，建立和提出病因假设，找出可能的中毒因子。

九、开展应急监测

根据现场调查处置工作需要，及时提出中毒事件应急监测计划(包括监测范围、信息收集内容、启动和终止条件等)，对新发中毒病例或疑似中毒病例、高危人群健康状态、污染载体、防控措施效果等开展监测，系统收集、汇总和分析监测数据，为事件发展趋势研判和防控效果评估等提供依据。

十、适时采取控制措施

根据中毒因子、危害途径以及中毒特征，确定应采取的相应的控制和预防措施。预防控制的主要措施包括消除中毒污染源、减少与中毒因子的接触、防止进一步暴露和保护高危人群，最终达到控制、终止中毒事件发生的目的。

十一、完善现场调查

一方面，针对可能的危险因素、暴露途径和暴露人群，可采用专门拟定的调查表或调查提纲，进行访谈、现场观察，同时结合必要的实验室检测，进行更为详细的调查研究。另一方面，针对与中毒发生有关的因素，制订行之有效的措施，并尽快落实，评价控制措施效果。

十二、撰写调查报告

调查后及时撰写书面报告，记录调查情况、结果及建议。现场调查报告包括首次报告、进程报告、总结报告等。

1. 首次报告 内容包括概况、调查方法、突发中毒事件的初步信息、初步的中毒病因判定、已采取的措施以及下一步工作建议、报告单位、报告人员及通信方式等。

2. 进程报告 内容包括中毒事件的进展、新的证据、采取的措施、控制效果、对事件危害的预测、调查存在的问题、计划采取的措施和需要帮助的建议等，同时，对初次报告进行补充和修正。

3. 总结报告 内容包括事件发生原因、毒物种类和数量、波及范围、接触人群、接触方式、中毒人员情况、采取的预防控制措施及其效果评价，对事件原因和应急响应进行总结，提出应吸取的经验教训以及对今后工作的建议等。

第四节 个体防护技术

救援工作中个体防护是预防职业人群健康危害、保护人员健康与安全的重要措施和最后防线。近年来随着应急工作的规范，个体防护也被应用于突发公共卫生事件、事故灾难和自然灾害的应急救援中。2003 年 SARS 事件发生后，卫生应急救援人员的个体防护问题逐渐受到重视,《突发公共卫生事件应急条例》《卫生部突发中毒事件卫生应急预案》中对医疗卫生应急人员的防护均做出了明确要求。卫生应急救援人员防护可参考《突发中毒事件卫生应急处置人员防护导则》。

一、主要概念

个体防护装备(personal protective equipment,PPE)是人在生产和生活中为预防物理、化学、生物等有害因素伤害人体而穿戴和配备的各种物品的总称。我国已经制定了百余项个体防护国家和行业标准,形成比较完备的产品质量、技术、使用规则和试验方法标准,可供应急救援工作参考使用。

立即威胁生命和健康浓度(immediately dangerous to life or health concentration,IDLH)指有害环境中空气污染物浓度达到某种危险水平,如可致命、可永久损害健康或可使人立即丧失逃生能力。缺氧环境也被归类于 IDLH 环境,有毒工业化学品的 IDLH 浓度见 GB/T 18664—2002。

二、事件现场危害因素

突发中毒事件现场复杂且动态变化,应急救援人员在现场可能面临的中毒相关有害因素主要归为下面几类。

(1) 光气、硫化氢、一氧化碳等气态物质。

(2) 烟、雾、粉尘等颗粒物。

(3) 液氯、液氨等液体和砷、铁等固体物质。

(4) 空气中氧气体积百分比浓度低于 18%的缺氧环境。

(5) 燃烧产生各种颗粒物、混合有毒气体及缺氧的复合危害因素。

三、现场危险度分级及分区

按照突发中毒事件特点和现场情况,结合化学物的毒性、暴露水平及事件特点等因素,根据毒性、暴露水平、人员或动物伤亡情况、事件性质、暴露途径,对现场危险度进行分级。将现场危险度由高到低分为一、二、三级。

(一) 危险度一级

符合以下情况其中一种为危险度一级。

(1) 剧毒或高毒,且为高暴露水平。

(2) 高暴露水平,且具有再次发生的可能性。

(3) 恐怖类中毒事件。

(4) 高暴露水平,且有人员或动物中毒死亡。

(5) 毒物具有致癌性。

(二) 危险度二级

符合以下情况其中一种为危险度二级。

(1) 剧毒或高毒,并且为低暴露水平。

(2) 中等毒或低毒,并且为高暴露水平。

(三) 危险度三级

符合以下情况其中一种为危险度三级。

（1）经口中毒事件。

（2）中等毒或低毒，并且为低暴露水平。

突发中毒事件危害评价应用有毒化学品危害评价的概念，有毒化学品的危害水平是指实际作用于人（暴露接触者或被施加者）的事件环境中化学品浓度或剂量水平，并与化学品的毒性水平密切相关。GB/T 18664—2002《呼吸防护用品的选择、使用与维护》中采用危害因数的概念，可以将该概念用来广义描述有毒化学品的危害水平。

量化描述突发中毒事件的化学品危害水平对于评估受害人的中毒状态和应急人员的防护需求具有重要实际意义。但是，准确、快速地刻画特定突发中毒事件的危害水平及其过程特性仍然存在较大的困难，除了要判明有毒化学品的类别属性及实际中毒途径外，事件的时空环境的影响也尤为重要。

现场分区按照 GB/T 18664—2002 规定的 IDLH 环境或突发中毒事件危险度，以危害源为核心，将工作区域分为热、温、冷三个区域。

根据危害因素分析，突发中毒事件应急人员应依据工作岗位、工作任务的特点，选择相应的救援防护策略，选用有效防护装备及参数。

四、常用化学防护装备

（一）呼吸防护器

呼吸防护器可按照防护原理、面罩内压力模式、密合性、面罩类型、供气气流等分类。按照气体来源可分为过滤式（空气净化式）和隔绝式（供气式）呼吸防护器两种类型；按面罩内压力模式分类可分为正压式和负压式呼吸防护器。密合性呼吸防护器使用前需要检查佩戴的密合性，确保其防护性能。正压式呼吸防护器是指佩戴的呼吸防护器内的空气压力比呼吸防护器外的空气压力大，也就是不以吸气作为动力，就可以吸入空气。正压式呼吸防护器可分为两大类，即过滤式和供气式呼吸防护器。过滤式呼吸防护器又包括自吸式和电动送风式呼吸防护器，后者呼吸阻力小，可通过电源（一般为电池）驱动马达作为动力，将环境中污染的气体吸入至过滤元件（滤毒盒或滤毒罐），经吸附过滤后再将洁净空气送入呼吸防护器供使用者呼吸，过滤式呼吸防护器使用时要注意对应不同防护性能的过滤元件。过滤元件有一定的有效期，一旦打开密合包装后原有效期就会受到影响。在维护中要根据有效期定期更换过滤元件。供气式呼吸防护器即整个系统向呼吸防护器供应未受污染的洁净空气，让使用者与被污染的环境完全隔离，从而达到保护目的。供气式呼吸防护器可分为长管供气式和携气式呼吸防护器两类。

（二）皮肤防护用品

狭义的皮肤防护是指对躯干防护的防护服，而广义的皮肤防护还包括颜面部、眼部、手部和足部的全身防护。

1. 手部防护　根据制作材料和防护性能可分为多种类型，除抗化学物外，还有防切割、绝缘、防水、防寒、防热辐射及耐火阻燃等功能。特别需要说明的是，一般的防酸碱手套与抗化学物的防护手套并非完全等同，不同的手套材质对不同化学物有不同的防渗透能力，因此应选择具有防护相对应类别化学物渗透作用的手套。

2. 足部防护　防护鞋、靴与防护手套性能类似，也具有多重防护功能，包括防水、防砸、防化学物、防穿刺、绝缘、抗高温、防寒、防滑、抗静电等。应根据现场工作方式及现场危害物种类选用相应材质的防护鞋、靴。化学防护鞋、靴应耐酸、碱、腐蚀，表面不应有皱褶，以免积存有毒有害物质。

3. 躯干防护 各类防护服的性能有很大的差别，适用范围也不同，防护性能最高的是正压气密防渗透防护服。防护服的选用要依据泄漏物的种类、存在的方式、环境条件及浓度等综合考虑。对有腐蚀性气态物质（蒸汽、粉尘、烟雾等）存在的现场，防护服要具有耐腐蚀性、高隔离效率和衣裤连体，袖口、裤脚有较好的密合性等；对于非蒸发性的固态或液态化学物，仅需要穿具有一定隔离效率的防护服即可。

4. 防护眼镜、眼罩及面罩 眼面防护用具都应具有隔离和防撞击的功能，并应根据其他不同需要，分别具有防液体喷溅、防有害光（强的可见光、红外线、紫外线、激光等）、防尘等功效。针对具有刺激性和腐蚀性气体、蒸汽的环境，建议应该选择全面罩，因为眼罩并不能做到气密，防护眼镜或眼罩通常与半面型过滤式呼吸防护器和防护口罩联合使用，也可以单独使用。

五、防护分级及装备要求

个体防护装备的防护等级（或防护水平）是基于各类个体防护装备防护效能确定防护配置。美国环境保护署（EPA）根据有毒物质事件处置要求提出了防护等级的概念。其后，美国职业安全与健康管理局（OSHA）进一步规范了防护等级概念和配置，我国也参照美国根据反恐的需要，更是把防护等级的应用范围扩展到应急人员防护配置。等级防护的核心指导思想是最大可能减少救援人员的安全风险，确保事件处置人员的生命健康，同时，事件处置人员也应当能够执行和完成一定的处置任务。在危害性质和危害水平已知的条件下，等级防护也是可以灵活运用的。

（一）A 级防护

可对周围环境中的气体与液体提供最完善防护。

1. 防护对象 防护高蒸汽压、可经皮肤吸收或致癌和具有高毒性的化学物；可能发生高浓度液体泼溅、接触、浸润和蒸汽暴露；接触未知化学物（纯品或混合物）；有害物浓度达到 IDLH 浓度；缺氧。

2. 防护装备

（1）全面罩正压式空气呼吸防护器（SCBA）：根据容量，使用者的肺活量、活动情况等确定气瓶使用时间。

（2）全封闭气密化学防护服：为气密系统，防各类化学液体、气体渗透。

（3）防护手套：化学防护手套。

（4）防护靴帽：化学防护靴、安全帽。

（二）B 级防护

防护有毒气体（或蒸汽），针对致病物质对皮肤危害不严重的环境。

1. 防护对象 已知的气态毒性化学物质，能被皮肤吸收或造成呼吸道危害，达到 IDLH 浓度，缺氧。

2. 防护装备

（1）全面罩正压式空气呼吸防护器（SCBA）。

（2）头罩式化学防护服：非气密性，防化学液体渗透。

(3) 防护手套:化学防护手套。

(4) 防护靴帽:化学防护靴、安全帽。

(三) C 级防护

适用于低浓度污染环境或现场支持作业区域。

1. 防护对象 非皮肤吸收有毒物,毒物种类和浓度已知,浓度低于 IDLH 浓度,不缺氧。

2. 防护装备

(1) 空气过滤式呼吸防护用品:正压或负压系统,选择性空气过滤,适合特定的防护对象和危害等级。

(2) 头罩式化学防护服:隔离颗粒物、少量液体喷溅。

(3) 防护手套:防化学液体渗透的防护手套。

(4) 防护靴帽:防化学液体渗透的防护靴、安全帽。

(四) D 级防护

1. 防护对象 适用于现场冷区或冷区外的人员。

2. 防护装备 衣裤相连的工作服或其他普通工作服、普通靴子及普通手套。

六、使用限制性因素

个体防护等级越高,防护性能越完备,但其后果是使用者的工作负荷越大,效率就越差,并且生理舒适性也越差,这要求能够准确鉴别事件的危害性质、危害水平和危害区域。个体防护装备自身和对防护人员都有多方面的限制或问题,突出地表现在以下方面:①防护能力、水平和时间都有一定的限度;②防护效能与选用装备的适合性、使用熟练程度有密切关系;③会影响应急人员的作业能力和效率;④造成应急人员心理紧张;⑤热负荷;⑥不适用于佩戴眼镜者、面型特殊者和有心血管疾病及呼吸系统疾病者。

七、管理与培训

应急救援的防护装备是“生命装备”,必须从培训、装备管理和健康管理三个方面进行全面管理。培训内容主要包括:①突发中毒事件卫生应急处置相关的法律法规;②机构、个体防护相关管理规定;③毒物的种类、理化性质、毒性,中毒临床表现、健康危害及基本急救处置等相关知识;④突发中毒事件现场危险度评估和现场分区的原则和方法;⑤个体防护装备的防护原理、组成、适用范围和局限性;⑥个体防护装备的选配、使用、维护与储备的要求和方法;⑦个体防护装备穿脱顺序;⑧个体防护装备综合运用技能和方法。

个体防护装备管理包括装备配备、装备档案、装备维护、装备清洗与消毒、装备储存、装备废弃管理这六个方面,并且使用者的健康管理和现场健康监护也应纳入个体防护的管理中。

八、一氧化碳中毒事件现场卫生应急处置人员防护示例

进入一氧化碳浓度较高的环境(如煤气泄漏未得到控制的事故现场热区或一氧化碳浓度高于 1500 mg/m^3 的环境),采用 B 级防护的呼吸防护方法,即用携气式呼吸防护器,并佩戴一氧化碳报警器。

进入煤气泄漏事故现场温区，未开放通风的生活取暖、汽车尾气等突发中毒事件现场，使用全面罩过滤式呼吸防护器配适用的过滤元件，并佩戴一氧化碳报警器。

进入已经开放通风的生活取暖、汽车尾气等突发中毒事件现场进行调查和医疗救援时采用D级防护。现场处置人员在进行井下和坑道救援和调查时，应系好安全绳，佩戴一氧化碳报警器，并携带通信工具。一氧化碳中毒事件现场个体防护装备选配汇总见表13-4-1。

表13-4-1　一氧化碳中毒事件现场个体防护装备选配

防护类型	个体防护装备说明	
	B级	C级
呼吸防护	携气式呼吸防护器	全面罩过滤式呼吸防护器，过滤元件满足以下要求：防一氧化碳和颗粒物的综合防护过滤元件或防含一氧化碳的多用气体和颗粒物的多功能综合防护过滤元件。如符合GB 2890—2009的防护含一氧化碳和至少P2级别的颗粒物（含白＋粉色标色）环境的要求；CE认证防护含一氧化碳和P3级别的颗粒物环境的要求；NIOSH认证防护含一氧化碳和P80级别的颗粒物环境的要求
皮肤防护	颗粒物防护服或工作服	
报警器	一氧化碳报警器、氧气报警器	
其他	安全帽、安全绳、通信器材	

第五节　检测鉴定技术

突发中毒事件检测鉴定，在突发中毒事件处置中发挥着重要作用，它可以为中毒事件毒源确定、中毒原因确定、应急救援区域划分、临床救治、事件评估，以及后期对事故现场和中毒人群的监测提供技术支撑。样品的采集保存及运输、现场检测技术和实验室筛查鉴定策略是突发中毒事件检测鉴定技术的核心。

一、样品的采集保存及运输

样品的采集应尽可能完整、有代表性和针对性。样品采集时应同时采集样品空白、容器空白和对照样品，采样容器应清洁。每个样品都应该有样品唯一性标识：样品名称，生物样品被采样者姓名、采样编号、采样时间，采样人员应详细记录采样地点、采样部位、采样量、采样环境条件、防腐剂使用情况等。进行微生物项目的检测时必须符合无菌采样操作要求。进行中毒事件的采样、保存运输的全过程必须防止污染，同时按相关标准规范要求做好个体防护。

（一）外源样品的采集

1. 空气样品的采集　通常选择人体呼吸带的位置进行采样，且同时采集2个或2个以上的平行样品。

(1) 直接采样法：利用真空吸取、置换或充气的原理收集现场空气，主要用于被测物浓度较高，或分析方法较灵敏，直接测定就能满足要求的样品。该法包括采气袋采样、真空瓶

(罐)采样。

(2) 浓缩采样法:空气中被测物浓度较低时,需对气体样品进行浓缩后采集才能满足分析方法的要求。该法主要有吸收液采样法、滤料采样法和固体吸附剂采样法。

2. 水样品的采集 通常采样量大于500 mL,如果样品量不足需全部采集。采样容器应密闭性良好,玻璃容器适合采集有机化合物,塑料容器适合采集无机化合物,含有机物的样品水样应充满容器至溢流并密封冷藏保存。

3. 土壤样品的采集 根据对事件现场状况的调查,依据有毒物的印渍和气味并综合考虑地势、风向等因素,初步界定事件对土壤的污染范围。如果是固体污染物抛洒污染型,则等打扫后采集表层5 cm土样,采样点应不少于3个。如果是液体倾翻污染型,污染物向低洼处流动的同时向深度方向渗透并向两侧横向扩散,则在每个点分层采样,事故发生点样品点较密,采样深度较深,离事故发生点相对远处样品点较疏,采样深度较浅。采样点应不少于5个。注意采集2～3个对照点,各点(层)取1 kg土样装入样品袋。要测定有腐蚀性或挥发性化合物,改用广口瓶装样,含易分解有机物的待测样品采集后应置于低温下保存。

4. 食品样品的采集 对于有固定包装的样本,除采集剩余样本外,还可直接采集原包装产品,对于数量较大的粮食等固体样品分上、中、下、左、右各取300～500 g。对于散装、均一稳定的液体样本(如水、乳品、酒或其他饮料、植物油等),一般采用密闭性较好的玻璃容器收集500 mL以上的样品(一般应充满整个容器)。对于不便混匀的样品,可选用大容器盛装,或采用虹吸法分层取样,每层各取500 mL左右,分别装入小口瓶中。

(二) 生物样品的采集

1. 血液样品的采集 一般采静脉血10～15 mL,放入无菌的采血管中,加抗凝剂的血液样品应及时混匀,不要猛力振摇。样品采集、分离后按编号分组存放于专用容器,并于4 ℃低温冷藏。

2. 尿液样品的采集 可采集24 h全日尿和首次晨尿。采集首次晨尿中段尿100 mL左右置于无菌容器内;采集24 h全日尿需注意保存温度,防止发生腐败。尿液样品应在2～3 h送到实验室检测,否则应在4～8 ℃条件下保存运送样品。

3. 胃内容物及呕吐物样品采集 采集的样本可用玻璃、聚乙烯或聚四氟乙烯器皿盛装,避免使用金属器皿,采集量最好达到100 g(mL)以上。

4. 组织样品的采集 采样时根据毒物的特征选取脏器进行采集,肝、肾、肺、脑、心等脏器取200～500 g,不足者取其全部。不同的脏器应分别放在采样容器中密封保存。

(三) 其他样品的采集

中毒现场的其他可疑物品,取200～500 g,不足者取其全部,根据样品性状,选择清洁的采样容器。

(四) 样品的保存和运输

一般检测无机参数应在−28～−18 ℃冷冻保存,检测有机参数一般应在−80～−32 ℃冷冻保存。在样品储存和运输过程中,应做好交接记录,应记录交样人、收样人、交接日期、样品的性状、样品存储条件等信息。

二、现场检测技术

现场快速检测主要是通过定性、半定量检气管和检测箱以及便携式快速检测仪实现的。

现场检测一般只用于毒物筛查。

1. 快速检气管和检测箱　根据特征性化学显色反应、酶催化反应或胶体金聚集显色方式进行现场快速定性或半定量检测，通常不可作为中毒原因的确证依据。

2. 便携式快速检测仪　利用电化学、光谱、离子迁移、色谱、表面波、质谱等原理制成的便携式仪器进行现场直接快速测定，具有较高的灵敏度、准确度和精密度，可用于许多有毒物质的检测，样品不经任何处理就可在大气压下直接进行实时分析。

(1) 电离/离子迁移谱仪(IMS)适用于检测气体和蒸汽态的样品。

(2) 火焰光度检测仪(FPD)可检测硫、磷化合物，通常和 IMS 同时使用。

(3) 配备火焰离子化检测器(FID)的便携式仪器通常用来测定总挥发性有机化合物。

(4) 配备光离子化检测器(PID)的便携式仪器多用于芳香族化合物如多环芳烃的分析，对 H_2S、PH_3 等物质也有很高的灵敏度。

(5) 傅利叶变换红外光谱仪(FTIR)检测被测物的红外吸收光谱，经过傅利叶变换后与内置的标准图谱进行比对得到定性定量检测结果，用来进行现场检测。

(6) 便携式拉曼光谱仪主要就是通过拉曼位移来确定物质的分子结构，针对固体、液体、气体、有机物、高分子等样品均可以进行定量定性分析。

(7) 电化学传感器主要用于气体现场检测，缺点是特异性不强，易受干扰，传感器使用寿命短，易饱和。

(8) 传感器阵列技术(SAT)：使用的各种传感器必须快速且可逆地对其所暴露的化学物质发生响应。

(9) 表面声波探测器用于吸收空气中的化学物质。

(10) 便携式气相色谱-质谱联用仪(GC-MS)：灵敏度较高，采集速度快，得到的检测结果准确度较高，可以实时采样分析，价格昂贵。

三、实验室筛查鉴定策略

筛查鉴定策略所涉及的技术主要包含样品前处理技术和建立系统筛查仪器分析技术两个方面。

1. 样品前处理技术　根据样品的各种类型，如水溶液、有机溶剂、土壤、非土壤固体等分别建立相应的系统前处理方法，将多种前处理技术结合以去除基质干扰，并实现性质(无机、有机、极性、非极性、挥发、难挥发、酸性、碱性等)各异的目标化合物的有效提取和富集。

2. 仪器分析技术　包括紫外可见分光光度、红外光谱、分子荧光、原子吸收光谱、原子荧光、电感耦合等离子发射光谱、气相色谱、高效液相色谱、离子色谱、质谱及联用、核磁共振等技术。

实验室筛查鉴定应根据现场调查情况、现场检测结果及受害者的临床表现等做出初步的判定结果，并结合相关化合物的结构特征、理化性质以及各类分析技术原理和适用性而制订相应策略。

(1) 建立适用于各种复杂基质的样品前处理技术方法，将有效成分提取出来。

(2) 建立系统筛查仪器分析技术，以有效“捕获”目标化合物，实现无漏检。根据不同类型仪器分析技术的原理和适用性，将各种检测技术及谱学手段有效结合，形成科学、全面、系统的仪器筛查技术网络。

(3) 建立科学可靠的化合物结构确证方法，确保准确无误。结合样品前处理技术方法，对仪器分析结果进行综合分析和谱图解析，初步甄别和鉴定目标化合物，再与化合物参考品（必要时需合成）进行比对确定目标化合物。

定量检测方法应优先选择国家标准方法，在选择使用文献方法和自建方法时应进行必要的方法学验证，确定方法的线性范围、最低检出限（LOD）、最低定量限（LOQ）、准确度和精密度等。样品的签收、取用、前处理、储存与销毁以及检测过程、数据处理与存储应按照相关标准（如 ISO/IEC 17025—2017）进行质量控制，确保结果准确、可靠。

第六节 医疗救治

突发化学品中毒事件是指在化学品的生产、运输、储存、使用和废弃的过程中，由于各种原因造成空气、水源、土壤或食物等的污染，通过不同途径作用于人体，严重危害或影响人群健康的事件。突发化学品中毒事件，尤其是危险化学品中毒事件具有突发性强、进展快、影响范围大、对周围群众健康危害大等特点。

突发化学品中毒事件中的毒物一般通过呼吸道、皮肤接触等途径进入人体内，毒物一旦进入血液，即随血液循环流经全身各部位，不同毒物对人体危害的大小，取决于接触时间的长短和毒物进入人体的数量。因此，突发化学品中毒事件的医疗救治有其自身特点，本节主要介绍毒物清除、化学损伤的检伤分类和中毒现场急救与救治。

一、毒物清除

根据毒物接触或污染途径不同、毒物清除地点不同、医疗设施不同，采用相应的毒物清除方法。

（一）中毒现场毒物清除

1. 皮肤途径毒物接触或污染

1）去除污染物

（1）表面除污处理。依次轻轻拍打伤病员身体暴露皮肤、面具、衣服表面和污染担架，重点对有明显液滴或油状毒物的位置进行拍打和吸附，去除体表沾染的毒物。

（2）染毒衣物处理。应立即脱去已污染的衣服或剪开伤病员衣服（包括贴身内衣）、鞋袜，将污染衣物装入专用密封袋封存。

（3）染毒衣服的剪开方法。内外衣的剪开方法基本相同，在去除所有其他的衣物后再脱去内衣。①剪开上衣方法：拉开上衣拉链，从两侧袖子手腕处向上剪开袖子至腋窝，然后再剪到颈部；把左右两侧胸部的衣服向外翻转下来，使得衣服内面朝外。将衣服塞进手臂和胸部之间。另一侧外衣的操作同上步骤。②剪开外裤方法：在裤子翻边沿着裤腿的内接缝剪开至左腿腰部；右侧沿裤腿的内接缝剪开至略低于裤子拉链处，然后横向剪至第一刀剪开处。将裤子的两半从伤病员身上脱下。

2）皮肤洗消处理

（1）用大量流动清水冲洗全身，充分清洗，尤其是污染部位及毛发。

（2）污染较严重的部位，如伤口和染毒皮肤，应适当延长洗消时间，并用皂水或其他洗消液洗消。

（3）若毒物遇水能发生反应，应先用干布抹去沾染的毒物后再用清水冲洗。

3）更换担架和衣服

洗消后的伤病员，应当更换清洁区内的清洁担架和干净衣服。

2. 眼部途径毒物接触或污染　彻底冲洗，应用生理盐水或清水反复冲洗；在冲洗过程中要求患者做眨眼动作。

3. 消化道途径中毒　如无禁忌证，现场可考虑催吐。

4. 呼吸道途径吸入中毒　快速脱离毒物污染空气环境，吸入正常空气或呼吸机（器）通气以帮助呼出污染气体。

5. 现场洗消的注意事项　应在染毒后第一时间尽快实施洗消。洗消人员必须经严格专业训练，熟练掌握化学毒剂医学防护理论及防护装备、消毒装备性能；应加强自身防护，洗消时穿戴相应级别的防护器具，身体避免与毒物直接接触，不要在洗消场所饮水、进食、吸烟等；洗消结束后，应进行全身洗消。备有急救药品和抢救器材，应对伤病员出现伤情恶化的情况。洗消废水经消毒处理后方可排放。帐篷尽量选择平整且磨损较小的场地展开，避免触碰尖锐物体，使用后须清洗干净。

（二）院内中毒毒物清除

1. 非消化道途径中毒　经皮肤、眼部、呼吸道途径中毒者，其毒物清除仍按照现场毒物清除技术方法，依据医院相应专科设备，进行第二次和（或）第三次毒物清除。如毒物污染伤病员未进行现场毒物清除，则直接送达医院，需在医院中毒洗消场所，按照上述现场洗消原则进行首次全面的毒物清除。

2. 消化道途径中毒　应采取催吐、洗胃、使用吸附剂、导泻、全肠灌洗、灌肠等方法以排除尚未吸收入血液的毒物。

（1）催吐。对于清醒的口服毒物中毒伤病员，催吐仍为目前常见的清除毒物方法之一，尤其是小儿中毒者。但对大多数中毒伤病员来说，目前不建议使用催吐的方法。常用催吐方法：成人先饮清水 300～500 mL，然后用手指、筷子、压舌板等机械刺激咽后壁或舌后根，从而催吐。催吐药物目前临床已不再建议使用。催吐前需注意严格把握禁忌证：①昏迷。②惊厥。③食入腐蚀性毒物。④休克、严重心脏病、肺水肿、主动脉瘤。⑤最近有上消化道出血或食管-胃底静脉曲张病史。⑥孕妇。

（2）洗胃。洗胃为经消化道摄入中毒者清除毒物方法之一。原则为愈早愈好，一般建议在服毒后 4～6 h 洗胃，但如伤病员就诊时即已超过 6 h，酌情仍可考虑洗胃，尤其是无特效解毒方法的急性重度中毒者。洗胃可导致较多并发症，洗胃前及洗胃的注意事项：①充分评估洗胃获益与风险。②征得伤病员同意，伤病员理解并予以配合。③若伤病员昏迷，失去喉反射（即气道保护功能），则需在洗胃前先经口或经鼻放置气管插管以保护呼吸道，避免或减少洗胃液吸入。④伤病员应取左侧卧位，头下倾 20°为宜。⑤洗胃全程对伤病员实行生命体征监护，如伤病员感觉腹痛、流出血性灌洗液或出现休克、呼吸困难等现象，应立即停止洗胃。⑥洗胃前应检查呼吸道分泌物，如呼吸道分泌物过多，应先吸取痰液，保持呼吸道通畅，再行胃管洗胃术。⑦在插入胃管过程中如遇伤病员剧烈呛咳、呼吸困难、面色发绀，应立即拔出胃管，休息片刻后再插，避免误入气管。⑧洗胃液的温度一般为 35 ℃左右。总量一般为 10000～20000 mL，每次不超过 500 mL。⑨要注重每次灌入量与吸出量基本平衡。

（3）使用吸附剂。活性炭是一种安全有效、能够降低从胃肠道吸收入血的毒物水平的清除剂。肠梗阻是给予活性炭治疗的禁忌证。活性炭口服剂量为成人 50 g，儿童 1 g/kg。

（4）导泻。导泻是目前常用的清除毒物的方法之一。常用导泻药有甘露醇、山梨醇、硫酸镁、复方聚乙二醇电解质散等。

(5) 全肠灌洗。全肠灌洗是一种相对较新的胃肠道毒物清除方法，是经口或胃管快速注入大量的聚乙二醇溶液(成人 2 L/h，学前儿童 500 mL /h)，从而产生液性大便。可多次注入直至大便流出物变清为止。

(6) 灌肠。经导泻或全肠灌洗仍无排便者，可用 1%温肥皂水 500～1000 mL 灌肠。根据伤病员病情及是否排便，可予多次灌肠。

3. 毒物吸收入血液 促进血液中毒物排泄的主要方法包括：①强化利尿，通过扩充血容量、增加尿量，达到促进毒物排泄目的，主要用于以毒物原型从肾脏排出的毒物中毒。对心、肺、肾功能不全者慎用。具体方法：a. 快速大量补液：根据血浆电解质和渗透压情况选用不同液体；b. 补液同时给予速尿 20～80 mg 静脉注射，最好维持每小时尿量为 200～300 mL。②改变尿液酸碱度。③血液净化：血液净化是指把伤病员血液引出体外并通过一种净化装置，清除某些致病物或毒物，达到治疗目的的一种医疗技术，常用方法有血液透析、血液滤过、血液灌流、血浆置换，有条件时应尽早进行。

二、化学损伤的检伤分类

由于不同毒物损伤的靶器官不同，伤病员表现出的症状与体征也不尽相同。化学损伤者要注意区分潜伏期和心因性反应，一般需要观察 24 h。除了注意损伤伤情外，在初次分类时，污染程度的判断也对洗消和诊治非常重要。

(一) 化学损伤现场检伤分类标准

1. 危重伤病员 红标，优先处置转运。出现下列情形之一者，可列为红标：

(1) 意识状态——重度意识障碍(昏迷状态)。

(2) 抽搐程度——癫痫持续状态。

(3) 呼吸频率大于 30 次/分和(或)有明显的呼吸窘迫。

(4) 呼吸频率小于 6 次/分。

(5) 呼吸节律明显不规律。

(6) 大动脉搏动微弱，末梢毛细血管充盈时间大于 2 s。

(7) 大动脉脉律明显不齐。

(8) 化学性灼伤总面积大于 50%。

(9) Ⅲ度化学性灼伤面积大于 20%。

(10) 疑似角膜化学性灼伤。

(11) 会阴部化学性灼伤。

2. 重伤病员 黄标，次优先处置转运。出现下列情形之一者，可列为黄标：

(1) 意识状态——中度意识障碍(谵妄状态、混浊状态)。

(2) 抽搐程度——癫痫大发作。

(3) 呼吸频率为 24～30 次/分或 6～12 次/分。

(4) 化学性灼伤总面积为 10%～50%。

(5) Ⅲ度化学性灼伤。

(6) 面部化学性灼伤。

3. 濒死或死亡伤病员 黑标，暂不做处置。同时具备下列条件者，列为黑标：

(1) 瞳孔散大。

（2）无自主呼吸。

（3）大动脉搏动消失。

4. 轻症伤病员 绿标，延期处置转运。生命体征平稳，不符合上述条件者，均列为绿标。

（二）化学损伤现场检伤分类步骤

1. 初检

（1）初检地点的选择。中毒事件现场进行初步检伤分类的地点应设在温区与冷区交界的位置，化学品泄漏事件应选择在中毒现场的上风向或侧风向。检伤区应与伤病员洗消区邻近，并设立特定通道。

（2）初检人员的选择。初检人员一般由最先到达现场的医务人员担任，初检医务人员应具有一定的中毒救治和创伤救治经验。初检医务人员数量不宜过多，每百名患者一般安排1～2人。

（3）初检时间。每名伤病员的检伤时间一般为数秒钟，最多不要超过 1 min。

（4）初检后处理。伤病员初检完毕后，应立即根据初检结果将其送至相应区域内进行下一步医学处理。红标伤病员可立即送抢救区治疗；黄标和绿标伤病员均可送至观察区进行医疗救治；黑标者为死亡人员，送尸体停放区。应避免在检伤区内长时间停留伤病员。

2. 复检

（1）复检对象的选择。中毒事件所有受累人员都应是复检对象。复检的重点人群是黄标伤病员。

（2）复检人员的选择。复检人员应由具有丰富中毒救治和创伤救治经验的高年资临床医师担当，一般每个医疗救治区域安排 1 名复检人员。

（3）复检时间和频次的选择。在伤病员进入现场医疗救治区域后，应尽快进行首次复检。每名伤病员的复检流程与初检流程大致相同，但应更加仔细，可借助少量辅助设备和器材进行检查。复检不能仅进行 1 次，只要现场救治区域内有伤病员存在，就应开展循环复检工作。复检频次间隔可根据现场情况灵活掌握，但两次复检之间的时间不能超过 2 h。

（4）复检后处理。每次复检结束后，应根据复检结果随时调整伤病员的救治方案。

（三）化学损伤现场检伤分类注意事项

（1）由具有一定化学损伤、创伤救治经验的高年资医师承担。

（2）未洗消伤病员的检伤分类人员要进行全身防护。

（3）现场检伤分类的主要目的是救命，判断是否需要立即给予抗毒剂十分重要；诊断危及生命的中毒和严重复合伤者需要立即处理的伤情，如需要保持气道通畅、保护颈椎和控制体外出血等。

（4）检伤人员须时刻关注全体伤病员，而不是仅检查、救治某个危重伤病员，应处理好个体与整体、局部与全局的关系。

（5）对危重伤病员，需在不同的时段由分类人员反复检查、记录并对比前后检查结果。应多次分类，在洗消前后和接受早期急救处理、脱离危险环境后，应进行复检。复检对于昏迷、聋哑或小儿伤病员更为重要。

（6）检伤后应选择合适的检查方式，尽量减少翻动伤病员的次数，避免造成“二次损伤”（脊柱损伤后不正确翻身可造成医源性脊髓损伤）。还应注意，检伤不是目的，不必在现场强求彻底完成，如检伤与抢救发生冲突时，应以抢救为先。

(7) 检伤中应重视那些“不声不响”、反应迟钝的伤病员，因其多为真正的危重者。

(8) 双侧对比是检查伤病员的简单、有效方法之一，如在检查中发现双侧肢体出现感觉、运动、颜色或形态不一致，应高度怀疑有损伤存在的可能。

(四) 急性群体化学品中毒伤病员的分级管理

在急性群体化学品中毒事件中，将所有伤病员都集中于区域医疗救治中心，势必造成医疗机构不必要的人员拥挤，影响危重伤病员的救治。由于资源耗尽，在一个检伤分类框架内可用资源和基本服务的分配至关重要。需改变检伤分类管理概念，适应多层次、多系统的过程，协调社区检伤分类、院前检伤分类、转运过程的检伤分类和区域医疗救治中心检伤分类。在社区层面的检伤分类，要求告知个人如何减少自身风险接触，了解受到危害时如何获得救治。在出现危机时，社区灾害管理者应提供风险通报和适当的保护措施，以及适当的就医场所。

三、中毒现场急救与救治

(一) 突发化学品中毒者的救治

1. 减少死亡人数和中毒暴露人数是处置的基本原则 当突发化学品中毒事件发生时，脱离毒源是第一要务，应首先从终止毒物接触入手，可通过疏散使中毒者脱离接触，然后进行彻底洗消，并运用既往的救治经验对中毒人员实施及时救治。具体做法如下。

(1) 先撤离，后救治。先将伤病员迅速撤离染毒区域，中断伤病员与毒物的继续接触，然后再进行救治。

(2) 先救命，后治伤。在伤病员救治工作中，应当正确处理救治和洗消的关系，在伤病员生命受到威胁时，应当先救命而后处理污染伤口，或边洗消边救命，维持生命体征平稳。

(3) 先洗消，后治疗。对于生命体征稳定的伤病员，或已脱离污染区的伤病员，应当先洗消，后处理损伤，不经洗消的伤病员不能进入清洁区，以免造成污染进一步扩散。

(4) 标本兼治。有特效解毒药物时，先应用特效解毒药物，进而对中毒并发症进行对症治疗。

2. 中毒伤病员处置时，要注重复合伤的救治 危险化学品中毒事故往往伴随着爆炸、烧伤等事件发生，很容易导致冲烧毒复合伤，而冲烧毒复合伤是所有复合伤中最严重的一种，伤情最重、最难急救。冲烧毒复合伤的发生率与离爆炸中心远近有关：离爆炸中心越近，发生冲烧毒复合伤的机会越大，其次是冲毒复合伤。复合伤伤病员初期的现场急救十分重要，为提高抢救成功率，医护人员在现场应尽早给予有效的基础生命支持，并将伤病员及时后送。

3. 及时、安全地转运和后送 现场中毒伤病员转运应统一指挥调度，合理分流。对有严重污染、大量摄入毒物或转运途中有生命危险的急危重伤病员，应先予以洗消和基础生命支持等，进行现场医疗处理，待病情相对稳定后再进行转运。转运过程中应密切观察伤病员的生命体征变化，随时给予相应治疗。到达医院后，应做好伤病员交接，并及时汇总上报。

4. 安全、有效地现场撤离 应遵循“专业指导、逆风疏散、密封规避”的原则。

(1) 没有专业防护装备的人员的撤离应在专业救援人员的指挥下进行。

(2) 就近就地取材，佩戴简易防护面具或方便的简易防护装备(如湿毛巾、风镜、雨衣等),向上风方向不受有毒有害物质影响的安全区域疏散。最后,如来不及撤离,染毒区内的暴露人群应迅速在简易防护下转移至坚固、气密性能好,有隔绝防护能力的钢筋混凝土或砖混合结构的多层建筑中。如条件许可,也可将人员转移到设有滤毒通风装置的人防工事、防毒掩蔽部等集体防护工事中。当染毒区内有毒有害物质浓度降至安全范围后,现场指挥部门应通知居民先打开下风方向的门窗通风,并协助老弱病残者优先按预定路线撤离至安全区域。

5. 注意救援者的安全 所有救援人员应在采取有效的个体防护措施前提下开展工作,任何组织和个人都不能违反防护原则,擅自或强令他人在没有适当个体防护的情况下进入现场工作。如毒物种类已经明确,且有相应的预防性解毒药物,可以考虑在进入现场之前预先使用。如氰化物泄露,可提前口服抗氰胶囊。防护服的选用原则应依据泄漏化学物的种类、浓度、存在方式及环境条件等综合考虑。特别需要强调的是,任何个体防护装置的防护性能都是有限的,也就是说,正确的选择和使用任何个体防护装置只能将可能由环境进入人体的有害物质的威胁程度降到最低,并非绝对安全,故现场工作人员应以尽量远离有害环境为基本原则。

在所有严重的突发化学品中毒事件中要重视中毒事件的处置及中毒伤病员的救治。伤病员救治成功与否很大程度取决于能否将其及时解救出来,能否及时为其提供基本的生命支持和洗消条件,以及随后的处理是否得当。这要求医护人员应训练有素,随时做好准备,尤其应掌握常见化学毒剂和有毒化学品的急救处理,以提高我国医学应急响应能力,避免或减少因突发化学品中毒事件造成的人员伤亡和经济损失,避免或减小社会影响。

(二)突发化学品中毒事件救援的组织管理

迅速应对,控制事态恶化是应急救援成功的关键。挽救生命是医学应急救援的首要任务,必须贯穿于应急救援全过程。

(1) 尽早判断有毒物质种类。

(2) 快速建立应急急救指挥机构。

(3) 进行充分的应急救援准备。

(4) 组织紧张、有序的医院院内救治。

(5) 迅速进行抗休克、抗中毒治疗及防治肺水肿和脑水肿。

(6) 对症支持的综合治疗至关重要。

(7) 特别注意危险化学品事故给公众造成的心理危害。

分级、分类救治是在发生批量伤病员情况下灾害救援的基本准则。在突发化学品中毒事件救援中,分区救援是指依据毒剂检测结果,划定污染区(热区)、潜在污染区(温区)和清洁区(冷区),在不同区域实施不同的救援任务。在染毒环境下,保护救援者尤为重要,是突发化学品中毒事件医学应急救援不可或缺的重要原则。医学应急救援是总体应急救援的一部分,必须在应急救援指挥部的统一指挥下,与其他专业救援力量、场外医学应急救援力量通力合作,各司其职,共同应对。

参考文献

[1] 卫生部卫生应急办公室.突发中毒事件卫生应急预案及技术方案(2011版)[M].北京:人民卫生出版社,2011.

[2] 孙承业.中毒事件处置[M].北京:人民卫生出版社,2013.

[3] 夏艺,夏云凤. 个体防护装备技术[M]. 北京:化学工业出版社. 2008.

[4] 康维钧. 卫生化学[M]. 8 版. 北京:人民卫生出版社,2017.

[5] 郭磊,刘勤,房彤宇,等. 化学毒剂侦检的现状与前景[J]. 中国科学:生命科学,2011,(10):849-855.

[6] 孟庆义,邱泽武,王立祥. 突发中毒事件应急医学救援中国专家共识 2015[J]. 中华危重病急救医学,2015,27(8):625-629.

[7] 董建光,邱泽武,王浩春,等. 急性吸入磷酸气体中毒 5 例临床分析[J]. 中华劳动卫生职业病杂志,2016,34(9):699-701.

[8] 岳茂兴,夏锡仪,李瑛,等. 突发群体性氯气中毒 1539 例临床救治[J]. 中华卫生应急电子杂志,2018,4(3):145-151.

[9] 邱泽武,孟庆义. 2012～2016 年中毒与应急毒理学学科发展[J]. 中国急救医学,2017,37(1):1-8.

[10] 中国毒理学会中毒及救治专业委员会. 化学毒剂与有毒化学品中毒急救处置中国专家共识 2015[J]. 中华危重病急救医学,2015,27(11):865-874.

[11] 中国研究型医院学会卫生应急学专业委员会. 危险化学品爆炸伤现场卫生应急处置专家共识(2016)[J]. 中华卫生应急电子杂志,2016,2(3):148-156.

[12] 孟庆义,邱泽武. 2014 年我国中毒临床救治热点回顾[J]. 临床误诊误治,2014,27(10):7-9.

[13] 邱泽武,彭晓波,王永安. 危险化学品事故与中毒救治[J]. 中华卫生应急电子杂志,2015,1(6):5-8.

第十四章　航空医疗救援

第一节　概　　论

一、定义

航空医疗救援(air medical rescue,AMR)是指使用装载有专用医疗救护设备的民用航空器,为紧急医疗服务和突发公共事件医疗救援而进行的飞行活动,包括伤病员的生命支持、监护、救治和转运,特殊血液和移植器官的运输,以及急救人员、医疗装备和药品的快速运达。

欧盟标准委员会将航空应急医疗救援做如下定义:利用直升机以最快的速度将专业救治力量、卫生装备及药品器材投送到伤病员所在现场或在最短的时间内将需要紧急救治的伤病员后送到确定性医疗机构,以增强应急医疗救援能力,提高伤病员救治效率。

航空医疗救援有其显著的特点:

(1) 救治效率高:航空医疗救援有着快速、高效、灵活、救治范围广、受地域影响小的特点,可以降低交通、距离、地形等因素影响,缩短抢救转运时间,有效提升伤病员救援成功率,并降低死亡率、致残率。

(2) 专业化程度高:航空医疗救援对参与任务的飞行人员、医务人员及日常飞行保障人员均有较高的要求,如对他们的身体状况、心理素质、操作技能等有着严格的标准。

(3) 设备要求高:航空医疗救援对任务涉及的航空器、机载医疗设备也有明确标准;专业的医疗构型航空器要求包括发动机类型、舱室布局空间灯光、舱门设计有利于伤病员便捷登离机等;机载医疗设备要求满足医疗功能需求同时达到适航标准。

(4) 气象、航空管制、起降场地有要求:航空飞行对气象条件、起降场地均有客观的要求。

在欧美等地区,航空医疗救援已经作为应对危重病伤病员快速转运和突发事件紧急救援的常规手段,但是目前国内空域的管制等问题,对航空医疗救援开展有着较大的影响。

根据航空飞行器类型,航空医疗救援主要分为直升机航空医疗救援(HEMS)和固定翼航空医疗救援(FWAA)。直升机航空医疗救援机动性强,但飞行半径有限,机身空间小,所携的医疗装备和药品有限;固定翼航空医疗救援飞行半径长,机身空间较大,可携带更多、更全面的医疗装备,但需要起降场等地面基础设施和指挥系统的支持,易受航空流量管制。

目前,国内外航空医疗救援以直升机为主,固定翼飞机和其他飞行器为辅。主要因为直升机有能够垂直起降(点对点飞行)、纵深跨越、独立悬停等性能特点,能快速到达水、陆路不可通达的作业现场,实施搜索救援、运送伤病员、运载物资、空中指挥等工作,是航空应急救援的核心装备,相比其他飞行器更易于执行现场伤病员应急医疗救援任务,能以最快的速度将专业救治力量投送到伤病员身边或者在最短的时间内将伤病员后送，是实现伤病员全维、立体救护和时效救治的最佳途径。

二、国内外研究

（一）国外航空医疗救援发展历程

航空医疗救援起源于战争中伤病员的转运，学术界公认的第一次航空医疗救援是1870年法军用热气球运送160名伤病员成功获得救治；20世纪50年代国外陆续出现伤病员的空中转运，20世纪70年代初期专业的航空医疗救援开始快速发展。目前，航空医疗救援是多数发达国家应对突发灾难和事故普遍采用的一种救援和转运形式，多数发达国家已构建了较为成熟完善的航空医疗救援体系。

德国是世界上最早建立航空医疗救援体系的国家。20世纪60年代初，高居不下的交通事故致死（残）率与《德国联邦搜救法》的颁布实施，是德国航空医疗救援体系建设的主要促成因素。在德国，航空医疗救援是一项公众福利，由其下辖的16个联邦州负责。德国现有4家提供航空医疗救援服务的组织机构，分别为全德汽车协会、德国内政部、德国航空救援警卫队和约翰尼特事故救援组织，形成了政府力量、民间和企业化力量共同发展的多样化空中救援模式和覆盖全国的民用空中救护网络，救援站共76个，实行50 km半径空中救护；救援力量以直升机为主；国土内任何一点都可以在15 min内得到空中医疗救援服务。其中，德国空中救护中心是运营最成功的民间空中救援组织，共设有42个直升机航空医疗救援（HEMS）基地，运营直升机超过300架，装备先进，其空中医疗救护标准已成为世界性的行业标准。

瑞士作为一个多山国家，其近一半的国土面积海拔在1000 m以上。特殊的地理环境对航空医疗救援提出了更高的要求。尽管如此，瑞士依然建立了世界上最为出色的空中搜救与应急救援体系。目前，瑞士境内的航空医疗救援服务主要由其下辖的各州负责。专业的直升机医疗救援组织有4个，分别为航空救援警卫队（REGA）、策马特航空救援组织、冰川航空救援组织和瑞士旅游俱乐部。REGA是一个隶属瑞士红十字会的非营利性民营组织，成立于1952年，是瑞士国内最大的空中救援组织，通过红十字会成员的会费和保险公司提供资金的方式运作，目前拥有14架直升机和3架医疗运输机，所以飞机均配有先进的医疗设备，可以在机上直接进行手术等复杂救护工作。飞机24 h随时待命，每年可接到1万个请求救护电话。

美国与德国类似，20世纪60年代居高不下的交通意外致死致残率是美国直升机应急医疗救援体系建设的根本动因。1972年，美国在丹佛市的圣安森尼医院创建了第一个基于直升机的空中救护系统。随着1973年紧急医疗服务法的颁布，美国的区域救护网络开始形成，推动了空中救护系统的迅速发展。在美国，提供航空医疗救援服务的组织机构包括医院、企业、军队与政府相关部门。美国共有300余家专业的航空医疗救援公司，市场竞争较为激烈，据统计，截至2018年9月，美国共有960个直升机医疗救助站，1111架专用救护直升机投入使用，每年通过直升机救援次数多达45万人次。除Air Methods等几家大公司建立了全国性的网络外，其余公司大多为地区性。如佛罗里达州面积有5.8万平方千米，但有21家专业的空中救护公司，这些救援组织有些是政府的消防、警察部门，有些依附于医院、教会，有些为独立的通航公司。美国空中救护每年的直接运营收入在40亿美元以上。这些费用的来源途径主要有医疗保险（20%）、商业保险（35%），另外的45%主要为政府资助、社会慈善捐赠和个人按需支付。

日本的航空医疗救援体系始建于2001年，称为"Doctor-Helicopter"。在日本，航空医疗救援服务是一项公众福利，国家卫生部与人力资源部负责统筹谋划，下辖的47个道(县)政府决定本地区航空医疗救助站的建设数量及部署位置。日本的航空医疗救援主要以消防直升机为主，直升机上配有导航系统和急救器材。执行救援任务与日常维护产生的费用由中央与地方共同承担(中央负担75%～90%)。截至2016年2月，日本共有47个直升机救助站，专用救护直升机涵盖EC135、BK117、Bell429、AW109SP和MD900等多种机型，每年执行直升机医疗救援任务1万余次。

(二) 国内航空医疗救援发展历程

早在1953年，我国专门成立了直升机救护大队以解决抗美援朝伤病员后送问题；1976年唐山大地震，1984年对越自卫反击战中，也曾大规模地运用航空医疗后送转运伤病员。进入21世纪以后，我国在航空医疗救援中不断探索，2003年阿尔及利亚地震，我国进行了有史以来最远距离伤病员航空转运；2004年印尼海啸，首次和38个国家联合进行航空医疗救援；2006年黑龙江森林大火，我国进行了历史上最大规模危重伤病员航空转运；2008年汶川地震，共计出动救援飞机约200架；2010年玉树地震救援，由于交通条件特殊，航空医疗转运成为主要的伤病员后送方式；2014年北京"999"急救中心从德国引进我国首架设备齐全的救护直升机；第四军医大学第一附属医院(即"西京医院")组建我国第一支成建制的飞行医疗队——西京飞行医疗队，这些都标志着我国空中医疗救援迈出重要的一步。

2016年，国家卫生健康委员会关于印发《突发事件紧急医学救援"十三五"规划(2016—2020年)》的通知中提出，到2020年末，建立健全紧急医学救援管理机制，全面提升现场紧急医学救援处置能力，有效推进陆海空立体化协同救援，初步构建全国紧急医学救援网络，基本建立我国专业化、规范化、信息化、现代化、国际化的突发事件紧急医学救援体系，有效满足国内突发事件应对需要，同时发挥我国在全球紧急医学救援中的作用。2019年3月，中国民用航空局、国家卫生健康委员会联合印发《航空医疗救护联合试点工作实施方案》，决定从即日起至2020年12月31日在北京市、河北省、辽宁省、上海市、江苏省等12个省(市)，开展航空医疗救护联合试点工作。试点结束时，试点医疗机构建立完善、高效的与通用航空运营单位间信息沟通、协同联动机制。

第二节　救援常用航空器

二战以来，军用航空器开始大规模用于伤病员转送。20世纪70年代以来民用航空器，包括直升机和固定翼飞机逐步进入医学救护领域，至今在美、德、法、澳、日等发达国家已有多种型号的固定翼飞机、直升机常规执行航空医疗救援任务。我国在20世纪70年代开始用直升机转送伤病员，进入21世纪后航空工业发展迅速，目前已能够生产多种型号的直升机、固定翼飞机、无人机，军用和民用航空医疗救援取得长足进步，但专用型救护航空器种类、数量、积极航空救援体系建设水平与发达国家还有较大差距，有待进一步加强。

目前在国内外医疗救援实践中使用较多的航空器主要有三类：直升机、固定翼飞机、无人机，以下结合常用机型分别介绍。

一、直升机（旋翼机）

直升机（helicopter）是指依靠发动机驱动旋翼产生升力和纵横向拉力及操纵力矩，能垂直起降的航空器。其最大时速可达 300 km/h 以上，俯冲极限速度近 400 km/h，实用升限可达 6 km 以上，航程可达 600～800 km，在携带机内、外副油箱时转场航程可达 2000 km 以上，有些还能进行空中受油。当前实际应用的机械驱动式旋翼机包括单旋翼直升机和双旋翼直升机，以单旋翼直升机更为常见。

直升机按照起飞重量可分为小型、轻型、中型、大型、重型救护直升机。小型直升机最大起飞重量在 2 吨以下，轻型直升机最大起飞重量在 2～4 吨，中型直升机最大起飞重量在 4～10 吨，大型直升机最大起飞重量在 10～20 吨，重型直升机最大起飞重量大于 20 吨。

由于直升机对起降场要求低，还能够通过悬停、吊运的方式实施救援救护，所以特别适用于高原、山地、丛林、荒漠、岛屿、江河湖海水面，以及城市楼顶等诸多地面救护受限的特殊情况。再加上直升机造价比固定翼飞机低，维护相对简单，在世界范围内军用和民用救援领域都有广泛应用。在医疗救援实践中，常将直升机分为专用型、通用型两个大类。

专用型救护直升机，指为对乘用空间等实施专门改造，加装搜索、打捞、医疗救护等装备的直升机，以中小型直升机为主。一般安装有固定的担架床、生命监护仪器、呼吸机、除颤仪、氧气瓶、注射泵、吸引器等生命监护与生命支持设备，甚至新生婴儿保育箱、制氧设备等专门医用设备，堪称“空中救护车”。有些为强化搜救功能，加装雷达、机用探照灯、绞车、水上担架、海事卫星电话等专门设备，综合救援能力进一步提升，可以在多种复杂条件下对遇险人员实施搜索营救、紧急治疗、监护后送等任务。如 AW119、EC135、S-76、AW139、UH-60Q、直-9、BK117 等。

通用型救护直升机，指对直升机乘用仓座椅等进行简单拆移，临时改装担架固定装置、吊挂带等简易卫生设施的直升机，以中大型直升机为主，如米-8、米-17、美洲豹、AC313 等。大多不具备重症救护能力，常用于救援人员及物资投送，也可用于轻伤病员转送和受灾群众撤离。近年来，一些国家研制成套卫生装备，如制式救治担架，绑定监护、呼吸机、输液设备等，称为航空救护单元，需要时可以很快搭载在直升机上，大大提升了通用型直升机救护能力。

常用医疗救援直升机简介如下。

1. 轻型直升机 最大起飞重量在 2～4 吨，一般配备单台发动机，稍大的配备 2 台发动机，可靠性更高，是直升机医疗救援最常用的机型。

EC130 型直升机，欧洲直升机公司在 AS350 B3“松鼠”基础上生产，轻型单发，载客 4 位，现已更名为 H130。救护型配备 1 副担架、2 名医护人员，以及生命监护和支持设备，在欧洲比较常见，国内部分地区已经引进使用。

AW119 型直升机，由意大利阿古斯特公司研发，轻型单发，载客 4 位。救护型配备 1 副担架，2 名医护人员，配备生命监护和支持设备，国内半数以上省区都有使用。

AS350 型直升机，代号“松鼠”，为法国国家航空宇航公司生产的较早型号，轻型单发，载客 4 位。AS350 B3 为改进救护型，配备 1 副担架、2 名医护人员、生命监护和支持设备，主要在法国等地使用，我国香港、台湾等地也有少量引进。

贝尔 407 型直升机，由美国贝尔公司生产，轻型单发，载客 4 位。救护型配备 1 副担架，可乘坐医护人员 2 名，配备生命监护和支持设备，业务范围遍布几十个国家和地区，但国内很少见到。

EC135 型直升机，现已更名为 H135 型，由空中客车直升机公司生产，轻型双发，载客 6 位，救护型配备 1 副担架、2 名医护人员，可载客 1 人，配备生命支持设备，可以从后门推入担架床。全球已交付 1000 架以上，是世界范围内救护直升机重要机型之一，国内北京、沈阳等地已有使用，2019 年青岛总装生产线已经建成投产。

BK117 型直升机，由欧洲直升机公司与日本川崎重工业公司合作生产，轻型双发，救护型 BK117C-2，安装有担架一副，可载客 4～6 人，特点是后开门，担架可以直接推入飞机，在欧美、日本均有使用。

EC145 型直升机，由空中客车直升机公司研制，轻型双发，是 EC135 的前机身与 BK117 的优化型，在欧洲保有量较大，国内尚未引进。

MD900 型直升机，由美国麦道直升机公司研制，轻型双发，可以装备一副担架，2 名医护人员。特点是无尾桨，在美国、法国、日本等国应用较多。

UH-72A 型直升机，由美国空中客车工厂制造，轻型双发，载人 6 位，相比原型机 EC145，具有更高海拔及高温适应性，续航时间延长。救护型可以配备 2 副担架，2 名医护人员，以及医疗救护设备，为美军最新装备。

SA365N 型直升机，代号"海豚"，由欧洲直升机公司生产，轻型双发，4 吨级，载客 8 位。救护型最多可以安装 4 副担架和 1 个座位，在欧洲、中国、美国都有使用。我国生产企业引进后产品型号为直-9，救护型为直-9s，具备搜救和救护功能，已在海军使用。直-9s 最新改进型为 H425，救援型配备有救生设备（如救生筏、救生衣）、医疗救护设备、电动绞车、外部吊挂、搜索灯、警报装置等多种任务设备，是目前我国技术最先进的国产直升机，民用市场前景广阔。

2. 中型直升机　最大起飞重量在 4～10 吨。

SA330 型直升机，代号"美洲豹"，是法国国家航空宇航公司研发的较早型号，军民两用，中型双发，可载客 18 位。发展型号为 SA332，代号"超级美洲豹"，机舱容量增大，动力更强，救护型可以安置 8 副担架，8 个座位。SA330 型和 SA332 型直升机在几十个国家广泛使用，我国有少量军用。

S-76 型直升机，由美国西科斯基公司生产，中型双发，载客 12 位，为全天候民用运输直升机，救援型可以安置 3 副担架和 2 个以上座位，配备搜索、救援、救护装备。我国交通部海上救助飞行队引进多架，可靠性高，尤其适合执行近海搜救和救护任务。

AW139 型直升机，由意大利阿古斯特公司生产，中型双发，可载客 12 位，救护型配备 3 副担架（立体）并座位 8 个，具备紧急医疗救护、搜索救援功能，广东等地已经引进使用。

UH-60Q 型直升机，为美国西科斯基公司研发的"黑鹰"系列 10 吨级多用途运输机，中型双发，救护型配备 6 个担架，3～6 名救护人员，搜救和应急医疗设备齐全，甚至包括婴儿保温箱、制氧设备等。即将退役，但仍是民用市场较为先进的救护直升机之一。

CH-46 型直升机，代号"海上骑士"，10 吨级运输直升机，纵列双螺旋桨，救护型可以运送 15 名卧位伤病员或 25 名坐位伤病员，已开始退役，但民用市场仍在使用。

贝尔 412 型直升机，由美国贝尔公司生产，中型双发，可载客 12 人，在北美和英国广泛应用于应急救援，国内很少见到。

3. 大型直升机　最大起飞重量在 10～20 吨。

直-8 型直升机，我国以法国 SA321 直升机（"超黄蜂"直升机，已停产）为基础仿制改进，军民两用，10 吨级，大型双发，搜救型安装了液压绞车、吊篮、救生筏等搜索设备，最多可以安置 15 个担架，能够在昼夜复杂气象条件下完成陆地、山区、海上搜救任务。AC313 是直-8 运输机的民用型号，即直-8F100 型，整体技术迈向第三代，适合在海洋气候条件及其他各种复杂恶劣环境下使用。

EC225 型直升机，代号"超级美洲狮"，由欧洲直升机公司生产，大型双发，可载客 19～24 名，救护型可以装载 6 副担架及医疗单元与 4 名医务人员，搜救型带吊车等专用设备，有 8 个被救援者座椅和 3 副担架，我国海上救助飞行队已经引进使用。

米-171 型直升机，俄罗斯设计、俄罗斯乌兰航空生产联合公司生产，是米-8 和米-17 的现代化改进型，大型双发，救护型安置 12 副担架，或可安置 24 名坐位伤病员，2 名医护人员。我国军队和民用市场均有引进，未来可能在国内组装。

CH-53 型运输直升机，代号"海上种马"，美国西科斯基公司研制，最大起飞重量 19 吨，军民两用，救护型最多可运载 24 副担架及 4 名医护人员。主要特点是可以在军舰起降，在美国、德国、以色列等多国使用。

4. 重型直升机 最大起飞重量大于 20 吨。

CH-47D 型直升机，代号"支奴干"，美国波音公司研制，为 22 吨级重型运输直升机，纵列双引擎双螺旋桨。全天候多功能，可以漂浮在水面上，座位 33～34 个，救护型可以安置 24 副担架，2 名医护人员。在美、英、日、韩等多国部队服役，中国民用市场也有使用。

V-22 型倾转旋翼机，美国波音公司和贝尔直升机公司研发，具备直升机和固定翼飞机的双重优势，座位 24 个，或者可改装 12 副担架，或者可装载 9 吨物资。缺点是维护难度大，可靠性有争议。

米-26 型直升机，俄罗斯研发生产的重型多用途直升机，载重 20 吨，是当今世界上仍在服役的最大的直升机。米-26MS 为医疗救护型，可安排 5 副担架床，3 个伤病员座位和 2 个医护人员座位，重伤员机可以让重伤员在机上接受手术。

二、固定翼飞机

固定翼飞机(fixed-wing plane)简称为飞机，是指由动力装置产生前进的推力或拉力，由机身的固定机翼产生升力，在大气层内飞行的重于空气的航空器。飞行高度一般在数千米以上，不受高山、河流、沙漠、海洋的阻隔，巡航速度一般可达 600～900 km/h，航程可达数千千米甚至上万千米，适用于灾难时大批人员撤离、专业救护人员和救灾物资投送、伤病员批量转送等。虽然固定翼飞机容易受到天气因素和起降场条件影响，有一定局限性，但几十年来在世界各国战地救援和地方灾害救援中发挥出越来越重要的作用。

(一) 专用救护飞机

专用救护飞机被称为"空中医院"，由大中型运输机或民航客机进行专门改装而来，内部乘用空间经过重新规划，安装固定担架或病床可达几十张，配备多种先进救护设备及救护设施(如手术室等)，配备足够医护人员等，具备高水平重症监护和治疗能力。平时可用于抢险救灾、边远地区和其他情况下伤病员的运送和救治，战时可用于伤病员的快速医疗后送。

1. C-130 代号"大力神"，美国洛克希德公司(现洛克希德·马丁公司)研发，4 台涡桨发动机，载重 20 吨，巡航速度 600 km/h，航程 3800 km。设有观察室、诊断室、手术室、化验室和 X 线透视室，装备 40～55 张危重伤病员床位，能够实施危重症救治，还具备特殊通信系统，与地面医疗专家进行远程会诊。在美国多个海外基地均有部署，沙特阿拉伯等国也有装备。

2. C-17 美国麦克唐纳·道格拉斯公司(现波音公司)20 世纪 80 年代研制的大型战略战术运输机改装而成,4 台涡扇发动机,载重 77 吨,巡航速度 800 km/h,航程 8000 km 以上,可以救治 36 名重伤病员,与 C-130 大致相当,但航程更远,可以洲际运输,现已停产。

3. C-5 代号"银河",美国洛克希德公司(现洛克希德·马丁公司)研发,4 台涡扇发动机,载重 120 吨,巡航速度 600 km/h,航程 5000 km,救护病床数量是 C-130 的 2~3 倍,曾是美军最大专用救护机,现已停产。

4. 伊尔-76MD 又称"手术刀"救护机,苏联(俄罗斯)研制生产,4 台涡扇发动机,载重 50 吨,巡航速度 800 km/h,航程 5000 km。设 3 个大型电气化机舱:第 1 个机舱为手术舱,安放有 2 个手术台、人工肺呼吸装置、排气装置和照明装置等所有手术必需设施;第 2 个机舱为复苏舱,内设有 2 张吊床、人工呼吸维持设备和 X 线室;第 3 个机舱为医疗后送舱,可以容纳 12 张悬挂担架床。3 个机舱及配套的小型动力站都装有机轮,便于在必要时借助绞盘绞出飞机,由载重汽车拖走,在野外展开急救。

5. C-160 法国、德国联合研制,2 台涡扇发动机,载重 16 吨,巡航速度 500 km/h,航程 8000 km,装备监护设备时最多可以转送 22 名伤病员,是德国"空中医院主力机种"。

6. 运-9 我国在运-8 的基础上研发,4 台涡桨发动机,载重为 20 吨,巡航速度 500 km/h,航程 5000 km,实用升限为 11000 m。配备固定担架床,呼吸机、超声仪等多种医疗设备及设施,可以运载和救护 30 名重伤病员。

(二) 空运后送飞机

一般由运输机和民航客机临时改装而成,如拆移部分座椅,安装担架固定装置,配备一定数量医护人员和简单医疗设备,多用于成批轻伤病员转送、灾民撤离、救援物资投送等。但如果在预先准备充分的情况下,也能在短时间内改装成救护能力较高的"空中医院"。

1. 波音 737-800 美国波音公司研发生产,双发涡扇中型客机,巡航速度为 800 km/h,航程 5000 km 以上,瑞典曾经在 6 h 内临时安装 6 个重症监护单元,6~18 个担架病床、23 个伤病员座椅,配备 19 名医护人员。

2008 年汶川地震后 3 周内组织波音 737、A-319、A-320 等机型,分 99 批次转送 3000 多名伤病员到国内其他地区,是我国最大规模航空医疗转送。

2. 运-8 国产四发涡轮螺桨中程运输机,4 台涡扇发动机,载重 20 吨,巡航速度 500 km/h,航程 3000 km,经过简单改装,可以容纳 60 副担架、23 名轻伤病员及 3 名医护人员。

3. 运-9 基于运-8 改进生产,经过简单改装,可运送 72 名较重伤病员,以及 3 名医护人员。

(三) 医疗飞机

由小型固定翼飞机改装而来,安装固定担架床及生命监护和支持设备,配备专门医护人员,主要用于日常院间转送危重伤病员及伤病员家属,一般一次转送危重伤病员 1 人,必要时可以增加担架床,灾害时可以用于少量伤病员或重伤病员跨区域长距离转送。主要机型如下。

1. 猎鹰 2000 LX 医疗飞机 法国达索公司生产,双发喷气式,巡航速度 600 km/h,航程 7000 km,配备电动伤病员装载系统、医疗套房及生命监护支持设备及超声检查设备,可容纳 1 副担架床与 4 名坐位伤病员。在欧洲使用较多,国内已有引进。

2. 湾流 G550 医疗飞机 美国湾流宇航公司生产，双发喷气式，巡航速度 900 km/h，航程 12000 km，拥有服务舱、医疗舱、家属专用舱、机长休息舱这四个区域，配备四套完整 ICU 抢救转运单元，最多可同时转运 4 名卧位伤病员与 4 名坐位伤病员。

3. CL-60 医疗飞机 加拿大庞巴迪公司生产，涡扇双发，巡航速度 800 km/h，航程 6000 km，可容纳 1 副担架床与数名陪护人员，是德国民用固定翼飞机主力机种，在我国广东等地已有引进。

（四）其他救援飞机

固定翼飞机除了作为救护飞机和医疗飞机外，有些搭载了先进雷达等探测设备，灾害发生时，还可以评估灾情或者搜索伤病员，如 C130 搜救型等，我国运-8 也多次在地震和海难救援中执行勘察和搜索任务。

三、无人机

无人机（unmanned aerial vehicle），是无人驾驶飞机的简称，利用无线电遥控设备与自备的程序控制装置控制飞行，一般也不载人。无人机系统主要由飞机机体、飞控系统、数据链系统、发射回收系统、能源动力系统等部分组成。美国等发达国家在无人机研发和应用领域内，特别是军用无人机方面，长期居于领先地位。我国起步较晚，但发展迅速，特别是在民用无人机方面，已走在世界前列。目前世界主要无人机公司有大疆创新、Parrot、3D Robotics、极飞科技等。

无人机按平台构型可以分为固定翼无人机、旋翼无人机、飞艇无人机、扑翼无人机等。固定翼无人机飞行稳定性好，载荷较大，续航时间长，但对起降场要求较高。旋翼无人机可垂直起降，地形适应能力强，但续航时间较短，巡航速度较低，载重较小。旋翼无人机又分为单旋翼和多旋翼无人机，后者飞行稳定性进一步改善，是民用型最常见构型平台。由于不载人，无人机可以在危险环境执行任务。一般较小，重量较轻，便携性强。可根据任务需求搭载遥感、通信、货盘等多种设施设备，应用范围广。市场价格低，操作简便，易于推广。

（一）无人机的作用

在医疗救援实践中，无人机主要用于信息获取与物资投送，伤病员撤离无人机尚在研制阶段，简单介绍如下。

1. 信息获取 在地震、洪水等自然灾害或大规模事故现场，无人机可以搭载遥感、通信等设备从空中收集灾害现场信息，协助判明灾害范围、搜索受困人员、规划救援路线、预警次生灾害，引导救援等。我国在 2008 年汶川地震救援中就曾使用一架小型固定翼无人机获取重灾区图像，并发现堰塞湖隐患；2013 年芦山地震当天就通过多架小型旋翼无人机获得了震区图像资料；2015 年新疆皮山县地震后几小时内空军一架大型固定翼无人机已到达震区获取图像资料，天津港仓库爆炸发生几小时后数架多旋翼无人机已深入核心区获取侦查资料；2017 年九寨沟地震救援时首次应用无人机基站重建应急通信，大疆无人机也被广泛应用于协助现场搜救。

2. 物资投送 由于国内民用无人机航速要求通常低于 100 km/h，飞行高度低于 3 km，所以多为小型机，载重量普遍较小，目前主要用投送救生圈、对讲机、照明光源灯、饮用水、除颤仪、特殊急救药品、血液制品等关键救援物资。如法国使用 Helper 无人机向海滩溺水游客投送救生圈，成功救助几十人。除颤仪及某些特殊药品（抗毒血清等）是救治关键环节，能否及时使用直接影响救治效果，无人机投送有助于抢抓“白金十分钟”和“黄金一小时”。我国在无人机智能集群控制技术方面处于世界领先地位，目前已能够控制数百架无人机集群飞行。这项技术未来有可能用于成套模块化医疗救援设备运输，将深刻影响医疗救援的组织管理模式。

（二）常用无人机介绍

1. “鹞鹰”无人机 中航贵州飞机有限责任公司研制，1 台活塞式发动机，固定翼飞行器，速度 280 km/h，载荷 200 kg，续航时间 20 h，航程 4000 km，配备光电图像侦察和监视、雷达图像侦察、通信信号侦测等多种设备，是目前国内最大的民用遥感无人机。

2. 彩虹无人机 中国航天空气动力技术研究院研制，光能电动，固定翼地效飞行器，军民两用，技术水平处于世界先进行列。彩虹-4，配备遥感搜索设备，速度 150 km/h，载荷达 345 kg，续航时间 35 h，航程 3500 km，曾执行 2015 年新疆地震灾区侦查工作。

3. S-100 无人机 奥地利 Schiebel 公司研发，单旋翼无人机，185 km/h，载荷 34 kg，巡航时间 6 h。

4. MG-1S 无人机 深圳大疆公司研制，载重 10 kg，速度 40 km/h，续航时间 20 min，有新闻报道其可以用来挂载自动除颤仪等。

5. MD4-1000 无人机 德国 Microdrones 公司研发，4 旋翼电动，载荷 4 kg，续航时间为 70 min。可以配备紧凑型救生装置，携带有一个摄像头，操作者能通过摄像头看到事发水域的现场情况，并把自动充气救生圈投向溺水者。

6. ScanEagle 无人机（扫描鹰） 美国波音公司研发，燃油活塞发动机，载荷 3 kg，速度 148 km/h，巡航时间 15 h，在得克萨斯州森林大火救援中得到应用。

7. “御”(Mavic Pro)无人机 深圳大疆公司研制，载重 0.7 kg，续航时间 20～30 min，配备摄影装置，在法国巴黎圣母院火灾现场勘查中得到应用。

第三节 人员组成及机载医疗卫生装备

一、航空医疗救援的人员组成及要求

（一）航空医疗救援的人员应具备的基本条件和能力

航空医疗救援的顺利开展需要有专业的医护人员参与，航空医疗救援医护人员需要完成航空相关知识理论培训、实操培训、飞行训练后才能执行，具体要求如下。

(1) 年龄<60 岁，具备航空医疗救援所需的相关专业知识和能力，有 5 年以上在急诊、重症或院前医疗急救的工作经验，通过航空医疗救援的相关培训。

(2) 需熟悉机上医务人员的工作职责、工作范围和工作程序，熟练使用机载医疗设备和通信设备，能对伤病员进行病情评估、预判及做出相应的治疗计划。

(3) 需了解航空医疗救援相关的飞行和航空医疗基础知识、空运后送专业知识、航空医疗救援紧急处置技术、空运后送的工作程序和方法，包括常见各种危重症处置原则。

(4) 善于进行空中伤病情观察，如空运中医患沟通技巧和空运中血压、脉搏、呼吸、心跳、体温监测和空运中神志、意识的观察；熟悉航空医疗救援相关医疗操作技能，如肌内注射、静脉输液、给氧、吸痰、气管插管和气管切开术、环甲膜穿刺术、心肺复苏术等。

(5) 体能要求,进行适应性体育锻炼,特别注意应进行前庭功能锻炼,以增强身体素质,提高飞行耐力;还应提高空中飞行的适应能力和抗晕机能力。

(二) 航空医疗救援医务人员常规配置组合

目前,我国急救相关医务人员主要有急救医师、急救护士和急救辅助人员。结合国外航空医疗救援人员配置情况,我国航空医疗救援医务人员组成大致可分为医-护组合、医-医组合和护-护组合三种。

1. 医-护组合 医-护组合是目前公认的普遍、高效的航空医疗救援医务人员配置方式。要求所有医务人员取得执业资格及各类急救培训资质认证,依情况具备至少 3 年急诊科、重症监护室或院前急救等工作经验,且接受过航空医疗救护相关专业培训并获得飞行资质。"医"通常指院前急救医师、急诊科医师、重症医学医师或外科医师,具备专业的临床医学知识、良好的急危重伤病员救治能力和突发事件处置经验。"护"通常指注册护士,具备良好的操作技能、理论知识以及急危重伤病员照护经验。医护各具优势,通过优势互补提高救治能力,发挥"1+1>2"的整体效能。同时可根据实际情况,在医-护组合的基础上再配置呼吸内科医师、麻醉医师或医疗辅助人员,可高效地救护不同类型伤病员。

2. 医-医组合 医-医组合也是航空医疗救援中比较常见的一种医务人员配置方式。要求医师取得执业资格及各类急救培训资质认证,依情况具备至少 3 年急诊科、重症监护室或院前急救等工作经验,且接受过航空医疗救护相关专业培训并获得飞行资质。"医"通常指两名不同专业的院前急救医师、急诊科医师、重症医学医师或外科医师,具备专业的临床医学知识、良好的急危重伤病员救治能力和突发事件处置经验。同时可根据实际情况,在医-医组合的基础上再配置呼吸内科医师、麻醉医师或医疗辅助人员。与医-护组合相比,医-医组合的临床诊疗水平较高,但人员成本较高、可调派性较差。

3. 护-护组合 护-护组合是航空医疗救援中相对较少的一种医务人员配置方式,常用于伤病员院际间转运和普通伤病员的监护运送。要求护士取得执业资格及各类急救护理相关资质认证,依情况具备至少 3 年急诊科、重症监护室或院前急救等护理工作经验,且接受过航空医疗救护相关专业培训。与医-护组合相比,护-护组合的人员成本较低、人员稳定性和可调派性较好,但临床诊疗水平较低。

(三) 航空医疗救援中医务人员的配置

航空医疗救援医务人员的配置受多种因素影响,如航空器类型、性能及容纳情况,伤病员的年龄、数量、疾病类型、病情等级,医务人员的级别和专业类型,呼救地医疗资源,救援运行成本,法律法规及行业规范等因素。

1. 按照病情等级配备医务人员

(1) 基础生命支持:基础生命支持的航空医学转运以维持生命体征稳定和看护为主要任务,可配置 1~2 名医务人员,也可配置单独 1 名医师、单独 1 名护士、医-护组合、医-医组合或护-护组合。要求所有医务人员取得执业资格及各类急救培训资质认证,依情况具备至少 3 年急诊科、重症监护室或院前急救等工作经验,且接受过航空医疗救护相关专业培训并获得飞行资质。

(2) 高级生命支持:高级生命支持是在基础生命支持的基础上应用辅助设备和特殊技术(如心电监护、除颤仪、人工呼吸器和药物等)进行心电监测,建立与维持更为有效的通气和血液循环,尽快明确心脏或呼吸停止伤病员的致病原因并对症治疗。高级生命支持航空医疗转运至少配置 2 名医务人员，组合方式以医-护组合为宜。要求所有医务人员取得执业资格及各类急救培训资质认证，依情况具备至少 3 年急诊科、重症监护室或院前急救等工作经验，且接受过航空医疗救护相关专业培训。

（3）重症监护：重症监护航空医疗转运指从医院急诊科、重症监护病房或事故现场运送急危重伤病员，至少需要 2 名医务人员，组合方式以医-护组合为宜。要求所有医务人员取得执业资格及各类急救培训资质认证，具备至少 5 年急诊科、重症监护室或院前急救等工作经验，且接受过航空医疗救护相关专业培训。

（4）特殊护理：特殊护理航空转运主要为需要特殊护理的伤病员（如实施动脉气囊反搏术伤病员、实施体外膜肺氧合新生儿伤病员、呼吸不稳定伤病员等）或特殊转运任务（如转运特殊血液、移植器官等）提供航空转运服务。在需要特殊护理的伤病员转运中，至少需要配置 2 名医务人员，组合方式以医-护组合为宜，其中新生儿伤病员需要配置 1 名新生儿 ICU 医师、1 名新生儿护士或呼吸治疗师；在特殊转运任务中，人员配置可为单独 1 名医师、单独 1 名护士、医-护组合、医-医组合或护-护组合。特殊护理航空转运原则上要求所有医务人员取得执业资格及各类急救培训资质认证，依情况具备至少 3 年急诊科、重症监护室或院前急救等工作经验，且接受过航空医疗救护相关专业培训，特殊任务转运中对医务人员的要求依具体情况可适当降低或调整。

2. 按照伤病员年龄层配备医务人员

（1）新生儿伤病员：有研究表明，新生儿伤病员救治成功率与转诊机构、医疗转运团队有较大关系。在新生儿伤病员医疗转运中，结合不同医务人员的特点，需要配置至少 2 名医务人员，组合方式以医-护组合为宜，建议人员配置为至少 1 名新生儿医师和 1 名护士，优先配置新生儿相关科室医护人员，可根据实际情况调派新生儿护士或呼吸内科医师，该组合方式人员可调派性较好、成本适中，且呼吸道管理技术水平较高。要求所有医务人员均接受过航空医疗救护相关专业培训，新生儿或儿科专业医务人员需同时具备至少 5 年临床或护理工作经验以及至少 3 年新生儿或儿科重症监护工作经验，非儿科医务人员接受过新生儿或儿科相关专业强化培训。

（2）儿科伤病员：医疗转运团队的专业性对儿科伤病员在转运途中死亡或不良事件的发生有着很大影响。在儿科伤病员航空医疗转运中，根据不同医务人员的优劣势，需要配置至少 2 名医务人员，组合方式以医-护组合为宜，建议人员配置为至少 1 名儿科医师和 1 名护士，可根据实际情况调派呼吸内科医师，优先配置儿科专业医务人员。以上组合方式人员可调派性较好、成本适中，且呼吸道管理技术水平较高。要求所有医务人员均接受过航空医疗救护相关专业培训，儿科专业医务人员需同时具备至少 5 年临床或护理工作经验以及至少 3 年儿科重症监护工作经验，非儿科医务人员接受过儿科相关专业强化培训。

（3）成人伤病员：在成人伤病员的航空医疗转运中，伤病员多为急性心血管疾病、急性脑血管疾病或创伤伤病员，要求承担转运任务的所有医务人员应取得执业资格及各类急救培训资质认证，依情况具备至少 3 年急诊科、重症监护室或院前急救等工作经验，且接受过航空医疗救护相关专业培训。

二、航空医疗救援机载医疗装备的配置及要求

航空医疗救援中的医疗装备指必要、基本的抢救、诊断、治疗、监测、转运和防疫的单独或组合使用的仪器、设备、器具、材料或者其他物品。航空医疗装备应至少符合以下要求和

配置原则：体积小、重量轻，装卸方便，便于携行；抗震动、抗信号干扰，且不对飞行器产生电磁干扰；装备齐全，通用性强，适用于多种伤病的现场救治和转运；装备驱动源符合适航要求；鼓励将装备按功能模块化、集成化和整体化，减少散件包装；为避免装备相关功能重复，鼓励优先配置具备多种功能的医疗装备组合仪器。

(1) 机载医疗装备是指适合飞行器内部装载且满足伤病员途中救治的系列医疗装备的总称，包括诊断、急救、监护、医学处置、远程医疗等装备，应具有抗噪、抗震、电磁兼容性强、抗低温低气压、操作性好等特点。

(2) 机载医疗装备必须安全，不能对伤病员和随乘人员造成安全威胁。机载医疗装备应进行安全评估，所有机载医疗装备均应符合中国民航和通用航空的适航要求，包括基本性能、实验室测试、飞行评估、可靠性、环境适应性、电磁兼容性等详细要求，并适合所选机型。机载电子设备与飞行器导航设备之间不能相互影响。

(3) 机载医疗装备应便携，体积应易于从舱门进出；体积较大的装备应采用可拆装式、模块式或组合式结构。单件装备重量不应大于 30 kg，组件、模块或单元的质量不应大于 200 kg。

(4) 机载医疗装备的按钮、开关、指示标志、控制部件等应在规定的操作环境可视、可达；具有报警和信号显示功能的机载医疗装备应在规定的环境中清晰可见。

(5) 机载医疗装备原则上使用自身电源工作，连续供电时间应不少于 2 h，且确保自带电瓶在 55 ℃的环境温度下电瓶内部的电解质无泄漏、电瓶无短路现象。必要时能使用飞行器自身的电源进行充电，使用飞行器自身电源进行充电应使用电源转换器并通过适航试验。

(6) 所有机载医疗装备必须配有符合航空要求的安装固定装置。机载医疗装备安全可采用轨道系统，一般包括轨道支架、轨道、紧固件、装备安装支架、各类插销件等。所有伤病员、医护人员及机务人员应采取安全固定措施(如安全带、紧固带等)。机载医疗设备可安装减震器，确保耐震动、抗冲击，在距离地板 0.75 m 的高度将机载医疗装备自由跌落后，装备应能保持正常工作。根据机型，机载医疗装备总质量、质心位置及横向载重力矩及极限工况加速度等应满足相关机型的飞行安全要求。

(7) 配有基本生命支持或者高级生命支持的装备，基本生命支持装备包括医用气体供应系统、气道管理系统、药材保障装备、骨折固定器材、检诊器材、药品等；可根据需要配置高级生命支持系统，包括呼吸机、心电监护仪、吸引器、除颤仪、生命体征检测仪器等。所有装备必须能够便于运输、随时可用、取拿方便、安全可靠。

(8) 飞行中，若救护舱内噪声超过 85 dB，应有对医护人员和伤病员进行噪声防护措施的装备，机务人员、医护人员和伤病员间能够相互进行通信交流。

航空医疗救援飞行器上必备的、按需携带的和部分特殊情况下应携带的医疗装备的种类和数量，按照搬运、诊断、监测、抢救、外伤处置和传染病防护等不同功能进行分类，并按照直升机航空医疗救援(HEMS)和固定翼航空医疗救援(FWAA)分类配置。配置清单对必备装备给出建议配置的最低数量，“选装”表示因时因地按需决定。所有装备应适用于所有年龄组的病伤员(表 14-3-1 至表 14-3-7)。

表 14-3-1 搬运和固定装备

序　　号	装　　备	HEMS	FWAA
1	上车担架	1 台	1 台

续表

序 号	装 备	HEMS	FWAA
2	铲式担架	1 台	1 台
3	担架固定装置	选装	选装
4	真空固定床垫	选装	1 个
5	便携式折叠椅/便携式非折叠椅	选装	选装

表 14-3-2 诊断和监测装备

序 号	装 备	HEMS	FWAA
1	听诊器	1 个	1 个
2	叩诊锤	选装	选装
3	体温计	1 个	1 个
4	血压计	1 个	1 个
5	快速血糖检测仪	1 台	1 台
6	血气分析仪	选装	1 台
7	快速生化检测仪	选装	1 台
8	便携式 B 超机	选装	选装
9	血氧饱和度仪	选装	选装
10	二氧化碳监测仪	选装	选装

表 14-3-3 抢救装备

序 号	装 备	HEMS	FWAA
1	固定氧气供应装置	≥2000 L	≥3000 L
2	便携式氧气供应装置	≥400 L	≥400 L
3	多功能除颤仪/监护仪/起搏器	1 台	1 台
4	便携式呼吸机	1 台	1 台
5	重症监护呼吸机	选装	选装
6	心电图机	选装	选装
7	自动心肺复苏机	选装	1 台
8	胸外按压泵	选装	选装
9	吸引器	1 台	1 台
10	雾化装置	选装	选装
11	喉镜	1 个	1 个
12	环甲膜切开器	1 个	1 个
13	舌钳	1 个	1 个

续表

序　号	装　备	HEMS	FWAA
14	开口器	1个	1个
15	导管材料(气管插管、口咽通气管)	1套	1套
16	气管切开插管器械包	1套	1套
17	小型外科手术器械包	1套	1套
18	颅脑手术器械包	选装	选装
19	心包穿刺装置	选装	选装
20	胸腔引流穿刺装置	选装	选装
21	腹腔引流穿刺装置	选装	选装

表 14-3-4　外伤装备

序　号	装　备	HEMS	FWAA
1	头部固定器	1个	1个
2	颈托	1个	1个
3	脊椎固定板	1个	1个
4	固定夹板(套)	1套	1套
5	牵引装置	选装	选装
6	三角巾	5条	5条
7	止血带	1条	1条
8	绷带卷	2个	2个
9	一次性纱布敷料	10包	10包
10	创可贴	1盒	1盒

表 14-3-5　输液装备

序　号	装　备	HEMS	FWAA
1	注射器和输液器	5套	5套
2	输液加压泵	1台	1台
3	输液加温器	1台	1台

表 14-3-6　其他装备

序　号	装　备	HEMS	FWAA
1	床垫	1个	1个
2	毯子、枕头	2套	2套
3	剪刀	1把	1把

续表

序　　号	装　　备	HEMS	FWAA
4	镊子	1 个	1 个
5	胶布	2 卷	2 卷
6	锐器盒	1 个	1 个
7	一次性手套	1 盒	1 盒
8	一次性口罩	1 盒	1 盒
9	一次性帽子	1 盒	1 盒
10	冷藏设备或冰包	选装	选装
11	热水袋	选装	选装
12	妇产科手术器械包	选装	选装
13	新生儿处置包	选装	选装
14	新生儿保温箱	选装	选装
15	再植器官容器(能至少 2 h 保持内部温度在 4 ℃±2 ℃)	选装	选装
16	一次性导尿包	2 套	2 套
17	烧伤处置敷料包	选装	选装
18	消毒用品包	1 套	1 套
19	一次性呕吐袋/盆	2 个	2 个
20	一次性尿盆	1 个	1 个
21	一次性便盆	1 个	1 个
22	一次性垃圾/废物袋	1 个	1 个
23	急救药箱	1 个	1 个
24	照明手电	1 个	1 个
25	各项说明书	1 套	1 套

表 14-3-7　传染病防护装备

序　　号	装　　备	HEMS	FWAA
1	N99 口罩	选装	选装
2	一次性 C 级防护服	选装	选装
3	橡胶手套	选装	选装
4	刷手衣	选装	选装
5	护目镜	选装	选装
6	靴套	选装	选装
7	鞋套	选装	选装

第四节 航空医疗救援伤病员的医学问题

航空医疗救援以卫生应急管理学、急救医学、灾难医学及相关专科医学为基础，但由于飞行器内空间有限，且飞行过程中受到海拔高度、大气变化，以及飞行本身等多种因素影响，所以航空医疗救援面临低气压、缺氧、舱内小气候、加速度、噪声振动、生物钟等特殊医学问题，有相应的适应证和禁忌证。

一、航空医疗救援中的特殊医学问题

1. 低气压 大气压随海拔高度升高而降低，呈近似指数函数方式降低，以海平面为基准，3000 m 高度气压下降 25%，5500 m 高度下降 50%，在 10000 m 处仅有 25%。在非密闭无增压设备的航空器中，大气压改变会对伤病员和部分医疗设备产生影响，主要影响如下。

(1) 空腔脏器如胃肠道、肺、中耳腔及鼻窦内含有的气体，体积膨胀可能导致胃肠胀气、溃疡出血、腹部伤口裂开、肺大疱破裂出血、胸腔积气、压力性耳痛头痛等多种不利情况，甚至严重后果。另外，创伤性颅内积气膨胀后可能诱发或加重脑疝，危及生命，实施气管置管或血管介入治疗的气囊可能由于过度膨胀对周围组织产生更大压力。

(2) 人体血液和组织液中溶解有一定量的气体，当大气压力降低到一定程度时，这些溶解气体就可能离析出来，在血管内、外形成气泡，导致气体栓塞和局部压迫，临床称为高空减压病。高空减压病轻症者可以休息恢复，较重者需高压氧治疗，严重者可能休克死亡。多数在 8000 m 以上高空发病，也有一些在 5000～6000 m 发病，甚至 3000 m 以下发病者也有报道。

(3) 人体某些固有腔道如咽鼓管、鼻窦引流腔道等在疾病或功能不良时，在外界气压变化情况下，可能诱发炎症或感染。另外，创伤导致的耳鼻漏在外界气压下降时可能逆流，颅内感染可能性大大增加。

(4) 气压下降时，普通医用氧气瓶的阀门将承受更大压力，出现安全风险，因此救护飞机应配备航空医疗专用氧气瓶。呼吸机的参数调定，也应该考虑气压变化影响。

2. 缺氧 海拔高度升高，大气压降低，氧分压随之下降。从海平面到 1200 m 高度，健康人有足够代偿能力，不会有缺氧症状。健康人群在 1200～5000 m 高度人体代偿能力逐步被耗竭，民航客机一般会在 3000～4000 m 之间开始舱内增压。5000～7000 m 健康人将出现明显器官功能不全症状，甚至意识丧失乃至死亡。大多数航空医疗救援的服务对象均为伤病员，如果呼吸和循环功能受到损害，功能储备已经不同程度丧失，应该充分考虑缺氧因素，采取必要措施。

3. 舱内小气候 大多数直升机采用非密闭舱，外界温度和湿度及其变化可能对某些伤病员产生不利影响。比如，南方气候潮热，升空后高度增加，温度和湿度随之下降，气管切开的伤病员气道黏液变稠，痰液排出困难，可能诱发气道阻塞。大面积烧伤伤病员，体液丧失可能明显增加，诱发或加重休克。眼部外伤的伤病员，角膜更加干燥，损伤加重。

4. 加速度 航空器在起飞、巡航、降落过程中，不可避免在三维空间产生加速度，对人体器官产生牵拉力和剪力，诱发功能障碍。比较常见的是晕动症。一般认为晕动症是前庭功能失常的一种，表现为面色苍白、出汗、恶心、流涎、呕吐等，昏迷伤病员可能出现误吸和窒息，休克伤病员可能加重。

5. 噪声、振动与颠簸 民航客机座舱噪声巡航时一般在70 dB以上，运输机和直升机一般在100 dB以上。噪声直接导致听觉功能减低甚至损害，导致中枢神经功能障碍，出现头晕头痛等症状，引起循环系统功能障碍，出现血压升高、心率加快等。飞行过程中的振动，可能会诱发机体脏器产生共振，对视觉、发音等产生不利影响。颠簸可能导致伤病员约束装置松动和医疗管道导线松脱，产生意外风险。

6. 狭小空间 因受航空器内部空间制约，伤病员和救护人员的活动空间都非常有限，长时间处于狭小封闭空间，会造成心理焦虑和烦躁，更易疲劳。

7. 电磁辐射和电磁干扰 航空器结构复杂，发动机、雷达、通信设备等都会产生各种频率的电磁波，机载医疗设备如监护仪、呼吸机、除颤仪等也会产生电磁波，电磁波干扰可能会影响飞行安全和医疗安全。临时执行救援任务的通用航空器需要充分考虑电磁兼容问题。也有学者提出，长时间高空飞行可能会对骨髓、睾丸、角膜等产生一定损害，但航空医疗救援一般持续时间有限，这方面还缺乏有关数据。

8. 生物钟 长距离或跨时区飞行，可以导致人体生物钟昼夜节律失调，对伤病员的自主神经功能、生理和心理功能造成一定影响，有时需要医疗干预，同时也会对医护人员的智力、注意力、工作效率造成不利影响。

二、空运伤病员的适应证与禁忌证

直升机救援在世界已经广泛应用，但各个国家甚至同一国家的不同组织执行标准都不尽一致，但绝大多数标准都是基于美国《野外创伤患者检伤分类指南》发展而来，能够有效甄别出那些能够通过直升机医疗救援获益的伤病员，在一定程度上减少了因错误检伤导致的生命损失和医疗资源浪费。我国大陆地区民用直升机救援最近几年才获得迅速发展，目前尚未形成统一的适应证和禁忌证标准，以下简要介绍《野外创伤患者检伤分类指南》中主要内容。

（一）适应证

1. 致伤机制

（1）高处跌落伤（成人>6 m，儿童>3 m）。

（2）车辆撞击、甩出、翻滚致伤（车速>30 km/h）。

（3）触电。

（4）溺水（濒临溺死）。

（5）爆炸致伤。

（6）危险品暴露、急性中毒。

（7）局部烧伤（中度以上）或吸入性损伤。

（8）高速路严重交通事故。

（9）批量伤病员发生（如安全事故、自然灾害时）。

（10）生理因素。

（11）休克倾向（R<10次/分或>30次/分，SBP<90 mmHg伴心动过速；毛细血管再充盈时间>2 s）。

（12）意识状态恶化（Glasgow昏迷评分<10分）。

（13）创伤后心搏骤停。

2. 解剖损伤

(1) ≥2 处的近端长骨骨折或开放性长骨骨折。

(2) 重要部位(如颅面部、生殖器)烧伤。

(3) 连枷胸。

(4) 肢体部分或全部离断(手指、足趾除外)。

(5) 颅骨骨折。

(6) 骨折或移位伴血流动力学改变。

(7) 肢体远端急性缺血。

(8) 头颈、胸腹部及骨盆严重钝器伤。

(9) 脊髓损伤。

3. 特殊伤病员

(1) 创伤伤病员年龄＜12 岁或＞55 岁或已知妊娠(＞20 周)。

(2) 已知心脏病病史伤病员发生顽固性心律失常。

(3) 已知呼吸系统基础疾病伤病员发生急性呼吸衰竭。

(4) 已知肾脏病病史伤病员急需透析治疗。

(二) 禁忌证

1. 绝对禁忌证

(1) 环境条件复杂,影响飞行安全(能见度＜1000 m 的大雾、风速＞35 m/s 的大风天气或高度＜150 m 的低云层)。

(2) 终末期伤病员。

(3) 沾染有毒有害物质或处于感染期的急性传染病伤病员。

(4) 具有攻击性、难以控制的精神病伤病员。

2. 相对禁忌证

(1) 呼吸心搏骤停。

(2) 休克。

(3) 重度贫血(Hb＜7.0 g/dL)。

(4) 减压病。

(5) 动脉气体栓塞。

(6) 严重颅面部损伤(疑似颅骨骨折、面部骨折致血管损伤累及上呼吸道)。

(7) 颅内积气。

(8) 顽固性心律失常。

(9) 气性坏疽。

(10) 未放置胸腔引流管的气胸。

(11) 慢阻肺急性期发作(高流量面罩吸氧情况下,呼吸频率持续小于 10 次/分或＞30 次/分、持续性发绀或血氧饱和度＜90%)。

(12) 急性哮喘发作。

(13) 充血性心力衰竭伴急性肺水肿。

(14) 肠梗阻、肠扭转、肠套叠。

(15) 非可复性嵌顿性疝。

(16) 临产孕妇。

(17) 7 日内开腹、开胸手术史。

国内几次大规模伤病员转送主要为在汶川、玉树等地震灾区进行伤病员转送，执行任务的主要是民航中型客机和军用运输机，全部是临时改装，有些甚至缺乏牢靠的担架固定装置，转送方案多为临时制订的工作方案，适应证把握较为严格，一般以骨科创伤伤病员为主，还包括术后较为稳定的腹部创伤和颅脑创伤伤病员。为更好地满足大规模伤病员应急空中转送需求，我国在积极开发大型专用救护飞机的同时，应该积极制定大中型民航客机改装标准及规范的伤病员适应证、禁忌证分类标准。

三、典型的航空医疗救援案例分析

(一)运输机批量运输危重伤病员

2006 年 5 月我国黑龙江省北部森林火灾中某部 35 名官兵扑火过程中因风向改变全部被烧伤，烧伤面积最少的占全身 4%，最多的达 75%，均伴有头面部烧伤，其中 32 例伴有中、重度吸入性损伤。伤后 6 h，伤病员由火场送入当地医院紧急救治，由于当地条件有限，经上级批准，由中国国际救援队医疗分队组成医疗救治小组，承担本次任务，将 35 名伤病员通过航空医疗后送的方式转运回北京救治，创下了无一例死亡的奇迹。

此次转运任务，空军调配了 1 架图-154 飞机作为专机，拆除绝大部分航空座椅，留置可容纳 35 副担架和可供医护人员操作的空间，改造行李架，使之可悬挂输液瓶，携带便携式监护仪、脚踏式吸痰器、便携式除颤仪、便携式血气分析仪、便携式心电图机等设备和部分药品耗材；转运过程试行编码管理，每名伤病员对应一辆救护车、两名担架员、一名医护人员，全部编码，统一组织，对号入座，整个过程紧张有序，沿途由交管部门管理协助交通管制，转运过程没有任何延误，最大限度地为伤病员赢得了救治时机。

(二)地震后大规模伤病员空运转送

2008 年汶川 8 级强烈大地震中伤病员数量巨大，道路毁损，陆上交通中断，余震不断，震区医院受到严重损坏等，从灾后第 3 天起政府和军队每天出动直升机，大量伤病员采用直升机空中转运至相距仅百余千米的成都市；救灾中军队支援飞机 90 多架，地方支援 90 多架飞机，总共不到 200 架飞机在整个救援过程中发挥了不可替代的作用。实践证明空运后送包括直升机及卫生飞机后送是一种最迅速、最舒适、最好的伤病员后送方式。经调查，从汶川、茂县、理县重灾区总共后送危重伤病员 1000 多名，其中空运比例达创纪录的 97.7%。

汶川抗震救灾跨省后送由国航、川航、深航、鹰航等航空公司承运，为了便于护理和保持平衡，每 4 排座椅拆除 3 排以安置担架，保留 1 排给家属或医务人员乘坐。每次飞行均按照每 6～8 名伤病员配医生和护士各 1 名的比例配备医务人员，每个医疗分队由 1 个领队负责，至少包括急诊科、内科、骨科及脑外科医生各 1 名。每名伤病员均配备担架 1 副，每队携带心电监护仪、便携式呼吸机、便携式除颤仪各 1 台，血糖仪及腕式电动血压计各 1 个，氧气瓶 2 个，负压吸痰器 2 台、急救箱 1 个，球囊面罩 1 个，多巴胺、肾上腺素、毛花苷、20%甘露醇、速尿、阿托品等 20 余种急救药品，手消毒液两瓶，一次性大、小便器及成人尿不湿若干，吸氧管、吸痰管、一次性手套及医用垃圾袋数个。

(三)玉树地震后航空后送成为外送主要途径

2010 年 4 月 14 日玉树地震，由于玉树地处高原，地面交通极为不便，航空转送成为主要转送途径；玉树地震空运后送的伤病员共 2000 多人，空运后送人数达到 84%，整个后送过程中无一例发生意外，未出现差错和事故。4 月 14 日至 5 月 5 日，共有 153 架飞机参与伤病员后送，包括 95 架次空客 A-319，53 架次伊尔-76 和 5 架次米-17 直升机。4 月 14 日从玉树至各目的地的飞机为 1 架次，至 4 月 16 日达到最高 19 架次，之后逐步减少。

担负此次伤病员后送任务的飞机机型有空军伊尔-76 型运输机、空客 A-319 民航客机、陆航米-17 直升机。其中伊尔-76 型运输机一次可搭载危重伤病员 30 名（带担架），轻症伤病员约 80 名；空客 A-319 民航客机可搭载轻症伤病员 100 名左右；米-17 直升机每次可载4～6 名伤病员。

参考文献

[1] 石海明，杨海平，赵伯诚. 直升机医学救护与救援[M]. 北京：人民教育出版社，2010.

[2] 航空医学救援医疗装备专家共识组. 航空医学救援医疗装备的专家共识[J]. 中华急诊医学杂志，2018，27(2)，141-144.

[3] 国家航空医学救援基地，航空医学救援医务人员配置专家共识组. 航空医学救援医务人员配置的专家共识[J]. 中华急诊医学杂志，2018，27(8)，840-843.

[4] 柴家科，郭渝成，刘国云，等. 一批 35 例烧伤伤员远程转运组织工作的成功经验[J]. 解放军医学杂志，2007，32(12)，1206-1209.

[5] 吴学杰，郑静晨，彭碧波. 阿尔及利亚、伊朗地震灾区的紧急医疗救援体会[J]. 武警医学，2005，16(6)，471-472.

[6] 张露丹，冯铁男，王朝昕，等. 国内外空中医疗救援发展现状[J]. 中华卫生应急电子杂志，2015，1(3)，234-236.

第十五章　国际医学救援

第一节　国内外医学救援起源与发展

国际灾难医学救援(international disaster medical rescue)是指跨国境的灾难医学救援，它属于灾难医学救援的一个领域，是一项涉及多国、多部门的复杂的系统工程，涉及多个学科专业。国际灾难医学救援与国内开展的灾害救援行动不同，它需要在联合国或国家间相关机构的组织协调下，遵循相应的国际准则进行。

国际医学救援通常是在某一地区发生严重灾害后，由国际组织和援助国提供技术、物资、资金或其他方面救援的活动。这一活动由来已久，随着全球化和区域一体化的加速推进，特别是救援人员素质与技术装备水平的不断提高，国际医学救援在国际社会应对突发事件中发挥的作用越来越重要。

一、国际医学救援的起源与发展

灾难医学救援的发展经历了从最早的单灾种防灾救援发展到多灾种防灾救援，从某个国家独立救援体系逐步发展为多国联合一体化救援体系。

1955 年美国匹兹堡大学国际心肺复苏研究中心的著名急救医学学者 Peter Safar 教授将其研究中心更名为国际心肺复苏与灾难医学研究中心，此后，世界各国开始将目光投向灾难医学。1976 年在德国的美茵茨，发起成立了专门研讨急诊和灾害问题的组织，以后发展为“世界急诊和灾难医学学会(WAEDM)”，1994 年更名为“世界灾难与急诊医学学会”。这是目前国际上第一个有关灾害的学会。学会的主席为当代心肺复苏医学创始人 Peter Safar 教授。除 WAEDM 外，还有 1984 年成立的非政府合作组织——国际人道救援医学学会(IAHM)。1991 年 12 月，联合国建立了人道救援事务处(DHA)，专门负责处理各种突发事件的人道救援工作。

1980 年美国首先提出突发事件应急管理 2P2R 模式，由预防(prevention)、准备(preparedness)、响应(response)、恢复(recovery)4 个阶段组成。充分体现“预防为主、常备不懈”的应急理念。美国突发公共事件应对由联邦紧急情况署(FEMA)全权负责协调，从联邦到地方均常设应急运行调度中心、州和地方常设应急管理办公室作为各级指挥中心，配有军用、商用卫星网络。FEMA 下设联邦疾病控制与预防中心(CDC)，其任务是获取可靠的公共卫生信息，为政府决策提供依据，为人群疾病预防提供服务。

1989 年世界卫生组织(WHO)在斯德哥尔摩举行了第一届世界预防事故和伤害会议；2003 年 5 月第十三届国际灾难医学大会在悉尼召开，这是一次灾难医学史上跨国界、跨专业减灾人员共同参与的重要盛会；2009 年 5 月在首尔召开了第 16 届世界灾难医学和急救医学大会，会议确定增加一些新的分支机构(如英国、哥伦比亚和加拿大等)与地区 WHO 分支机构密切合作，建立现代灾难医学教育和培训模式，以协助提高有关国家救灾的协调和控制能力。灾难医学的发展越来越受到世界各国的重视，特别是联合国的相关组织，如国际劳工组织(ILO)、国际海事组织(IMO)、世界卫生组织(WHO)等都参与组织了各种有关灾难救援问题的国际学术会议。2006 年美国出版了由哈佛大学医学院国际急救医学与灾难医学部主任 Gregory R. Ciottone 等编著的 *Disaster Medicine*。

灾难医学作为临床医学、急诊医学、公共卫生学等学科的延伸和高度集成，近 20 年来，西方发达国家已相继成立了全国性的灾难医学学术机构和全国范围的灾难救援体系。其中美国的灾难预警、救援和医疗系统最为发达，包括美国联邦应急计划、美国国家灾难医疗系统、美国大都市医疗应对系统、美国联邦灾难心理卫生服务系统的建设和一系列灾难应急预案的制定，为各国提供了良好的学习模板。

二、我国开展的国际医学救援

全球灾难频发，有文字记载者，自公元前 18 世纪到公元 20 世纪，几乎无年不灾、无年不荒。历史上不但多灾，而且多巨灾，有史以来，世界上死亡超过 20 万人的大地震多达十余次，其他如干旱、风灾、蝗灾等也很严重，且大灾之后，往往有大疫。

我国灾难医学的发展已有 20 余年历史，开展的国际医学救援也达数十批次，但是从整体上说，我国灾难医学的发展尚不能令人满意，主要表现在：救灾研究仍处于“单灾种防灾管理体系”向“综合防灾管理体系”过渡的阶段；国内尚无关于国际灾难医学救援系统研究的具体成果；国际医学救援相关法律法规、现场救援和紧急救援体系建设尚需完善；国际救援理念、科技手段、装备水平也需进一步提高；全社会大救援、全面急救知识普及和教育、物资储备、专业救援力量储备等都需要系统化规范化研究；指挥、信息、交通工具、物资、人员调配等常临时组合，缺乏整体协同应急预案，还没有做到“有备无患”“防患未然”等。

2018 年，党的十九大后成立国家应急管理部，各省、自治区、直辖市也都成立了应急管理厅(局)，全面统筹突发事件应急救援管理工作。截至目前，经过多年来的建设，我国已形成了较为系统化、专业化的国际卫生应急救援力量，包括中国国际救援队 1 支、国际卫生应急救援队 4 支。中国国家地震灾害紧急救援队，对外称中国国际救援队，英文缩写为 CISAR，于 2001 年 4 月 27 日成立。CISAR 的主要任务是对因地震灾害或其他突发性事件造成建(构)筑物倒塌而被压埋的人员实施紧急搜索与营救。中国国际救援队是由中国地震局地震专家、解放军某工程部队、武警总医院医疗救护人员共同组建的队伍，总人数约 480 人，配有 8 大类 300 多种 6000 多套(件)救援装备和约 20 条搜救犬，既是一支多重领导、多部门参与、不同行业人员共存的队伍，也是一支团结协作、训练有素、装备精良、富有成效的队伍；更是一支冲锋在抢险救援最前线的突击队和攻坚队。主要任务是对因地震灾害或其他突发性事件造成建(构)筑物倒塌而被压埋的人员实施紧急搜索与营救。中国国际救援队将不断加强训练，参与更多实战，扩大与其他国家的交流合作，共同应对自然灾害，为构建和谐中国、和谐世界做出更大贡献。

(一) 赴国外开展国际医学救援

1. 2003 年阿尔及利亚地震救援 2003 年 5 月，地震震级 6.9 级，2200 余人死亡，1 万余人受伤。中国国际救援队 30 名经验丰富的队员携带约 4 吨重的轻型救援装备和 3 条搜救犬，在阿尔及利亚开展国际救援行动，搜救幸存者 1 名，为 170 多名灾民实施医疗救助，并对 5 名中方危重伤病员实施远程空中转运。本次救援为中国国际救援队首次登上国际医学救援舞台。2003 年 5 月，我国正处在"非典"特殊时期，考验了我国处置突发事件的能力。本次救援是我国救援队除法国救援队之外，第二支成功利用搜救犬搜索幸存者的国际救援队。

2. 2003 年伊朗巴姆地震救援 2003 年 12 月 26 日，伊朗巴姆发生强烈地震，是全球自我国唐山大地震以来，伤亡非常惨重的地震之一。由 43 名救援人员组成的中国国际救援队抵达伊朗巴姆，先后挖掘出多具遇难者尸体，开展大量灾后防疫工作。本次救援中国国际救援队是到达伊朗震区的第一支亚洲救援队，也是较早到达的 9 支国际救援队之一。本次救援的医疗巡诊救援方式开始被其他国际救援队借鉴。

3. 2005 年巴基斯坦地震救援(两批次) 2005 年 10 月，巴基斯坦伊斯兰堡附近发生 7.8级强烈地震，数千人伤亡，成千上万的人无家可归。由 90 名救援人员组成的中国国际救援队分两批抵达地震重灾区巴拉考特实施救援。本次国际救援创造了救援队自组建以来，野战条件下援外任务的多个第一次：第一次为难产妇女接生，第一次完成了多学科联合的全麻手术，第一次开设了放射、超声及心电图检查，第一次完成了血、尿、便全套化验检查。

4. 2006 年印尼日惹地震救援 2006 年 5 月，印尼日惹市发生 6.4 级地震，造成 5000 多人死亡，3 万多人受伤。由 44 人组成的中国国际救援队赶赴地震重灾区班图尔县开展救援，此次救援行动为期 18 天，共救治伤病员 3015 人。本次救援搭建了灾区第一所能展开救治的野战流动医院，是在有限时间内救治伤员人数(2000 多人)最多的救援队。

5. 巴基斯坦洪水救援(二批次) 2010 年 7 月巴基斯坦遭受了历史罕见的大规模洪水灾害，灾民 2100 万，超过了总人口的 1/9。中国先后派出三批总计由 116 名队员组成的国际救援队和 4 架直升机救援队深入灾区参与救灾和医疗防疫工作。携带总价值超过 1.6 亿元医疗设备，从 8 月 26 日到 10 月 4 日行动结束时，共救治 2 万多人次，完成各类手术 100 多台次，完成各类检查、检验 2000 多人次。

6. 日本地震海啸救援 2011 年 3 月，日本东北地区发生 9.0 级强震，并引发海啸，地震致使福岛核电站爆炸并发生核泄漏。中国国际救援队 13 日凌晨从北京出发飞赴日本，实施国际人道主义救援，救援队主要在岩手县大船渡市展开搜救工作，是震后来到当地参与救援行动的第一支国际救援队，获得了当地政府和同行的高度评价。

7. 2014 年西非埃博拉疫情处置 2014 年西非国家暴发埃博拉疫情，我国政府援非抗疫高级专员，带领公共卫生专家前往西非疫区 3 国进行医疗救助和防控工作。

8. 2017 年马达加斯加鼠疫防控 2017 年 10 月，中国援助马达加斯加鼠疫防控专家组 6 人抵达塔那那利佛，展开近 1 个月的疫情防控援助工作。

我国国际医学救援已经历 20 余载的锤炼，代表党和国家，代表祖国和人民，临危受命先后参加国际救援十余批次，五星红旗在异国灾区飘扬，大批难民劫后重获新生，国际救援彰显了中国人民的深厚情怀、白衣战士的无私无畏，国际救援展现了中华民族的高尚品格、八方支援的国际人道。爱心抛洒世界，四海赞誉中国。救援向国际社会展现了中国的综合实力，救助加深了中国和受灾国人民的友好情谊。

(二) 外国救援队来我国开展国际医学救援

我国有记录的最早接受的国际医学救援，是在抗战期间，作为世界反法西斯战争重要组成部分的中国战场，受到了世界爱好和平人民的广泛关注和积极支持，他们为中国人民战胜日本法西斯做出了贡献。在中国的西南地区，活跃着一支小型国际医学救援队，包括 15 名英国人、8 名美国人、1 名加拿大人、1 名东印度人，他们与 38 名中国医生密切配合，组成了一支精干的战地救护队，对中国军队的伤病员和平民进行力所能及的救护，被誉为中国战场上

“战勤服务的光荣使者”。

据资料显示，我国政府首次邀请外国救援队实施紧急救援为2008年汶川地震，日本外务省、海上保安厅派出国际紧急救援队，一行31人于5月15日晚21时30分抵达成都，俄罗斯国家紧急救援队5月16日抵达中国；韩国派出由41人组成的救援队于5月16日抵达四川，并在什邡市蓥华镇展开搜救工作；新加坡救援队于5月17日晨抵达四川什邡红白镇灾区，该队伍隶属于“新加坡民防部队”，由55人组成；古巴救援队由35名医护人员组成，他们在5月23日晚抵达成都，在来到中国灾区的国际医疗队中，这是跋涉最远的医疗队；意大利医疗队在绵竹搭建了5个大型充气医疗帐篷，医疗队由25名医疗技术人员组成；德国医疗队带来一个能满足25万人日常需要的移动式综合医院，在都江堰市安营；英国、法国、巴基斯坦和印尼也先后向四川灾区派出了医疗队。在这片经受了大地震洗礼的土地上，他们用自己的技术，帮助中国人搜索那些掩埋在废墟里的兄弟姐妹。同时，我国还接受了欧盟人道主义援助办公室通过国际红十字会向中国紧急提供的200万欧元援助、联合国国际儿童基金会向中国提供的30万美元捐款、国际奥委会向中国提供的100万美元捐款等。

任何重大灾难，都会影响千千万万人民群众的生活，甚至吞噬千万人的生命。世界自然灾难和人为灾难频发，全世界每年因灾难死亡已居世界人口死因第四位，而灾难造成36岁以下青年人的死亡已占第一位。据统计，现在世界平均每2秒钟就有一人死于灾难，医疗救援的任务尤其艰巨。在此背景下，发展我国的灾难医学乃当务之急。但完善灾难医学救援的准备绝非一件易事，灾难的医学救援是一项极其复杂的系统工程，做好救灾的准备工作和完善灾难医学救援体系，从现在起还需几代人的努力。

灾难医学的发展已经从单纯的学术研究演变成国家的政府行为，呈现出急救社会化、结构网络化、抢救现场化、知识普及化，以及跨学科、跨部门、跨地区、跨国界合作的趋势。我国的国际灾难医学救援起步较晚，与发达国家尚有差距，但相信经过不断的努力，国际灾难医学救援必将会实现跨越式的发展，最大限度地减少国家损失和挽救人民的生命安全。

第二节　国际医学救援协调机制

随着国际救援活动的增多，国际医学救援的协调机制也在全球化和区域化的推动下不断发展。目前的国际医学救援的协调机制有三种模式：双边协助协议模式、区域多边合作模式和联合国框架下的多边合作模式。其中，联合国框架下的多边合作模式中，又有多个协调机构共同完成国际医学救援协调工作。

一、双边协助协议模式

双边协助协议的国际医学救援是指国家与国家之间为了应对重大突发事件，通过签订互助条约的方式，在其中一个国家发生重大突发事件时另一个国家根据条约进行的医学救援，如1985年德国和丹麦签订的《丹麦和德国关于灾害或严重事故时互助协定》。我国也于2006年3月同俄罗斯签署了《中华人民共和国政府和俄罗斯联邦政府关于预防和消除紧急情况合作协定》，该协定阐明了中俄双方在灾害发生时相互援助的形式、实施紧急救援的途径、保障手段、权利、义务以及救灾信息沟通、技术和人员培训交流与合作等内容。

双边协助协议的国际灾难医学救援模式是国家与国家之间具体协调的结果，不具有代表性和普遍性。

二、区域多边合作模式

区域多边合作的国际灾难医学救援是指通过多个国家政府建立的区域多边合作组织，或由国际性非政府组织（non-governmental organizations，NGO）协调的国际灾难医学救援。例如，欧盟为了协调和组织国际救援成立了欧盟人道主义办公室，此办公室主要负责向突发事件区域提供人道主义援助。同时欧盟还建立了“民防机制”，以解决欧盟地区应对重大突发事件的多国多部门的协调问题。

我国发起的上海合作组织，于 2005 年由 6 个成员国（中国、俄罗斯、乌兹别克斯坦、塔吉克斯坦、吉尔吉斯斯坦、哈萨克斯坦）在莫斯科共同签署了《上海合作组织成员国政府间救灾互助协定》，界定了灾害救助的相关概念，规定了各成员国间救灾合作的原则及形式，并明确了各成员国间灾后相互实施紧急救援的形式、途径、保障手段及相互间的权利和义务等内容。为落实和检验《上海合作组织成员国政府间救灾互助协定》，上海合作组织成员国还于 2013 年 6 月在中国绍兴的国家陆地搜寻与救护基地举行了联合救灾演练，演练项目涉及建筑废墟人员搜救、交通事故救援、石油化工火灾扑救、高层建筑火灾扑救、隧道火灾扑救、危险化学品泄漏处置、高空救援、水域救援、救援物资定点空投、医疗急救等十余个。来自哈萨克斯坦、吉尔吉斯斯坦、俄罗斯和塔吉克斯坦的 4 支救援队，以及上海、江苏、浙江公安消防部队 3 支重型地震搜救队和 2 支医疗队共 1000 余人参加了演练。本次演练也验证了我国发起的上海合作组织建立的区域多边合作的国际灾难医学救援的可操作性。

其他还有如中美洲国家的“中美洲自然灾害预防协调中心”，以及国际性非政府组织等协调下的区域多边合作的国际灾难医学救援。此模式虽然在国际灾难医学救援中发挥着重要作用，但由于各区域情况不同，具有明显的地域性差异，仍然不具有普遍性。

三、联合国框架下的多边合作模式

由联合国主导的国际灾难医学救援在多年的发展中，已经建立了一套规范的应急组织协调机制，形成了包括世界卫生组织、联合国开发计划署、联合国粮食和农业组织、联合国儿童基金会、世界银行等国际组织在内的应急组织体制，在国际救援中的地位越来越重要。

（一）联合国框架下国际灾难医学救援的总体协调机制

1. 联合国人道主义事务协调办公室 联合国为了有效协调多国参与的国际灾难医学救援，形成了比较完善的协调体系。该体系的协调中心是联合国人道主义事务协调办公室（OCHA），其是联合国秘书处的一部分，与各个政府部门、政府间机构、非政府组织合作，以确保各个部门能在协调一致的框架内更有效发挥其作用。人道主义事务协调办公室的宗旨是协调联合国在人道主义危机方面的援助，动员和协调国际社会的共同的努力，特别是联合国机构，以协调统一的、及时的行动，来满足那些置身于痛苦中的人们和灾难中物质被破坏以及紧急状况的需要。

紧急救济协调员（emergency relief coordinator）负责领导人道主义事务协调办公室的工作，一般由联合国副秘书长担任，是所有政府部门、政府间机构、非政府组织参与的救济活动的总联络人，负责督察所有需要联合国人道主义援助的紧急情况。

为了随时应对突如其来的重大突发事件，人道主义事务协调办公室在日内瓦设立了应急响应处具体协调国际应急救援行动，下设五个快速反应单元：现场行动协调中心、灾害评估与协调队、国际搜救咨询组、应急储备登记处和军民协调部。

2. 人道主义事务协调办公室处理危机的一般程序 在联合国层面：当某国发生重大突发事件后，现场行动协调中心（OSOCC）首先联系当地紧急事务管理部门（LEMA），由联合国灾害评估与协调队（UNDAC）对灾害进行评估，然后根据联合国国际搜救咨询组指导方针开展国际灾难救援，视必要动员受灾国家民事-军队部门配合以及后勤支持，同时充分利用各类涉及人道主义应对机构的信息渠道开展计划、应对协调和宣传工作。

在国家层面：紧急救济协调员可指定 1 名人道主义协调员，与受灾国家政府、有关国际组织、非政府组织和受灾地区充分合作，确保最大限度地调动各类资源。

（二）由世界卫生组织主导的国际灾难医学救援协调机制

前文介绍了联合国框架下国际灾难医学救援总体协调机制，而针对医学救援的协调机制，世界卫生组织牵头的全球健康集群（global health cluster）发挥着重要作用。

1. 全球健康集群的概念 当突发事件发生时，没有一个组织能够单独应对危机，多部门协调是必要的。全球健康集群成立于 2005 年，是联合国机构间常设委员会（IASC）集群系统的一部分，是通过建立伙伴关系开展灾难医学救援的多国家多部门多组织的协调平台。

2. 全球健康集群的主要工作 正如联合国机构间常设委员会所总结的，全球健康集群的主要工作，是确保国际社会对人道主义紧急情况的反应是可预测和负责任的，并通过明确组织之间的分工及其在不同领域的作用和责任来明确领导。它旨在使国际人道主义界更有条理、更负责任和更专业，使其成为受影响人民、东道国政府、地方当局、当地民间社会和资源合作伙伴的更好伙伴。同时应该理解，集群不是唯一的人道主义协调解决方案。在某些情况下，它可能与其他形式的国家或国际协调共存，其应用必须考虑到一个国家的具体需求和背景。在每次紧急情况下采用集群办法可能会浪费资源并阻碍各国政府的行动，这些政府主要负责向其管辖范围内的人提供人道主义援助。

它的具体工作如下。

（1）在合适的时间在适当的地方提供适当的专业医学知识。

（2）通过培训提高各国卫生部门协调员和其他卫生部门工作人员的能力。

（3）收集和传播合理的灾难伤患信息，以指导各个国家或组织的医学救援活动。

（4）确定和解决技术知识方面的差距，形成国际灾难医学救援的指南，以确保卫生应对措施遵循全球最佳做法和标准。

（5）促进和倡导人道主义卫生行动在全球舞台上的重要性，以确保全球健康集群获得所需的政治和财政支持。

3. 全球健康集群的合作伙伴 国际灾难医学救援并不是孤立的，而是国际灾难救援中的一部分，因此国际灾难医学救援不仅仅需要医学相关的机构，还需要各个部门、组织的支持，提供各种保障。全球健康集群在国家层面有 700 多个合作伙伴，其中 56 个合作伙伴在全球范围内从战略角度参与。这是一个集体力量，保证对突发事件的卫生应急响应变得更加及时、有效和可预测。每个合作伙伴都在全球健康集群中发挥重要的作用。而合作伙伴可以从共享知识和专业知识中受益。

全球健康集群的合作伙伴包括会员（members）、辅助成员（associates）或观察员（observers）三种身份。

（1）会员是决定通过资助和（或）捐助实物工作共同开发和促进全球健康集群工作计划来支持全球健康集群战略框架的实现的组织，必须参与全球健康集群讨论并做出贡献。全球健康集群的会员资格对那些能够提供必要的技能、专业知识和能力所需的组织开放，这些组织需要有效地准备和应对因一系列危险而引起的各种突发事件的医学救援。这些组织包括政府间组织（包括世界卫生组织和联合国机构）、非政府组织、国家当局、联营集团、学术或培训机构、基金会和捐助机构等，并达到以下要求：①积极或有战略意图在受人道主义危机影响或恢复的地区提供或支持卫生服务。②愿意积极支持全球健康集群履行其职责并实施全球健康集群战略框架和工作计划。③致力于尊重全球健康集群指导原则。④拥有参与全球健康集群活动的资源（人力和财力），包括参加会议。

当前的全球健康集群会员包括：

①国际组织和联合国机构，如国际移民组织（International Organization for Migration，IOM）、联合国儿童基金会（UNICEF）、联合国难民事务高级专员办事处（United Nations High Commissioner for Refugees，UNHCR）、联合国人口基金（United Nations Population Fund，UNFPA）、世界粮食计划署（World Food Programme，WFP）等。

②非政府组织，如国际移民与健康中心（International Centre for Migration and Health）、国际红十字会与红新月会联合会（International Federation of Red Cross and Red Crescent Societies）、世界灾害与急救医学协会（World Association for Disaster and Emergency Medicine）、国际护士理事会（International Council of Nurses，ICN）、国际医疗团（International Medical Corps）、国际救援委员会（International Rescue Committee）等。

③学术机构，如哥伦比亚大学（Columbia University）、约翰霍普金斯大学难民与灾难应对中心、哈佛人道主义倡议组织（The Harvard Humanitarian Initiative）。

④专业机构，如美利坚合众国疾病控制和预防中心、加拿大公共卫生署、英格兰公共卫生部门等。

⑤捐助者，如英国政府国际发展部、欧洲委员会人道主义援助办公室等。

（2）辅助成员是指那些选择不成为全球健康集群成员但愿意通过分享他们的专业知识来支持全球健康集群工作以增强全球、区域或国家层面的医疗集群成员能力的组织。将邀请员工参加全球健康集群会议，并可能会邀请他们为任务团队做出贡献。他们应邀参加全球健康集群讨论。

（3）观察员是选择不直接为全球健康集群工作做出贡献但有兴趣接收和分享全球健康集群活动信息的组织。在适当情况下，他们可能会被邀请参加全球健康集群会议。他们不参加全球健康集群讨论。

当前的全球健康集群观察员包括红十字国际委员会（International Committee of the Red Cross）、国际志愿机构理事会（International Council of Voluntary Agencies）、无国界医生组织（Médecins Sans Frontières，MSF）、全球抗击艾滋病毒/艾滋病、结核和疟疾基金组织（The Global Fund to Fight HIV/AIDS、Tuberculosis and Malaria）等。

受灾国一旦需要医学救援，全球健康集群在世界卫生组织牵头下，协调多个合作伙伴，共同完成国际灾难医学救援任务。

四、联合国框架下国际医学救援队伍的具体协调机构

目前，联合国框架下有两种与灾难医学救援相关的国际队伍：一种是世界卫生组织认证

的国际应急医疗队(EMT);另外一种是联合国国际城市搜索与救援队(USAR)中的医疗队。

在联合国的协调框架下,两种队伍在到达受灾国后接受接待和撤离中心(RDC)、现场行动协调中心(OSOCC)的调配,另外,这两种队伍也有各自的协调机构,国际应急医疗队具体的协调机构是国际应急医疗队协调中心(Emergency Medical Team Coordination Cell, EMTCC)、USAR 中的医疗队。具体的协调机构是国际城市搜索与救援队协调中心(UCC)。此外两种队伍还可以通过全球灾害预警协调系统(Global Disaster Alert Coordination System, GDACS)和虚拟现场行动协调中心(Virtual On-Site Operations Coordination Centre, VOSOCC)以在线的方式实现信息共享(图 15-2-1)。

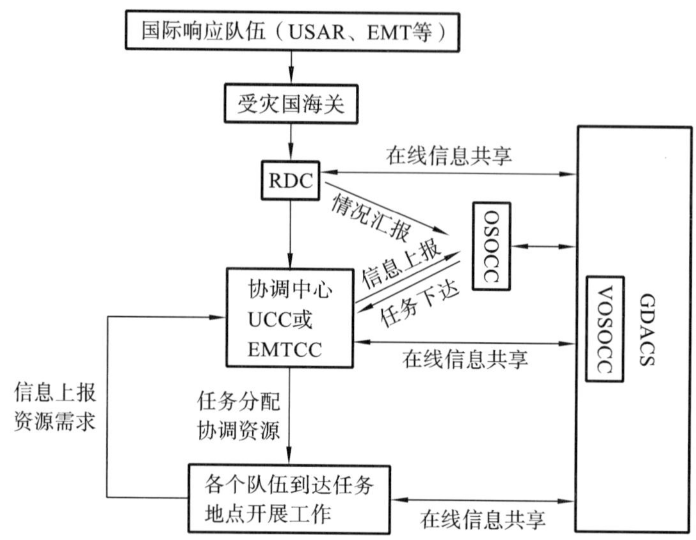

图 15-2-1 国际响应队伍在受灾国各个协调机构中的响应流程简图

1. 接待和撤离中心(RDC) 接待和撤离中心是由联合国国际搜救咨询组或者率先抵达的 USAR 在当地政府相关机构协调下建立的用于协调后续抵达的国际响应队伍、其他人道主义援助力量的协调单位,此机构收集各个国际响应队伍的情况,并向现场行动协调中心和受灾国相关机构汇报情况和信息。通常建立在受灾国机场以便于工作,所有队伍在抵达受灾国后应首先向接待和撤离中心进行登记注册,在撤离前也应向接待和撤离中心汇报和请示。

2. 现场行动协调中心(OSOCC) 现场行动协调中心是联合国建立在受灾国的国际响应队伍的核心协调机构,同时也帮助协调组织内部的首要事物,如卫生防疫、水、食物、庇护所等。通常建立在与当地政府相近、与灾害现场相近的安全地点。

现场行动协调中心的核心目标包括:①在缺乏协调机制的情况下,快速提出方案促使国际响应队伍与受灾国政府之间开展现场合作、协调及信息管理等;②突发性灾难发生时,为即将抵达的国际响应队伍建立一个单一的服务枢纽单位,优化多支国际响应队伍的协调和救援工作。

3. 国际应急医疗队协调中心(EMTCC) 国际应急医疗队协调中心是在受灾国成立的多个国际应急医疗队的协调机构,其功能类似于我国国内救援时成立的现场指挥部。包括根据当地情况和各个国际应急医疗队情况进行任务分配,与当地政府协调国际应急医疗队的救援事项,收集统计数据以调配国际应急医疗队资源,并协调国际应急医疗队在救援过程中所遇到的问题等。国际应急医疗队协调中心是世界卫生组织指挥调度各个国际应急医疗队的核心机构，也是各个国际应急医疗队在救援过程中联系全球健康集群的关键纽带。

4. 国际城市搜索与救援队协调中心(UCC) 国际城市搜索与救援队协调中心是在受灾国成立的多个国际城市搜索与救援队的协调机构。包括根据当地情况和各个国际城市搜索与救援队情况进行任务分配，与当地政府协调救援事项，收集统计数据以调配国际城市搜索与救援队资源等。

5. 全球灾害预警协调系统(GDACS) 全球灾害预警协调系统是在全球灾害管理人员已有的知识和所有相关灾害信息系统构成的联合能力的基础上建立的，是联合国、欧盟委员会和全球灾害管理者之间的合作框架，旨在改善突发性灾害发生后的第一阶段的警报、信息交流和协调。

6. 虚拟现场行动协调中心(VOSOCC) 虚拟现场行动协调中心是基于万维网的信息管理工具，是现场行动协调中心的在线版本，其属于全球灾害预警协调系统的一部分。

虚拟现场行动协调中心是信息共享的重要网络平台，在突发灾难中促进国际响应队伍、受灾国和联合国各个相应机构间近于实时地交流信息。虚拟现场行动协调中心的使用仅仅限于相关方，即需要注册和认证。其由联合国人道主义事务协调办公室下属单位启动与协调支持部门进行管理。

五、我国在联合国框架下的国际医学救援队伍介绍

(一)国际城市搜索与救援队

为了规范多支国际搜索与救援队伍的国际救援工作，2005 年联合国启动了国际搜索与救援队伍分级测评项目，将国际上的跨国搜索与救援队伍分为三种类别：轻型(灾害发生后提供表面搜索和营救的能力)、中型(在倒塌结构中开展普通技术搜索和营救的能力)、重型(在倒塌结构中开展复杂技术搜索和营救的能力)。

目前我国通过认证的国际城市搜索与救援队是中国国家地震灾害紧急救援队(中国国际救援队，英文缩写为 CISAR)。这支队伍在 2001 年成立，其主要任务是对因地震灾害或其他突发性事件造成建(构)筑物倒塌而被压埋的人员实施紧急搜索与营救。中国国际救援队是由中国地震局的地震救援专家、解放军某工程部队、武警总医院医务人员共同组建的队伍，是一支团结协作、训练有素、装备精良的中国国际救援队。2009 年中国国际救援队通过 USAR 分级测评，获得国际重型救援队资格，成为全球第 12 支、亚洲第 2 支国际重型救援队。同时经联合国授权，具备在国际救援行动过程中组建现场协调中心和行动接待中心的能力，拥有在国际救援行动过程中协调其他国际搜索与救援队伍的职责。

中国国际救援队在联合国框架下国际灾难救援协调中心的总体协调下，实施了赴阿尔及利亚、伊朗、印度尼西亚、巴基斯坦、海地、新西兰和日本等的国际救援行动，成为联合国框架下国际灾难救援的一支重要力量。

(二)国际应急医疗队

为了规范多支国际应急医疗队伍的国际救援工作，2013 年世界卫生组织启动了国际应急医疗队项目，将国际上的跨国应急医疗队伍分为四种类别：第一类(移动的现场救援队伍

或固定的野外救护所)，第二类(移动医院，可完成普通的手术、门诊和住院治疗)，第三类(移动医院，在第二类的基础上扩大了规模，并拥有重症监护和高级手术的能力)，特殊单元(以某一项医学技能为主的分队，如康复医学队、心理卫生队等)。

截至2019年6月，我国已有同济大学附属东方医院(上海市)的国家紧急医学救援队、广东省第二人民医院国家紧急医学救援队、广东省应急医院国家紧急医学救援队、天津市人民医院国家紧急医学救援队共4家单位，成功获得了世界卫生组织国际应急医疗队(第二类)的认证，四川大学华西医院承建的国家卫生应急移动医疗救治中心成功获得了世界卫生组织国际应急医疗队(第三类)的认证，目前仍有其他队伍在积极申报中。我国在国际突发事件医学救援工作领域越来越得到国际认可，并将在国际灾难医学救援协调中心的总体协调框架下发挥越来越重要的作用。

第三节　国际医学救援基本流程

现代灾害医学救援是“搜索、营救、医疗”三位一体的救援。国际医学救援以地震为例，可分为以下三阶段性任务：

国际医学救援的早期任务，特急期(震后1～3天)：建筑物废墟下可能压埋大量幸存者，大量外科伤员需要医治，而当地医疗机构在地震中瘫痪。工作重点：联合当地志愿者分批、分组、全天候在废墟处进行搜救，对幸存者进行及时救治；在相对安全区域展开移动医院医治大量外伤伤员。

国际医学救援的中期任务，紧急期(震后3～7天)、亚急期(7～14天)及恢复期(14～30天)：随着当地军方、政府以及外来救援队的进入，救灾物资也陆续抵达灾区，营地周围及交通便利的区域的伤员已经得到初步的医疗服务。但由于尸体不能及时清理、难民营卫生条件差，特别容易出现传染病暴发流行。工作重点：卫生防疫、外出医疗巡诊、联合转运偏远地区重伤员、继续开展营地移动医院。

国际医学救援的后期任务，重建期(震后30天后)：当地政府、联合国宣布灾后重建。工作重点：帮助恢复当地各级医疗机构进驻医疗单位，建立病区，捐赠药品、设备，协助开展工作，逐步恢复正常就医途径。

该模式可根据灾害发生的地点、性质、严重程度以及救援队到达的时间和装备给予相应调整。实践表明该模式可以在有限的时间内，最大限度地提高医疗救援的效率，服务于当地的灾民。

承担国际医学救援任务的医疗队平时应注重日常管理工作，不断加强和完善管理制度制定、预案流程编制、培训演练等各项准备工作，同时可指定专人收集整理世界各国地理环境、经济发展、社会安全、文化宗教、气候状况、人口分布与构成等资料，便于出境救援时快速了解当地概况。

医疗队管理人员应时常关注全球发生的各类重大事件，每日登录相关网站了解灾难发生地(国)灾情报告和救援需求，如关注、待命、准备出发等信息。当某一国家或地区发生重特大灾难事件，在上级卫生行政部门下达任务指令后，应急医疗队迅速响应，启动部署，保证队伍在短时间内完成准备工作，具备开赴受灾地区实施紧急医学救援的各项条件。

一、应急响应

灾害发生后，应依据既定工作方案，迅速启动应急响应机制，立即开展必要行动；同时国际医疗队队员集结待命，随时准备出队援助受灾国。

（一）信息收集与评估

医疗队协调员负责收集受灾国政府或地区、世界卫生组织，以及其他权威渠道发布的灾情信息，包括灾难事件性质、程度、影响范围，当地卫生医疗资源受损情况和需求，并随时关注灾情发展趋势和次生灾害发生情况等。相关信息以简报方式，及时向医疗队的队长和上级卫生行政部门报告。

如世界卫生组织认证的国际应急医疗队（Emergency Medical Team，EMT）通过注册账户，可从全球灾害预警协调系统（Global Disaster Alerting Coordination System，GDACS）和虚拟现场行动协调中心（Virtual On-Site Operations Coordination Centre，VOSOCC）获取受灾国以下信息：

（1）需要国际援助的项目和范畴。

（2）当地灾害管理机构的设置。

（3）灾区的优先需求。

（4）当地海关/入境的地点和联系方式。

（5）不断更新的紧急通告。

同时，医疗队也可以在此及时通报救援队的计划、动向；阐明救援队的能力、预计到达时间；捐助物资的信息以及需要当地协助解决的如燃油、运输等救援支持需求。

（二）救援队伍组织

根据任务要求和灾情特点，迅速调整队伍专业人员构成比例；通知相关队员在要求的时间内到岗到位；各队员按任务要求准备好个人携行物资；清点救援装备。各组长负责组织协调组内队员的准备情况，并向队长报告。

开展国际医学救援的队伍由管理、专业技术、后勤保障人员构成。根据当地灾难类型、等级和受援国需求，确定出队人数，以40～60名为宜。其中医疗与后勤人员比为2∶1，医护比为1∶（1～2）为宜。专业技术人员必须具有相应的资质，并在所在地卫生行政部门正式注册。

全体人员根据救援任务需求，分为指挥协调组、外科（创伤）组、内科组、妇（产）儿组、医技（X线、检验、B超、药品耗材）组、后勤保障组等功能组别，并指定组长。

队伍可按照工作需要和国际惯例，设立协调员（官）岗位。挑选认真负责、具备专业知识以及娴熟的沟通与交流技能的人员担任，负责队伍中处理内外联系（联络）、承上启下、统筹协调工作。

视不同国家或地区语种，配备若干翻译人员。国际医学救援队人员组成见表15-3-1。

表 15-3-1 国际医学救援队人员组成

人员类别	岗位	数量	备注
指挥	领队	1	上级部门行政领导担任
	队长	1	—
	协调官	1～3	由资深队员担(兼)任
	副队长	1～2	—
医师	外科	3～5	—
	内科	2～3	—
	妇产科	1	—
	儿科	1	—
	麻醉	1	—
	药事	1	—
	心电影像	2	含放射、超声等专业
	检验	1	—
	公共卫生	1	负责感染控制
护士	—	11～20	含手术、急诊、病房、助产士等专业
后勤	水电	1～2	—
	设备维护	1	—
	其他	10～14	—
合计	—	40～60	—

（三）救援物资准备

应急医疗队各功能组的组长负责带领组内队员按任务与灾情特点，准备各类救援物资装箱和包装，24 h 内完成。

1. 配置规模 出境开展国际救援不同于国内救援，常常因为协调不及时、环境混乱、灾区相关机构缺乏等各种原因，导致后续补给不能及时到位，因此随队救援物资应在保证满足救援队在灾区开展预期时长的医疗活动和生活保障的前提下，尽量按照冗余原则适当地增加。如世界卫生组织认证的国际应急医疗队(Emergency Medical Team，EMT)第二类队伍携带的物资必须能满足以下基本要求：每天接诊 100 人次，开展 7 台较大手术或 15 台小手术；能接纳 20 名伤病员的住院留观；2 周时间内能独立运作。在保证基本要求的基础上，对救援物资配置数量进行适当调整。

药品可按照《世界卫生组织基本药物标准清单》配置，尽量采购国际大型生产厂家产品，并保证具备中英文双语说明书。除队员自用外，避免对境外人员使用中成药等国内制剂。

《世界卫生组织基本药物标准清单》可从以下网址免费获得 http://apps.who.int/iris/bitstream/handle/10665/273826/EML-20-chi.pdf? ua=1。

2. 物资包装 各类物资按照救援需要，要便于运输、清点整理、快速展开和撤收，除个人生活携行装备和卫生用品等由队员自行携带外，其余物资可根据队内功能组别分组装箱和包装。救援物资箱体和包装要求标识清晰、防震防潮、重量体积合理，外标识按国家卫生健康委员会制定的《国家卫生应急移动处置中心标识（试行）》境外救援标识规范的要求喷涂。箱体正面的右上角为国旗，左上角印制"卫生系统统一形象标识"，箱体下沿为装备识别的环形条状色带，色带上方居中位置为装备模块的中英文名称。箱组反面的右上角为国旗，左上角印制"卫生系统统一形象标识"。

3. 需当地解决物资 不能随队跨境运送或不适合航空运输的物资，如燃油、氧气、血液制品等，需提前向当地政府救灾协调机构提出需求，获得当地补给。部分如食品、果蔬等不易保存的生活物资也可在当地采购。

（四）出行手续办理

出境救援前应加紧办理护照申请、签证、体检、保险等工作。

1. 护照签证 我国医疗队出境救援是代表中国政府实施的国际救援，视为公务活动，因此，接到上级部门下达的任务后，应紧急请求上级卫生行政部门协调外事部门，加急办理公务护照和签证。

2. 体检 所有队员在出队前应进行一次体检和健康评估，避免带病出境。同时视受灾国相关疫情进行相应疫苗的紧急补种。

3. 意外保险 联系保险公司，为全体队员购买意外保险。如意外伤害险，包括交通工具意外伤害险、意外伤害医疗保险、医疗责任险、境外意外伤害残疾险、医疗费用险、救援服务保险等。

（五）运输准备

国际医学救援由于距离较远，陆路和海运耗时较多，故常采用航空运输的方式，将救援人员和物资投送至受灾国。因此，应第一时间请求上级部门协调海关、出入境检验检疫、航空管理、交通运输等部门，尽快完成救援人员和物资跨境运输需要的报关、航路（班）申请等相关问题。同时，应及时联系我国驻受援国大使馆和当地灾害管理机构，通报医疗队人员、装备物资和行程等信息，便于获得当地入境通关、人员物资转运等便利。

（六）行前培训

行前培训包括政治教育、外事培训、业务培训等。

1. 政治教育 强调救援工作的政治纪律、组织纪律、保密纪律和工作纪律。

2. 外事培训 介绍当地风俗习惯、国际形势和各国间关系，对外交礼仪、外事纪律、媒体沟通等进行教育培训，向队员介绍入境手续和注意事项。

3. 业务培训 除专业技术和救援设备强化训练外，应严格要求队员在受灾国开展医疗救治时必须承诺履行如下六项基本原则。

（1）高质量的医疗服务：医疗队提供安全、及时、有效、平等和以患者为中心的医疗服务。

（2）适当的医疗服务：医疗队在受灾国，根据灾难、环境、队伍能力和受害者的伤情，提供基于“实际需求”的服务。

（3）平等的医疗服务：医疗队采用基于人权的方针，对所有受灾人群，特别是弱势群体开展救援。不受其种族、年龄、性别、民族、收入、地域等因素影响，医疗队向所有人提供同等质量的医疗服务。

（4）符合伦理的医疗服务：医疗队保证治疗患者的方法符合《世界医学协会医学伦理手册》的要求。医疗队要用符合对方文化的方法与患者沟通。患者有权知道自身医疗状况、预后情况和替代治疗的方法，所有医疗程序的告知必须按照上述方法进行，除非由于环境等因素而不能告知。

（5）负责的医疗服务：医疗队要对他们援助的患者、社区、援助国政府及其卫生行政部门，以及医疗队自身的组织方和资助者负责。

（6）整合的医疗服务：医疗队致力于融合到受灾国国家卫生应急管理部门所做出的统一响应中，并与受灾国国民卫生部门、当地应急医疗队、当地人群和国际人道主义相应团体共同协作。

若有条件，可邀请曾参与国际救援行动的人员介绍救援常识和经验。

二、境外救援

医疗队抵达受灾国后，应遵循相应国际救援协调机制，及时进行队伍的报到或登记注册，使医疗队尽快纳入受灾国灾难救援的总体网络中。

（一）报到与注册

（1）医疗队到达后，应首先向接待和撤离中心（Reception Departure Centre，RDC）报到。如上节所述，接待和撤离中心是由联合国国际搜救咨询组或者率先抵达的国际城市搜索与救援队伍（USAR）建立的协调部门，协调后续抵达的国际响应队伍和其他人道主义援助力量，并向现场行动协调中心和受灾国相关机构汇报情况和信息，通常建立在受灾国机场、港口等。所有队伍在抵达受灾国后应首先向接待和撤离中心进行登记注册（表 15-3-2），在撤离前也应向接待和撤离中心汇报和请示。

（2）接受现场行动协调中心（On-Site Operations Coordination Centre，OSOCC）的调配，并向国际应急医疗队协调中心（Emergency Medical Team Coordination Cell，EMTCC）注册。注册报到内容涉及队员基本情况、仪器设备、药品物资、后勤保障、预计工作时间、所能提供的救援服务、联络员及其基本信息等。同时提出本队开展救援场地的面积需求以及运输车辆、燃油、氧气等物资供应的要求。

（3）按照其给出的救援工作区域的具体位置，规划救援营地或移动医院设置方案。经 EMTCC 确认后开始建立救援营地或移动医院。

与此同时，应及时与我国驻受灾国大使馆工作人员进行联系，明确紧急状态下的领事保护、物资补给、紧急联络等重要事项，并通过使馆人员寻求当地中资机构和华人华侨的帮助。

表 15-3-2　队伍注册登记表

Insert MOH Logo	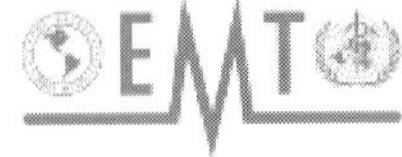 Country, Event, Year	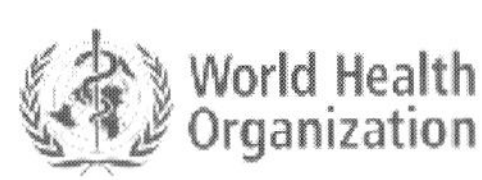

Page 1/3

EMT Name		#ID EMT Global Classification	
EMT Type		Date and Time of offer	dd / mm / yyyy HH:MM

☐We agree to comply with EMT guiding principles and standards, available at https://extranet.who.int/emt/guidelines-and-publications

Internal Office Use Only				
Team Status:	☐Approved	☐Pending	Reason:	
	☐Tasked	☐Declined	Reason:	
Check:	☐WHO Classified	☐Airport	☐ Field Visit	☐Other:
Allocated Site:	Location GPS Coordinates	Allocation Date:	dd / mm / yyyy	
Other Comments:	(e.g. reason for changing type vs the self-declaration from the team)			

EMT INFORMATION	
ORGANIZATION	
ORGANIZATION TYPE:	☐NGO NATIONAL ☐ONG INT ☐GOVERNMENTAL ☐MILITAR ☐OTHER:
COUNTRY:	NUMBER OF EMTs: DE
TIME (HOURS/DAYS) OR ESTIMATED DATE OF ARRIVAL:	TIME (HOURS/DAYS) TO START SERVICES PROVISION:
ESTIMATED LENGHT OF STAY (DAYS):	
ORGANIZATION PRIMARY CONTACT (HQ)	
NAME:	POSITION:
ADDRESS:	
EMAIL:	PHONE: + country - area - phone number
EMT TEAM LEADER	
NAME:	POSITION:
EMAIL:	EMAIL EMT:
LOCAL PHONE:	SATELLITE PHONE:

continue

EMT	EMT CAPABILITY	NAME EMT/ID WHO CLASSIFICATION

Page 2/3

EMT TYPE
☐TYPE 1 Mobile ☐TYPE 1 Fixed ☐TYPE 2 ☐TYPE 3 ☐Specialized Cell *(Specify)*: ☐The team bring a field facility (state bed capacity ###, estimated number of tents/containers ###/###, total ### m² required)

LOGISTIC SUPPORT
Any logistical limitations or support required: ☐**NO** ☐**YES** **Specify** (e.g. transport should include total volume and weight).

		Other Capabilities:
Outpatient Capacity (patients/day):		☐General Anaesthesia ☐Intensive Care ☐X-Ray
Inpatient Capacity (bed capacity):		☐Ultrasound ☐CT Scan
Surgical capacity (number of surgical tables)		☐Laboratory ☐Blood bank ☐Pharmacy
Surgical capacity (major and minor procedures/day):		☐Rehabilitation ☐Isolation area

CLINICAL SERVICES OFFERED	PUBLIC HEALTH CAPABILITIES

continue

EMT	EMT DETAILS	NOMBRE EMT/ID CLASIFICACION GLOBAL OMS

Page 3/3

☐We agree to comply with EMT guiding principles and standards, available at https://extranet.who.int/emt/sites/default/files/EMT_guidelines_september2013.pdf

EMT GLOBAL CLASSIFICATION STATUS:

☐No Account ☐ EOI submitted ☐ Mentorship ☐ Classified ☐ ID:

PREVIOUS DEPLOYMENT EXPERIENCE (ONLY LAST FIVE)

YEAR	COUNTRY	EVENT	EMT(s) TYPE	DURATION (DAYS)

EXISTING OR PREVIOUS WORKING RELATIONSHIP IN COUNTRY

ORGANIZATION	LOCATION	RELATIONSHIP

STAFFING DETAILS		EXPECTED LOCAL STAFF REQUIRED	
PHYSICIANS		PHYSICIANS	
SURGEONS		SURGEONS	
NURSES		NURSES	
MIDWIVES		MIDWIVES	
PSYCHOLOGISTS		PSYCHOLOGISTS	
ALLIED HEALTH PERSONNEL		ALLIED HEALTH PERSONNEL	
MANAGEMENT		MANAGEMENT	
LOGISTICS		LOGISTICS	
ADMINISTRATION		ADMINISTRATION	
Other		Other	
Other		Other	

DOCUMENTS CHECKLIST	NAME (person compiling the form):
☐Profesional Practice Licence ☐ CV or Resume (if applicable) ☐Copy of Passports ☐Visa documents (if aplicable) ☐Packing List ☐Others required by the authorities	Email: Signature:

（二）医疗救援

医疗队通过EMTCC获取及时更新的救援信息，如受灾人数、伤亡情况、道路交通、气候信息、通信情况等。了解其他国家医疗队情况，在EMTCC统一调配下开展伤病员的救治工作。救援期间，由EMTCC统一负责协调和处理医疗队遇到的问题以及需要解决的需求，包括协调各国队伍之间的支持和伤病员的转运等。

1. 救援营地建设 医疗队在EMTCC划分的救援工作区域选择安全、开阔、通风、交通便利、接近水源的地方，形成一个工作相对方便、具备独立的医疗区和生活保障区的救援营地。除了搭建移动医院外，也可以在征得业主同意的基础上利用当地结构安全的固定建筑物作为工作场所。

（1）病媒防治：建设营地前，应进行现场卫生学快速评估，对营地及周边环境开展病媒生物防治工作。对树林、草丛、灌木丛等选择合法、有效的消毒产品，使用超低容量喷雾器进行消杀；对病媒生物滋生地，如积水容器、积水水潭等，能清理的进行清理，不能清理的，投放缓释剂。初次环境消杀后，应根据营地的实际病媒生物密度情况，继续做好后续病媒生物防治工作。

（2）分区管理：营地实行分区管理，医疗活动和生活区域、工作流程以及伤病员流转线路应有明确的规划和标识，实现洁污分流。应将非感染伤病员、一般感染伤病员和特殊感染伤病员分区域安置，分区标志应醒目、清楚。必要时可以设立隔离病房或帐篷，安置特殊感染伤病员。

（3）安全防护：加强营地安全管理，严格控制无关人员、车辆进入营地。必要时请求EMTCC、当地灾难救援管理机构、我国驻受灾国大使馆、中资机构、华侨组织等组织，提出营地协防需求。做好营地防火、防洪、防雷击等安全措施。加强安全教育，保证队员人身安全和物资安全。

2. 医学救治 医学救治工作主要分为三个部分：现场救治、住院留观、安全转送。

（1）现场救治：应在营地入口处设立分诊站，对所有进入营地救治的伤病员进行检伤分类和分诊分流。按照“先救命后治伤、先救重后救轻、边抢救边检伤”的原则，迅速排除致命和致伤因素，检查伤病员生命体征和受伤情况，防止人为加重损伤。对严重威胁生命和肢体安全的重伤病员，如窒息、大出血、骨折、昏迷等，应及时在营地完成通气、止血、重要组织器官保护、临时固定骨折、抗休克及生命支持治疗、紧急手术等救护措施。如无条件收治的伤病员，应及时联系EMTCC，协调转送。

（2）住院留观：营地内设置的病房主要收治伤情较轻的人员，或是生命体征不稳定、需要紧急处置、不适合转运的伤病员。在当地环境、交通运输条件许可的情况下，通过EMTCC或当地灾难救援管理机构协调，及时将伤病员转运至更高级别的救援医疗机构或组织，以减轻医疗队救护任务的压力。如有特殊感染的伤病员，应临时进入隔离病房或帐篷留观处置。死亡人员应暂时安置于遗体存放点，按照当地风俗要求做好遗体保存，并及时联系EMTCC或当地灾难救援管理机构集中处理。

（3）安全转送：在EMTCC或当地灾难救援管理机构协调下，及时将生命体征稳定、需要进一步医疗处置的伤病员转运。转运前需准备完善的伤病员个人信息和医疗处置记录资料，填写转运表格，交转运人员携带。必要时可派出队内相关医生或护士随行，完成交接任务及时返回营地。

传染病患者的转送需要与正常伤病员分开进行，负责转送的人员应进行足够的个人防护，转送车辆要及时进行消毒，急救物品需进行严格的消毒灭菌和管理，被污染的物品如废敷料、患者呕吐物等按消毒隔离要求集中处理。

救援期间，按照 EMTCC 要求，使用统一的医疗文书和表格记录伤病员救治信息，完成报表和统计工作(表 15-3-3 至表 15-3-5)。

表 15-3-3 应急医疗队伤情记录(EMT-medical record)

EMERGENCY MEDICAL TEAM MEDICAL RECORD (MDS+)

MDS - Check all that apply					
Age				________ ☐Month ☐Year	
				☐<1, ☐1-4, ☐5-17, ☐18-64, ☐65-	
Sex		1	☐	Male	
		2	☐	Female non-preg.	
		3	☐	Female pregnant	
Health events	Trauma	4	☐	Major head / spine injury	Require care at EMT Type 2/3
		5	☐	Major torso injury	
		6	☐	Major extremity injury	
		7	☐	Moderate injury	EMT Type 1 capable
		8	☐	Minor injury	EMT Type 1 mobile capable
	Infectious disease	9	☐	Acute respiratory infection	
		10	☐	Acute watery diarrhea	
		11	☐	Acute bloody diarrhea	
		12	☐	Acute jaundice syndrome	
		13	☐	Suspected measles	
		14	☐	Suspected meningitis	
		15	☐	Suspected tetanus	
		16	☐	Acute flaccid paralysis	
		17	☐	Acute haemorrhagic fever	
		18	☐	Fever of unknown origin	
	Additional	19	☐		
		20	☐		
		21	☐		
		22	☐		
	Emrg.	23	☐	Surgical emergency (Non-trauma)	
		24	☐	Medical emergency (Non-infectious)	
	Other key diseases	25	☐	Skin disease	
		26	☐	Acute mental health problem	
		27	☐	Obstetric complications	
		28	☐	Severe Acute Malnutrition (SAM) *	
		29	☐	Other diagnosis, not specified above	
Procedure & Outcome	Procedure	30	☐	Major procedure (excluding MDS32)	
		31	☐	Limb amputation excluding digits *	
		32	☐	Minor surgical procedure	
		33	☐	Normal Vaginal Delivery (NVD)	
		34	☐	Caesarean section	
		35	☐	Obstetrics others	
	Outcome	36	☐	Discharge without medical follow-up	
		37	☐	Discharge with medical follow-up	
		38	☐	Discharge against medical advice	
		39	☐	Referral	
		40	☐	Admission	
		41	☐	Dead on arrival	
		42	☐	Death within facility *	
		43	☐	Requiring long term rehabilitation *	
context	Relation	44	☐	Directly related to event	
		45	☐	Indirectly related to event	
		46	☐	Not related to event	
	Protection	47	☐	Vulnerable child *	
		48	☐	Vulnerable adult *	
		49	☐	Sexual Gender Based Violence (SGBV) *	
		50	☐	Violence (non-SGBV) *	

Date	/ / (dd/mm/yyyy)			
ID				
Name			(nickname)	
Present Address				
Breast-feed	☐ Y ☐ N ☐ Unknown		Arm circumference(<5yo) cm	
Vaccination	Measles ☐ Y ☐ N ☐ Unknown			
	Tetanus ☐ Y ☐ N ☐ Unknown			
Allergy	☐ Y (Drug / Food / Other) ☐ N ☐ Unknown			
Past History	☐ Y (HT / DM / BA / Other) ☐ N ☐ Unknown			
Medication	☐ Y (HT / DM / BA / Other) ☐ N ☐ Unknown			
Chief complaints				
Vital signs	BT ℃		BP / mmHg	
	PR / min		RR / min	
	Wt. Kg		Ht. cm	
History of Present illness				
Diagnosis				
Drug Name / Dose				
Staff Signature	Reception	Doctor	MDS	Nurse
			(Dr.)	
	Drug	Examination	Data Input	

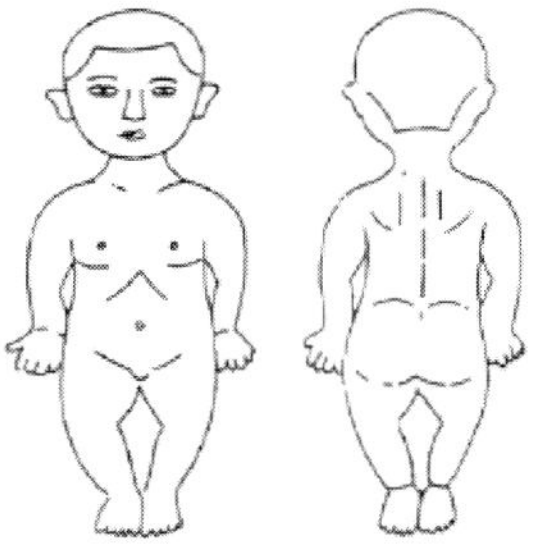

<Memo>

表 15-3-4 应急医疗队日报表(EMT-MDS daily reporting form)

EMT-MDS Daily Reporting Form(Ver1.0)

Team information

a	Organization name:				
b	Team name:				
c	Type 1 mobile	Type 1 fixed	Type 2	Type 3	Specialized cell
d	Contact Person(s) name(s):				
e	Phone No.:				
f	Email:				
g	Estimated date of departure (dd/mm/yyyy):				

h	Date of activity (dd/mm/yyyy):
i	Time of reporting (dd/mm/yyyy/hh:mm(24h)):
	Location †
j	State etc. (admin1)
k	City etc. (admin2)
l	Village etc. (admin3)
m	Facility name:
n	Geo-tag (Lat) (Long)

† Submit one form per one activity day and location. For Admin 1 = e.g. State, Province, Governorate; Admin 2 = e.g. County, District, City, Municipality; Admin 3 = e.g. Sub-district, Village, Payam.

Daily Summary — Number of patient / Bed Count

o	Patients	Total Number of new consultation ‡	
p	Patients	New admission (=MDS40)	
q	Patients	Live Birth	
r	Bed	Total bed capacity	
s	Bed	Empty inpatient bed (Non-ICU)	
t	Bed	Empty Intensive Care Unit Bed (ICU)	
u			

MDS statistics ‡

No			
36	Outcome	Discharge without medical follow-up	
37	Outcome	Discharge with medical follow-up	
38	Outcome	Discharge against medical advice	
39	Outcome	Referral	
41	Outcome	Dead on arrival	
42	Outcome	Death within facility *	
43	Outcome	Requiring long term rehabilitation *	
44	Relation	Directly related to event	
45	Relation	Indirectly related to event	
46	Relation	Not related to event	
47	Protection	Vulnerable child *	
48	Protection	Vulnerable adult *	
49	Protection	Sexual Gender Based Violence (SGBV) *	
50	Protection	Violence (non-SGBV) *	

‡ Consider 24 hours period from midnight or other agreed cut off time for reporting. MDS statistics report outpatient consultations, inpatient admissions, as well as preformed procedures (MDS No.30-35), outcomes (MDS 36-43) and contextual issues (MDS No.44-50) newly counted during the reported period. MDS No.43 is a subset of MDS No.37-38. MDS No.47-50 are a subset of MDS No.53.

Demographic — MDS statistics

No		Age Categories	<1	1-4	5-17	18-64	65-	Total
1	Sex & Age	Male						
2	Sex & Age	Female non-preg.						
3	Sex & Age	Female pregnant						

Health Events and Procedure — MDS statistics

No		Health Events	<5	>=5	Total
4	Trauma	Major head / spine injury			
5	Trauma	Major torso injury			
6	Trauma	Major extremity injury			
7	Trauma	Moderate injury			
8	Trauma	Minor injury			
9	Infectious disease	Acute respiratory infection			
10	Infectious disease	Acute watery diarrhea			
11	Infectious disease	Acute bloody diarrhea			
12	Infectious disease	Acute jaundice syndrome			
13	Infectious disease	Suspected measles			
14	Infectious disease	Suspected meningitis			
15	Infectious disease	Suspected tetanus			
16	Infectious disease	Acute flaccid paralysis			
17	Infectious disease	Acute haemorrhagic fever			
18	Infectious disease	Fever of unknown origin			
19	Additional §				
20	Additional §				
21	Additional §				
22	Additional §				
23	Emrg.	Surgical emergency (Non-trauma)			
24	Emrg.	Medical emergency (Non-infectious)			
25	Other key diseases	Skin disease			
26	Other key diseases	Acute mental health problem			
27	Other key diseases	Obstetric complications			
28	Other key diseases	Severe Acute Malnutrition (SAM) *			
29	Other key diseases	Other diagnosis, not specified above			
		Procedure	**<5**	**>=5**	**Total**
30	Procedure	Major procedure (excluding MDS32)			
31	Procedure	Limb amputation excluding digits *			
32	Procedure	Minor surgical procedure			
33	Procedure	Normal Vaginal Delivery (NVD)			
34	Procedure	Caesarean section			
35	Procedure	Obstetrics others			

Needs and Risks

Free text reporting to EMTCC / MOH on the following issues.

No			
51	Immediate report	Unexpected death *	☐
52	Immediate report	Notifiable disease *	☐
53	Immediate report	Protection issues #	☐
54	Immediate report	Critical incident to EMT and/or community	☐
55	Immediate report	Any other issue requiring immediate reporting	☐
56	Community Risks	WASH	☐
57	Community Risks	Community / suspected over infectious disease	☐
58	Community Risks	Environmental risk / exposure	☐
59	Community Risks	Shelter / Non food items	☐
60	Community Risks	Food insecurity	☐
61	Operational constraints	Logistics / operational support	☐
62	Operational constraints	Supply	☐
63	Operational constraints	Human resources	☐
64	Operational constraints	Finance	☐
65	Operational constraints	Others	☐

Detailed comment for (No.　　　　)

Detailed comment for (No.　　　　)

Detailed comment for (No.　　　　)

Detailed comment for (No.　　　　)

* Line list (including detailed information) should be submitted with this MDS form to relevant authorities. § Additionals are used for context specific reporting items indicated by the relevant authorities e.g. Malaria / Dengue / TB / Leptospirosis / Rabies / Hazmat etc. # Protection issues to be reported confidentially to appropriate authority or protection cluster in locally agreed manner.

表 15-3-5 转运表

Insert MOH Logo

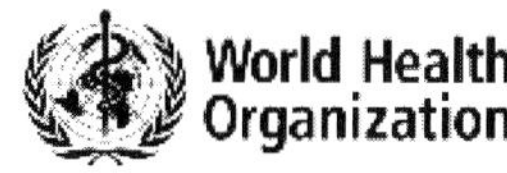

Country, Event, Year

Patient Referral Form

Date: dd/mm/yyyy

Referral to: Name of facility or service

Focal point: Full name Phone: + country - area - phone number

Location: Address/Site/District Email: example@who.int

Referring from: Name of facility or service

Focal point: Full name Phone: + country - area - phone number

Location: Address/Site/District Email: example@who.int

Patient Information

Full Name		Phone	+ country - area - phone number
Date of birth	dd/mm/yyyy	Gender	
Address of discharge destination (if known)			
Accompanied by care provider ☐ Yes ☐ No			

Primary Diagnoses: 1. ______

2. ______

3. ______

Other Diagnoses: ______

______

Treatments initiated:

- ______ ☐ Ongoing
- ______ ☐ Ongoing
- ______ ☐ Ongoing
- ______ ☐ Ongoing
- ______ ☐ Ongoing
- ______ ☐ Ongoing

*Please attach copy of medication chart at discharge **or** list of current medications (including dose and time of last dose)

For questions regarding referrals, please contact Insert Name at ##-###-####.

continne

Reason for referral: ☐ Inpatient ☐Outpatient ☐Community

Transportation needs: Transfer requirements, special considerations, frequency

Follow-up requirements Such as date of surgical review, removal of cast, or removal of external fixator

Functional Status

Mobility ☐Bed bound ☐Wheelchair ☐Crutches ☐Walking frame ☐Requires assistance ☐Independent

Precautions: Such as weight bearing restrictions or spinal precautions

Self-care ☐Carer dependent ☐Requires commode ☐ Requires modified latrine/washroom ☐Independent

Cognitive impairment ☐No ☐Yes

Assistive devices(s) provided:

Assistive device(s) required:

Compiled by: **Signature:**

Position:

NOTE: This form must accompany the patient's medical file and a copy of the form should be retained by the referring team.

END OF REFERRAL FORM

For questions regarding referrals, please contact Insert Name at ##-###-####.

三、撤离与恢复

根据灾情及当地医疗资源恢复程度，以及医疗队队员身体和精神状态、预期救援时限等情况，经国家卫生行政部门同意，应急医疗队向 EMTCC 和 RDC 提交退出表格，提出撤离申请（表 15-3-6）。征得同意后，队伍应有序展开撤离工作。

（一）撤出一般流程

（1）一旦确定撤出时间和方式，应提前 2 天通知队员做好撤离准备。

（2）将尚在治疗阶段的伤病员移交给当地医疗队或医疗机构，包括治疗记录资料。

（3）若没有后续队伍接班，医疗队应提前 2 天发布信息，在营地或移动医院醒目位置张贴通知，告知当地居民医疗队撤离时间。如果有后续队伍接替，则救援队间应有 1～2 天的交叉工作时限，以利于顺利交接工作。

（4）医疗队应提前制订特殊和危急情况下的紧急撤离预案和流程，并与我国驻当地领事管确认预案和流程的可行性，保证一旦出现突发意外事件，医疗队队员能及时、安全撤离或返回国内。

（二）物资馈赠

根据国际惯例，投送到灾区的大部分医疗设备和物资一般将以馈赠的方式移交给当地政府或机构。医疗队递交捐赠设备、药物清单，作为移交备忘录的附件。应当举行一个简单的馈赠仪式，双方在移交备忘录上签字，保留影像资料。

（三）返程安排

通过我国驻当地大使馆协助，安排专机或乘坐民航班机回国。对有传染病接触史的救援队员应做好健康监测和医学观察工作。

（四）总结恢复

（1）医疗队回国后，应组织卫生应急管理和专业技术专家，对整个救援行动进行评估。对救援处置的及时性，处置措施的有效性、针对性和科学性以及负面效应等进行评估，同时对应急预案和技术方案、应急队伍组建和人员培训、应急物资装备等进行评估，做出评估意见和改进建议，以书面形式写出评估报告。同时，救援队应按要求提交任务完成报告，开展必要的经验教训的总结工作；召开总结表彰会，总结执行任务期间的经验与不足，对相关人员进行表彰。

（2）根据设备物资消耗情况，按规定结算报销；及时编制补充物资和设备清单，向上级部门申报专项经费进行采购储备。

（3）医疗队回国后，为了能让队员恢复常态，应让队员进行全面的体检，重视有可能出现的心理应激反应，及时进行心理疏导，避免发展成 PTSD（创伤后应激障碍）。并给予全体队员必要的休息或疗养。

表 15-3-6 应急医疗队退出报告表

EMT Exit Report 2015.2

Insert MOH Logo World Health Organization Insert EMT Logo

Country, Event, Year

Emergency Medical Team Exit Report

Insert Team/Organisation Name

A. Team Details

Name of Team Leader: ______________________
Current or Most Recent

Original Registration: ☐WHO ☐Ministry of Health ☐Other: ____________
Select all that apply

Team Classification: ☐Type 1 Fixed ☐Type 1 Mobile
☐Type 2 with Facility ☐Type 2 without own Facility
☐Type 3
☐Special Cell(s): *(Please specify)* ______________

Date of Arrival (in-country): dd/mm/20yy Operational Duration: ### Days

Date (or intended date) of Departure: dd/mm/20yy **Total Duration of Mission:** ### **Days**

Contact Person post-deployment: *(For follow-up after return home)*

Name: ______________________ Position: ____________

Email: ______________________ Phone: + ### - ## - ### - ####

B. Activities and Services Provided

Deployment(s):
If the team provided services at a fixed facility, but simultaneously provided mobile or outreach services to another site, please document as separate entries

Dates	**Location**	**Fixed or Mobile**	**On-site Partner(s)** *I.e. with existing agreements*
Start: dd/mm/20yy End: dd/mm/20yy	District: Site: e.g. Name of Facility or Village	☐Fixed Facility ☐Outreach/Mobile	☐MOH/District Health ☐National EMT ☐International EMT
Start: dd/mm/20yy End: dd/mm/20yy	District: Site: e.g. Name of Facility or Village	☐Fixed Facility ☐Outreach/Mobile	☐MOH/District Health ☐National EMT ☐International EMT
Start: dd/mm/20yy End: dd/mm/20yy	District: Site: e.g. Name of Facility or Village	☐Fixed Facility ☐Outreach/Mobile	☐MOH/District Health ☐National EMT ☐International EMT

Please return to **EMT Coordination Cell (example@who.int)**. If you have any questions, please contact Name at example@who.int or ##-###-####

continue

EMT Exit Report 2015.2

Start: dd/mm/20yy End: dd/mm/20yy	District: Site: e.g. Name of Facility or Village	☐Fixed Facility ☐Outreach/Mobile	☐MOH/District Health ☐National EMT ☐International EMT
Start: dd/mm/20yy End: dd/mm/20yy	District: Site: e.g. Name of Facility or Village	☐Fixed Facility ☐Outreach/Mobile	☐MOH/District Health ☐National EMT ☐International EMT

Services and Outcomes:

Services	Total	Outcomes	Total
Outpatient Consultations		Facility Deaths	
Inpatient Admissions		Patients with ongoing Rehabilitation Needs	
Major Surgical Procedures		Referrals/Transfers	
Minor Surgical Procedures		*Specify Referral/Transfer Destination(s):*	

Other Services: ☐WASH ☐Nutrition ☐Health Education ☐Psychosocial Support ☐Other: ________

C. Experience and Feedback

1. Needs Identified and Addressed

2. Challenges and Issues Encountered

3. Remaining or Ongoing Needs

Please return to **EMT Coordination Cell** (example@who.int). If you have any questions, please contact Name at example@who.int or ##-###-####

continue

4. Recommendations and Remarks

D. Transition and Exit

1. Services and Facilities of EMT have been:

☐Closed

☐Handed over to National MOH

☐Handed over to a national EMT: ______

☐Handed over to an international EMT: ______

☐Other: *(Please specify)* ______

2. Post-operative Surgical Follow-up Arrangements:

☐Yes, specify: ______

☐No, reason: ______

☐Not Applicable

3. Number of Remaining Inpatients at Departure: ###

Transfer Destination, if applicable: ______

Please complete and attach Transferred Patient List

4. Have all relevant medical files and notes been handed over? *(includes medical files of transferred patients, patients requiring follow-up, and patients with ongoing rehabilitation needs)*

☐Yes, specify: ______

☐No, reason: ______

☐Not Applicable

4. Equipment and Supplies Donated at Departure?

☐Yes, specify recipient(s): ______

Please complete and attach Donated Items Form

☐No

Report by: ______ **Signature:** ______ **Date:** dd**/**mm**/20**yy

END OF **EXIT REPORT**

Please return to **EMT Coordination Cell (**example@who.int**)**. If you have any questions, please contact *Name* at example@who.int or ##-###-####

第四节 国际医学救援的特点与对策

随着我国世界地位的日益突显，我国作为负责任、有担当的发展中国家，参与国际灾害救援越来越频繁、地位越来越重要。在国际救援任务执行过程中，涉及组织指挥、外事协调、运力保障、力量抽组、物资编配以及国际交流与合作等各方面，我国已逐渐形成高效的救援模式和运行机制。

一、国际医学救援的特点

1. 国际合作 参加国际救援与国内救援不同，需要按照联合国人道主义事务协调办公室（OCHA）所提供的国际搜救行动指南（INSARAG）以及受灾国政府和人民的需求，在现场行动协调中心（OSOCC）的统一部署下开展工作。

救援队的准备、出队、执行任务和撤收都要在 OCHA 下设的 OSOCC 统一协调下进行。所有队员均获国际 SOS 专业救援资格认证，持有落地签证资格，在接到 OCHA 的指令后，可随时执行国际救援任务。到达灾区后要尽快与 OSOCC 取得联系，划分救援任务，各国救援队可以在联合搜救、搜寻遇难者、危重病患者转运等方面进行多国合作。

2. 信息不通、灾情不明 重大灾难在瞬间发生，短时间内造成大量人员伤亡，灾区道路、通信中断，特别是一旦当地政府瘫痪，外界救援队在到达灾区之前无法在第一时间获得准确的灾区信息，给救援工作的开展带来诸多不便。救援队出发前应充分评估任务地域基本情况，做好各种信息收集、预案准备工作，并携带海事卫星电话等通信设备。

3. 融合多专业的救援队伍 灾害现场的建筑物是否安全？余震是否会再次发生？需要地震工程力学专家的参与。发现幸存者埋压在建筑物下，需要专业营救人员利用切割设备才能救出。灾区执行灾害医学救援任务只具备医疗队员和医疗设备是远远不够的，国际灾难医学救援（IDMR）需要多专业人员的参与。

4. 响应与出队流程 与国内救援不同之处在于：国际医学救援需按照 OCHA 所提供的 INSARAG 以及受灾国政府和人民的需求，在 OSOCC 的统一部署下开展工作。灾害发生国向联合国提出国际援助；联合国灾害评估与协调队（UNDAC）评估，虚拟现场行动协调中心（VOSOCC）同意；中国政府统一协调（USAR、WHO 的 EMT 前往）；人员、装备准备；人员、装备通关、运输；落地签证、大使馆。现场行动协调中心（OSOCC）：上级部门是联合国人道主义事务协调办公室（OCHA）。接待和撤离中心（RDC）：OSOCC 的一部分，国际救援交通的协调机构，职责为进行队伍注册、通报最新灾情信息、引导队伍到 OSOCC。国际应急医疗队协调中心（EMTCC）协调国内和国际响应的应急医疗队。

5. 联合国指导下的多国合作 救援队的准备、出队、执行任务和撤收都要在 OCHA 下设的 OSOCC 统一协调下进行。救援队在接到 OCHA 的指令后即处于备战状态，到达灾区后要尽快与 OSOCC 取得联系，划分救援任务，各国救援队可以在联合搜救、搜寻遇难者、危重病患者转运等方面进行多国合作。

6. 交流沟通 身处异国他乡，由于语言不通，与灾民交流沟通时难免存在障碍，势必会影响救援效率。在远离祖国、无保障依托的情况下执行救灾任务，医疗、生活方面有不少困难。统筹多方资源，做好与各方力量的沟通联络工作显得尤为重要。主要包括做好与国外军政机构的沟通、发挥好志愿者的作用、加强与国内有关部门的联系。

为确保医疗救治、巡诊工作顺利进行，要充分利用当地的华人华侨、志愿者等资源，协助救援队共同开展工作。必要时可向我国驻当地使（领）馆通报有关情况、寻求帮助。为便于工作开展，展示救援队良好形象，应在流动医院前醒目位置悬挂说明性的标语横幅（双语），并向当地群众发放提前制作好的双语健康宣教手册。在队伍里，如果语言不通，协调能力较弱的话，整个队伍信息的获取与传达就会出现误差，场面就会出现混乱。所以，不光针对指挥人员来说，每一位国际救援队员都应该熟练掌握英语的听说读写。

7. 救援外交　救援外交已成为对外交往的一种重要手段，正普遍为世界各国所运用。救援工作可以促进我国与世界各国的交流和联系，加深彼此了解，增进国际信任和友谊，为营造和谐、友好关系和良好的经济发展氛围创造条件。各国救援队应加强国际间合作交流，共同学习提高，推动国际救援事业不断发展。

8. 地理、文化差异　全球范围内，由于时空地域的不同，气候条件、自然环境存在明显差异。加之不同受灾地区，风俗习惯、宗教信仰的差异，灾区社会秩序混乱以及频繁不断的余震威胁着救援队员的人身安全等，给医疗队员开展救援工作，进行问诊、查体等都带来很大困难，影响了救援工作的效率。国际救援不同于国内，更加需要救援队员具备全面本领。因此，要重点加强队员综合素质的培训，以提高救援队整体水平和能力。

9. 后勤保障　完善的后勤保障是救援队顺利完成任务的必备条件。救援队员执行任务远在异国他乡，人身安全、生活起居（饮食、饮水、宿营）、通信交通等都需要强有力的后勤保障来支持。以 2004 年印尼海啸为例，当时美军出动了林肯号航母战斗群，以及一个两栖海运组及海军仁慈号医院船。这些装备为印尼灾区幸存者和救援队提供了基本生活所需，为救援行动的顺利开展奠定了坚实基础。

10. 新闻应对　面对复杂国际形势，如何应对某些媒体；面对负面报道，如何正面发声；如何进行新闻资料的收集等都是需要面对的问题。

11. 安全风险　国外救援风险无处不在：地震后，千余次余震的破坏，灾后社会治安，饮水、食品的安全，蚊虫的叮咬，医疗中被感染等。

二、国际医学救援的对策

1. 国际医学救援行动政治影响大，救援队伍应具有国际水平　具体要求：①快速反应：快速决策、快速投送、快速展开、快速保障，反映一个国家应急救援能力。②专业水平：先进的仪器设备、专业的救援人员。③规范保障：卫勤保障行动必须遵守国际通行或联合国专门协议中的保障规则。④依法实施：充分考虑政治因素，切实遵循相关国际法规定，严格遵守国际法和所在国家的法律法规，充分尊重当地宗教信仰和风俗习惯。要求队员“一专多能、专兼结合”，搞好角色转换。

2. 国际医学救援行动相对独立，要具备自主保障能力　国际救援队出境执行任务，远离本土，无后方依托，难以组织有效后续支援。被救援区域生产和经济建设遭到严重破坏，交通不畅，物资匮乏；社会情况复杂，缺乏提供后勤支援的基本能力和条件，救援队很难从当地得到有效的后勤保障。所以救援队必须立足自身，做好后勤保障。

3. 国际医学救援行动涉及面广，需加强沟通协同　做好跨国机动前的协调：与各部门协调人员、物资、卫勤、运输、装备器材以及药品、医疗器械的紧急筹措和调运等。做好到达灾区后的协调：加强与受灾国国防部、外交部、海关、机场、救灾指挥部、当地政府的联系，加强与国际人道主义救援协调小组、国际粮农组织、世界卫生组织、国际红十字会、外国救援队等机构协调。加强与救援对象之间的协调:明确卫勤保障任务、区域划分、总体计划等。

4. 国际医学救援行动风险性大,需做好安全防护工作 自然条件及基础设施遭到破坏,道路、通信受阻;灾区人员伤亡数量大,伤情复杂,病情演变快;大量死亡人员和动物尸体腐烂,空气和水源受到污染;生活环境恶劣,卫生防疫条件差;面临特殊疾病侵袭、次生灾害威胁;救援工作强度大,救援人员体力经常性透支,生理功能得不到有效调节,在生理、心理健康甚至生命安全等方面面临巨大挑战。

5. 开展工作不忘安全 安全威胁有废墟工作、救灾过程中的二次损伤、传染病、食物中毒、枪支弹药等。应高度重视后勤保障问题,吃、穿、住、行、通信等全方面注意。

第五节 典型国际医学救援实战案例

中国国际救援队的定位:一队多用,专兼结合;装备精良,技术全面;自我保障,独立生存;快速反应,全球到达。中国国际救援队先后参加阿尔及利亚地震、伊朗地震、印尼地震海啸、巴基斯坦地震、海地地震、日本地震海啸等国际重大灾难救援14批次,圆满完成任务,并取得大量一手资料。现就2004年印尼地震海啸救援及2010年海地地震救援,作为典型国际医学救援实战案例介绍如下。

一、2004年印尼地震海啸救援(两批次)

2004年12月26日,印尼苏门答腊岛近海发生9级地震,引发了人类有史以来最严重的海啸。海啸浪高34米,以波音飞机的速度冲向海岸。这次地震发生的范围位于印度洋板块与亚洲板块的交界处,地处安达曼海,给印尼、斯里兰卡、泰国、印度、马尔代夫等十几个国家造成巨大的人员伤亡和财产损失。统计数据显示,印度洋大地震和海啸共造成15.6万人死亡,这可能是世界近200多年来死伤最惨重的海啸灾难。

根据印尼政府请求,我国政府决定向受灾最严重的印尼亚齐省派出中国国际救援队。2004年12月29日23时,接到国务院出队命令,要求中国国际救援队医疗分队执行印度洋海啸医学救援任务。在本次救援中,救援队分两批共有34人参加,2004年12月30日出发,2005年1月26日返回,历时28天,圆满完成各项救援任务。

(一)接到命令后,在救援队出发前,应该做哪些准备工作?

1. 展开基指 针对完成任务的需要,展开基本指挥所,履行值守应急、信息汇总和综合协调职责,发挥指挥枢纽作用。

2. 启动预案/制订计划 根据任务情况,有预案的启动预案,没有预案的制订医学救援计划。

3. 预先号令 启用应急通信联络,及时发出预先号令,根据需要进入战备状态,收拢人员、物资、装备,进行战前动员。

4. 情报分析 收集并分析医学救援行动相关情报信息,包括致灾因子、安全形势、区域脆弱性、卫生机构弹性、人员可挽救性、医学救援需求、任务区域社会经济情况、任务区域地质气象情况、任务区域疾病谱、任务区域交通及后勤补给途径等。

5. 力量编成 根据情报分析进行人员抽组,携带相应物资、装备,加强针对性的训练和演练。

（二）救援队向预定地点（集结地）开进，需要做好哪些工作？

1. 机动准备 确定机动方式、路线和集结地点，有条件者可以进行路线勘察和集结地点侦查，准备通关文件和护照，联系确定交通运输工具，进行机动编队，做好机动的各类保障。

2. 机动实施 组织物资装载和人员登车（机、船），落实“三分四定”，做好途中换乘交通运输工具的组织工作，可以协调有关部门实施交通管制和使用应急通道，做好机动中的安全工作，及时处理途中遇到的突发情况。

3. 抵达预定地点 抵达集结地后，对人员、物资、装备进行清点，补充各类保障物资，展开前指，与上级/当地应急部门取得联系，接受现场联合指挥机构的统一指挥，受领具体任务。

（三）救援队到达预定地点（集结地）后，如何展开救护所？

1. 选址方法 图上选择、现地勘察。

2. 选址原则 与任务配置地域一致、与伤员流和物流一致、便于实施医学救援、有一定的展开地幅、有较好的安全隐蔽条件、有良好的交通条件（水陆空）、有充足洁净的水源、有直升机着陆场。

3. 展开形式 集中展开、分散开展（总体疏开、局部集中，根据伤员流和物流强度决定疏密和控制范围）。

4. 展开方法 地面展开、半地下展开、战备坑道展开、依托当地场所展开。

5. 展开布局 I 形、U 形、Y 形、O 形。

（四）医学救援队展开后，如何组织实施救治工作？

（1）现场急救、医疗巡诊。

（2）建立流动医院，进行确定性治疗，后送伤员。

（3）注意食品安全，防治疫情，处理遇难者尸体。

（4）进行心理疏导和治疗。

（5）恢复重建当地医疗机构。

（6）注重社区参与，培训当地民众。

（7）进行健康促进活动，普及减灾知识。

（五）医学救援队完成救援任务后，如何进行撤收？

1. 撤收准备 依据撤收命令做好撤收准备，及时清点、回收医疗药品和器械，登记入册，按时撤收。

2. 捐赠物品 根据情况，将救援队物资和药品捐赠给当地有关机构。

3. 医学指导 汇总移交救治统计数据，对当地恢复重建提出医学指导。

4. 总结经验 对医学救援行动进行回顾性分析、评价，修订预案，改进工作机制，救援队队员查体。

本次救援首次以医疗队员为主体，两批次共 70 人。首次展开帐篷救援医院，是第一个到达灾区的发展中国家救援队。伤亡数量大，伤情复杂；语言沟通障碍；首次与多国联合转运及抢救伤员。信息不明，正逢多雨季节，搭建营地潮湿。帮助恢复重建 3 所医院，创建了最大的国际病区——中国病区，治疗各类患者 1 万余例，清理尸体 69 具，并率先确诊了 5 例感染疟疾病例，奠定了我国国际救援的地位。

二、2010 年海地地震救援

北京时间 2010 年 1 月 13 日 5 时海地发生 7.3 级地震，为 200 年来海地最强地震，联合国报道死亡人数超过 10 万人。

联合国驻海地最高指挥机构——联海团总部大楼倒塌，总指挥、副总指挥等上百名联合国官员及 8 名中国维和警察被埋压。中国政府紧急派出中国国际救援队飞赴海地执行搜救和人道主义救援任务。中国国际救援队从 2010 年 1 月 13 日至 2010 年 1 月 27 日，历时 15 天，携带急救设备、器械价值 180 万元，包括心电监护/除颤仪、便携式呼吸机、麻醉机等，携带急救药品、耗材达 16 大类，1000 多个品种，圆满完成海地紧急救援任务。救援现场钢筋纵横，烟尘飞扬，至当地时间 1 月 16 日凌晨 3 点，连夜奋战 60 多小时后，当破拆挖掘到第 4 层时，发现第一个被埋压的中方人员，医疗队员第一时间钻入废墟，查看生命体征，确认遇难后，对遗体开始保护性挖掘，之后 10 个小时陆续挖掘出其他 7 具烈士的遗体和联海团总指挥安纳比、副指挥哥斯塔等 7 具联合国官员遗体。

中国国际救援队是第一支到达总统府和总理府开设流动医院的医疗队。医疗队在中国维和防暴队武装护送下，先后到总统府、总理府、机场、海中友协等灾民集中、影响面大的灾民点开设流动医院。海地是我国非邦交国，此次救援扩大了中国的影响，增强了中国负责任大国的形象。联合国秘书长潘基文在救援现场对中国国际救援队的表现十分赞赏，并给予高度评价。

（一）海地和中国没有建交，在这种情况下如何实施国际医学救援行动？联合国框架下的国际人道主义救援行动的组织机构是如何运行的？

国际医学救援是指在联合国框架下，或各国多边、双边协议下，针对各种灾害进行的现场救援行动。一旦接到援助的请求，援助国和受灾国即按合作机制启动国家救援行动。

中国政府参加了联合国驻海地稳定特派团（联海团）在海地的维和任务（中国驻海地维和警察防暴队）。因此，中国政府可以在联合国框架下，对海地进行人道主义救援。联合国秘书长潘基文前往海地首都太子港视察地震灾情后，与 15 个联合国安理会成员国召开短会，以商讨扩大救灾规模等事宜。并与海地总统勒内·普列瓦尔会面，紧急研究和部署了各国和众多国际组织在海地的救援行动。

海地政府几近瘫痪，机场处于饱和状态，社会秩序混乱，出现打砸抢事件，灾民绝望无助，完全依靠外界援助。1 月 13 日，联合国秘书长潘基文在纽约联合国总部向媒体通报联合国人员在海地地震中的伤亡情况。1 月 15 日，联合国已在海地首都太子港机场建立了指挥中心，协调国际救援行动。联合国指挥中心由联合国灾害评估协调小组成员组成，协调已抵达海地的国际救援队的搜救行动。联合国在机场开设流动医院，聚集了 300 多名等待手术的重伤员，来自美国、法国、瑞士、智利等 10 多个国家的医护人员参与救治。1 月 22 日，由于美军控制了海地机场等要地，联合国与美国达成协议，确认联合国负责总体协调海地地震国际救援行动、海地政府负责领导救灾。协议规定，救灾、维持稳定以及灾后重建由海地政府领导，联合国负责协调国际社会对海地的援助，联合国驻海地稳定特派团（联海团）负责帮助海地政府维持治安。根据协议，当时在海地的 1.3 万多美军只归美国指挥，不加入"蓝盔部队"，即联合国维和部队，但将辅助联合国和海地政府救灾。

（二）海地地震国际救援的特点？

海地地震救援是中国国际救援队建队 10 年来，出队最急、行程最远、安全形势最严峻、执行任务最特殊的一次救援行动，与既往历次国内外救援相比，有“急、难、险”三个特点。海地是我国非邦交国，此次救援扩大了中国的影响，展现了中国负责任大国的形象。

1. 出队急、任务急、保障急

(1) 出队急：接到通知后只有 3 h 准备时间，当天起飞，跨越半个地球，震后 33 h 到达，是亚洲第 1 支、世界第 3 支到达灾区的外国救援队。

(2) 任务急：联海团大楼垮塌，8 名中国维和警察被埋压，生死不明，时间就是生命，救援队员心急如焚，不吃不喝，连续作战，直到挖掘出全部烈士的遗体。

(3) 保障急：救援队把所有兵力投放到废墟现场，还面临装备、电力、通信、交通保障急的问题。

2. 协调难、救治难、生活难

(1) 协调难：海地政府瘫痪、联合国驻海地总指挥和副总指挥遇难，不能提供帮助，现场需要协调美国、巴西等救援队协同配合。救援队还要会同公安部、外交部、中国驻海地商代处、维和警察防暴队共同开展救援工作，头绪多，协调工作量大。每天召开救援队工作协调会。

(2) 救治难：震后危重伤员多，救治难度大。海地是世界上贫穷的国家之一，平时缺医少药，震后更是雪上加霜，中国医疗队深入灾民点救治，面临巨大压力。医疗难题多：现场被埋压幸存者病情危重，呼吸、心搏骤停情况时有发生，如何在废墟上插管、使用呼吸机、进行除颤？如有幸存者腿部被埋压，需要 6 h 才能营救出，甚至需要截肢，如何在废墟上救治做手术？现场被埋压幸存者如怀疑挤压综合征，如何保证救出后伤员不死亡？幸存者如需要乘民航飞机转运回北京救治，途中如何监护？

(3) 生活难：医疗队员长途颠簸 30 h、到达灾区后又连续搜救 60 h 未休息，体力消耗大。既要倒时差，倒温差，还要克服生活条件差、蚊虫叮咬等困难。

3. 余震险、治安险、疫情险

(1) 余震险：大地震后余震不断，悬空的预制板和石块随时可能砸伤队员。

(2) 治安险：海地没有军队，仅有的几千名警察震后无法维持社会秩序。监狱倒塌后 4000 多名重刑犯逃出，无论白天还是黑夜，总能听到交火的枪声，凶杀和抢劫时有发生。医疗队在中国维和防暴队武装护送下，先后到总统府、总理府、机场、海中友协等灾民集中、影响面大的灾民点开设流动医院。

(3) 疫情险：灾区可能暴发大规模疫情，医疗队员每天到灾民点救治伤员、发放药品，随时有被感染的危险。

海地总理夫人专程到营地看望救援队，对医疗救治工作再三表示感谢。海地是我国非邦交国，此次救援扩大了中国的影响，增强了中国负责任大国的形象。联合国秘书长潘基文在救援现场对中国国际救援队的表现十分赞赏，并给予高度评价。

当今世界自然灾害、生产事故、公共卫生事件、社会安全事件频发，全球灾害形势严峻，国际灾害医学救援是一项重大社会课题。我们应当抓住时代的机遇，深入研究 IDMR 的特点，建设能适应不同种类灾害事故、一对多专的国际医学救援队伍，逐步成为世界灾难医学救援舞台上的重要力量。

参考文献

[1] 李宗浩. 现代救援医学[M]. 北京：中国科学技术出版社，1999.

[2] 南克勉，王心. 武警卫生勤务学[M]. 北京：人民军医出版社，2010.

[3] 郑静晨,侯世科,樊毫军.灾害救援医学[M].北京:科学出版社,2008.
[4] 郑静晨.灾害救援医学的现代化、标准化与国际化[J].中华灾害救援医学,2013,1(1):1-4.
[5] 王魁英,李运明,吴凡,等.参加国际救援行动应关注问题[J].创伤与急危重病医学,2016,4(6):355-358.
[6] 郑静晨,樊毫军,侯世科.从中国国际救援队历次国外救援实战谈国际灾害医学救援的特点[J].中华急诊医学杂志,2006,15(7):656-658.
[7] 刘江,王戎,邬小军.我军参与国际灾害医学救援的做法与启示[J].中华灾害救援医学,2014,2(1):6-8.
[8] Anderson P,Petrino R,Halpern P,et al. The globalization of emergency medicine and its importance for public health[J]. Bull World Health Organ,2006,84(10):835-839.
[9] 刘立,刘东会.国际医疗救援行动风险分析[J].解放军医院管理杂志,2015,22(4):357-358.
[10] 王旭,肖刚,于洋,等.国际维和医疗救援中立体后送的做法[J].人民军医,2015,58(6):599-600.

第十六章　后勤保障装备与技术

第一节　后勤保障概述

突发事件的发生具有突发性、社会性、紧急性、危险性等，这不仅是对卫生应急队伍的巨大考验，同时也是对后勤保障应急反应能力的全面考验。卫生应急队伍的后勤保障是卫生应急救援顺利开展的重要保障之一，是卫生应急工作体系的重要组成部分。加强和完善后勤保障工作，为卫生应急队伍的工作开展除去后顾之忧，事关整个卫生应急工作的全局，是一项重要的系统工程。

一、后勤保障相关概念

后勤保障是组织实施经费管理、物资供应、装备维护、交通运输等各项专业勤务保障的总称。卫生应急后勤保障主要是指在常态及突发事件现场，卫生应急队伍为其队员提供工作、生活保障的行为。包括车辆运输、营地条件、通信、制氧供氧、供水净水、发电供电、饮食营养等卫生应急人员需要的所有工作、生活保障。做好后勤保障是完成卫生应急工作的根本保障。早在20世纪50年代，西方发达国家就开始构筑应急保障体系。进入21世纪以来，我国在处置一系列重大突发事件过程中，不断总结和积累经验，初步建立了具有一定特色的后勤保障体系。

卫生应急后勤保障的原则是“平急结合，常备不懈”。后勤保障应该根据不同性质和级别的突发事件制订应对预案、计划和实施方法，详细制订药品、器材、装备、设施等储备计划，根据保障内容，分门别类，采取不同的保障制度和方法，做到未雨绸缪。其具有以下几个特点。

1. 突然性　与常态下的后勤保障不同，突发事件的不可预见性决定了后勤保障具有突然性的特点，后勤保障人员必须在很短的时间内完成一切保障工作。

2. 灵活性　随着应急救援任务的变化和灾情的发展，随时做出快速反应，调整保障方式。

3. 复杂性　针对突发事件发生的时间、地点、性质、等级、范围、人员等的不同，造成了后勤保障预案和实际输出的复杂性。

4. 艰巨性　挽救生命是应急救援成功的重要衡量标准之一，因此，全方位的后勤保障是一项十分艰巨的任务。

5. 社会性　灾害后期的后勤保障，进入国内外全民支援的局面，形成了其社会性的特点。

二、后勤保障的分类

卫生应急后勤保障一般分为常态下卫生应急后勤保障和突发状态下卫生应急后勤保

障，包括人力、资金、物资、设施、技术、信息等资源保障。

（一）常态下卫生应急后勤保障

1. 物质保障　物质保障是指除医学救援装备以外的后勤装备，包括帐篷、服装、工具、办公设备、水电供应、交通工具等，保障机构要建立物资采购、储备、运输等管理体系。根据不同类型突发事件确定物质保障的范围与品种，并对救援物资进行科学分类；对不同类型突发事件制订不同的保障预案；应急储备物资选择应遵循坚固耐用、简便易带、综合性好、适应性强的原则，建立储备仓库储存。

消耗性物资保障的特点主要是不宜长期库存，只能以一定队伍规模配置基本数量。一般采用基数流动库存法，即利用现有的后勤食堂或供应商仓库，以一定人员的数量配置基本储备，并不断流通，保持足够的库存。比如一个20人的医学救援队伍，应储备有20人3天的食物和饮水等，并定期予以更换。非消耗性物资，比如个人携行背囊、生活保障车辆等，这些物资与一般的物质保障有共性。

物质保障的实现离不开交通运输，医学救援队伍应配备有交通工具，比如汽车、冲锋艇、四轮摩托车的。这些交通工具需要集中管理，专人负责，长期维护。在发生级别较高的灾害等特殊情况时，将动用飞机、火车、轮船等运输工具，这类保障需要依靠政府预案，建立起长期的联络和协调机制，来保障实施。

2. 人力资源　人力资源是医学救援工作的主体，其管理水平、技术能力以及配备合理的程度影响突发事件应急医学救援成效。人才队伍的建设是应急医学救援的基础性工作。各级政府卫生行政部门建立健全专业救援队伍；建立健全应急管理人员、专业救援队伍的培训、演练机制；建立健全突发事件应急管理的专家咨询队伍，既要有技术类专家，也要有管理类专家。

3. 通信保障　通信保障是后勤保障中重要的环节之一。政府卫生行政部门和相关机构开展和建立突发事件预警监测信息、应急救援力量、救援物资、药材等的信息数据库，掌握卫生应急队伍、救援物资储备等情况，以便预警和应急决策时随时调用。在整合应急职能部门现有专业通信网的基础上，逐步建立跨部门、多手段、多路由，有线和无线相结合，微波和卫星相结合的反应快速、稳定可靠的应急通信系统。逐步实现突发事件应急现场和各级应急管理机构、指挥部之间以移动或卫星通信为枢纽，视频、音频、数据信息、双向传递的应急指挥通信方式。应急通信常态管理维护由专门的信息保障机构承担，保证通信畅通。同时，建立“平急转换”机制，突发状态下能够立即进入应急救援指挥。

4. 安全保障　现在的卫生应急救援理念主要原则是首先保证队员自身安全，这与以前以物为主的理念不同，体现了以人为本。安全保障是一切后勤保障工作的重点。在常态下，加强卫生应急组织及队员的危机意识、救援技能及安全保障措施的培训，包括在一些非常环境下的防核辐射、防疫情、防毒防灾等保护措施，其中涉及住宿帐篷、隔离屏障、工作用品、个人着装等，还有一些后勤保障类的方法问题，比如工作地点和营地的选择等。安全保障必须引起足够重视，并针对不同突发事件性质、地理环境做出预案，根据实施情况做出相应的调整。

5. 科技支撑　积极开展卫生应急专业领域的科学研究，加大灾难医学救援及检测等技术研究、开发、应用及技术维护，加强灾难医学救援技术储备，利用现代化的科学技术手段，不断改进技术装备，建设一支强有力的技术保障队伍。

（二）突发状态下卫生应急后勤保障

1. 后勤保障准备 包括了解灾区后勤保障信息及饮食配置。在救援队出发前，要全面了解灾区的后勤保障情况，包括宿营、饮食、卫勤、通信、交通运输等；了解当地的民俗民风、宗教信仰和社会治安等情况。在灾区未能提供后勤保障的情况下，所有物品需要随身携带。携带量按每人每天两瓶水和一定量的方便面、速食进行计算，备足不少于10天的饮用水和食品量。若灾区能提供饮用水和食品，则可只携带途中所需的食品。携带一整套便携的电厨房用具，包括电饭锅、电热水壶、电炒锅和水净化设备等。

2. 生活保障 应急救援首先要保证队员的生存需求，包括营地选择、饮食、休息等。营地的后勤保障实行责任制，谁使用谁负责。明确后勤保障人员职责，对展开区域的物资卸装、水电供应、物资分发、饮食制作、营区建设、垃圾处理和站岗执勤等工作进行分工，各司其职，使后勤保障有序有效。

3. 水电供应保障 救援队应配置发电机，分别为医疗设备、通信设备及队员生活等供电，保证医疗、通信和生活用电。应预备应急发电机，根据需要随时提供电力支援。后勤保障组应加强与地方政府或部门单位取得联系，争取得到油料补给支持；若条件允许，则可自行购买油料。做好发电机和燃料的安全管理工作，发电机表面保持清洁，如有燃料泄漏要立即清理。勿将易燃物品存放在发电机附近。为确保饮用水安全，饮用水应经过水净化装置处理，并煮沸后方可饮用。

4. 交通运输保障 交通运输是整个医学救援的“生命线”，而“生命线”的畅通直接影响医学救援的效果。《国家突发公共卫生事件医疗卫生救援应急预案》规定：铁路、交通、民航、公安（交通管理）等有关部门，要保证医疗卫生救援人员和物资运输的优先安排、优先调度、优先放行，确定运输安全畅通。情况特别紧急时，对现场及相关通道实行交通管制，开设应急救援“绿色通道”，保证医疗卫生救援工作的顺利开展。

5. 通信联络保障 在灾难现场，保持通信畅通是卫生应急救援工作开展的基本条件之一。应急救援队应建立有线和无线相结合、基础电信网络与机动通信系统相配套的应急通信系统。配备对讲机、中继站、海事卫星电话、应急通信便携单兵小平台等设备，确保队员之间、伤员与外界的通信畅通。

6. 设备维护保障 应建立设备故障时的应急预案，事先获取当地维修机构的联系方式和服务时间。对于设备小型故障，可由应急队自行维护；对于设备严重故障，应送至当地维修机构进行维修。

三、卫生应急后勤保障的组织

（一）卫生应急后勤保障组织体系

根据卫生应急后勤保障管理客观规律要求，卫生应急后勤保障管理体制必须有科学、合理、严密的组织系统，它是卫生应急后勤保障管理的组织保证。比较健全的卫生应急后勤保障管理体制，是由相互独立的分系统，即决策管理系统、综合论证咨询系统、生产采购系统、使用管理系统和维修保障系统等组成。这些系统的内部机构设置、职能划分和相互关系要科学合理，在构建时不能机构重叠、职能交叉、政出多门，但各个环节（研制、生产、采购、使用、维修等）必须相互联系，密切协同，紧密配合。

（二）卫生应急后勤保障主要工作

1. 需求分析

1）需求特点　卫生应急物资需求这个概念至少可以从四个方面来进行表述和衡量，一是种类需求，二是数量需求，三是质量需求，四是机构需求。

2）需求分级与分类　在决策分析卫生应急物资需求前，首先要对各类卫生应急物资需求进行科学合理的分级，如根据应急物资需求的重要性和必要性，分为优先级卫生应急物资、次优先级卫生应急物资和非优先级卫生应急物资三级。在分级基础上，再将级别内的卫生应急物资进行分类，相关部门在得知紧急状态后第一时间即可召集、准备、采购、调运、派发优先级类的卫生应急物资，确保这类应急物资第一时间到达现场，然后就可相应准备、派发后续应急物资。这样一来，按分级和分类标准分类的卫生应急物资有利于整个卫生应急后勤保障方案有条不紊地实施。

目前对应急物资分级和分类基本上是由相关专业人员根据其专业经验来确定的，主观性和随意性很强，不能全面、客观、准确地反映应急物资需求的级别特征，迫切需要根据突发事件特性、应急物资需求特点、建立适用的应急物资需求分级分类的指标体系，以辅助应急救援决策人员对救援应急物资需求进行科学分级与分类。

3）需求分级指标体系　因为卫生应急物资需求是一个复杂的变化过程，影响因素多，很难有一个通用且统一的分级指标体系。根据分层分级原则，对卫生应急物资需求的分级指标体系进行归类。

2. 计划

1）计划管理的原则　统一计划、分级分步实施，系统配套、规范适用，统筹兼顾、突出重点，适时适量、讲求效益。

2）计划的种类

（1）根据时间跨度的不同，应急装备物资发展计划可分为长期计划、中期计划和短期计划。

（2）根据管理层次的不同，应急装备物资发展计划可分为全国应急装备物资发展规划与计划、各省市应急装备物资发展规划与计划、各市县应急装备物资发展规划与计划。

3. 筹措　卫生应急物资筹措是指卫生部门为有效开展突发公共卫生事件应对和突发事件紧急医学救援，通过各种渠道和常用不同方式及时、适量地筹集所需物资和装备的行为。筹措是卫生应急后勤保障的基础和首要环节，筹措工作的优劣直接关系卫生应急后勤保障水平和卫生应急物流目的的实现，及时快速、质优价廉、品目齐全、足量适用是卫生应急物资筹措的基本目标。

4. 采购　卫生应急物资采购常常以政府或其所属的事业单位为采购主体，使用财政经费。因此卫生应急物资采购须严格遵守《中华人民共和国政府采购法》规定。本节以《中华人民共和国政府采购法》为基础，重点介绍涉及卫生应急物资采购的方法、程序和合同等主要方面的规定。

5. 使用　卫生应急装备的使用，是通过应急装备的保障属性来发挥其技术性能的过程。组织卫生应急装备的正确使用是卫生应急装备与装备日常管理的重要一环，是保证卫生应急各项任务顺利完成的必要途径。各级应急力量应充分发挥卫生应急装备的技术性能，提高卫生应急装备的使用效能。各级卫生应急装备与装备管理部门应指导和督促应急救援队正确使用、保管和保养装备。

6. 维护与保养

1）维护的方法　在卫生应急救援中，应当根据平时维护的规定和要求，结合卫生应急救援各阶段装备维护的客观条件，灵活地选择维护方法。

（1）集中进行与分散实施相结合：对装备实施集中维护的时机，通常是在卫生应急救援展开前准备阶段或卫生应急救援中出现的较长救援间隙。对装备实施分散维护，其时机较为多样：通常只要有一点时间，装备使用或操作人员就应当主动地对装备进行一定的维护，具体内容可以由卫生应急装备与物资管理部门或装备维护人员根据装备的状况和使用时间、器材和设备等条件灵活确定。

（2）定时、定程或等级维护与视情维护相结合：在卫生应急救援中，必须将定时、定程或等级维护的方法与视情况灵活维护的方法结合起来实施装备维护。

（3）按规定要求维护和针对重点维护相结合：应当将按规定要求进行维护和针对重点进行维护结合起来，针对不同的时机和情况灵活地对装备进行维护。

2）保养　保养是装备使用过程中的一个重要环节，其目的是及时恢复和经常保持装备的完好状态，保证装备按照战术技术性能和用途正常使用。

各种装备都有规定的保养时机、种类（一、二、三级保养等）、范围、内容以及人力和资源（油料、零配件）消耗标准等。一般情况下，装备运行了一定的时间或里程后，即应按规定进行某一种保养。保养的主要内容是清洁、调整、紧固、润滑、加添油液、补充备品备件，以及检测诊断、排除故障等。

7. 维修与报废

1）装备的维修　为恢复装备的技术状态而采取的各种技术措施以及相关活动的统称。其主要包括故障装备的维修，损伤评估、应急抢修和后运维修等。它直接关系到装备的应急保障出动强度，关系到应急救援队的持续救援能力，影响着应急处置与救援的保障行动和应急实力。

2）装备的报废　装备超过使用寿命期限，或因综合性能指标下降，技术落后，经维修后也无法达到使用要求的装备，以及其他原因不宜继续装备应急救援队伍使用的，一般做报废处理。

四、卫生应急队伍装备

（一）卫生应急装备概述

1. 基本概念　卫生应急装备，是指为卫生应急救援队伍应对突发事件而配备的，用于医疗救援、传染病控制、中毒处置、核与辐射事故处置等工作的各类设备、器械、车辆等。

2. 作用

1）处置各种突发事件的物资手段　高效实施各种突发事件的医疗卫生救援和有效应对各种突发公共卫生事件，尽可能地避免、减少人员的伤亡和经济损失，是卫生应急工作的核心目标。而卫生应急装备，又是实现和完成上述目标必不可少的条件。卫生应急装备，是医疗卫生人员的作战武器。要想提高卫生应急能力，保障卫生应急工作的高效开展，就必须为卫生应急人员配备专业化的卫生应急装备；如果没有必要的卫生应急装备，医疗卫生人员将很难在现场有效开展工作。

2）保障群众健康和生命安全的必要工具　高效的卫生应急装备，不仅可以帮助医疗卫生人员在医疗卫生救援过程中，最大限度地减小事件的危害和减少人员伤亡损失，同时也是医疗卫生人员健康和生命安全的根本保障。

3）衡量卫生应急能力建设的重要标准　加快提高我国卫生应急装备的配备水平，是我国推进和提高卫生应急能力建设的重要措施。其装备水平的高低，体现了我国卫生应急能力建设的成效；装备体系的完善程度，体现了应急能力建设的全面性；装备配备发展状况是应急能力建设的重要内容。

3. 特点

1）适应性　适应性是指卫生应急装备在规定的环境条件下和预定的寿命期内，完成规定功能的适应能力。主要包括以下几个方面：①任务适应性。应满足不同突发事件救援任务的需要，使任务需求与装备紧密结合。②环境适应性。应满足一定的环境条件，如温度、湿度、海拔高度、电磁干扰，能够防腐、防潮、防冻等。③气候适应性。应能在一定的气候条件下使用，多数装备应能全天候使用。④时间适应性。应展收快、部署快、能分能合，可全部展开，也可部分展开。⑤人员适应性。装备应适合救援人员和伤员使用，符合人机工程要求。⑥运输适应性。装备及其包装应满足不同运输工具的通用运输条件要求。

2）机动性　机动性是指卫生应急装备展开、撤收、转移和运输的方便程度。主要包括三个方面的含义：一是自行装备的伴随性，即装备应展开、撤收迅速，具有伴随保障能力，能跟得上保障对象，甚至先于保障对象部署，做到“轮子上的后勤”；二是非自行装备的可运输性，即非自行装备如方舱等适合不同运输工具和陆、海、空运输条件，可吊运、吊装、整装整卸等；三是装备及其外包装的集装性，即配套的装备应能通过一定的外包装实现集装化，便于携行和运行，如各种医疗箱、卫生包等。做到结构简单、体小质轻、坚固耐用、性能稳定等。

3）通用性　通用性指卫生应急装备的设计、研制和选型等通用化的程度。主要有三个方面的含义：一是平急通用，卫生应急装备与平时卫生装备尤其是通用卫生装备应尽可能都采用国内商业化产品及其规范，便于各类队伍参与突发事件的救援；二是零部件通用，尽量选用标准件、通用件，以便组织生产、补充和供应，有利于轮换和互换；三是装备的模块化组合，即根据不同的任务类型、规模、环境的需要，通过功能单元和接口的统一，将装备以“堆积木”的方式模块化组合，以满足不同的功能需求和形成不同规模的保障能力。

4）集成性　集成性指卫生应急装备在技术上和功能上的集约综合，以期达到最佳保障效果。主要有两个方面的含义：一是技术集成性，即利用综合集成技术，充分利用成熟技术，通过集成创新，提高装备的综合技术性能；二是装备自身的多功能性，使单件装备尽可能一物多用，如集包扎、止血与固定功能于一身的多功能包扎固定器材，固定与运送相结合的伤员运送装备，心电监护、除颤、起搏结合为一体的急救装备，具有污染空气滤毒罐的呼吸机，具有活性炭吸附作用的急救包扎材料等。

（二）卫生应急装备的分类

1. 医疗救援类装备　共10类65种。包括携行装备、急救装备、手术装备、特诊装备、消毒供应装备、检验装备、五官科装备、防疫防护装备、机动卫生装备和其他装备。其中，医疗箱组装备和药材的包装体，具有防水、抗震、可空投和模块组合功能；组合式帐篷医疗单元集水、电、气、冷、暖、通信为一体，是开展医疗救治工作的平台。

2. 传染病控制类装备　共5类88种。包括个体防护装备，现场工作人员预防性药物，现场样本采集、保存装备，现场快速鉴定、检测装备和试剂，现场消杀灭装备和药品。其中，病原微生物检测车配备设备包括生物安全柜、酶标仪、洗板机、多功能显微镜、倒置显微镜、二氧化碳培养箱、PCR仪、实时荧光定量PCR仪、便携式高压锅、高速冷冻离心机、普通冰箱、废物收容袋、全自动洗手污水处理装置等。

3. 中毒处置类装备 共4类50种。包括个体防护装备，现场样本采集、保存装备，现场快速鉴定、检测装备和其他装备。

4. 核和放射损伤处置类装备 共9类98种。包括现场辐射测量设备、个人防护用具、辐射应急药箱、放射性去污箱、局部去污洗消设备、生物样品采集装备和其他装备。

5. 队伍保障装备

1）个人携行装备 共2类32种。其中，服装类3种，生活携行类29种，可根据不同地域、气候特征等要素进行筛选。生活携行类还可根据需要将个人日常生活用品、小工具、身份识别和救生用品等装入个人背囊、腰包随身携带，满足临时保障所需。

2）后勤保障装备 共6类51种。其中，宿营类20种，供电照明类13种，炊具类5种，食品类4种，工具设备类8种，车辆类1种。要求能满足卫生应急队伍在不依托当地保障情况下，实现自我保障。在执行应急救援任务时，可根据实际，运行所需装备。各类帐篷采用新式网架式结构，具有展开、撤收快，体积小，运输方便等特点；同时，充分考虑自我保障条件下，水、电、暖、食品营养和工具设备等供应保障问题。

3）通信办公装备 分3类22种。其中，通信设备类6种，办公设备类15种，指挥车辆类1种。通信设备要求采用目前成熟、应用广泛、使用费用相对较低的移动电话、移动传真、卫生电话和海事卫星 mini 或 M4 工作站，能基本实现在不同区域救援工作时与指挥中心的语音、文电以及图像实时传输。办公设备能满足国内外救援工作中各类办文、会议、仪式等办公所需。指挥车辆考虑装载通信指挥平台，确保与后方指挥中心的联络和通信。

4）徽章标志 有6种。包括由卫生部门统一制作的印有卫生标识的卫生应急队旗、臂章，以及针对不同救援行动临时制作的相关标志。相关标志主要用于救援队物资、住地和赈灾物品的标识。

第二节 通信信息保障

一、通信设备

（一）海事卫星通信单元

1. 海事 TT-727 车载卫星宽带终端 移动卫星宽带通信技术的突破，作为移动宽带平台允许语音和数据接入。TT-727 天线可简单安装在车顶上，可通过卫星自动建立宽带通信链路。TT-727 提供可靠快捷的移动通信解决方案，系统可自动寻找 BGAN 网络，作为移动通信枢纽用于野外偏远地区军事行动、现场直播、远程医疗、视频会议、互联网接入等。

可同时实现语音和数据通信；语音邮件；语音通道支持 G3 类传真；支持 64 K ISDN 应用。标准数据：电子邮件、基于安全 VPN 连接的互联网和局域网接入，共享信道最高速率 432 kbps。短信：收发文本信息(最大160个字符)。Streaming 数据：保证的最高速率为 256 kbps，可根据应用需要选择传输速率。现场直播、视频会议；传统模拟和 ISDN 加密设备；IP 加密；监视；备份；数据采集器；无缝隙全球覆盖；高品质的音频广播；大文件传输；语音 IP 电话(VoIP)。

(1) 打电话应用 00＋〈国家代码〉＋〈电话号码〉＋＃。

例：拨打北京座机：00 86 10 64248515 ＃。

(2) 传真功能应用和语音呼叫相同,00+〈国家代码〉+〈对方传真号码〉+#。

例:00 86 10 65293322 #。

2. 铱星电话 Iridium 9575

Iridium 的 9575 Extreme 是最坚固的手持铱星电话,符合美国国防部军事标准等级 810F 和防护等级 IP65,防尘、防震、防冲击、防水溅。具有可编程的位置业务(LBS)菜单、卫星紧急通知装置、兼容可编程的 SOS 按钮。设计了高增益的天线,可实时跟踪(具有启用 GPS 的 SOS),可连接 Iridium Extend 以创建一个 WiFi 热点,与信任的设备保持联系。

Iridium 9575 Extreme 提供独特的语音和数据业务,包括短信和数据共享。集成了增强的、完全集成的 GPS 和在线跟踪业务,以及应急选项(包括内置可编程的 SOS 报警按钮,可定制的位置通知)。

通过认证的在线网站,Iridium 9575 Extreme 提供一个开放式的平台,用于定制基于位置的解决方案。提供实时跟踪以提高商业效率,改善军事和应急响应,跟踪重要资产等。也支持 Google Map,通过坐标共享,使用户、雇主、朋友和家人可直观地跟踪电话位置。非常适合军事、采矿和海事领域应用。

1) 特点

(1) 人机工程学设计,紧凑的轮廓,轻质,流线型,便于携带。

(2) 直观的用户接口,容易使用。

(3) 增强的语音质量:位于顶部的内置扬声器,提供免提操作。抗风的麦克风。

(4) 增强的短信和电邮信息,邮箱用于收发语音、数字和文本信息。

(5) 集成的喇叭扩音器。

(6) 用户友好:头戴式耳机和免提功能,容易使用的接口,耐恶劣天气的发光键盘。

(7) 附件适配器用于系列的额外功能,包括 WiFi 热点。

(8) 稳定的双向通信,全球覆盖。

(9) 最坚固耐用的军用等级的手持机。

(10) GPS 位置业务:查看或发送 GPS 位置,以短信发送到其他设备或以 SBD 发送到跟踪网站。

(11) 支持在线跟踪和 Google Map 业务。

(12) 增强的安全性:可编程的、启用 GPS 的 SOS 按钮,具有防护盖以防止无意发送 SOS。也有键盘锁和密码锁增加安全性。

(13) 坚固的高增益天线,加强的天线帽。

(14) 预编程的国际接入码。

(15) 通信簿(100 个登记):多个电话号码、电邮地址和注释。

(16) 基于 SIM 卡的通信簿(155 个登记)。

(17) 通话记录:接听的、错过的和已拨的。

(18) 用户可设置的通话计时器,以管理通话费。

2) 技术参数

(1) 大小/重量:140×60×27 mm,247 g。

(2) 电池:待机 30 h,连续通话 4 h。

(3) MIL STD 810F(灰尘、冲击、震动、雨),IP65(防尘、防水溅)。

(4) 显示 200 个字符,发光的图形显示。

（5）音量、信号和电池电量。

（6）发光的耐恶劣天气的键盘。

（7）接口：Mini-USB 数据端口。

（8）电话功能：集成的喇叭扩音器；快速连接到铱星语音信箱；双向短信和短电邮；预编程的国际接入码（00 或＋）；邮箱用于收发语音、数字和文本信息；可选的铃声和报警声（8 个）。

（9）存储：100 个条目的内部电话簿，多个电话号码、电邮地址和注释；电话记录包括接听的、未接的、已拨号的。

（10）使用控制：用户可设定通话定时以管理费用；有键盘锁和 PIN 码锁。

（二）北斗卫星导航系统

北斗卫星导航系统（BeiDou（COMPASS）Navigation Satellite System）是中国正在实施的自主研发、独立运行的全球卫星导航系统，可在全球范围内全天候、全天时为各类用户提供高精度、高可靠的定位、导航、授时服务，并兼具短报文通信能力。与美国 GPS、俄罗斯格洛纳斯、欧盟伽利略系统并称全球四大卫星导航系统。

1. 北斗卫星导航系统组成 北斗卫星导航系统由空间段、地面段和用户端三个部分组成。

（1）空间段由 5 颗 GEO 卫星和 30 颗 Non-GEO 卫星组成。

（2）地面段由主控站、上行注入站和监测站组成。

（3）用户端由北斗用户终端以及与其他 GNSS 兼容的终端组成。

2. 北斗卫星导航系统建设原则 北斗卫星导航系统的建设与发展，以应用推广和产业发展为根本目标，不仅要建成系统，更要用好系统，强调质量、安全、应用、效益，遵循以下建设原则：

（1）开放性：北斗卫星导航系统的建设、发展和应用将对全世界开放，为全球用户提供高质量的免费服务，积极与世界各国开展广泛而深入的交流与合作，促进各卫星导航系统间的兼容与互操作，推动卫星导航技术与产业的发展。

（2）自主性：中国将自主建设和运行北斗卫星导航系统，北斗卫星导航系统可独立为全球用户提供服务。

（3）兼容性：在全球卫星导航系统国际委员会（ICG）和国际电联（ITU）框架下，北斗卫星导航系统与世界各卫星导航系统实现兼容与互操作，使所有用户都能享受到卫星导航发展的成果。

（4）渐进性：中国将积极稳妥地推进北斗卫星导航系统的建设与发展，不断完善服务质量，并实现各阶段的无缝衔接。

3. 北斗卫星导航系统建设目标 建成独立自主、开放兼容、技术先进、稳定可靠、覆盖全球的导航系统。

4. 北斗卫星导航系统发展规划 北斗卫星导航系统按照三步走的总体规划分步实施。

第一步，1994 年启动北斗卫星导航试验系统建设，2000 年形成区域有源服务能力。

第二步，2004 年启动北斗卫星导航系统建设，2012 年形成区域无源服务能力。

第三步，2020 年北斗卫星导航系统形成全球无源服务能力。

2011 年 12 月 27 日起，北斗卫星导航系统开始向中国及其周边地区提供连续的导航定位和授时服务。

（1）一代系统：2000 年以来，中国已成功发射了 4 颗“北斗导航试验卫星”，建成北斗导航试验系统(第一代系统)。这个系统具备在中国及其周边地区范围内的定位、授时、报文和GPS广域差分功能,并在测绘、电信、水利、交通运输、渔业、勘探、森林防火和国家安全等诸多领域逐步发挥着重要作用。

(2) 二代系统:中国正在建设的北斗卫星导航系统空间段由5颗静止轨道卫星和30颗非静止轨道卫星组成,提供两种服务方式,即开放服务和授权服务(属于二代系统)。开放服务是在服务区免费提供定位、测速和授时服务,定位精度为10 m,授时精度为50 ns,测速精度0.2 m/s。授权服务是向授权用户提供更安全的定位、测速、授时和通信服务以及系统完好性信息。

(三) 远程医学

远程医学(telemedicine)从广义上讲是使用远程通信技术和计算机多媒体技术提供医学信息和服务。它包括远程诊断、远程会诊及护理、远程教育、远程医学信息服务等所有医学活动。从狭义上讲,是指远程医疗,包括远程影像学、远程诊断及会诊、远程护理等医疗活动。

远程医学装备的研究和发展将得到更普遍的重视,现在,世界各国,无论是地方还是军队,对远程医学装备的研究、开发和应用越来越重视,并已成为科技竞争的一个重要领域,也是衡量一个国家科技水平高低的一个重要标志。与传统现场救援行动相比,远程医学具有不受空间、时间限制,快速调动全国甚至全世界的医疗力量进行现场救治的特点。因而,远程医学在医学救援中的地位越来越受到重视。本节将讨论救援现场相关的远程医学装备。

远程医学网的建设是远程医疗的前提,远程医学网从技术上说,主要解决两个问题:在远程医学网上进行多点会议,以便进行远程教学和多方会诊;能够将医学信息通过远程医学网,进行高保真的传送,以便医学资源共享和进行远程会诊。

1. 电视会议系统 解决远程教学和多方会诊的有效途径。电视会议系统也叫视听多媒体通信系统,包括可视电话和视讯会议两种应用系统。可视电话泛指在通信网中任何两个用户之间具有声、像、数据的多媒体通信业务。由于受线路带宽和通信网(PSTN)基本交换率(64 kb/s时隙)的限制,传统的可视电话通常指在用户电话线(模拟或数字)带宽内的低速窄带多媒体通信。

2. 视讯会议系统 通常指一种专门的多媒体通信业务。和可视电话不同,视讯会议系统具有专门的通信系统、通信协议和多点控制交互协议。建立一个视讯会议系统除了要具有专用的通信网络支持视讯会议多媒体通信的传输外,还要配备专门的通信节点交换设备即多点控制器(MCU)及相应的会议电视编码终端。视讯会议系统按设备配置可分为:

(1) 会议室视讯会议系统:配置的设备质量高,视频效果好,但设备价格相对高一些。

(2) 桌面会议系统:把视讯会议系统的硬件,主要是视频编、解码卡和通信接口集成到PC中,构成桌面会议系统。桌面会议设备的价格相对较便宜,根据所使用的通信网络带宽的不同,视频质量有所不同,但一般在专业以下水平,能基本满足人们的需求。

为了将医学信息通过远程医学网进行高保真的传送,我们可以采用的方案:基于PSTN(电话线)的会诊系统、基于ISDN线路的会诊系统、基于帧中继的会诊系统等。

为了医学资源的共享和进行远程会诊,在有条件的地方,应该将医院的PACS系统与远程医学网联系起来,以直接获得患者的各种医学影像资料及病例档案,一方面供远程会诊使用;另一方面,多家医院可以合作建立自己的各种影像库,以作为远程教学和研究的宝贵资料。

（四）卫星通信便携站

卫星通信便携站（简称便携站）是武警卫星通信网中的重要站型之一，可实现与网内各类型地面站之间加密状态下的话音、传真、数据和图像业务传输。便携站可以解决武警部队大量分散用户之间的保密话音通信、保密图像通信，保密性能高，抗干扰性强。设备集成度高、技术先进，具有体积小、可靠性高、指标好、功能强等特点，可以极大地满足武警各支队、执勤分队、特勤分队对话音和图像通信的需求，可广泛用于处突维稳等紧急情况下的应急通信。便携站配置 3 路信道，包括 1 路控制信道、1 路窄带业务信道和 1 路宽带业务信道。可同时实现 1 路宽带业务、1 路窄带业务的通信。

便携站主要由天线设备、ODV 设备、中频模块等构成。

1. 天线设备 天线设备的主要功能是将射频设备输出的 14.0 G～14.5 GHz 信号以一定的功率传输给卫星；并接收来自卫星的 12.25 G～12.75 GHz 的下行信号，送给射频设备。

2. ODU 设备 ODU 设备的主要功能是将中频模块送来的 950 M～1450 MHz 中频信号变频成 14.0 G～14.5 GHz 的射频信号，并经功率放大后，送给天馈设备；并把来自天馈设备的 12.25 G～12.75 GHz 的下行信号经变频放大成 950 M～1450 MHz 中频信号，送给中频模块。

3. 中频模块

（1）中频模块工作原理：中频模块把调制解调模块送来的发送基带信号进行调制、变频，得到 950 M～1450 MHz 发送中频信号，送给射频设备；同时把射频设备送来的 950 M～1450 MHz 接收中频信号放大、变频和正交混频，得到接收基带信号，送给调制解调模块。

（2）中频模块组成：中频模块主要由 10 MHz 晶振源、三个 0→L 上变频器和三个 L→0 下变频器组成。10 MHz 晶振源主要给上下变频器及基带模块提供参考源。上下变频器采用一次调制方式，直接在 L 波段实现 500 MHz 带宽的调制解调。上变频器将基带信号一次性调制到 L 波段，下变频器则把接收的 L 波段射频直接解调为基带信号，并采用微封装低功耗器件，可以进一步缩小体积和功耗。

（3）上下变频器：变频器中的本振采用小数分频 PLL，频率步进小于 100 Hz，可以满足校频要求。由于鉴相频率取值可以较大，因此可以降低本振源的输出相噪，同时也能实现快速跳频功能。上下变频器 PLL 的参考源由其内部 DDS 提供，该 DDS 步进可在基带模块的控制下实现相位连续的快速频率跟踪。

随着本振频率的升高，调制器的本振泄漏也随着变大。采用差分输入调制器，调整差分端的直流平衡，可以较好地解决本振泄漏问题。

采用具有直流偏差自动检测和调整功能的解调器，但该技术不会造成在低速率数据业务（如 2.4 Kbps 数据）运用下信号频谱的失真。

解调器中设有 AGC 接口，由外部控制，控制电压为 $-1.2 \sim 0$ V 直流电压，控制范围达 35 dB。

（4）10 MHz 晶振源：本机采用 10 MHz 恒温晶振，其频率稳定度为 $\pm 5 \times 10^{-8}$/日。

4. 基带模块 从通道上看，整个基带模块包括三路通道：宽带业务通道、窄带业务通道和网管通道。每个通道具有独立的中频收发通道与之相连。宽带业务通道和窄带业务通道具有独立的保密模块。从电路功能上看，基带模块包含调制解调单元、控制单元、业务接口单元。

（1）调制解调单元：完成信道编码、译码，信息调制与解调。

（2）控制单元：完成对射频设备、中频模块、调制解调单元、保密模块、话音编解码模块等控制和管理。对各种业务数据和控制信息的切换和流向进行控制。同时控制单元完成输入输出（键盘和显示）功能，实现各种工作模式的切换、各种参数的设置（经度、纬度、RF工作参数、信道参数等）和设备工作状态及辅助信息的指示（工作状态、故障状态、电池容量、Eb/N0、天线的方位角、仰角、天线极化角等信息的指示）。

（3）业务接口单元：实现话音和数据接口，对话音、数据接入卫星链路进行必要接口处理。

5. 保密模块 保密模块分为宽带保密模块和窄带保密模块，完成用户的明文信息，用相应的加密算法加密后送入卫星信道；并将从卫星信道接收到的密文信息解密后送给用户。

（1）窄带保密模块：窄带保密模块能同时支持一对业务信道、一对网控信道（TDM/ALOHA）加解密的能力，其数据速率为9.6 kbps。窄带保密模块对外采用一个物理接口（PCMCIA），内含五个功能接口，其中四个业务接口（两个通道，其中通道1：业务信道；通道2：网管信道），一个控制接口。控制接口用于与控制模块之间的通信，该接口采用异步数据方式，接口速率19.2 kbps，采用RS232电平。

（2）宽带保密模块：宽带保密模块适用的数据速率范围为64～2048 kbps。控制接口用于与控制模块之间的通信，该接口采用异步数据方式，接口速率19.2 kbps，采用RS485电平。其采用自同步方式，对业务与速率保持透明传输。

6. 话音编解码模块 话音编解码模块对来自接口单元的话音信号进行压缩编码，得到数字话音信号送给保密模块；并把由保密模块送来的话音编码数据解码，还原为话音信号送给接口单元。

7. 定位模块 定位模块采用GPS定位方式，其主要功能是向中央站提供本站当前所在位置的地理信息，便于中央站实施管理。定位模块的GPS接收机能将GPS天线接收到的卫星定位信号进行处理并形成数据信号，供控制单元使用。

GPS接收机通过接口挂接在监控单元的CPU上，由CPU负责接收GPS信息，提取经纬度并进行格式化处理，经过格式化的经纬度数据由业务信道根据需要上报，也可以储存在监控单元中，当网控中心进行GPS查询时，可由监控直接经GPS信道上报给网控中心。

8. 静态字符叠加模块 静态字符叠加模块主要是将从机箱后面板输入的视频信号叠加静态字符后送到图像编解码模块。静态字符则由计算机内的字幕编辑软件通过数据口写入。

9. 图像编解码模块 图像编解码模块对来自接口单元的图像信号进行压缩编码，得到数字图像信号送给保密模块，并把由保密模块送来的图像编码数据解码，还原为图像信号送给接口单元。

10. 多媒体接口模块 多媒体接口模块对视频信号进行采样，转换成适合LCD屏显示的信号。

11. 显示切换模块 显示切换模块的作用是完成基带板送来的监控信号或多媒体接口模块送来的视频信号到LCD显示屏的切换。

12. LAN接口模块 LAN接口模块的作用是完成计算机网络接口与卫星信道接口之间数据的转换。

13. 供电模块 供电模块主要是将外部输入电压变换为内部设备工作所需的各种电

压，并提供节电控制功能。

（五）指挥通信类设备的主要参数与技术要求

详见表16-2-1。

表 16-2-1　帐篷医院指挥通信类设备技术要求一览表

序号	设备名称	主要参数及技术要求	单位	数量
1	笔记本1	·第七代智能英特尔酷睿i5处理器：酷睿i5-7200U； ·双核心/四线程； ·8 GB(DDR4； ·256 GBSSD固态硬盘； ·14英寸；16∶9；1366×768；LED背光； ·2 GB独立显卡； ·NVIDIA GeForce 9200M GS； ·无线网卡：支持802.11a/b/g/n无线协议； ·有线网卡：10/100/1000Mbps； ·USB 2.0×1； ·RJ 45×1； ·USB 3.0×2； ·HDMI接口； ·内置3芯锂离子电池； ·含原装无线鼠标；	台	10
2	笔记本2	·第七代英特尔酷睿i5处理器：酷睿i5-7200U； ·双核心/四线程； ·8 GB(LPDDR3)； ·256 GBSSD固态硬盘； ·FHD IPS LED背光显示屏； ·14英寸；16∶9； ·1920×1080 ·厚度：15.0(含)～18.0 mm(不含)； ·显卡类型：英特尔 HD 620显示芯片； ·无线网卡：Intel 8265 AC； ·支持蓝牙功能； ·2×USB 3.0； ·2×Thunderbolt接口； ·视频接口 HDMI、Mini DisplayPort、WiGig； ·音频接口耳机/麦克风二合一接口； ·读卡器 Micro SD读卡器； ·含原装无线鼠标	台	5
3	视频会议终端	·采用与现有视频会议系统同品牌产品，以确保能够实现互联互通 ·遵循标准： ①体系标准：H.323、SIP； ②视频标准：H.261、H.263、H.263+、H.264、H.264 High Profile、MPEG-4； ③音频标准：G.711、G.719、G.722、G.722.1 Annex C/PolycomSiren14、G.728、G.729、MP3、MPEG4-AAC(LC/LD)； ④网络协议：TCP/IP、Telnet、HTTP、FTP、SNMP、RTP/RTCP、PPPoE、NTP； ⑤其他标准：H.225、H.235、H.239、H.245、H.281等； ·会议速率：64 kbps～8Mbps；		

续表

序号	设备名称	主要参数及技术要求	单位	数量
3	视频会议终端	·分辨率：活动图像分辨率有 1080i/p(1920×1080)、720p(1280×720)、4CIF(704×576)、CIF(352×288)； ·视频接口：内置高清摄像机；高清接口：HDMI、VGA； ·视频特性：支持视频本地回显；可调节亮度、饱和度、对比度等参数； ·双流特性：支持 H.239 标准双视频流协议；支持单屏双显、双屏双显；支持动态双流/静态双流；支持带宽调整； ·音频接口： ①数字音频：HDMI、专用数字音频； ②模拟音频：3.5 mm；支持双声道立体声； ·音频特性：音频采样频率为 48 kHz；AEC(自动回声消除)；ANS(背景噪声抑制)；AGC(自动增益控制)；自动唇音同步；静音与哑音控制； ·控制接口：RS232；红外遥控； ·网络接口：10/100 M 以太网； ·其他接口：USB； ·网络特性：内置代理客户端实现防火墙/NAT 穿越；智能抗丢包；动态速率调整；QoS 设置(DiffServ、IP Precedence)；MTU 值可调；IP 地址冲突检测；网守自动发现和注册；PPPoE 自动拨号； ·组播功能：支持会议码流的组播分发；终端未加入会议时可组播本地视音频码流；可对双视频流进行组播；支持组播密码认证； ·安全特性：基于 H.235 会议加密流程；支持 128 位 AES 加密；会议密码输入；本地登陆与授权；内置防火墙设置；支持网守密码认证； ·语言支持：中文，英文； ·电气特性：整机功耗：≤20W；电源：DC(12～14 V)； ·环境要求：工作温度为 0～45 ℃；工作湿度为 10%～90%(无凝结)；气压为 70～106 kPa	套	1
4	智能手持终端	·ROM64 GB+RAM4 GB，5 寸 FHD1080P 1920×1080 分辨率高亮 IPS 液晶屏，强光下可视，美国康宁大猩猩 4 代防爆裂玻璃盖板，前置 800 万、后置 1600 万高清摄像头，蓝宝石摄像头镜片； ·GPU Mali-T860，安卓 6.0 系统，指纹解锁，磁吸充电，支持快充，支持座充； ·智能双对讲系统，2 W U 段(可定制 V 段)全频硬件无线电对讲+定制化全球通 PoC 软件网络对讲； ·4 G+VOLTE 全网通 7 模 25 频(支持北美频段)双卡双待，主卡支持移动、联通、电信 4G、3G、2G 网络，副卡支持移动、联通、电信 2G 网络，主副卡可随意软件切换； ·GPS+BDS 北斗或 GPS+GLONASS 格洛纳斯双模定位，工业级硬件定位芯片+工业级有源天线，冷启动≤10 s，热启动≤1 s，重新捕获≤1 s； ·蓝牙 4.0； ·双频 WiFi 2.4 G+5 G； ·高亮 LED 闪光灯； ·6000 mA 高容高压聚合物电池+专用座充+磁吸充电； ·双挂绳孔可装配腕带、肩带、臂带、腰夹等附件； ·双侧抗氧化防腐蚀合金防护铠甲； ·独立 home 键按键唤醒/接听功能； ·独立 SOS 定位求救按键； ·独立 PTT 对讲按键； ·独立 PoC 软件对讲按键； ·红外万能遥控器功能； ·户外功能：气压、温度、海拔、指南针、陀螺仪，IP68 三防等级	台	60

续表

序号	设备名称	主要参数及技术要求	单位	数量
5	专网布控球	·2 卡 4 G 传输； ·内置 WiFi 模块，支持本地无线观看和控制； ·支持本地双 TF 卡存储； ·支持北斗/GPS 定位和 GIS 地图系统； ·独有的网络带宽自适应技术，优化 H. 265 High Profile 压缩算法； ·采用高清机芯，图像质量高，自动聚焦，自动白平衡；背光补偿功能； ·支持便携太阳能电池板充电； ·精密电机驱动，运转平稳；360°连续旋转，可设置预置位； ·通过公安部安全监测； ·可定制公安部加密认证功能	套	6
6	海事卫星电话终端	·全双工，单用户或多用户，标准数据高达 492 kbps； ·支持 32、64、128、256 kbps Streaming 数据，HDR（同步或异步）和 BGAN X-Stream； ·HDR 按需 Streamning 业务提供高达 650 kbps 的保证带宽； ·支持 Inmarsat 高数据速率 Streaming 业务的 BGAN 终端； ·集成蜂窝数据技术，使用最低成本路由； ·智能手机集成，用于打电话（通过内部 SIP 服务器）和互联网（通过内部 WLAN）； ·即插即用绑定，简单连接两台 EXPLORER 710 提供加倍的 Streamning 速率； ·以便携 BGAN 的形式提供低端 VSAT 能力； ·内置 SIP 服务器； ·嵌入式 Web 服务器； ·内置 DHCP/NAT 无线路由器； ·内置 PBX 管理语音通信； ·具有管理控制能力的高级路由器； ·无线接入点； ·电池热插拔及智能电源管理； ·支持 2 台 BGAN 绑定； ·远程激活和远程管理； ·终端支持通过智能手机应用程序控制； ·太阳能电池板供电	台	1
7	企业级网管路由器	·4 端口 1000BASE-RJ45-L2 接口卡（SIC），TDD/FDD/TD-SCDMA/UMTS/EVDO； ·接口卡； ·光模块-eSFP-GE-单模模块(1310nm，10 km，LC)； ·数据业务增值包； ·无线控制器，license； ·全向天线；3 m，698 MHz～960 MHz/1710 MHz～2690 MHz，SMA-J RJ45 转 DB9-调试串口电缆；3 m 射频电缆-6 m-(SMA-J)-(240 Series)-(SMA-K)； ·8 GE LAN； ·5 GE WAN； ·2 USB，2 SIC-Hi-Care； ·基础服务标准，7×10×ND-36 月	套	1

续表

序号	设备名称	主要参数及技术要求	单位	数量
8	大功率室外无线 AP	·主机(11ac,室外普通型 3×3 双频,外置天线),POE35-54A,光收发一体模块 eSFP-1310nm-1.25 Gb/s-9.5 dBm-3 dBm-20 dBm-LC(－40～85)-单模-10 km; ·全向天线-2400～2500 MHz-11dBi-360deg/9deg-N 型/母头-1 端口-自带安装件-抱杆安装; ·定向天线-5150～5850 MHz-19dBi-15deg/15deg-N 型/母头-2 端口-自带安装件-抱杆安装; ·全向天线-2400～2500&5150～5850 MHz-4&7dBi-360deg/33deg&360deg/22deg-N 型/公头-1 端口-不带安装件-直接安装在 AP 上; ·射频电缆-5 m-(N50 直公-ⅩⅢ)-(COAX50-8.7/3.55 黑)-(N50 直公-ⅩⅢ)-1/2 英寸超柔跳线-NO;负载-0～2000 MHz-50 Ω-<1.15 AP8130DN 主机-Hi-Care ·基础服务标准 7×10×ND-36 月	套	1
9	无人机	·升降速度 最大上升速度:5 m/s(运动模式); 最大下降速度:3 m/s ·飞行速度 最大水平飞行速度:65 km/h(运动模式,海平面附近无风环境) ·飞行高度 5000 m ·飞行时间 27 min(无风环境 25 km/h 匀速飞行) ·镜头 FOV 78.8° 28 mm(35 mm 格式等效) f/2.2 对焦点:0.5 m 至无穷远; 畸变<1.5%; 传感器 1/2.3 英寸 CMOS; 有效像素 1235 万(总像素 1271 万)	台	1
10	便携式打印机复印扫描一体机	·内存容量 32 MB ·墨粉 AL-103T,2000 页;感光鼓 AL-103DR,8000 页 ·自动输稿器不支持 ·复印速度 10cpm ·复印分辨率 600×600 ·复印尺寸 A4～A6 ·预热时间 10.8 s ·首页复印时间 12.6 s ·连续复印页数 1～9 页 ·复印倍率 50%、70%、100%、141%	台	1
11	服务器	·规格:1U2 路机架式,含安装上架导轨 ·CPU:2×Intel Xeon E5-2630 V4-10Core-2.2 GHz-85W 最大支持两颗 ·内存:2×16 GB ECC DDR4 内存,24 根内存插槽 ·硬盘:4×1TB-SATA-7200rpm-2.5"-16 M-热插拔;最大支持 8 个 2.5 英寸 SAS/SATA/SSD 硬盘 ·RAID:RAID 卡支持 RAID 0,1,5 ·扩展槽:7 根 PCI-E3.0 ·网卡:集成 4000 M 网卡,支持网络唤醒、网络冗余、负载均衡、IOAT2 等网络高级特性 ·电源:460W 1+1 冗余电源 ·保修:3 年维保原厂服务(出具原厂证明)	台	2

续表

序号	设备名称	主要参数及技术要求	单位	数量
12	减震便携机柜	·19 英寸标准移动式减震机柜,9～10 U 监控网络服务器机架箱,便携,可户外使用 ·内置 8 个橡胶减震器,T6 航空铝减震机架;前后开盖,空间紧凑,重量轻;内嵌式蝴蝶锁扣,不易受到损坏;可装载 90 kg 的设备;适合保护布置在野外或者帐篷内的设备	套	1
13	投影仪	·显示芯片:0.63 英寸芯片 ·亮度:5000 流明 ·对比度:3000∶1 ·标准分辨率:XGA(1024×768) ·光源类型超高压汞灯 ·变焦比:(1～1.6)∶1 ·光圈范围:F=1.51～1.99 ·投影比:(1.38～2.24)∶1	台	1
14	便携投影幕布	150 英寸 16∶9 遥控电动投影幕布(玻纤幕、白玻纤家用幕布)	个	1
15	打印机	·黑白激光打印机 ·最大打印幅面 A4 ·最高分辨率 1200×600 ·黑白打印速度 22 ppm ·处理器 300 MHz ·内存标配:64 MB ·双面打印手动 ·网络功能支持无线网络打印 ·无线功能 WiFi 直连(IEEE802.11b/g/n,2.4 GHz)	台	2
16	照相机+闪光灯	·单反相机 传感器类型 CMOS;传感器尺寸全画幅(36 mm×24 mm);有效像素 3040 万;影像处理器 DIGIC6+;最高分辨率 6720×4480;高清摄像 4 K 超高清视频(2160);镜头说明(EF)24～70 mm f/4 L IS USM 镜头,实际焦距 f=24～70 mm;对焦方式为单次自动对焦,人工智能伺服自动对焦,人工智能自动对焦;最大光圈 F4.0;快门速度 1/8000～30 s ·专业闪光灯 曝光控制:E-TTL II/E-TTL/TTL 自动闪光、手动闪光、频闪闪光,自动/手动外部闪光测光 涵盖范围:20～200 mm,使用广角散射版可覆盖 14 mm。闪光时间:1/1 功率——约 1/890 s;1/2 功率——约 1/1200 s;1/4 功率——约 1/2800 s;1/8 功率——约 1/5600 s;1/16 功率——约 1/9700 s;1/32 功率——约 1/15000 s;1/64 功率——约 1/23000;1/128 功率——约 1/34000 s 回电时间:①普通闪光:0.1～5.5 s。②快速闪光:0.1～3.3 s 闪光范围:①普通闪光:0.5～27.8 m。②快速闪光:0.5～14.8 m(闪光指数为 20.8 时) 高速同步:0.5～14.7 m(1/250 秒时)。闪光次数:100～700 次闪光	套	1

续表

序号	设备名称	主要参数及技术要求	单位	数量
17	摄像机	·传感器类型:HD CMOS Pro 传感器尺寸:(1/2.84)英寸(1 英寸=2.54 cm) ·最大像素:309 万 有效像素:291 万 ·影像处理器:DIGIC DV 4 ·光学变焦:20 倍 数字变焦:400 倍 ·镜头结构:10 组 12 片镜片,采用两片双面非球面镜片,8 叶片圆形光圈,滤镜直径 58 mm,ND 滤镜,等效 35 mm;焦距 26.8~576 mm(标准 IS/IS 关闭),28.8~576 mm(动态 IS 开启) ·录制格式视频:AVCHD,MP4	只	1
18	一机三屏调度主机	·主板:工业六代平台主板; ·CPU:I7-6700 K; ·内存:D4/16 G; ·硬盘:固态硬盘 256 G; ·液晶屏:15.6 寸三屏显示; ·分辨率:三屏 5760×1080(单屏 1920×1080)	台	1
19	无线麦克风	·静音控制:锁噪声、测音码 ·频偏:±48 kHz ·频率稳定度:±0.005% ·失真度:<0.5%(at 1 kHz) ·频道数:200 通道 ·使用距离:有效距离 50 m(空旷) ·发射功率:<10 MW ·频率范围:740~790 MHz ·输出方式:独立(XLR)及混合(6.35 mm)	套	2
20	PDU	·插孔数量:八位 ·输出线长度:2 m ·额定电流:10 A ·额定功率:2500 W	个	5
21	喊话器	·功率:50 W ·产品尺寸:370 mm×250 mm×330 mm ·产品重:1.6 kg	个	4
22	被覆线	—	批	1

续表

序号	设备名称	主要参数及技术要求	单位	数量
23	卫星通信便携站	・含通信调制解调器,40 W 功放,LNB,0.8 m 天线辅助对星,下载速率达到 150 Mbps,支持 WiFi 功能,支持 Ku、Ka,可在多星多波束多频段下实现切换。工作频段 28.2～30.0/29.4～31.2 GHz,18.2～20.2/19.2～21.2 GHz 系统增益≥46.1+20log(f/29.7)≥42.2+20log(f/19.7) ・驻波比:1.25∶1,1.30∶1 ・馈源端口:WR-28、WR-42 ・端口隔离≥85 dB(带发阻滤波器) ・线极化隔离:在轴≥35 dB;偏轴 1 dB≥30 dB ・圆极化轴比 ・发射频段<1.0 dB、接收频段<1.2 dB ・极化方式:圆极化(左旋、右旋)或线极化(垂直、水平) ・第一旁瓣≥14 dB 旁瓣包络 29—25logθ dBi 1°≤θ≤20° −3.5 dBi 20°<θ≤26.3° G/T 值≥18.7 dB/K(晴天、20°仰角、频率 20.3 GHz)	套	1
24	PAD	16 G,支持 TF 卡(microSD 卡),8 英寸,1920×1200,16∶10,IPS 屏,多点触控,电容式触摸屏,Clari-Vu 屏幕显示增强技术,WiFi 功能,802.11 a/b/g/n/ac,支持蓝牙,支持 GPS 导航,前置像素 200 万、后置像素 800 万,自动对焦,闪光灯	台	4
25	帐篷医院信息化系统	含检验设备,检查设备数据对接费用	项	1
26	物资仓储管理系统	定制,含扫描设备、腕带、检伤卡、标签等含数据对接费用,按 3000 人配置	项	1
27	指挥调度平台	・便携系统提供专业的调度台服务,包括集群调度、地图调度及视频调度,支持一机三屏扩展,兼顾调度操作及定位信息、实时视频展示。调度台采用普通 PC+专业软件方式进行服务实现,在野外应急救援场景下通过笔记本电脑即可实现专业的调度 ・可以在调度屏上发起专业集群呼叫服务,也可接听来自终端的呼叫,如发起视频群组呼叫; ・定位屏自动显示终端位置,查询终端轨迹,对终端进行位置监控和调度; ・视频屏上可选择告警周边的监控视频、移动终端的监控视频,点面结合	项	1

续表

序号	设备名称	主要参数及技术要求	单位	数量
28	10 kW 稳压器	· 稳压范围：160～240 V； · 调压速度：<1 s(输入电压变化 10%)； · 绝缘电阻：≥5 Ω；温升：<80 k； · 认证：CQC 认证； · 特殊说明：具备过压保护、欠压保护、温控保护和过载保护功能，输入电压范围广，输出电压精度高； · 中央处理 CPU 控制，核心原件质量可靠； · 容量：20000 VA；稳压精度：(220±88)V； · 额定电流：91A； · 耐压：1500 V/min； · 频率：50/60 Hz	台	1

二、信息系统

（一）远程医疗急救移动监护系统

使用远程医疗急救移动监护系统中所运用的智能监控技术、移动监护技术、移动云计算技术和 5G 技术等技术，通过无线和有线网络为系统传输数据，将患者在就医过程中的各种重要生理参数远程传输到医院信息系统（HIS）。在出现紧急救助的情况下，通过该系统的各种传感器设备对患者的重要生理参数和发病时候的其他病症进行实时监控和一定的处理，同时把这些数据及时传输到相对应医院的 HIS，后方对应科室的医生或医疗团队从 HIS 提取患者的这些信息进行及时分析，并且通过智能监控技术观察患者的状况，全面了解患者的病情，从而达到紧急救援工作能够实现全过程的监护、救援和治疗的目的。

（二）院外移动监护定位系统

随着医疗信息技术和医疗电子技术的飞速发展，涌现出种类繁多、功能各异的动态生理参数监护系统，主要有以下两种：第一种是患者随身携带的记录器和回放显示分析主机及配套软件组成的监控系统；第二种是通过电话将心电信号传输到 HIS 的心电图检测系统。它们使得患者的病情得到了一定程度的监控，然而监护数据传输有一定的时间延时，监控的生理参数种类也有所限制，不能反映患者的完整病情。随着 4G 和 WiFi 等高速的无线网络以及北斗卫星导航系统的日益普及，动态生理参数监护系统有了跨越性的发展。

院外移动监护定位系统在传统的单一监护模块上连接 4G 网络及北斗卫星导航系统，能够达到实时生理参数采集、实时定位并且及时赶赴现场救助的目的。该系统由数据采集功能模块、北斗卫星导航系统功能模块、4G 或者 WiFi 功能模块、HIS 四个部分构成。通过这四个功能模块完成整个院外监护功能。数据采集功能模块主要实现对患者重要生理参数的数据采集任务，再通过北斗卫星导航系统功能模块对患者所处地理位置进行定位，接着将采集到的数据和位置信息通过统一的接口接入 4G 或者 WiFi 功能模块传输到一定等级医院的 HIS，医院专业医生通过 HIS 调取患者的各种重要生理参数数据，进行分析并且诊断，再通过电话或者其他方式把诊断结果和病情告知患者，如果出现病情严重的情况，则根据定位信息及时赶赴患者所在地救助。

（三）帐篷医院信息网络系统

1. 总体功能

1）营地网络建设　通信网络主要满足帐篷医院信息系统应用、指挥通信、安防监控、与后方远程联系的需求。帐篷医院营地采用有线网络（千兆）＋无线网络（LTE）方案，有线网络使用被覆线布线，部署到营地计算机终端所在位置，同时在不少于 1000 m×1000 m 的覆盖范围内进行无线组网。通信设备采用标识设计，便于后勤保障组成员在几分钟内完成铺线、设置、调试。

2）海事卫星宽带终端　在网络中断情况下，用于上传下达、对外发布新闻，与当地相关部门和其他救援机构进行电子邮件收发，流媒体服务，文件发送、储存和转发，通话等。在必要的时候，可通过此设备连接互联网。该设备灵活性高，可实现即时宽带局域网；有太阳能电池板，可供完全缺电情况下的紧急使用。

3）视频会议系统　在网络通信完好情况下，与后方医院指挥中心进行视频通信，视频会议采用现有视频会议系统统一品牌，并实现与医院现有视频系统无缝对接。

4）对讲系统　采用“三防”智能手机的对讲功能，无论有无网络，均可实现语音对讲，无条件覆盖 3～5 km 供集群对讲。通过给每名队员佩戴对讲终端，实现有网络时不限距离通话，或无网络时 3～5 km 的对讲功能。具备 GPS 定位功能，时刻定位队员信息。

5）应急医疗信息系统　为方便帐篷医院系统内部各医疗环节的联系，建立专门针对应急救灾的 HIS。功能包括检伤分检、分诊、医嘱处理、病历文书管理、药品物资管理，检查、检验信息采集，生命体征监测等。

6）营地、人员安全监控　建立视频安全监控系统，包含人员轨迹追踪、电子围栏、人员定位、视频监控、自动报警等功能。全盘掌控救援队员的人身安全以及营区安全。

7）调度台服务　便携系统提供专业的调度台服务，包括集群调度、地图调度及视频调度，支持一机三屏扩展，兼顾调度操作及定位信息、实时视频展示。调度台采用软件方式进行服务实现，无须专业的硬件支持，在应急救援场景下通过笔记本电脑即可实现专业的调度。可以在调度屏上发起专业集群呼叫服务，也可接听来自终端的呼叫，如发起视频群组呼叫，在集群对讲呼叫的同时，可查看手机视频或者向手机推送视频。

定位屏自动显示终端位置，查询终端轨迹，对终端进行位置监控和调度，可同时基于地图进行框选呼叫等调度操作。

视频屏上可选择警告周边的监控视频、移动终端的监控视频，点面结合，同时可将重要视频推送到一线多媒体集群手机上，实现信息共享。

8）安全性要求　要求防止各种非法的访问、使用、修改、破坏或者泄密。要求系统提供多级安全手段，确保系统运行稳定可靠。

数据安全。提供多级数据备份和恢复机制。可以使用操作系统提供机制进行备份和恢复；可以使用数据库管理系统提供的冷备和热备机制进行备份和恢复。

用户操作安全。每个操作人员都设有用户名和口令；操作人员的权限被划分为浏览、管理、示教申请等权限，用户只能操作其享有的权限规定的操作。

9）接口要求

（1）实现与医疗设备接口对接。

（2）实现与国家、省应急办对接。

(3) 实现与120急救系统对接。

2. 软件功能　为提升帐篷医院信息化水平，方便帐篷医院系统内部各医疗环节的联系，建立了专业医疗体系的软件系统，包含患者信息、医疗诊断信息、物资信息、数据查询统计等系统，具体如下。

(1) 信息登记。通过信息采集终端实现患者基础信息录入，提高工作效率。

(2) 检伤分检。队员在现场对每个患者做检伤分类标记，利用国际通用伤票为患者做标记，将患者伤情以及诊断结果上传至应急系统。

(3) 应急电子病历。主要包含患者的入诊记录、病程记录、医嘱记录、手术记录等详细信息。电子处方可将医嘱中的药品内容转换为处方，并把处方信息发送到药房系统中，以便患者取药。

(4) 检验、检查信息处理。实现检验信息、检查影像联机、存储、调用、查阅。

(5) 药品(物资)库存管理。建立药品物资库存管理系统，实现药品的出库、入库管理。准确掌握库存情况，对于库存短缺的药品，发出警示作用。

(6) 查询统计信息上报。主要包含患者人数、危重情况、流转情况、各种疾病分类等数据，方便在以后相应的情况中提前做出预判和准备。

(7) 音视频子系统。实现指挥组与现场队员的实时通信音视频系统，在紧急情况时与指挥中心联络汇报。

(8) 电子地图。包含轨迹追踪，人员定位。掌控救援队员的位置及人身安全。6个布控球布控在营区四周和中央，对营区进行安全监控。

(9) 系统预留。系统为第三方系统对接提供一套完整的数据接口，如医院现有的HIS、LIS、PACS、RIS等。

3. 软件功能主要技术参数和要求　帐篷医院信息网络系统软件功能要求见表16-2-2。

表16-2-2　帐篷医院信息网络系统软件功能要求一览表

模　块	功　能　点	备　注
应急调度——院内	应急调度	可获取和模拟现场总指挥或应急指挥中心(急救医疗指挥中心)发送到医院的调度信息
	一键呼叫集合	医护人员接收到调度信息，立即通知医护人员集合，一键发送消息或一键拨通对应医护人员电话，通知集合
移动工作站	急救支援调度	在医疗小分队急救搜寻过程中，获取现场总指挥或者急救医疗指挥中心调度信息或调度工具信息
	医疗小分队急救搜寻	在医疗小分队急救搜寻过程中，回传信息
	应急现场检伤分诊(中英文标识)	在医疗小分队急救搜寻过程中，现场早期检伤分类、采集信息、登记、离线保存患者信息

续表

模　　块	功　能　点	备　　注
检伤分类评估	帐篷医院预检分诊单	帐篷医院二次分诊，可填写患者疾病问诊信息，包括来院方式和来诊主诉；提供 NRS 评分、GCS 评分、PHI 评分、REMS 评分、TS 评分、AIS-ISS 评分；可手动录入或自动采集患者生命体征数据
	分级知识库	提供分诊知识库功能，可对知识库进行维护，用户在分诊的时候，自动根据知识库的内容进行智能分诊
	分诊管理	对患者进行分诊管理，包括分诊科室、病情判断（轻伤、中度伤、重伤与死亡）、分级（黑色、红色、黄色、绿色）等
	重点信息管理	标记患者为交接班重点关注患者，对患者进行标记和集中管理、追踪
诊疗	分类诊疗	门急诊帐篷患者（轻症患者）、病房帐篷留观患者（重症患者）、抢救帐篷患者（危重患者）诊疗记录，诊疗记录包含患者的入诊记录、病程记录、医嘱记录、手术记录等详细信息，开医嘱等
	去向管理（转运交接）	患者去向登记、追踪、转归记录，转运交接，医疗后送，记录患者从应急现场分级转运到各级医院
	电子病历	医嘱、申请单、病历、创伤质控、抢救记录、留观记录、体温单、手术记录、知情文件
检查检验	标本管理	包括标本采集、接收、生成回执、条码打印、标本分发
	数据结果处理	负责生成的数据处理工作，数据结果采集（检验结果）、报告发布、查询、打印等功能，实现检查、检验信息存储、调用、查阅
	危急值管理	可以对患者进行危急值标记和管理，查看危急值
	检查影像联机	连接影像设备（移动 DR）；存储与管理图像
医疗物资管理	二级库管理	可对 2 级仓库中的药品、耗材、设备实现仓储管理
	进销存管理	物资管理使用条码管理模式，可通过二维码或条形码对药品、耗材和设备进行管理
统计分析	数据分析	系统自动对收集到的所有数据进行统计与分析并生成对应报表
	质量控制指标	对质量控制的指标统计分析并生成对应的报表
	其他统计表单	可根据医院需求，生成个性化统计表单
系统管理	权限管理	储备人员信息管理、角色权限管理
	系统设置	系统其他设备

第三节　车辆运输保障

如何在最短的时间内获得准确的求救信息，及时派出相应的救援力量，以最快的速度到达现场，立即展开有效的救治，以援救生命、减少伤残以及缓解病情，是现代灾难救援中面临的至关重要的难题。车载救护设备和野战救援器材是现代灾难救援中的重要组成部分，因此车辆运输保障也就成为灾难救援后勤保障中的重要环节，拥有先进、专业的车辆装备，对现代灾难救援有着突出和重要的作用。本节介绍了灾难救援现场常用的几种现代救援车辆。

一、急救车

急救车整车由汽车底盘、驾驶室、车厢、担架支架、长折叠座椅及除颤监护仪、急救呼吸机、便携式胸腔按压机、氧气瓶、输液架及辅助设施等构成。

（一）主要用途及功能

急救车是一种伤病员急救后送机动卫生装备，用于紧急医学救援时对伤病员的快速运送和紧急抢救。

（二）主要配置

车内主要配备呼吸机、除颤仪、吸引器、输液泵、推注泵、担架床、楼梯担架、铲式担架、脊椎固定板、输液挂架等急救设备，并安装有心肺复苏仪、真空担架、循环系统急救箱、呼吸系统急救箱等设备，可对伤病员实施包扎、固定、止血、输液、供氧、除颤、监护等途中急救处置。同时，配有中隔板（带观察窗）、上车后踏板、供氧系统（氧气瓶、氧气接口终端、氧气吸入器、减压阀、氧气管路）。

二、防疫消杀车

（一）主要用途及功能

防疫消杀车为疾病预防控制（简称疾控）体系建设的重要装备，用于消杀室外环境的细菌和蚊蝇等。车内配置超低容量喷雾机、常量喷雾机等设备，配有 400 L 药液罐、工作平台等设施。每小时杀虫处理面积不小于 100000 m^2。详见图 16-3-1。

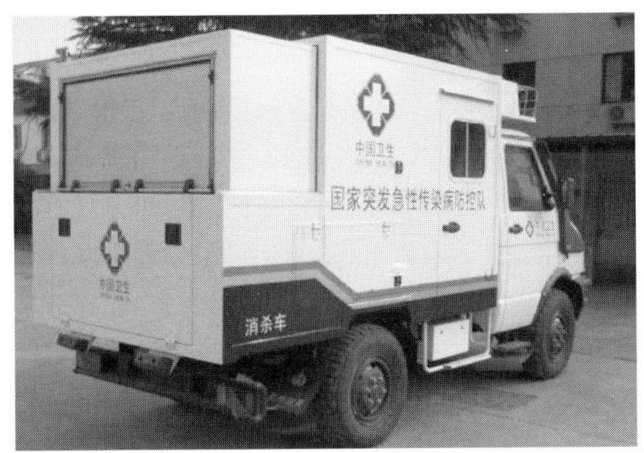

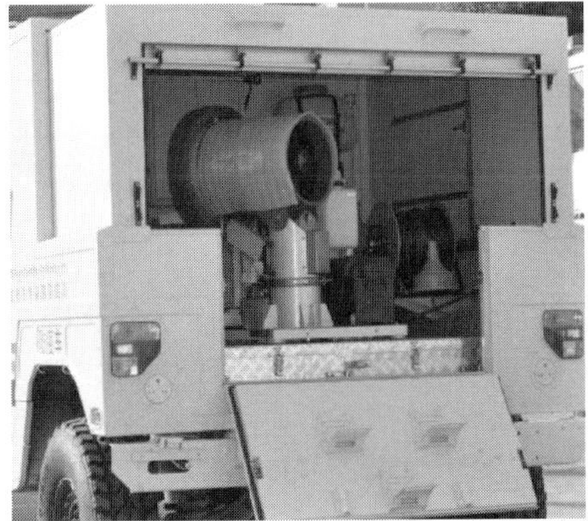

图 16-3-1　防疫消杀车示意图

（二）主要配置

具体见表 16-3-1。

表 16-3-1 防疫消杀车主要配置清单

类　别	设备名称	数　量
航天	车厢	1
	滑移舱	1
	门、梯	1
	车厢附件	1
换气装置	电动排风扇	1
警报警灯、照明	场地照明灯	1
	长排警灯	1
	日光灯带	1
	便携式应急照明灯	1
电气系统	配电系统	1
	配电面板	1
主要装备	常量喷雾机	1
	超低容量喷雾机	1
其他	绕管盘	1
	大药液灌	1
	药液桶	1
监控系统	监控系统	1

三、采样车

（一）主要用途及功能

该车主要用于快速采集样品、样品运输，配置液氮罐和车载冰箱等设备设施。

车厢内设备和控制面板布置合理、美观大方，便于操作使用，便于设备的安装、检修和维护，符合人体工程学要求。设备安装牢固可靠，有足够强度。详见图 16-3-2。

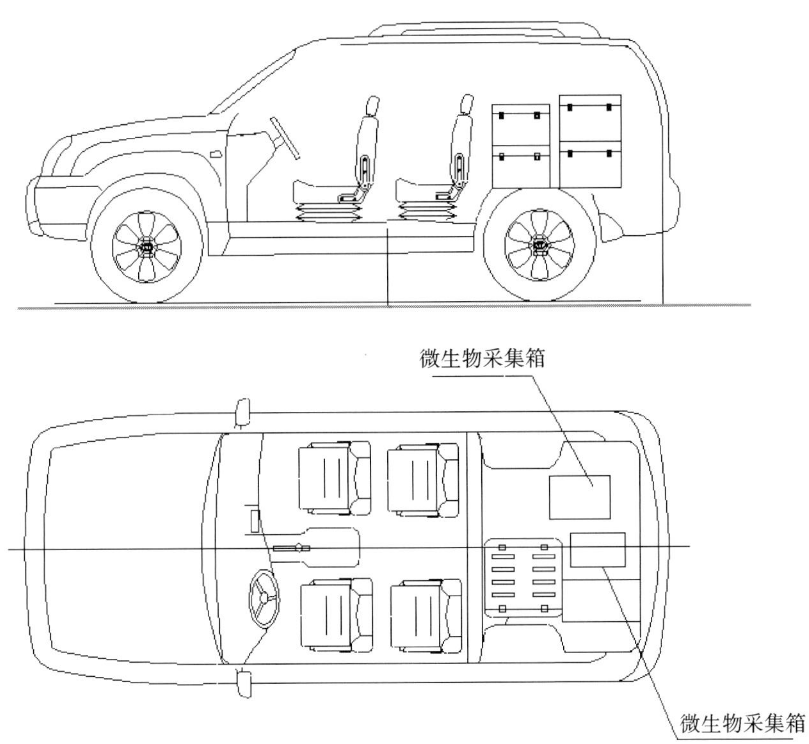

图 16-3-2　采样车布局示意图

（二）主要配置

具体见表 16-3-2。

表 16-3-2　采样车主要配置清单

类　　别	设备名称	品牌/型号	数　　量
车辆改装	吸顶式警灯	定制	1
	车载喊话器	定制	1
	导航仪	定制	1
	液氮罐	定制	1
	车载冰箱	定制	1
	样本运输箱	定制	2
	样本采集箱	定制	2
	数据采集终端	抗机械损伤、防水便携式电脑	2

四、移动 BLS-2＋实验室

（一）主要用途及功能

移动 BLS-2＋实验室是疾控体系建设的重要装备，作为传染性疾病防控检测工作的支撑，是开展病原体检测的核心装备，主要开展病原体快速筛查检测工作，可对疫区内采集的人、动物、媒介生物和水、空气、土壤等疑似样本进行分离、培养、检测作业，为疾控工作提供快速、安全、准确、高效的检验平台。详见图 16-3-3。

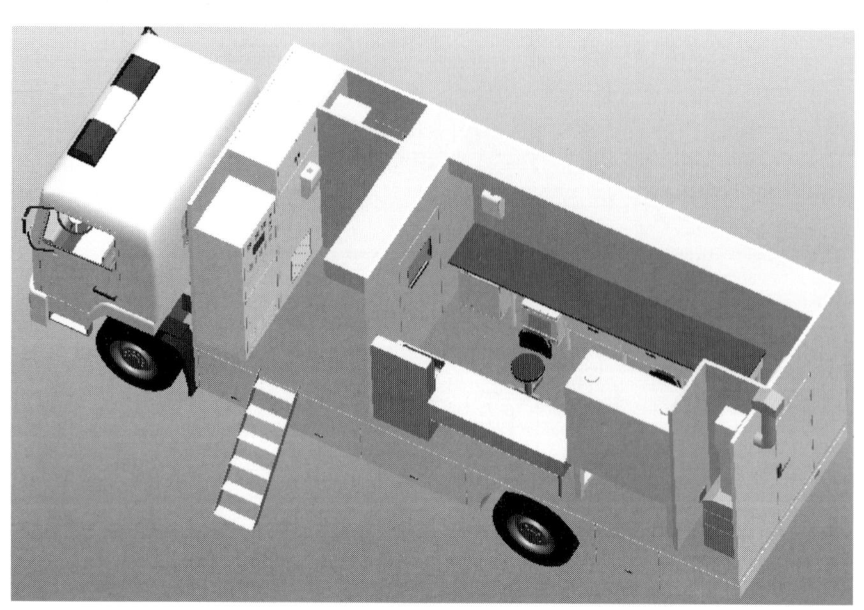

图 16-3-3 移动 BLS-2+实验室内部布局

（二）主要技术参数

具备负压防护、送风净化、排风等生物安全高效过滤功能，符合《移动式实验室生物安全要求》标准中生物安全二级实验室要求，实验室送排风系统关键指标满足 GB 19489 和 GB 50346 中有关 BSL-2+实验室要求的强制性条文规定。其中洁净度级别达到 7 级，缓冲间洁净度级别达到 8 级；实验间与室外负压差达到－20 Pa，缓冲间与室外负压差达到＋10 Pa。

（三）主要配置

具体见表 16-3-3。

表 16-3-3 移动 BLS-2+实验室主要配置清单

类　　别	设备名称	型号规格	数　　量
送风净化系统实验舱	实验舱舱体	定制	1
	配电系统	定制	1
	照明系统	定制	1
	送风机	定制	1
排风净化系统	送风净化系统	定制	1
	空调	定制	1
	排风机	定制	1

续表

类　别	设 备 名 称	型 号 规 格	数　量
控制系统	排风高效过滤装置	定制	1
	排风系统	定制	1
	门控系统	定制	1
	通风控制	定制	1
	温度控制	定制	1
	压力控制	定制	1
水路系统监控系统	视频监控系统(留线,与会商车对接)	定制	1
	通话系统	定制	1
	管路系统	定制	1
	洗手装置(不含自灭活)	定制	1
实验室固定设备	净水箱、污水箱	定制	1
	恒温培养箱	定制	1
	试剂冰箱	定制	1
	生物安全柜	定制	1
	手喷雾消毒装置	定制	1
车载装备(防护装备)	实验边台	定制	1
	高压灭菌器	定制	1
	过滤式呼吸防护器	定制	5
	动力送风呼吸防护器	定制	2
	携气式呼吸防护器	定制	2
车载装备 *	洗板机	美国伯乐	1
	酶标仪	美国伯乐	1
	光学显微镜	日本尼康	1
	全自动核酸提取仪	中国台湾圆点	1
	台式离心机	德国	1
	荧光 PCR 仪	美国 ABI	1
	过氧化氢消毒机	英国	1
	液氮罐	进口	1
	A 类感染物质运送箱	德国进口	2

* 省疾控中心微检室现有检测装备,需要配置运输箱,预留设备的操作位置

五、通信会商车

（一）主要用途及使用范围

通信会商车通过对外网络信息接口，实现与已建方舱的无缝对接、数据实时共享。当发生特别重大突发事件时，在指挥大厅召开会议，通过图像接入系统实时察看事发现场情况，了解事态发展；通过网络视频进行异地会商，听取事发地工作人员汇报和专家意见；调用地方和部门应急平台的数据和相关资料，利用应急方案编制系统对事态发展进行仿真模拟，比较多种应对方案，利用指挥调度系统和应急保障系统实施指挥和调度等。

通信会商车配备包含卫星通信分系统、视音频采集/调度分系统、计算机网络分系统、车载平台分系统、运行保障分系统等设备，将无线通信、有线通信等多种通信方式与视音频采集、处理与存储进行优化组合配置，最大限度地确保“应急通信指挥平台”系统技术水平的先进性与性能的稳定性和机动性，以保障必要时迅速地到达现场布置平台，采集数据，实时与后方指挥中心之间进行通信，实现控制、交换、决策等多功能调度指挥。通信会商车整车图如图 16-3-4 所示。

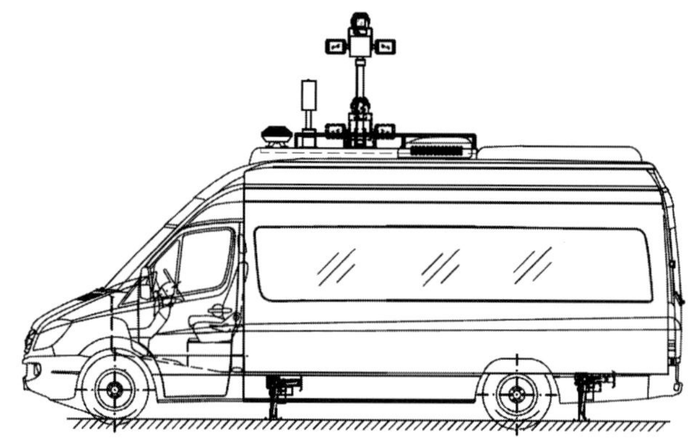

图 16-3-4　通信会商车整车图

（二）主要配置

视频会商车选用奔驰凌特，车辆配备 4G 通信、视音频传输、办公及辅助设备，有双向语音（电话）、数据、图像传输等功能，同时配置办公设备、供电保障设备、车顶摄像设备以及警报设备等（具体见表 16-3-4）。

表 16-3-4　视频会商车主要配置清单

类　别	货物名称	规格型号	数　量
环境调节系统	空调	B2200	1
供配电系统	静音发电机	5.5 kVA	1
	配电系统	定制	1
	配电箱	定制	1
	电缆盘及电缆	30 m	1
	UPS 电源	3 kVA	1
	接地桩/接地线	定制	1

续表

类别	货物名称	规格型号	数量
通信设备设施加4G系统	设备机柜	定制	1
	4G车载视频服务器	定制	1
	车载网络交换机	TL-SG1016T	1
	无线路由器	TL-WR	1
	机架式车载服务器	定制	1
	车内摄像头	定制	1
	电视墙	46寸	1
	车内音响	Edifier	1
	全向 MIC	TG	1
	硬盘录像机	DS-7804	1
	车外摄像机	安装在桅杆上	1
	倒伏式照明桅杆	1.2 m	1
	大功率 WiFi	—	1
办公设施及其他	打印、复印、传真一体机	E618	1
	会议桌	定制	1
	沙发椅	定制	2
	长排警灯	TBD08000	1
	灭火器	MFZLABC	2
管理信息系统	卫生应急作业信息管理系统	定制	1

六、物资运输车

(一)主要用途及使用范围

物资运输车是移动医院系统组成之一，主要用于应急保障物资及应急监测设备装备的运输。车厢满足刚度和强度要求，满足技术指标的安全裕量，具有较高的安全性、机动性、可靠性、使用维护性、良好的内外观和统一协调的人机工程性，同时兼顾与底盘的运输要求。

物资运输车主要由底盘、车厢、医疗物资存储设施、后勤物资存储设施、液压尾板系统、电气系统及辅助设备设施等构成，整车外形见图16-3-5。

(二)主要技术性能

1. 性能参数

(1) 展开、撤收(又称展收)时间。

(2) 展收时间：不大于30 min(两人操作)。

(3) 作业保障。

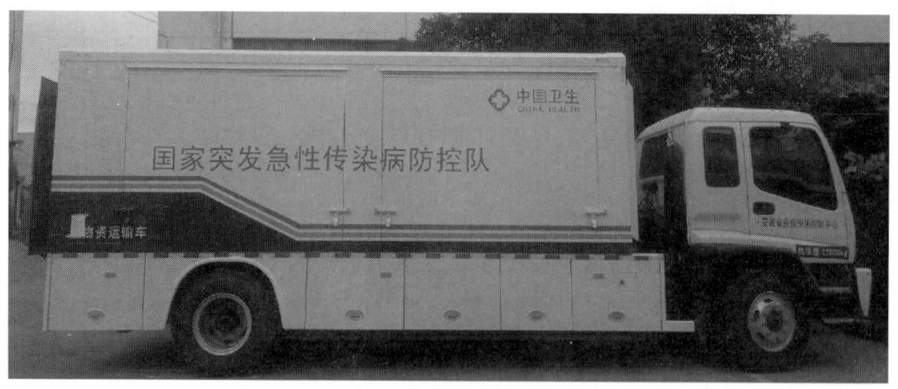

图 16-3-5 物资运输车整车外形图

(4) 补给保障:工作后及时补给消耗性物资和各类后勤保障物资。

(5) 技术保障:帐篷内配置的设备设施的运输保障。

(6) 为功能帐篷提供相关医疗物资的保障。

2. 使用环境条件

使用环境条件见表 16-3-5。

表 16-3-5 物资运输车使用环境条件

项 目	指 标
环境温度	−30～+50 ℃
空气相对湿度	≤95%(温度:25 ℃)
风压	≤20.1 m/s(风力 8 级)
降雨量	≤6.0 mm/min
降雪和积雪	≤1.0 mm(小雪)
高出海平面高度	≤3000 m(当高度>2250 m 时,允许发动机功率相应减小)
路况	各等级公路、山区公路、碎石路、乡村土路行驶
天候	全天候出动使用

七、方舱医院

方舱医院是配装有各种医疗设备、设施、仪器及药材,能独立展开医疗救治或技术保障的专用方舱,是一种可移动的医疗单元。方舱医院既可以某一种方舱单独使用,也可按照不同的使用要求将几种方舱组合在一起,配备相应的辅助单元,形成相互配套、类型不同和规模各异的移动医院或救援诊疗所。方舱医院具有组织精炼、救治能力强、机动性强等特点,便于陆、海、空运输,实现各种运输方式的联运(即综合运输),效率高,费用低,装卸转运快,节省运输时间,利于抢险救灾,支援边远地区,能有效地提高整套药材设备的机动性和利用率,改善医疗救治条件和工作环境。

(一) 方舱主体组成

方舱医院主要承担重大灾害救援、应急支援保障等任务。方舱医院主体由医疗方舱单元、病房帐篷单元和通道帐篷组成，配套保障车组。布局按照救治流程依次为门急诊救治单元→通道帐篷→CT 方舱→特诊/检验方舱→X 线方舱→手术方舱→重症救治方舱→消毒灭菌/药房方舱→留观救治单元。如图 16-3-6 所示。

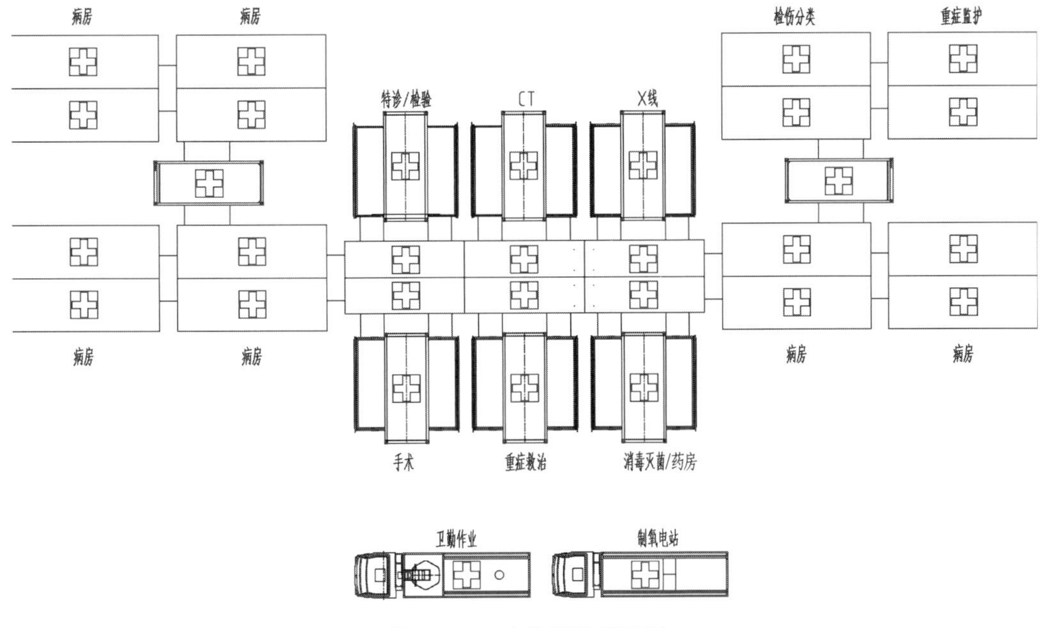

图 16-3-6　方舱医院展开图

（二）方舱系统组成

1. 医疗信息系统　该系统充分考虑到恶劣复杂的工作环境，操作方便、紧凑耐用、功能强大，解决了各方舱内视频采集、显示、处理和传输问题，并且可以与后方单位进行数据、话音、视频对接，实现远程医疗诊断。系统功能包括远程视频会诊及会议功能、非视距无线图传功能、电话与传真功能、超短波对讲功能等。

该系统按功能模块可分为：卫星通信伺服控制单元、远程医院信息网系统、多点视频会议系统、VOIP 电话通信系统、海事卫星通信单元、3G 公网系统、车载超短波单元、车载广播单元、音视频矩阵系统、车载升降照明单元、综合配电系统单元。

2. 水路系统　采用三种供水方式：净水车（或自来水）供水、车（舱）外水囊供水和车（舱）内水囊供水。当各车（舱）单独执行任务且无自来水保障时，采用车（舱）外水囊供水方式；或者冬季严寒天气，不宜采用净水车供水方式时，采用车（舱）内水囊供水方式。

3. 电路系统　配备了发电车，可以为方舱提供电力保障。同时，为了使整个系统扩展和撤收更方便、更合理，系统内增加了一个辅助配电箱，位于 CT 舱和 X 线舱之间，辅助配电箱设计成防雨密封结构，使整个系统在雨雾的天气能够正常工作，通过电源车电源电缆能够将方舱电站车或市电的电源引入各个方舱和帐篷单元中，经过配电后，输送至医疗设备及辅助设备。

4. 气路系统　通过制氧方舱保障医用氧气。制氧方舱利用环境空气，采用分子筛变压吸附法现场制取医用氧气，并能压氧充瓶，为系统提供氧气。制氧/发电车通过供氧管路与手术方舱、急救方舱、病房帐篷、重症监护帐篷连接，提供给各单元医用氧气。

（三）方舱医院主要用途

（1）一般伤病员检伤分类，判断伤情、治疗、后送分类。

（2）急救处置，紧急手术，早期治疗，部分专科治疗，影像诊断。

（3）临床生化、血液学、细菌学检验。

（4）手术器械、衣巾单、敷料等洗涤和灭菌。

（5）药材供应、处方调剂，供血配血。

（6）水、电、医用气体、空调等技术保障。

（7）医疗信息处理，远程医疗与通信。

（8）伤病员收容留治及勤务、医务人员工作基本环境条件保障。

（四）方舱医院设备的使用环境

1. 方舱医院展开地面要求 展开或作业场地地面平坦坚实，一般选择硬质地面，允许3%的不平度。有方便车辆进出的道路，和适应自装卸专用越野汽车行驶的道路，如急造军路、乡村泥泞土路等。有可利用的电源和洁净水源。方舱医院系统展开时，其场地面积长×宽不小于 60 m×40 m。

2. 方舱医院使用环境条件

（1）环境温度：工作环境温度范围为－41～46 ℃。在－25 ℃以下，可以增加辅助采暖装置。储存极限温度范围为－55～70 ℃。

（2）相对湿度：不高于 95%。

（3）海拔高度：额定高度不高于 3000 m，超过额定高度时允许机电动力降低。

（4）抗风能力：展开作业时，风速低于 9 m/s。工作状态时风速低于 16 m/s。

（5）淋雨强度：不高于 6 mm/min 淋雨强度，能在降雨量 16 mm/h 条件下展收、作业。

（五）系统展开方法

首先展开通道帐篷，然后依次展开消毒灭菌方舱、重症救治方舱、手术方舱、X 线方舱、CT 方舱和特诊/检验方舱。再展开与通道帐篷两端相连的充气病房帐篷，最后将两个模块方舱及卫勤作业车和制氧电站车放置到位并展开其余充气帐篷。

（六）方舱医院设备的日常维护与保养

1. 设备的日常维护人员 方舱内的医护人员为医疗设备的直接使用者，因此维护与保养设备首先应从医护人员着手。但不同的救援任务，各个方舱内的医护人员配置不同，很难在各个方舱内指定医护人员进行设备管理。因此方舱医院应该成立一支专业的设备管理小组，负责设备的维护与保养，小组成员应包括设备维修人员、医护人员以及设备厂商。一方面可以减轻医护人员的压力，让医护人员更专心地致力于医疗救治，同时对设备进行更精密及科学的管理。

2. 设备的日常维护方法 设备管理小组分为平时及战时组合，战时管理小组应从平时管理小组中抽调，医疗设备管理小组主要从以下几个方面开展工作。

（1）熟悉各种设备的性能：突发灾害随时、随地均可发生，因此可能存在交通不便、自然条件恶劣等诸多不利因素，而这些因素势必对精密医疗设备产生影响。在汶川地震救援中，就曾经出现高温、潮湿等因素影响了诊断类医疗设备的使用。而一些医疗设备在低温、低气压等特殊环境下也可能无法运转。因此对医疗设备的管理，必须了解各种医疗设备的工作环境及工作条件，在事件发生后要迅速根据事发地的自然条件做出设备的抽调，保证任务的顺利完成。而且在野外条件下，因情况特殊，对机器的维护较平时更为重要。因此必须熟悉各种仪器的工作状态，发现和排除可能引起的故障隐患，使设备处于良好的工作状态。

（2）建立设备维修网络：在战时阶段，由于地点及时间均不确定，而一旦出现仪器故障将直接影响医疗救治任务，调换医疗设备可能存在一定困难，因此设备小组必须熟悉各种医疗设备的配套维修途径，一旦出现故障，必须做到小故障能够排除，大故障能够调换。

（3）建立各种设备登记细则：在出任务时，时间紧、任务重，难免出现忙乱，尤其是远距离保障，可能导致一些设备的丢失，因此，在出发前，要对此次执行任务的各种设备建立细则，尤其是要细化到各个方舱所携带的设备是什么，这样在完成任务后，对各个方舱内的设备进行统计，防止出现设备的丢失。

（4）补充设备器材：应根据救援的特点，在方舱自身设备基础上提出补充设备器材的种类，比如增加与救治任务需求相适应的特殊模块，增带妇儿科器械，眼科、口腔、耳鼻喉设备，为展开全科医院做准备。

（5）医疗设备模块化管理：方舱医疗模块组成方舱医院，各个模块成立独立救治单元，设备的管理可以立足方舱内现有医疗设备，根据各个方舱的实际情况，建立各个方舱内医疗设备模块。同时根据设备模块，对每一个模块内的仪器进行数字编码，编码可根据设备的种类，做到每一个设备一个编码。在设备更新时，数字编码要相应更新，力争做到对仪器进行精细化管理。这些编码要登记在册，一旦出现救援任务，则可进行模块化抽调设备。在每一次执行任务时，各舱体要指定设备管理人员，同时设备管理人员要保证人手一册设备编码明细。

立足方舱医疗设备特点建立的设备管理模式仍需在实战中检验，而且需要在实际应用中不断调整及完善。

第四节　营地条件保障

一、营地的选址

营地选址的条件主要有以下几种：一是有较好的交通道路条件，要靠近前接后转道路，但又与主要道路保持一定距离，而且要便于车辆进出；二是有一定的展开地幅，地面展开时各组应相对集中展开；三是展开地点要求水源较充足，取水方便，能基本保证医疗、生活和洗消用水。

首先对拟选址的周边环境进行安全评估，确保安全，同时考虑场地面积（建议 400 m^2）、硬化供排水和紧急情况下易于疏散等。选择地势平坦、地质结构牢固、不易滑坡的地方。选择视野开阔、周围无障碍物、上下都有通路的地方。选择靠近溪流、湖潭、河流边，方便取水的地方。选择靠近村庄和道路的地方。尽量选择背风、背阴的地方。尽量不选择草地之中，避免蛇虫。不选择低洼积水的地方。不选择峡谷的中央，避免山洪。不选择高地上、高树下，有强风和雷击的安全隐患。

二、营地的布局

（一）营地布局要素

1. 营地分区　将所选地域划分为指挥区、医疗区、生活区、生活保障区和停车场 5 个区。如任务需要配备直升机时，还应加设一定地幅的停机场。

一般将分类组设在救援队的入口处；将手术组、抗休克组和医技保障组设在中间位置；将隔离和洗消组设在与其他组室相聚较远的下风方向单独展开；生活保障部门尽量靠近水源；后送单元应设在救援队的出口处，尽量选择便于轻伤员乘载的地方。

如果把医学救援队展开要素按功能区域场所划分，通常有二十几个要素。

(1) 医疗区：包括指挥组、分类哨、分类场、手术室、手术准备室、抗休克室、重伤(术后)观察室、消毒供应室、检验室、调剂室、药库、配液中心、X 线室、洗消室等。

(2) 伤病员区：包括治疗室、绷带交换室、伤病员室、隔离室等。

(3) 生活区：包括宿舍、厕所、洗浴室等。

(4) 生活保障区：包括伙房、食堂、被装仓库等。

(5) 内部通道。

(6) 停车场。

(二) 营地布局图

图 16-4-1 是一个常用营地布局图。把手术组和急救抗休克组都放在入口附近，保证伤病员流动在尽量短的距离上，争取急救时间；伤病员区沿着干道安排在出口附近，便于伤病员后送，减少伤病员流动的流量；使医技工作室既靠近主要救治组室，也相应关照到轻伤病员的需要，这样的位置更适宜。

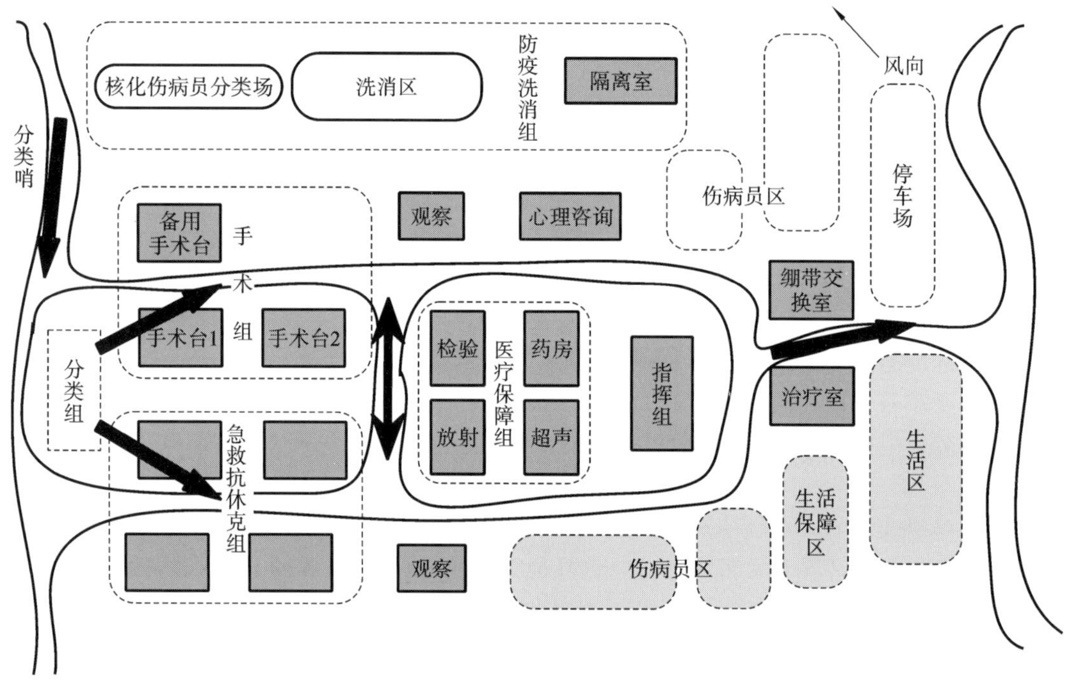

图 16-4-1 常用营地布局图

三、营地的展开

(一) 人员编组及任务分工

营地建设由生活保障组负责。人员具体按照如下编组分工：

组长、副组长：根据实际任务由指挥组领导指定，负责整个营地建设工作的计划、协调、组织和实施。

场地建设小组:负责选址、划分保障区域、组织协调各区域布置,并负责队伍撤离时的场地恢复,配合防疫防护组进行场地洗消处理。

水电保障小组:负责供水、供电保障和相关水电设施设备的使用及保管。

支援保障小组:负责搭建帐篷、野战洗浴、厕所等设施,参与管理营地秩序,并负责宿营区域环境整治和消防安全管理。

(二) 展开形式

应根据任务类型、地形和道路条件选择展开形式,从实际出发,综合权衡,以适应任务情况和保障工作的需要。展开形式按力量使用区分为集中展开与分散展开两种,按地形条件分为地面展开、半地下展开和坑道内展开三种。选择何种形式应根据具体救援任务和环境条件而定。

(三) 选择展开地点的流程

选择时一般有图上选择和现地勘察两个阶段。图上选择在地图上进行,有条件时还可以利用各种计算机终端在电子地图上进行。根据任务情况和领导决心,进行情况判读,判读预定展开地域的地形、地貌、交通道路,对照救援队展开条件,综合考虑,确定救援队展开地点。

(四) 展开程序

1. 展开地点组织部署 指挥员带领各组长在现地确定各组室的具体展开位置,明确伤病员前接后转道路的使用,确定各组室使用的水源,指定路标设置点。

2. 组室展开 在现地划分展开地点后,统一调度车辆,按顺序进入各展开位置;组织人员在指定地点卸车;卸车完毕,组织架设帐篷;摆放各组室工作台、柜,展开成待工作状态。

3. 完成准备工作 进一步明确保障任务区分与协同事宜,修订、完善保障计划,协调各组室的任务分工,协同主管部门选择和修整直升机起降场地,并准备简易器材,各组室展开完毕,指挥员组织检查展开情况,发现问题,及时处理。

4. 指挥员检查展开情况 指挥员检查展开情况完毕后,确定救援队可以开始工作接收伤病员,立即向救援队上级主管领导汇报。

5. 帐篷搭建 负责帐篷搭建,对地面进行预处理。原则上 4 h 内完成水、电通信(网络)保障工作。

6. 供水供电保障 场地建设小组配合支援保障小组展开搭设帐篷。水电保障小组负责架设供水、供电线路,展开净水储水设备、电站、洗消装备,配合卫生防疫组检验水质。

7. 废弃物处理 符合国际公约,设立 2 个废弃物集中处置点,实验室废弃物和生活垃圾应有明显分类标识,设专人管理,定时清运及进行无害化处理防止污染和扩散。

8. 卫生区 设置宿营区、生活区的下风口,粪便做无害化处置。

9. 标志标识 使用中国卫生统一标识,营地悬挂国旗、队旗,以及队伍名称布标、宣传口号等。

10. 安全保卫 营地应设安全警戒标识,实验区有电子警戒系统和生物安全标识。

11. 营地撤收 根据指挥调度联络人员的指挥,实施转移或回撤时,各小组迅速撤收野营装备,并配合指挥调度联络组实施装运。场地建设小组人员根据需要对宿营地域进行恢复、洗消。救援队返回驻地后,检查装备并验收入库。

四、营地主要功能

（一）宿营休息

宿营区域为应急队员提供住宿的保障，根据住宿人员的需要，可加入多种需要的床品、户外座椅等。住宿单元紧凑，合理利用空间，不仅能使人在空间及条件上舒适，还能高度利用空间，在有限的空间内，安置较多的人员住宿。为保证应急队员的健康问题，宿营模块配备了营区健康站，保障应急队员的自身健康安全问题。

1. 主要装备 宿营区域有网架帐篷、单人帐篷、冷暖风机、折叠床、折叠椅宿营车、健康监视设备等。通过多种设备的有机组合实现了野外条件下的住宿、休息保障。

2. 主要功能

（1）住宿功能：宿营区域通过网架帐篷、宿营车等多种方式提供了营区住宿空间。通过配比一定数量的单人帐篷提供了小分队的外出住宿保障。帐篷是一种可移动的“房屋”，具有良好的机动灵活性，能充分适应应急和机动分队的要求。折叠式网架帐篷架设、撤收快捷，环境适应性强，多帐篷连接方便，是营区住宿的理想解决方案。单人帐篷具有重量轻、展收方便等优点，用于应急小分队外出执行任务时休息使用。未来宿营模块还将增加宿营车用于改善野外生存条件，提高野外执行后勤保障的能力。

（2）供暖制冷功能：在热带或者寒区工作时，宿营区域应提供 10 kW 冷暖风机用以控制帐篷内的温度与湿度。为应急队员提供舒适的居住环境，提高应急队伍的卫勤保障能力。

3. 几种常见的宿营装备

1）折叠式网架帐篷　折叠式网架帐篷由骨架和内、外篷布组成，骨架由薄壁金属管组成的折叠式网架与毂盘组成。篷布分为内篷布和外篷布，内篷布是白色涂银布，外篷布是迷彩涂银布，内外篷布之间由骨架相连。帐篷还配有地布，为不透水的防潮胶布，地布上设有边条和尼龙搭扣以及扣带，分别用于将地布与帐篷底部的尼龙搭扣和钢丝绳环相连。帐篷设有四个门洞，门帘为内外双层，各层均有尼龙搭扣，外层还设有连环套，便于不用时门洞的封闭。帐篷前后墙壁和两侧墙壁上共设有 8 个窗户，便于通风和透光，窗户上还配有透明薄膜和纱窗。此外，帐篷侧壁墙上还设有电源线入口和风管接口，便于用电和在冬季配合暖风机使用。帐篷连同一个附件包、一个维修包集中于一个包装箱内。折叠式网架卫生帐篷自重 280 kg，展开长度 11.8 m，宽度 4.1 m，可使用面积 37.3 m^2。详见图 16-4-2。

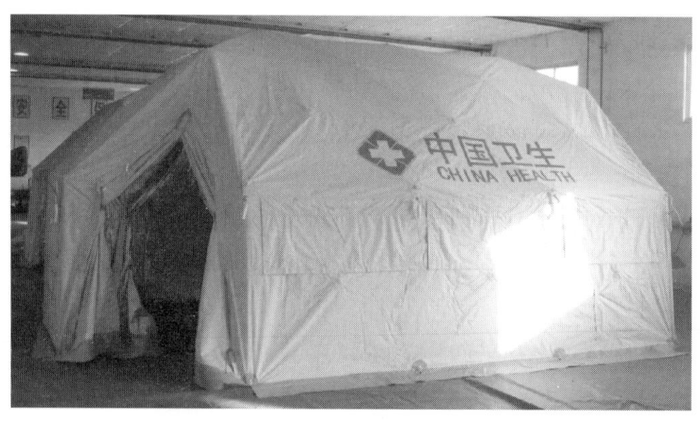

图 16-4-2　折叠式网架帐篷外形图

2）高压充气式帐篷　以 36 m^2 的充气帐篷为例。高压充气式帐篷不需额外支撑杆即可自行站立。包含一个主帐篷、一个尾部连接、2 个侧边连接带、一个装有桩和锤的包、一个装有充气十字软管的包、一个维修工具包。详见图 16-4-3。

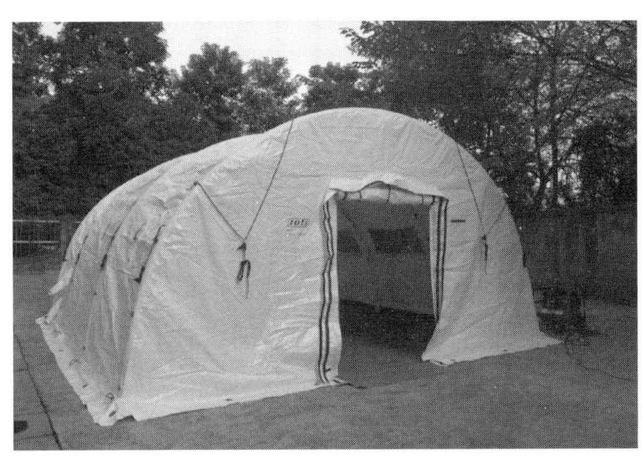

图 16-4-3　高压充气式帐篷外形图

高压充气式帐篷特点：

(1) 双层 PVC 内衬聚酯网架，耐用性更好，寿命长达 10 年。

(2) 气柱材料采用高强涤纶丝网加强布，高压下无变形，强度高。

(3) 阻燃达法标 M2 级；抗 10 级大风、12 级阵风；抗 25 kg/m^2 大雪；可承受每 24 h 395 mm 暴雨；具有防紫外线能力。

(4) 三层窗帘式设计：防雨层、透光防雨防沙层、透光透气层，应对不同气象条件。

(5) 专用预设空调接口，易于安装并防雨保温。

(6) 双侧拉链门可与其他帐篷进行组合，且绝不渗水。

(7) 充气时间 10～15 min。

(8) 收起后体积小节省运输空间。

适用领域：主要用于应急救援、野外勘探、野战医院、移动医院。国家应急救援队、省级医院救援队、勘探团队(10 人以上)及一些有野外工作需求的相关部门。

3）宿营车

(1) 基本功能：宿营车是应急系统配套车辆之一，为后勤保障车辆，能够在条件恶劣的野外完成 24 人次的宿营任务。车辆能够在野外独立完成安全宿营的全部功能，并具备防雨密封、防光密封、保温、隔音、空调、采光、地暖、照明等功能。宿营量大、适用性广、功能齐全，在满足技术指标的基础上，从人机工程学方面也做了充分的考虑，是一种比较经济实用的功能性车辆。本车具有三个宿营舱，具有独立的房间，展开、收拢方便快捷，具有较强的机动性、道路通过性，是适合山区使用的多功能节能型车辆。

(2) 结构布局：宿营车主要由底盘、折叠舱、起重机、储物舱、空调箱、配电系统及辅助设备设施等构成。宿营车最大外形为 9000 mm×2500 mm×3300 mm，符合 GB 1589 的规定的公路运输要求。折叠舱收拢状态大小为 4500 mm×2480 mm×430 mm，展开状态大小为 4500 mm×2460 mm×2200 mm，展开状态内部大小 4389 mm×2350 mm×2100 mm。单个折叠舱内配置 8 张床、16 个衣帽钩和 8 个网兜。舱内两侧分别设有侧踏板，床铺支撑支架采用踏梯结构，以方便人员上下；前壁设有缓冲垫、衣帽钩、固定插销、电源转接板、换气扇、舱内电气、空调接口、电源插座；后壁设有缓冲垫、衣帽钩、固定插销、舱体后门、门窗、航空插座、网兜、后门通风空口、百叶通风调节装置等；左右侧壁设有上下卧铺、侧移窗、折叠支撑座、折叠踏板等。顶壁设有 LED 灯、电线槽等。方舱带有标准的辅助配件；舱体内表面为复合材料原色，舱顶设置 LED 灯，舱体前壁板开有空调、电源、轴流风机等孔口。详见图 16-4-4、图 16-4-5。

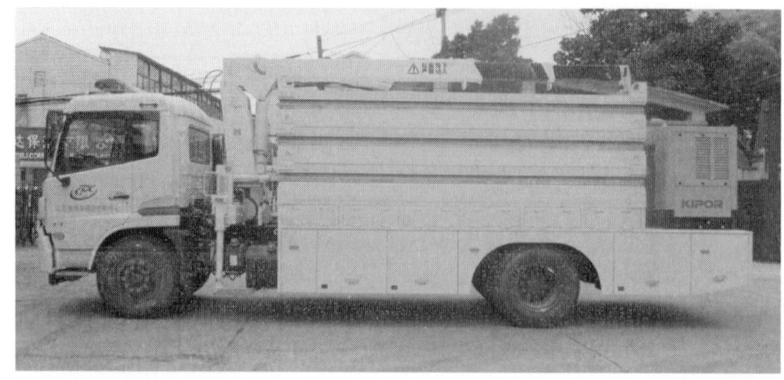

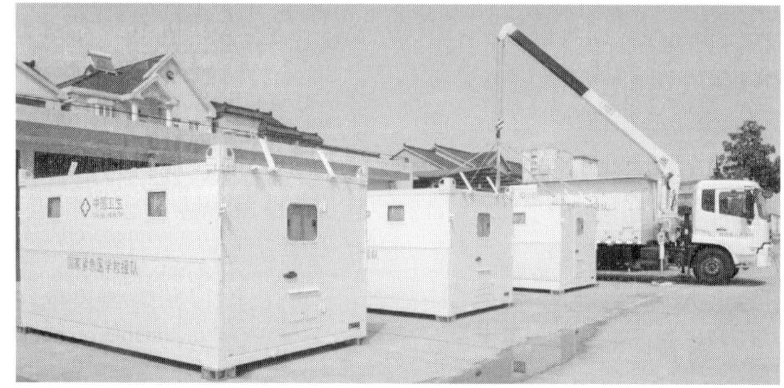

图 16-4-4　宿营车同类产品参考图

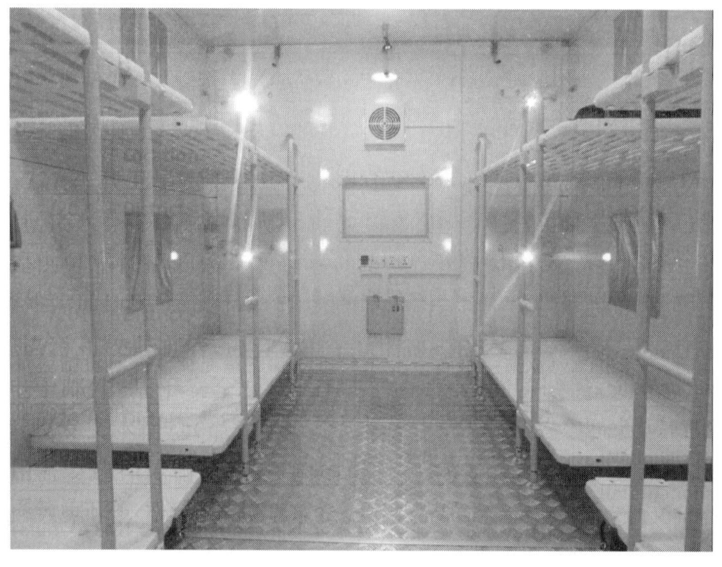

图 16-4-5　宿营车折叠床展开状态示意图

(3) 主要配置:宿营车是主要由越野底盘、宿营舱、起重机、电气系统、车厢微环境调节系统及辅助设备设施等构成的独立宿营系统(具体配置清单见表 16-4-1)。

表 16-4-1 宿营车主要配置清单

类　别	设备名称	型号规格	数　量
底盘及底盘改造	底盘	定制	1
	底盘改造	定制	1
	裙边箱	定制	1
宿营舱	折叠舱	定制	3
	固定储物舱	定制	1
舱内环境调节系统	地暖系统	定制	3
	窗式空调	定制	3
	换气扇	定制	3
照明及配电系统	LED 灯	定制	1
	阅读灯	定制	1
	警灯警报	定制	1
	车载静音发电机	24 kVA	1
	电气系统	定制	1
	电源电缆盘	定制	4
随车起重机	随车起重机	5 吨	1
卧铺	卧铺	定制	24
附件	附件	定制	1
倒车影像	倒车影像	定制	1

(二)洗浴清洁

可为工作人员在野外提供洗浴、如厕等场所,保障应急队员的个人卫生需求,并维持营区的卫生整洁。通过模块化设计,实现了快速展收,并根据应急队伍的规模合理调整保障能力,减少运输负担。

1. 主要装备 由生活保障车、淋浴袋、箱组式野战厕所、打包马桶、厕所帐篷、厕所车、垃圾袋等装备组成。可保障营区、小分队的洗浴、如厕需求。

2. 主要功能

(1) 洗浴功能:洗浴清洁中的生活保障车设有淋浴间,可供不少于 4 人在恶劣气候环境下同时洗浴。提供营区的洗浴保障能力。本模块另配备 10 个淋浴袋供野外小分队外出时淋浴使用,满足卫生应急分队的野外个人卫生需求。生活保障车内设洗衣机,每次可洗涤 8 kg 衣服并可甩干。

(2) 厕所功能:配备两种不同类型共 20 个厕所供应急队伍营区如厕使用。其中:箱组式野战厕所具有不需水电、环境适应性强、结构简单、密封性好、可靠性高等特点;免水打包马桶具有不用水、不排污、即放即用、卫生可靠的优点,适合野营条件下如厕使用。

第五节 供水净水保障

一、净水设备概况

水是生命之源、健康之本，是人类赖以生存的物质基础。当人们在野外工作或者生活时，饮用水主要依赖当地水源，就地取水。但天然水容易被污染，无法直接饮用，洁净饮用水的供应问题也就成了核心和首要问题。目前，从净水工艺大致可分为单级处理净水器、单级多层（复合滤料）净水器、多级净水器3种。

单级处理净水器只有一种过滤滤料，其功能比较单一，主要起预处理（如PP棉、陶瓷滤芯等）和单一水质改善功能（如活性炭的脱氯作用等）。单级处理净水器仅仅起到初级过滤作用，需要配合其他过滤器联合使用，由于其过滤的精度不够，不能完全去除细菌和病毒，滤过的水不能直接使用。单级多层（复合滤料）净水器是指在同一筒体中有两种以上滤料复合组成，源水逐级通过滤料，分别去除水中的杂质等有害物质，这种净水器采用的是单向通过式过滤方法，污物全部存留在净水器内，需要拆卸后才能清洗，使用很不方便。多级净水器是由不同的滤材（两种以上）联合组成的净水器，市场多见微滤滤材和超滤滤材、微滤滤材和反渗透滤材组成的净水器。按照滤材的个数可分为3级净水器、4级净水器、5级净水器等；按照其组合形式可分为超滤净水器、反渗透纯水净水器。多级净水器并非级数越多处理的效果越好，处理的水质取决于每级滤材的过滤精度，精度越高过滤的效果越好。

二、各水处理单元的功能简介

（一）自动反冲洗多介质过滤器

多介质过滤器罐大多填充石英砂、无烟煤和锰砂等滤料。其作用主要是降低水浊度，并且可以去除水中的大量细菌、有机物等，从而为后续的消毒工序创造了有利条件。锰砂对铁、锰的去除效果显著。

（二）自动反冲活性炭过滤罐

活性炭具有大量的微孔和巨大的比表面积，具有极强的物理吸附能力。能够十分有效地吸附水中杂质，尤其是有机物和微生物。活性炭表面形成的含氧催化氧化和化学吸附的功能，可以去除一部分水中的金属离子。活性炭对水中尚存的余氯有极强的吸附作用，以保护下游的不锈钢设备及管道表面，并满足后续水处理单元的入水要求。

（三）自动反冲、再生软化罐

软化罐内填充钠型阳离子交换树脂。可通过树脂的离子交换反应，降低水硬度，防止钙离子、镁离子与碳酸根、硫酸根离子结合，在后续水处理设备或管道中结垢。

（四）精密过滤器

精密过滤器又称保安过滤器，过滤精度一般为5 μm，其作用在于截留一切粒径大于5 μm的物质，以满足反渗透的入水要求。

（五）反渗透

反渗透技术应用的关键在于起除盐作用的反渗透膜的性能。反渗透膜是一种只允许水分子通过而不允许溶质通过的半通透膜，反渗透技术除了应用反渗透的原理外，还利用了膜的选择性吸附和针对有机物的筛分机制。反渗透膜的孔径大多小于 10×10^{-10} m，其分离对象为溶液中处于离子状态和相对分子质量为几百左右的有机物。它能滤除各种细菌，如铜绿假单胞菌，也能滤除各种病毒，如流感病毒、脑膜炎病毒，这是制药用水十分关注的问题。

由于反渗透的操作工艺简单，除盐效率高，使用在制药用水工艺中，还具有较高的除热源能力，而且也比较经济，成为制药用水工艺中首选的水处理单元。反渗透技术不仅使用于纯化水的制备工艺过程中，还可制造具有注射用水质量的水，《美国药典》从 19 版开始已收载此法为制备注射用水的法定方法之一。

（六）离子交换

离子交换系统使用带电电荷相互吸引的原理，去除水中的金属离子。离子交换系统需用酸和碱定期再生处理。由于这两种再生剂具有杀菌效果，因而同时也成为控制离子交换系统中微生物的措施。离子交换系统既可以设计成阴床、阳床，也可以设计成混合床形式。

阴阳离子交换器除盐：让水依次通过装有氢型阳离子交换器和装有氢氧型阴离子交换器的复合串联床系统，可以将水中的各种矿物盐类物质去除。

混合床除盐：将一定比例的阴、阳离子交换树脂放置于一个离子交换器内，两种树脂混合在一起使用，称为混合床。采用混合床除盐，其离子交换过程比复合串联床系统交换更为彻底，可以使出水达到较高的水质。如果将混合床设置在复合串联床系统后面，其进水的质量较高，运行周期相对比较长。

（七）电法去离子

电法去离子交换系统（EDI）亦是一种离子交换系统，这种离子交换系统使用一个混合树脂床，采用选择性的渗透膜以及充电器，以保证水处理的连续进行和树脂的连续再生。处理工艺：原水首先进入树脂段，当水通过树脂时，被脱去金属电荷离子，成为产品水。这种系统使用的树脂可以看作一个导体，在电位势能的作用下，迫使被俘获的阴、阳离子通过树脂和渗透膜而浓缩，并从水流中脱出。与此同时，在树脂段中，电位的势能又将水电解成氢离子和氢氧根离子，从而使树脂得以连续再生，且不需要添加再生剂。

（八）杀菌系统

1. 臭氧和紫外线的有序结合用于消毒/灭菌　臭氧是一种强氧化剂，它的氧化能力在天然元素中仅次于氟，位居第二。臭氧能氧化分解细菌内部氧化葡萄糖所必需的葡萄糖氧化酶等，也可以直接与细菌、病毒发生作用，破坏细胞、核糖核酸，分解 DNA、RNA、蛋白质、脂质类和多糖等大分子聚合物，使细菌的物质代谢生长和繁殖过程遭到破坏。在水处理中，对除嗅、脱色、杀菌，去除酚、氰、铁、锰和降低 COD、BOD 等都具有显著的效果。紫外线能降低水系统的预处理系统中新菌落的生成速率，位于臭氧之后的 254 mm 紫外线灯可同时用于消毒和清除臭氧的残留。

2. 循环回流以防止细菌滋生　在纯化水系统中的预处理系统、制水系统和用水系统分别设有循环水路，在节假日或晚间不用水时、纯化水罐水满时、出水电导率超标时，各系统内的水保持一定程度的循环，必要时再辅以紫外线或臭氧/紫外线杀菌以防止细菌滋生。

三、救援中的饮用水保障

饮用水是应急队伍工作、生存的基本需求。在宿营地内提供多种类的净水、储水设备，可同时保障营区用水及小分队外出时的用水需求。

（一）主要装备

净水储水设备建议由 6 个 2 吨软体水罐、2 个反渗透净水器、30 个单兵净水器及具有运水、净水、加热功能于一体的生活保障车组成。

（二）主要功能

1. 储水功能 根据军队战时用水配额每人每天 40 L 计算，应急队伍 200 人每天用水 8000 L。建议提供 4 个 2 吨软体水囊用于储存净化水，另外提供 2 个 2 吨软体水囊用于在净化过滤前对地表三类水进行沉淀处理。

2. 净水功能 为达到营区每天净水 8000 L 的要求，并尽量节约资金。建议提供两台净水能力 400 L/h 以上的净水机保障营区用水。另外提供 30 个 400 mL/min 的单兵净水器，保障应急分队的野外用水。

同时，卫生应急救援队现有的生活保障方舱也可为营地提供完善的用水保障能力。该方舱可存储 1000 L 水，并具有净水、加热、淋浴等功能。在大规模卫生应急行动中可以为营地提供完善的净水服务。

四、常见净水设备

（一）单兵净水装备

我国很多地区水质较差，能作为户外饮用水的水源主要有山泉、溪流、湖泊和自然降雨等，但这些水源中往往含有大量致病菌、重金属离子等对人体有害物质。由于在户外活动中难以携带大量纯净水、无明火加热设备和携带不方便等，户外便携式微型净水器的出现就有效地解决了这个难题。

1. 单兵野外饮水设备的要求 作为净水处理设备，单兵野外饮水设备处理后的水应满足国家饮用水卫生要求。户外净水器由于轻巧、便于携带等特点，在外出活动时可作为安全饮用水的保障设备。单兵野外饮水设备应具备的条件：净水效果好，能够提供安全的饮用水；体积小、携带方便、操作简单；材料抗冲击性强、抗腐蚀性好，无毒副作用；水处理能力强，即滤即饮，所需压力小；滤芯不易堵塞，方便清洗、更换。

因为单兵野外饮水设备使用环境不确定，所以，要求其过滤功能能够满足使用要求，如遇到水体中含有毒有害化学物质时，要求滤芯能够将重金属、氰化物、氯化物以及农药等有毒有害物质过滤掉。

未经处理的水可能含有潜在致病因子，包括细菌、病毒和一些寄生虫的幼虫，如肝吸虫和蛔虫。可能存在化学污染物，如农药、重金属和合成有机物。其他组分可能会影响味道，如产生土臭味素的放线菌，同时微咸水或海水作为水源时有咸味。常见的金属污染物如铜和铅可以通过使用苏打灰或石灰提高 pH 来处理、沉淀。单兵净水器也可称为便携式净水器，属于户外净水器的一种类型，是一种适合从事野外执行任务官兵使用的便携式饮水保障设备，在使用过程中，可直接将自来水、溪流水、河水以及其他天然水源净化成可直接饮用的安全饮用水。由于使用环境和需求不同，单兵净水器通常有以下几种：投加消毒药片与简单过滤组成的单兵净水器，常用的消毒药片有碘晶体、次氯酸钠、次氯酸钙等；安装紫外线灯的单兵净水器，紫外线通过光诱导在 DNA 上形成共价键，从而防止微生物繁殖，但这种净水器需要水源浊度相对较低，通常先处理后进行紫外线杀菌；常用的单兵净水器净水滤芯由超滤膜、反渗透膜与活性炭、麦饭石等组成，生产方便，可以软化水质、改善口感，也能除去水中重金属，出水水质能够达到国家饮用水安全标准。

2. 单兵净水器的研究进展 户外活动人群对便携式净水器的需求带动了单兵净水器的发展。传统的净水方法有加消毒药片、自然澄清，但投加消毒药片不能将水中微生物彻底除尽，而且也不能消除水中重金属的污染，同时消毒药片还会使水存在异味。因此研发新型的单兵净水设备是解决野外用水有效、快捷的途径。

1）净水材料 目前较为先进的净水滤芯材料主要有超滤膜和反渗透膜。超滤是一种利用膜分离技术来筛除颗粒直径大于 0.01 μm 的颗粒的过程，包括筛除溶液中细菌、胶体和病毒等。超滤可用于从原水中除去颗粒物和大分子以产生饮用水，它已经被用于替代在水处理厂中使用的现有的二次（凝结、絮凝、沉淀）和三级过滤（砂过滤和氯化）系统，或者作为独立的系统在水处理领域使用。当用高悬浮固体处理水时，超滤通常被整合到该过程中，利用初级（筛选、浮选、过滤）和一些二次处理作为预处理阶段。超滤膜对水中的悬浮物和胶质有非常优良的过滤能力，对污水混浊物的去除效果非常明显，去除率达到99%以上。

2）净水动力 目前国内研制的单兵净水器净水动力有很多，但基本上都处于理论研究阶段。目前市场上的单兵净水器净水动力主要以水壶挤压式、气囊加压式、活塞泵式为主。水壶挤压式适用于盛水材质弹性较好的水壶或杯体，通过直接给壶体外部施加压力产生净水动力。

3）处理方式 大多数通过 PP 棉、活性炭、超滤膜等处理，来解决水中存在的大颗粒物质和微生物。同时有些净水设备为了改善出水水质口感，增设麦饭石层。也有一些净水器出水口用反渗透膜处理，此方法虽然使净化效果更好，但同时也增加了生产成本。

主要通过以下五种方式：

（1）原水→膜过滤→活性炭→出水。

（2）原水→活性炭→膜过滤→后置活性炭→出水。

（3）原水→活性炭→碘树脂→出水。

（4）原水→PP 棉→活性炭→反渗透膜→出水。

（5）原水→陶瓷膜→活性炭→麦饭石→出水。

（二）净水机

1. 适用领域 主要用于应急救援、野外勘探、野战医院、移动医院，国家应急救援队、省级医院救援队、勘探团队及一些有野外工作需求的相关部门、偏远缺水地区。

2. 主要特点

（1）拥有超滤、反渗透和脱盐多项技术，满足各种原水水质需求。

（2）净化后的水输出质量超过 WHO 标准。

（3）在最佳条件下耐用性可达 10～15 年。

（4）操作极简单，无须培训。

（5）高输出、占地少、易展开、展开时间快。

（6）多重电力解决：太阳能、外部电池、电网等。

3. 便携式净水机 现有的便携式净水机大多使用超滤膜，主要为中空纤维超滤膜和陶瓷滤膜。中空纤维超滤膜目前发展较为成熟，也得到了很大的推广使用，中空纤维超滤膜有效膜面积大、水通量大、不易堵塞。陶瓷膜具有耐酸碱、耐高温、抗腐蚀等功能，同时陶瓷膜有着较好的热稳定性，使用寿命长、易清洗。但由于陶瓷膜材质少、质脆，国内生产技术不成熟，生产成本高，因此应用也相对较少。

反渗透膜是一种利用特殊材料模拟生物半透膜制成的具有半透性能的薄膜。净水机所采用的反渗透膜孔径可达到 0.0001 μm，工作时，在进水侧施加一定的压力，使水分子通过反渗透膜，而溶解在水中的重金属、细菌、病毒、有机物等有害物质无法透过反渗透膜，从而去除水中重金属、农药、三氯甲烷等污染物。反渗透膜的性能受温度、压力、原水 TDS 值的影响显著，水温上升时，产水量会大幅上升，水温下降时，产水量会大幅下降。反渗透膜较超滤膜过滤更加彻底，但反渗透膜过滤所需压力大，需要加压装置，因此导致净水机体积变大，且反渗透膜使用寿命较短。详见图 16-5-1。

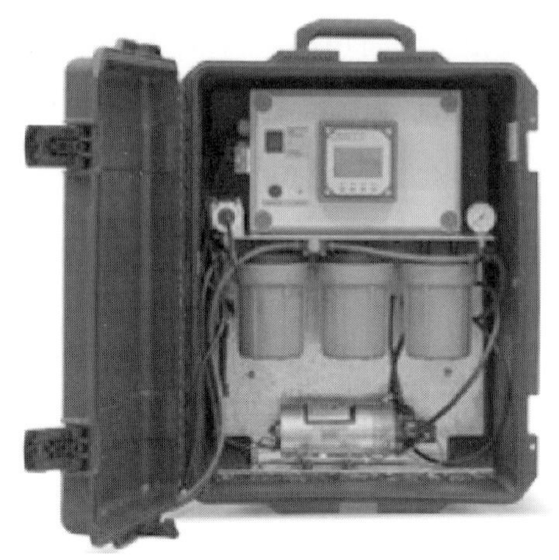

图 16-5-1　便携式净水机外形图

最小设备可达每天 720 L 的输出量，可供 144 人，每人 5 L 水；饮用水技术可在 10 min 内组装完成；操作简易，无须经验；内带电池；有多种供电方式：太阳能、外部电池、电力网；重量轻、高移动单元。

4. 大型净水设备　最大净水量为 550 L/h，日产量最多 13200 L。详见图 16-5-2。

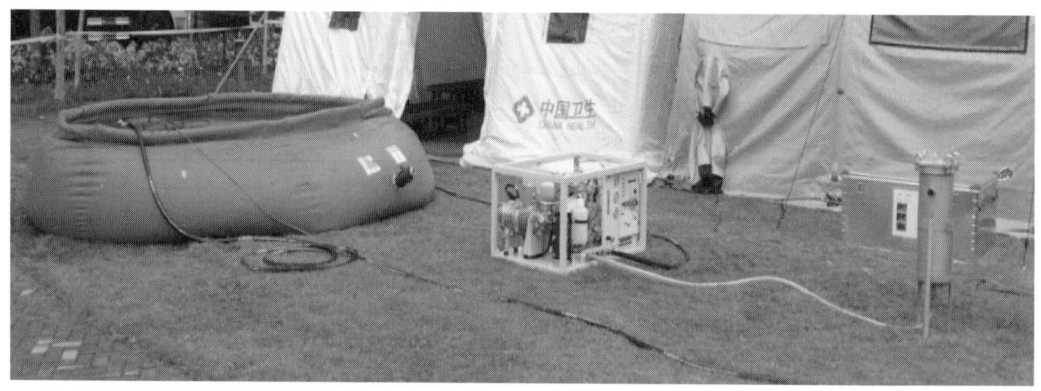

图 16-5-2　大型净水设备外形图(全套)

第六节 发电供电保障

供电装备是为救援医疗照明、医疗仪器设备和技术保障装备提供电力的电源和配电装备的统称。随着现代救援装备的发展,越来越多的先进的诊、检、防、救、治医疗仪器和设备被广泛用于医疗救援。同时,为了改善医疗环境,也大量采用了空调装备。这些装备对医用供电的数量要求随之增多、质量要求也随之增高,使得救援医用供电装备在救援卫生装备和救援实践中的地位不断提升。没有足量优质的救援应用供电,救援卫生装备就发挥不出作用,也就无法完成医疗救援任务。

一、发电供电设备发展概况

早在 2500 年前,人们就发现了琥珀与毛皮摩擦生电的现象。1768 年,瓦特改良了蒸汽机。1831 年法拉第发现了电磁感应定律,两年后皮克西利用磁铁与线圈之间的相对运动,再加上一个换向器制成旋转磁极式直流发电机。1878 年法国建成了第一座水力发电站。1882 年,爱迪生建造了第一座直流发电厂。1883 年戴姆勒制造了汽油机,1897 年迪塞尔制造了柴油机,此后随之出现了汽油发电机和柴油发电机。进入 20 世纪中叶,苏联制造了第一座原子能核电站。

医用供电装备的发展趋势:

运用先进发动机技术,将航空航天技术用到发电装备中,提高发电装备的效率和功率,外军已有采用燃气轮机和燃气电池发电装备。

采用降噪技术和抗干扰技术,提高发电装备的生存能力和防护能力。

运用智能控制技术,提高发电装备自诊断、自保护水平和自启动与无人值守、供电的能力。

采用供电系统或网络供电,提高供电的质量和可靠性。

二、供电装备分类或基本类型

(一) 按机动类型分类

1. 发电机组 发电机组实际上是便携式和移动式的轻型移动电站,由汽油机或柴油机驱动,带动发电机发电,另外配有一个控制盘进行发配电的控制。早期的发电机组比较笨重,电压和频率精度较差。近年来,随着相关技术的进步,发电机组的技术水平、稳定性和可靠性大为提高,维修量减少,体积质量也大为减小,一般可达到每千瓦 20 kg,噪声也可降至 60 dB 以下。

2. 移动电站 移动电站的一般容量为数十至数百千瓦,将发电机组固定安装在汽车或拖挂车上,作为自行式发电装备使用,机动性能强。一般采用柴油机,动力性能稳定,工作可靠,可以达到自动补充燃料、机油和水,在出现超载、短路、超速、水温过高、机油压力过高或过低时,可进行自动保护、自动启动、自动切换,并可以达到 240 h 无人值守发、供电。

3. 自发电系统 自发电系统是直接安装在厢式工程车或功能方舱内的一种发电系统,以汽车发动机为动力,通过传动结构带动发电机运转发电,它能随车舱一起机动,保障技术车辆的供电,具有良好的机动性。随着汽车自发电系统相关技术的迅速发展,新一代自发电系统的整体技术水平迈上了一个新台阶。由过去的简单驱离、机械调速、人工控制的简单发电装置发展为集传动技术、电子调速技术、数字技术于一身的机电一体化自发电系统。今后自发电系统的应用范围将从轮式车辆发展到履带式车辆，工作方式会从车辆驻车发电发展到车辆在行驶中发电。

4. UPS UPS(uninterrupted power system)即不间断电源系统。UPS是一种含有储能装置，以逆变器为主要组成部分的恒压、恒频的不间断电源。它是野战医用供电系统中的新成员，是一种辅助供电装备，随着技术的进步，UPS将迅速取得发展，其具有以下特点。

(1) 智能化：实时监测、自诊断、自动故障应急保护、自动实时显示和记录、信息交换、程序控制、无人值守。

(2) 高频化：变换电路的频率高，使得用于滤波的电感、电容大大减少，UPS的效率、噪声、体积、动态响应特性和精度大大提高。

(3) 绿色化：UPS电源除加装高效输入滤波器外，还在电网输入端采用功率因数校正技术，既可消除电源本身由于整流滤波电路产生的谐波电源，又可以补偿功率因数，使UPS的输入功率因数达到0.98以上。

(二) 按动力类型分类

1. 汽油发动机 汽油发动机有二冲程和四冲程之分，二冲程多用于小型发电机组，四冲程多用于功率较大的发电机组。

二冲程汽油机与四冲程汽油机相比，具有以下优点：做功能力强(二冲程汽油机的功率是四冲程汽油机的1.5～1.6倍)。运转平稳、结构简单、润滑方便。

二冲程汽油机的主要缺点：废气排尽困难，经济性较差，燃烧混合油容易造成气缸内积炭，采用油雾润滑，润滑效果较差，易造成运动零部件磨损。

2. 柴油发动机 柴油发动机主要用于大功率发电机组，它是以柴油作为燃料的，它的做功方式和汽油机不同，汽油机是用火花塞将汽油混合气点燃的，而柴油机是靠高温高压将柴油压燃的。

柴油机与汽油机相比较，具有以下不同的特点：

(1) 进气：柴油机进入气缸的是新鲜空气，而汽油机进入汽缸的是汽油和空气的混合气。

(2) 压缩比：柴油机具有较高的压缩比，气缸内的空气温度达到500～700 ℃，压力达到2.9～4.9 MPa。而且汽油机的压缩比较低，压缩终了的温度和压力也较低。

(3) 经济性：虽然柴油机的价格比汽油机贵，但是柴油机的运行费用却比汽油机低得多。对于中小型柴油机而言，其燃油消耗率一般为160～210克/(马力·时)，而汽油机的燃油消耗率通常为280～450克/(马力·时)，柴油机的燃料消耗为汽油机的50%～60%，而柴油机的价格仅为汽油的50%，折算下来，柴油机的燃油消耗费用仅为汽油机的25%～30%。

(4) 可靠性：柴油机的寿命为汽油机的2～3倍。

(5) 安全性：柴油较之汽油不易挥发，安全可靠。

(三) 按控制方式分类

1. 基本型 这是最基本的一种形式，由内燃机、联轴器、发电机、励磁调压装置、油箱、消声器、底盘等组成，具有转速和电压自动调节装置。

2. 自启动型 该型号是在基本型基础上增加自动控制系统制成的，具有自动化功能。当市电突然断电时，该型机组能自行启动，自动切换开关、自动运行、自动送电，市电恢复以后能自动停机。在运行中，当机油压力过低、机油温度或水温过高时，能自动发出声光报警信号，当机组超速时，能自动紧急停机。

3. 自动化型　该型机组由性能完善的内燃机、三相无刷同步发电机、燃油自动补给装置、机油自动补给装置、冷却水自动补给装置及自动控制装置组成。它的自动控制装置采用可编程自动控制器(PLC)，除了具备自启动、自切换、自运行、自投入和自停机外，并配有各种故障报警和自动保护装置；此外，它还可以通过RS232接口，与主计算机连接，进行集中控制，实现遥控、遥信和遥测，实现无人值守发、供电。

三、常见的几种供电设备

(一) 小型汽油发电机

小型汽油发电机一般使用汽油机作为原动力，来拖动发电机工作。发电机有永磁发电机和励磁发电机两种。永磁发电机在转子上有磁铁，靠磁铁的磁性建立起磁场，当发动机拖动转子旋转时，就有了旋转的主磁场，然后靠定子线圈与旋转的转子之间的相对运动切割磁场，产生感应电流。励磁发电机的原理与永磁发电机的基本相同，但是励磁发电机的转子没有磁铁，也是线圈，所以要通过碳刷来给转子线圈提供一个直流电流，让转子线圈产生磁性，然后产生感应电流。

小型汽油发电机都是用发动机直接拖动发电机的，为了达到输出频率50 Hz的标准，发动机一启动就要维持在每分钟3000转的转速，对发动机而言是高负荷的运转，所以平时使用过后对发动机的保养要求是比较高的。

(二) 移动电站

移动电站是为室外供电提供服务的设备。移动电站系列有多种结构和功能，如汽车电站、拖车电站，移动低噪音电站、移动集装箱电站等。

1. 国产内燃机移动电站产品型号命名规则

(1) 首部：电站的额定功率(kW)，用数字表示。

(2) 中部：输出的电流种类、移动方式及电站形式。

输出电流种类用第一个字母表示：

Z："直"，直流输出

G："工"，交流工频输出

P："频"，交流中频输出

S："双"，交流双频输出

移动方式用第二个字母表示：

F："发"，发电机组

C："船"，船用机组

T："拖(挂)"，拖(挂)车电站

Q："汽"，汽车电站

其他含义用第三、第四个字母表示：

Z："自"，自动化机组

S："声"，额噪声机组

J："集"，集装箱

H："焊"，发电电焊两用机组

3）尾部：工厂变型符号，用数字表示，与前面的符号用"-"隔开。

2. 我军研制的移动电站 近年来，我军也自行研制了部分发电机组和移动电站。其特点是环境适应良好，能在－40～40 ℃、海拔 4000 m 的环境下使用。采用越野挂车和汽车底盘，机动性能良好；供电质量较高，运行可靠性良好；具备一定的智能化控制和遥控控制。

武警部队方舱医院所配置的制氧发电车，以武警方舱医院的功能要求为中心设计与之匹配的制氧和电力供应参数指标和作业能力，配备 2 台 104 kW 的发电机组，合计 208 kW，当负载总功率小于 104 kW 时开启一个机组；当负载总功率大于 104 kW 时开启 2 个机组。当一个机组出现故障时，降低系统用电量控制在 104 kW 内，保证另一台机组工作满足系统用电，同时维修故障机组。该制氧发电车可保障一个 50 张床位的武警方舱医院的制氧和电力供应。

（三）自发电系统

汽车自发电系统是以汽车自身的发电机为动力的一种电站设备。主要由动力及传动装置、电子调速系统、电控互锁及配电系统组成。

动力及传动装置将汽车发动机的动力经变速器、分动器、联轴器、同步传动带等传至发电机，电子调速系统包括控制器、执行器、传感器、直流电源等，用于控制发动机油门开度，自动调节和稳定发动机的转速。电控互锁及远程操纵执行系统用于车辆在行驶和发电两种状态的转换和互锁，以及自发电系统的操作控制。配电系统主要用于完成自发电和市电供电方式的转换，合理分配电源，向车内及车外用电设备的送电、断电，建立过压和漏电保护。

第七节　制氧供氧保障

制氧供氧保障是指能提供抢救伤病员所需医用氧气的各类制氧或供氧的设备和器材，它是救援卫生装备的重要组成部分。保证伤病员及时吸氧是降低死亡率、提高灾害现场救治能力的重要措施。重大自然灾害如地震、海啸等可在短时间内造成大量人员伤亡，而且伤情复杂，伤病员的休克发生率很高，急救手术和伤病员后送都需要大量氧气，另外发生在高原低压低氧环境下的自然灾害，救援队员在执行救援任务时对氧气保障的要求更高。因此，做好平战时的氧气保障工作十分重要。

一、制氧供氧设备发展概况

（一）制氧供氧发展历史

第二次世界大战后，在紧急医学救援中大范围应用的氧气保障装备是氧气瓶，型号单一。随着现代灾难救援对伤病员救治要求的不断提高，对医疗用氧气的需求量也越来越大。为了适应不同医疗单位供氧装备的需求，陆续开发出 0.5～40 L 各种不同容积的氧气瓶，为便于携带，氧气瓶材质也逐渐由碳钢向铝合金、树脂等轻型过渡。如急救车、救护直升机、各级救护所都配有 1～10 L 的氧气瓶，方舱医院、野战医院、医院船、舰艇等都配有一定数量 40 L 的氧气瓶。

20 世纪 80 年代后，液氧逐渐成为新的医疗供氧方式，它与传统的瓶氧供应方式相比，有许多优点：液氧罐体积小、质量轻、储氧量大，1 m^3 液氧相当于 800 m^3 氧气；液氧便于运输，既可以使用大容量液氧储槽(1～30 m^3)运输,也可采用小型液氧储罐(2～165 L)运输;液氧灌装方便,任何大容器均可向小容器灌氧且保证压力不降低;液氧储存压力低,只有 1.4 MPa,并有自动泄压阀,一旦压力过高,自动泄压,保障使用安全;液氧使用简单,不需用电,仅依靠一套气化装置就可得到医用氧气;液氧还可通过液氧泵向普通氧气瓶灌氧,可组建前方临时充氧站,适应使用瓶氧的场合。不足之处是液氧不耐储存,一般 2 个月不使用,液氧罐中的液氧就会蒸发掉,只适合短时间大量用氧的场合。

随着灾难医学救援对后勤保障要求的不断提高,完全依靠后方补充氧气已不能适应救援的要求,因此各国开始研制开发实战条件下就地制氧装备。目前,制氧装备采用深冷法,分子筛变压吸附法、化学法、电化学法等。

(二) 制氧供氧装备的发展趋势

1. 各种新型储氧材料不断推出　目前氧气的储存主要依靠高压(15 MPa 左右)气瓶,通常钢瓶与所存气体的质量比是 10∶1,因此钢瓶的使用和运输非常不方便。通过对气体吸附材料的研究,可以大大降低气体的储存压力,从而减轻气瓶的质量。通过对高比表面积的气体吸附材料(包括分子筛、活性炭、碳纳米材料等)进行研究,探索低压储氧的技术方法,以提供新一代的实战储氧装备。

2. 分离技术与材料不断发展　尤其是各种功能性膜材料的开发,使分离所需要的能耗越来越低,分离装备越来越小型化。

3. 模块化技术不断应用　野战制氧装备要求结构紧凑,便于运输,自动化程度高,操作简便,便于维修,并且应具备"三防"能力,供氧装备应整体协调,符合模块化功能要求。

4. 新的补氧途径不断探索　目前,人们对氧气的利用主要是通过呼吸完成的,近年来人们开始探索通过饮水补氧的途径。采用纳米技术,大大提高氧气在水中的溶解度,然后通过饮用这种富氧溶液,达到补氧的目的。富氧溶液直接进入血液,供人体利用,其效果与高压氧舱的效果相同,它将开拓实战氧气保障的新途径。

二、制氧供氧装备主要技术要求

(一) 储氧装备的主要技术要求

(1) 储氧装备属于易燃易爆和压力容器。在研制、制造、采购、试验等方面应严格按照国家有关规范执行。

(2) 装备型号应与卫勤保障的任务结合起来,便于运输、携带、储存和周转。

(3) 安全性因素。

(4) 规范化的标示和使用说明。

(二) 制氧装备的主要技术要求

1. 作业与基本功能指标

(1) 根据制氧方法、应用情况不同,氧产量可以从 0.35 m^3/h 至 50 m^3/h 以上不等。

(2) 对于深冷法制氧设备,开机 6 h,其氧产量达到设计要求时,氧气浓度应不低于 99%。对于变压吸附法制氧设备,开机 30 min,其氧产量达到设计要求时,氧气浓度应不低于 90%。其他指标应符合 GB/T 8981、GB 8986 的要求。

2. 一般要求

(1) 制氧装备的零部件,包括与氧气接触的各种外接件,在各种操作条件下,必须保证无油，所有零部件应考虑抗氧气、水分等的腐蚀。

（2）制氧设备的空气进口应位于污染最少的地方。所有正常使用的产品氧气接触的管道、阀门、接头在安装前应清洗，并脱去油脂。设备运行时，严禁烟火及各种可燃性物质。

（3）所有紧固件应牢靠，不得有任何松动，各种管路、管汇及阀门排列整齐，其连接处不得漏气。

（4）单人用的制氧设备噪声不得大于 55 dB(A)，其他规格的制氧设备不大于 85 dB(A)。

3. 适应性要求

（1）气候。

储存温度：－40～40 ℃。

工作温度：－25～40 ℃。

湿度：≤95%(25 ℃)。

（2）地区：应能在各种海拔高度下工作，但在海拔高于 1500 m 的地区工作时，允许因空压机作业能力下降而导致的产氧能力降低。

（3）连续工作时间≥48 h，最长封存时间 1 年。

（4）战场及有关特殊环境。

三防符合 GJB 1629《军事后勤装备防核、生物、化学武器通用规范》中 C1B1 级要求。防火材料应具有阻燃、自熄性，制氧装备附近应配置灭火器，设备承受运输行驶状况下的振动与冲击。

4. 后勤保障性

（1）装载运输：能适于汽车、火车、飞机和船舶运输要求。

（2）装卸搬运：应适合手工搬用或吊装。

（3）技术支援：使用时，应能驳接外接电源，为设备提供电力。

（4）储存管理：应能适合在棚库内储存。

（5）可靠性：设备在规定条件下，其平均故障间隔时间为 1000 h 以上。

（6）可维修性：制氧装备应有良好的可达性、互换性和较高的通用化程度，在成套产品中，应配有必要的备用件和专用工具等。

（三）制氧车(挂车)的主要技术要求

1. 环境适应性 考虑到我国地理、气候的特点，供氧装备应具有在我国绝大部分地区保持正常工作的能力。可规定供氧装备在下列综合条件下应能正常工作：

（1）海拔：5000 m。在海拔高于 1500 m 的地区使用，允许作业能力下降。

（2）储存极限温度：－55～70 ℃。

（3）工作温度：－41～46 ℃。

（4）空气相对湿度：≤95%(25°C)。

2. 车辆动力性指标 最高车速 80～100 km/h。

3. 车辆通过性能 应符合 GJB 79A《厢式车通用规范》规定，有越野要求的车辆离去角应不小于 26°，最小离地间隙不小于 220 mm。

4. 可靠性与可维修性 车辆首次故障间隔里程不小于 5000 km，车辆平均故障间隔里程不小于 2000 km，首次大修里程同 GB/T 13045 的规定，不少于 100000 km。

5. 车厢隔热性能及密封性能 为保证车内的设备能正常运行，车内除选择适当的采暖和空调设备外，还应保证车厢传热系数小于 2.5 W/(m^3 · ℃)。在地面降水强度极值条件下，车厢的门、孔口等的缝隙处无滴漏，顶棚及各壁无渗出。

6. 技术支援 停车时，应能驳接外接交流电源，为整车设备提供电力需求。提供发电挂车 380 V、50 Hz，或市电 380 V、50 Hz。

7. 人-机空间及操作方便性 要求厢体内部布局除符合工艺流程对设备间的相对位置及其设备操作、维修的要求外，同时还应满足底盘对其质心高度的要求，并方便人员操作和维修。

三、常见的制氧供氧设备

(一) 氧气瓶

氧气瓶是使用最广泛的一种供氧方式，它使用简单，不需要维护。但氧气瓶供氧存在许多缺点：钢瓶体大笨重，一个 40 L 钢瓶通常重 68 kg，搬运困难，医护人员和辅助人员劳动强度大；氧气利用率低，一个 40 L 钢瓶最多只能携带 7.5 kg(约 6 m^3)氧气；由于瓶氧容量小，因此压力变化快，无法实现等压大瓶向小瓶灌氧；氧气瓶充装压力高达 15 MPa，瓶氧对温度和碰撞很敏感，在烈日下曝晒都可能引起危险；氧气耗尽后需要运回氧气厂灌瓶，耗费运力。

(二) 液氧储罐

液氧是 20 世纪 80 年代后逐渐采用的新的医疗供氧方式，它与传统的瓶氧供应方式相比，有许多优点，此外，小型液氧发生器，由于质量轻、体积小，灌装和使用非常方便，更适用于野战条件。

(三) 制氧设备

1. 深冷法制氧装备 深冷法制氧装备利用环境空气就地制取氧气，先将空气压缩、冷却后液化，利用氧与氮沸点的不同(在大气压力下氧沸点为－182.9 ℃，氮沸点为－195.8 ℃)，通过精馏的方法分离制取氧气，在蒸汽与液体经过塔板接触时，高沸点的氧组分不断从蒸汽中冷凝而成为液体，低沸点氮等组分不断从液体中蒸发而变成气体，使冷凝液体的含氧量越来越高，上升气体的含氮量越来越高，达到把空气中的氧、氮分离的目的。深冷法制氧装备启动时间长，操作维修复杂，同时还需要消耗大量水，在用氧量较大时(氧产量≥50 m^3/h)，深冷法制取氧气最经济，用全低压流程制取 1 m^3 氧气的耗电量仅为 0.6 kW · h。根据需要，深冷法既可制取液氧，也可制取气氧。

2. 变压吸附法制氧装备 变压吸附法制氧装备是根据沸石分子筛对空气中各组分不同的吸附特性，利用环境空气就地制取氧气。该方法操作简单，将干燥的压缩空气输入已被抽真空的吸附器中，空气中的氮分子被分子筛优先吸附。随着压缩空气的通入，吸附器压力逐渐上升，当容器内的压力达所需压力时，打开出氧阀，氧气即从吸附器送出(出氧过程)。随着时间的延长，分子筛吸附氮分子能力逐渐下降，送出氧气纯度逐渐下降，需要把分子筛所吸附氮分子放出，达到解吸的目的。分子筛被解吸后又可充气、出氧。放空、充气、出氧是三个必不可少的连续过程。为了连续出氧，必须有两只以上吸附器相互切换，交替工作。变压吸附法制取氧气的缺点是得不到纯度较高的氧气，一般氧气平均纯度为 90%以上，最高纯度达 95%。变压吸附法制氧装备主要适用于氧产量较小的场合(一般氧产量在 1～30 m^3/h)。变压吸附法制氧装备提供的医用氧气压力一般不超过 1 MPa，若要使用瓶氧，还需压氧灌瓶装置。

3. 化学法制氧装备 化学法制氧装备是基于某种含氧物质在一定条件下能释放出氧气的性质而用来制取氧气的，如 1 kg 氯酸钾在加热分解时，能放出 270 L 氧气。化学法制氧的特点是产氧速度快，不需要电能。但由于产氧剂是一次性消耗品，成本较高，生产能力很小，化学法制装备仅适合某些特殊场合，短时间制备少量医用氧气。

4. 电化学法制氧装备 在电解槽中，当通直流电于水中时，水即分解为氧气和氢气。氧气积聚在阳极附近，氢气积聚在阴极附近。为了提高水的导电度，在电解槽中加入氢氧化钠(NaOH)或氢氧化钾(KOH)，使 1 L 电解液中含有 NaOH 0.3～0.4 kg，或含有 KOH 0.2～0.26 kg。每制取 1 m^3 氧气，同时可获得 2 m^3 氢气。每制取 1 m^3 氧气的耗电量为 12～15 kW·h。由于耗电量大，采用电解法制取大量氧气很不合适，而且由于氢气存在，很不安全。

（四）高压氧舱

1. 高原轻便加压氧舱 主要用于救治急性高原病患者，其使用压力达 0.05 MPa，在海拔 5000 m，舱内模拟高度可降至海平面。能使急性高原病患者的血氧饱和度和心率恢复至平原值，缓解并消除急性高原病症状。

技术参数：该舱长 1800 mm，直径 550 mm，舱重量 10 kg，泵重量 10 kg，极限压力 0.5 MPa，耐振动极限 1 kg。可在－20～30 ℃环境下使用，1 或 2 人即可携带。另外为满足对高原病患者现场救治的需要，美国、日本、俄罗斯都研制过类似的软体单人轻便加压氧舱。

2. 高原增压增氧车 高原增压增氧车是为预防出现高原缺氧状态和抢救、治疗急性高原病患者提供有效保障空间的产品，该车由武警部队救援医学研究所研制。在设计上首次实现了车舱内增压功能，医疗舱内可以实现在海拔 6000 m 地区提供相当于海拔 3000 m 的空气状态。适用于高原地区的军队卫勤保障、灾害医疗救援、施工人员后勤保障和旅游交通保障等，能有效缓解急进高原产生的高原反应，解决高原病危重患者救治及后送问题。

其具有以下主要特点：①机动性强：舱体与车辆底盘一体化设计，适合高原复杂路况。②自动化程度高，操作简单：所有设备集中控制，对舱内压力和气体成分自动检测，实现报警与增压联动控制。③安全可靠：主要设备双套配置，实时监测舱内压力、空气成分等指标，并采用发电机、市电和蓄电池不间断供电切换技术。④功能齐全：舱内配置医疗设备、吸氧设备、电视、空调、通信设备等。⑤应用范围广：改进配置后可作为高原上的通信指挥车、宿营车等特种车辆。

性能指标：①空载质量：15.95 吨；满载人数：8 人。②使用海拔高度：≤6000 m；医疗舱增压高度：3000 m；增压介质：空气；医疗舱内温度：15～30 ℃，空气成分，18%≤氧气浓度≤23%，CO_2 浓度≤0.5%，CO 浓度≤30 mg/m^3。③氧气瓶：15 MPa，10 L，7 个。

第八节 饮食营养保障

由于灾害救援行动存在着突发性、复杂性、多样性等特点，对救援后勤保障中的饮食营养保障就提出了很高的要求。能否提供可靠、及时、足量、质优的饮食保障是所有后勤人员必须要解决的问题。

一、饮食营养保障的特点

（一）反应的快速性

灾害救援行动往往事发突然，救援队没有时间做充分准备。这就要求各级保障力量必须具备相应的快速反应能力，确保在任何情况下队伍都能够立即出发执行灾害救援任务。这对后勤保障能力的应急性提出了更高要求。

（二）调运的应变性

灾害发生时当地的自然环境往往非常恶劣，交通条件差，灾害频发，严重影响了救援队执行救援任务，因此就要求救援队具有较强的适应能力，在调运上具有较强的灵活性。首先要求能够充分利用地方仓储、运输等资源，实施军地一体运输，形成高效灵活的灾害救援保障机制，提高灾害救援保障效率。其次要求能够统筹规划使用自身的运输力量，包括运输方式、运输工具、途中中转衔接等具体事项。最后要充分利用地方运力，力求运输效率最大化。

（三）方式的多样性

灾害救援行动通常涉及多方力量的合作，饮食供应既要满足救援队的需求，又要保障进入灾区救援的民间力量的需要，在特殊情况下还要保障受灾群众的吃饭问题，饮食需求量很大。此外，由于救援的持续时间、行动规模、执行任务地域上的不确定性，容易造成执行任务部队对饮食保障困难缺乏预见，对物资需求估计不足的现象。因此要求各保障部门必须审时度势，因地制宜、灵活采用热食保障、单兵食品保障、就地保障、前送保障等多种保障方式，提高应急保障能力。

二、事件发生时的饮食营养保障要求

立足复杂情况，要根据各种可能情况，充分考虑任务地区的安全环境、物资筹供能力、自然气候等因素，尽可能多预想几种困难情况，特别是要立足最复杂、最困难局面，完善饮食保障预案，对饮食保障需求、物资装备准备、人员分工、保障条件、保障方法、饮食安全等进行全面分析判断，拟制具体可行的保障方案。

根据我国各地地理环境、天文气象、季节气候等条件，预测可能发生灾害的地点和类型，经过专门机构论证后，在被预测的地区设置储备点，保障应急情况时的给养物资充足；各储备点在储备物资时主要以单兵自热食品、压缩干粮、罐头食品、脱水食品等方便食品为主，便于应急保障，方便队员食用，同时应适当储备给养器材。这样既便于实现平战结合，又能使饮食保障与救灾行动协调一致，紧跟救灾分队执行保障任务。要提高饮食保障分队的专业水平，具备快速反应能力、灵活应变能力和全天候保障能力。前期进入灾区的救援队，主要以携带的单兵野战食品解决吃饭问题；后续队伍综合运用饮食装备、给养器材和简易器材等多种手段制作热食。对交通受阻、补给困难的队伍，上级机关及时派遣饮食保障力量，采取车辆前送、水路补给和人力前送相衔接的方式接力保障；对于进入未通道路地区的队伍，采取空投空运方式供应保障。

三、特殊环境下营养保障常识

在救援过程中，由于救援条件艰苦、气候恶劣等，救援队员承受着巨大的体力负荷和心理负荷，机体处于一种应激状态。在这种状态下，大脑紧张活动和肌肉激烈收缩，使机体能量消耗骤然增多，物质代谢发生明显的变化，这些变化又随应激的方式、强度及持续时间的不同而异。给予及时、有效的营养保障，可改善救援队员机体的抗应激能力，保持和提高救援队的战斗力。下面介绍几种特殊环境下的代谢特点及营养需求。

（一）高温环境队员营养

1. 高温环境生理适应性改变 高温环境通常指 32 ℃以上工作环境或 35 ℃以上生活环境。人体在高温环境下，体温调节中枢受到刺激，通过神经和体液共同调节致大量出汗，通过出汗及汗液蒸发，散发机体代谢所产生能量，以维持体温相对恒定。大量出汗可致下列生理适应性改变。

（1）水及矿物质的丢失：在高温环境下，机体为散发能量而大量出汗。人汗液 99%以上为水分，0.3%为矿物质，包括钠、钾、钙、镁、铁等，其中最主要为钠盐，占汗液矿物质总量 54%～68%。如不及时补充，将致严重的水盐丢失，当机体丢失量超过体重的 5%时，可致血液浓缩，出现体温升高、出汗减少、口干、头晕、心悸等中暑症状。高温环境下每天从汗液丢失钾可达 100 mmol 以上，不适当补钾时，可使血钾及红细胞内钾浓度下降，机体对热耐受能力下降。

（2）水溶性维生素丢失：高温环境下汗液和尿液排出水溶性维生素较多，其中以维生素 C 流失最多，可达到 10 μg/mL，以每天出汗 5000 mL 计，从汗液丢失维生素 C 可达每天 50 mg。每 1000 mL 汗液含维生素 B_1 0.14 mg，其他 B 族维生素，如维生素 B_2、维生素 PP 等也有相应量的丢失。

（3）可溶性含氮物丢失：汗液中含有大量的氮，可溶性氮含量为 0.2～0.7 g/L，其中主要是氨基酸，丢失量为 206～229 mg/h。失水可促进组织蛋白的分解，尿氮排泄增多，蛋白质分解代谢增加。此外，还观察到高温下粪便中排出氮增多。在这种情况下机体极易出现负氮平衡。

（4）能量代谢增加：高温致机体基础代谢增加，同时机体在适应高温的过程中，经大量出汗、心率加快等进行体温调节，可致机体能量消耗增加。

（5）消化液减少，消化功能下降：高温环境下大量出汗致失水，是消化液分泌减少的主要原因；出汗伴随氯化钠丢失，使体内氯急剧减少，也将影响到盐酸的分泌；此外，高温可使体温调节中枢兴奋及伴随而致的摄水中枢兴奋，也对摄食中枢产生抑制性。这些共同作用的结果，就是高温环境下机体消化功能减退，食欲下降。

2. 高温环境的营养需要

（1）水和矿物质：补水以补偿出汗丢失水量、保持体内水平衡为原则，一天补水量需 3000～5000 mL。补水以少量多次为宜，温度以 10 ℃左右为宜。矿物质补充以食盐为主，一天补盐量需 15～25 g，以含盐饮料补充食盐时，其中氯化钠浓度以 0.1%为宜。钾盐及其他矿物质补充，可采用含钠、钾、钙、镁等多种盐的混合盐片。

（2）水溶性维生素：每天供给量为维生素 C 150～200 mg，维生素 B_1 2.5～3 mg，维生素 B_2 2.5～3.5 mg。

（3）蛋白质和能量：因高温环境下机体分解代谢的增加及氨基酸从汗液的丢失，蛋白质摄入量应适当增加，应控制在总能量 12%～15%范围内，优质蛋白占总蛋白质比例不低于 50%。能量供给以中国营养学会 DRI 的供给量为基础，当环境温度在 30 ℃以上时，每上升 1 ℃应增加能量供给 0.5%。

（4）采取促进食欲和消化腺分泌的措施：①注意调配多样化清淡可口的饮食；②把主餐

安排在早晚凉爽的时间；③进餐可备少量汤类；④可采取一日四餐制。

（二）低温环境队员营养

低温环境多指环境温度在 10 ℃以下，常见于寒带及海拔较高地区的冬季等。低温环境下，由于基础代谢可增高 10%～15%，人体总能量需求明显增加。同时，在寒冷刺激下，甲状腺功能增强，甲状腺素分泌量增加，使体内物质氧化所释放的能量不能以 ATP 形式存在，而以能量形式由体内向外散发。在低温条件下组织内三羧酸循环和涉及呼吸链的酶类活力都增强，琥珀酸脱氢酶和细胞色素氧化酶活力都明显增高，因此机体氧化产生能量的能力增强。上述这些条件都使机体在寒冷刺激下耗能增加。

1. 低温环境能量需求及宏量营养素需要　低温环境下，救援队员能量供给较常温下应增加 10%～15%。低温环境下机体脂肪利用增加，较高脂肪供给可增加人体对低温的耐受，脂肪提供的能量可提高至 35%～40%。碳水化合物也能增强机体对寒冷的耐受能力，作为能量主要来源，所供能量应大于总能量的 50%。蛋白质以占总能量的 13%～15%为宜，其中含甲硫氨酸较多的动物蛋白质应占总蛋白质的 50%，因甲硫氨酸是甲基供体，甲基对提高耐寒能力极为重要。

2. 低温环境微量营养素需要　北极地区及我国东北地区调查表明，低温环境下人体对维生素需要量增加，与温带地区比较，增加 30%～35%。随低温下能量消耗增加，与能量代谢有关的维生素 B_1、维生素 B_2 及维生素 PP 需要增加，建议每天维生素 B_1 供给量为 2～3 mg，维生素 B_2 2.5～3.5 mg，维生素 PP 15～25 mg。研究表明，每天补充维生素 C 70～120 mg、维生素 A 1500 μg，可提高机体对低温的耐受。

（三）高原环境队员营养

通常将海拔 3000 m 以上地区称为高原，其环境特点主要为大气压和氧分压低，气压随海拔高度上升而下降，大气氧分压随气压下降而降低；低气温低湿度，海拔每升高 100 m，气温下降 5～6 ℃，降雨量少，气候干燥，容易缺水。太阳、电离辐射强，沸点低，气流大，随海拔高度上升，液体沸点下降，风速增大。

1. 高原环境生理与营养代谢　在低气压环境中，组织中供氧不足，可出现高山适应不全与高山病。低气压环境如高原高空环境还往往伴有低温，故低气压环境对代谢影响常伴有低温影响。低气压使消化功能受到影响，胃张力降低，收缩减少，胃蠕动减弱，幽门括约肌收缩，胃排空时间延长，消化液分泌量减少，不能满足生理需要。缺氧可使消化腺分泌减少，唾液、胃液、胆汁及肠液分泌量皆减少，胃排空时间延长。

（1）能量代谢：机体在高原环境，其基础代谢、运动时的能量消耗都大于平原，气温每降低 10 ℃，需要增加 3%～5%能量才能维持平衡。

（2）蛋白质代谢：缺氧时蛋白质代谢主要表现为氮摄入量减少；蛋白质和氨基酸分解代谢加强；蛋白质合成率下降；血清必需氨基酸/非必需氨基酸值下降等。因能量摄入减少，体内蛋白质分解，机体出现负氮平衡。

（3）碳水化合物代谢：缺氧时食欲下降，食品摄取量减少，葡萄糖吸收减慢，血糖降低。儿茶酚胺分泌增加，糖原分解加强，合成酶活力下降，糖异生受阻，糖原储备减少。有氧代谢下降，无氧酵解加强，血乳酸含量增高。糖耐量曲线呈平坦型；高原对葡萄糖利用速度快于平原。

（4）脂类代谢：动物实验结果证明，血浆游离脂肪酸、甘油三酯、胆固醇、磷脂等均增高。

其代谢途径可能因脂蛋白脂肪酶活力减弱和激素敏感脂肪酶活力增强，脂肪分解大于合成，脂肪储量减少而血浆脂肪成分增高。

（5）水和电解质代谢：急性缺氧时，水代谢出现紊乱，体液从细胞外进入细胞内，细胞外液减少，细胞内液增加，细胞水肿。血清钾和氯含量增加，尿中钾和氯排出量减少，肾小球滤过率下降。

（6）维生素：缺氧时也影响维生素代谢。体内维生素消耗增加，血浆维生素含量和尿中排出量明显减少。增加维生素的摄入量可加速机体对高原环境的适应，可能是因维生素可减轻或预防缺氧情况下呼吸酶活性降低，从而提高机体对缺氧的耐力。

2. 高原环境各种营养素需要

（1）碳水化合物：在产热营养素中，碳水化合物代谢能最灵敏地适应高原代谢变化。采取高碳水化合物的饮食，每日至少摄入 400 g 糖（碳水化合物供能占总能量的 50%～70%），增加含糖量高的零食和饮料。保证碳水化合物的摄取量，对维持体力非常重要。

（2）脂肪：在高原缺氧情况下，机体利用脂肪的能力仍能保持相当程度。有人指出，在高原上人体能量来源可能由碳水化合物转向脂肪。由此可见，高原地区居民有较高的脂肪消化利用率。

（3）蛋白质：负氮平衡的原因是食欲不振和摄取量不足。高原合理饮食组成应是蛋白质、脂肪和碳水化合物分别占总能量 15%、25%和 60%较好。

（4）维生素：在缺氧条件下，体内维生素的需要量增加，补充多种维生素后可增强体力，减少尿中乳酸排出量并可改善心脏功能。在高原地区 B 族维生素、维生素 A、维生素 E、维生素 C 供给量，甚至可按正常供给量 5 倍供给。每日服用 400 IU 维生素 E、1000 mg 维生素 C 和 600 mg α-硫辛酸，可减轻氧化压力。

（5）矿物质：人体进入高原后，促红细胞生成素分泌增加，造血功能亢进，红细胞增加，有利于氧运输和对缺氧适应。所以铁供给量应当充足。通常认为，如体内铁储备正常，每天饮食供给 10～15 mg 铁，可以满足高原人体需要。

（6）水：高原空气干燥，水的表面张力减小，肺的通气量增大，每天失水较多，所以应适当增加水的摄入，摄入量每天应达到 3～5 L。

（四）应激状态下的营养

1. 应激状态的代谢特点 救援队员进行救援时，机体处于高度的应激状态。大脑紧张活动和肌肉激烈收缩，使机体能量消耗骤然增多，代谢旺盛。此时体内代谢产物堆积，血乳酸水平升高，使身体内环境发生改变。在这种情况下，机体对营养需要量也增加，故提供合理营养和平衡饮食，对增加救援队员的体力和耐力，在救援中快速消除疲劳、加速体力恢复具有非常重要意义。

2. 应激状态下的营养需要

（1）能量：在救援过程中，救援队员体力劳动强度大、精神压力大、能量代谢强度大是其显著特点，每天能量消耗量可以是正常人的 2 倍。三大产热营养素蛋白质、脂肪、碳水化合物产生能量比以 15%、30%和 55%为宜。

（2）蛋白质：机体处于应激状态，不仅消耗大量能量，也使体内蛋白质分解代谢加强，甚至可出现负氮平衡。此时，提供优质蛋白质，对于补充队员的损耗，增加肌肉力量，促进血红蛋白合成，加速疲劳消除具有重要意义。建议每千克体重蛋白质供给量为 1.5～2.5 g，优质蛋白量应占蛋白质摄入量的50%以上。

(3) 碳水化合物:因碳水化合物分子结构比蛋白质、脂肪简单,容易被机体消化吸收,其氧化时耗氧量少,产能效率高,最终代谢产物形成二氧化碳和水,不致增加体液的酸度。碳水化合物在体内主要以糖原形式储备供用。补充碳水化合物可考虑采用低聚糖、混合糖和多糖食品。通常每天碳水化合物供给量占总能量的55%~60%。

(4) 脂肪:产热营养素中,脂肪的产能量高,体积小,是救援队员较理想的储能形式,与碳水化合物成为高强度运动的重要能源。通常每天脂肪供给量占总能量的25%~30%。

(5) 维生素:因物质代谢快,能量需要很大,所以维生素的消耗也增多。同时认为维生素 B_1 与维生素 C 对增加耐力、提高肌肉活动的适应性和对疲劳的消除均有帮助。每天维生素 B_1 需要量为 4 mg,维生素 B_2 的需要量为 2 mg。

(6) 矿物质:钾、钠、钙、镁、锌、铜、铁等矿物质参与能量代谢。超强体力负荷或大量出汗时,矿物质的需要量增加。矿物质严重缺乏时,机体可出现恶心、呕吐、头痛、腿痛及肌肉抽搐等症状。所以应适当增加矿物质的摄入。

四、常见的饮食保障装备

(一) 国内救援食品介绍

目前,许多国家的灾难救援食品都是在军用食品的基础上研制的。如美国著名的人道主义援助口粮就是由美国军方食品研究机构——美军纳蒂克工程中心研制的。

该产品可为每人每天提供热量 2200 kcal,在世界范围的灾难救援中有着广泛的应用,我国在汶川大地震期间也接受过美国的该种援助口粮。

救援食品更重要的是对性能的要求,一般的救援食品应具有以下性能:食用接受性良好、效能高。

效能高的具体要求是可节省人体水分,不刺激口渴,具有良好的生津止渴功能;耐饥饿,可较长时间持续维持机体正常血糖水平;具有一定的镇静作用,能减少恐慌带来的代谢紊乱。

(二) 自行式炊事车

1. 基本功能 炊事车是救援装备系统组成之一,是救援装备系统中维持救援队伍自身生存的保障装备,能满足野外工作人员的一般的饮食需求。具有蒸饭、炒菜功能,可实现50人用餐要求。

2. 结构布局 炊事车采用驾驶室与车厢分离的厢式车结构,车厢为固定式大板方舱结构。根据功能需求,将舱体内部分三个部分,前部厨房间具有做饭、炒菜等功能,配置有洗菜池、橱柜、燃油灶、电饭锅、抽排油烟机及炊具、餐具等炊事设备设施;中部为储水区,后部为淋浴区。详见图 16-8-1、图 16-8-2。

3. 主要配置 主要由底盘、车厢、炊事设备设施、电气系统及辅助设备设施等构成。舱体采用固定式大板方舱结构。整车长×宽×高为 9000 mm×2500 mm×3535 mm;车厢长×宽×高为 6800 mm×2460 mm×2100 mm。具体配置清单见表 16-8-1。

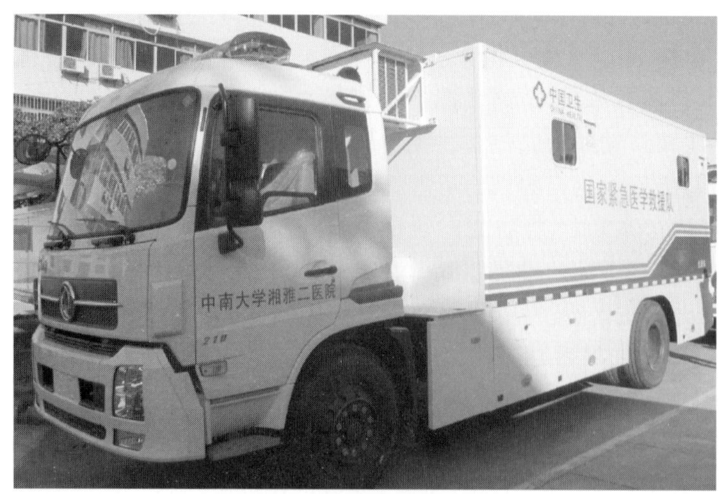

图 16-8-1　炊事车外形参考图

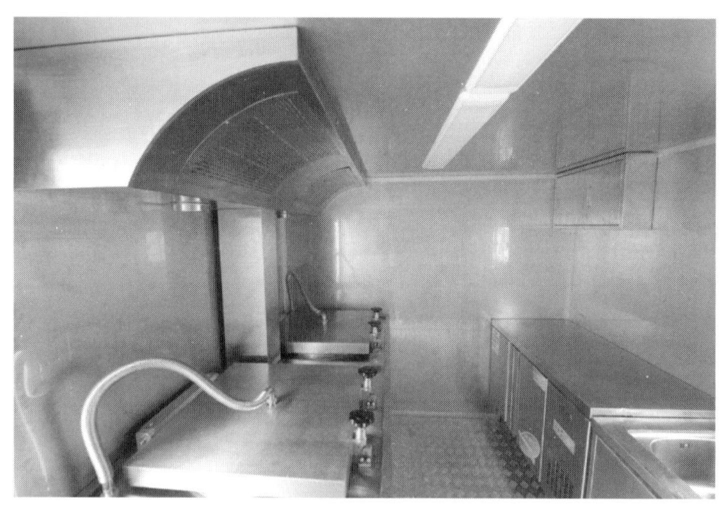

图 16-8-2　炊事车加工区示意图

表 16-8-1　炊事车主要配置清单

货 物 名 称	品牌/规格	数　　量
底盘改装	含副车架	1
倒车影像	定制	1
裙边箱	定制	1
车厢	6.5 米大板方舱	1
不锈钢内饰	定制	1
车厢外油漆	定制	1
地板(花纹铝板)	防滑、易清洁	1
车载冰箱	车载定制、冷冻	1
柴油灶(主食灶)	定制	1

续表

货 物 名 称	品牌/规格	数　　量
柴油灶(副食灶)	定制	1
主食蒸盘	定制	3
餐具	不锈钢	30
抽油烟机	不锈钢	2
吊柜	不锈钢	1
橱柜	不锈钢	1
洗菜池	不锈钢	1
水路	定制	1
净水机	定制(处水能力 600 L/h)	1
水箱	不锈钢(储水量 2×1 吨)	1
燃油热水器	定制	1
淋浴器	定制	1
配电系统	定制	1
配电箱	定制	1
电缆线及绕线盘	定制	1
长排警灯	TBD08000	1

（三）饮食箱组

野营炊事箱组，型号为 CS-L50，可满足 50 人队伍野营主副食制作供应需求。包括炊事帐篷、炊具、餐具等配套设施，现场展开为面积 12 m^2 的移动厨房，配置野营燃油炉具、餐具、软体储水罐、水盆等，1 h 可以完成 50 人份的主、副热食制作。海拔 5000 m 以下地区均可使用。

1. 炊事箱组内部配置　一套炊事箱组由 3 个集成箱组成，包括主副食燃油炉具；炒锅、蒸锅、高压锅等锅具；水盆、水桶、水勺等水具；菜刀菜板等用具。详见图 16-8-3。

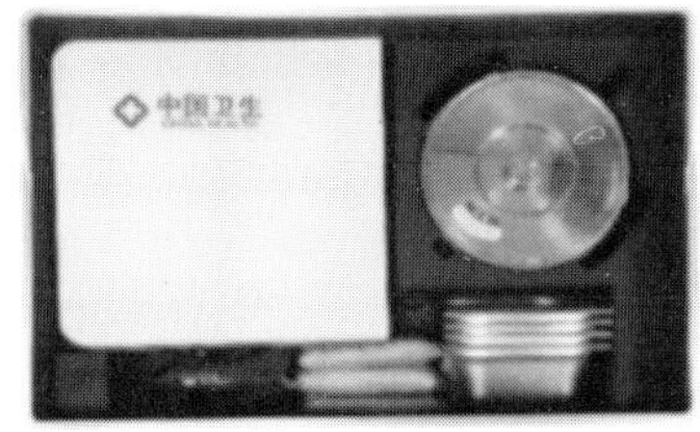

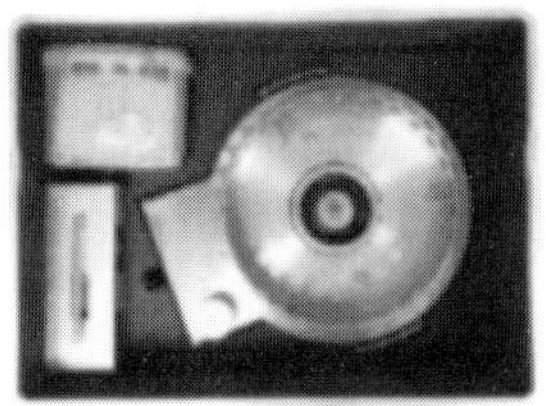

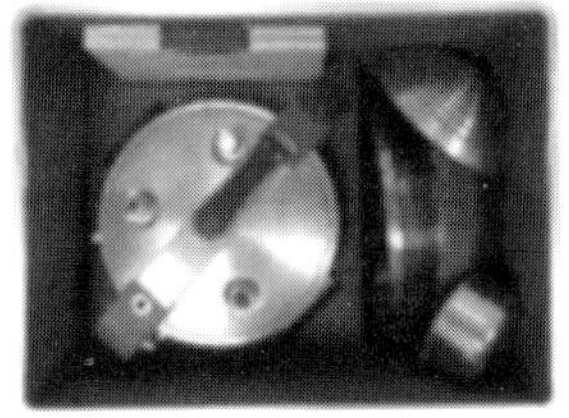

图 16-8-3　炊事箱组示意图

2. 炊事箱组特点和优势

(1) 配置创新型燃油炉,燃烧器以轻质柴油为燃料,火势连续可调,电子雾化,燃料与空气根据使用环境自动配比,燃烧更加充分。燃烧器状态电子检测,面板直观显示状态和故障代码。

(2) 定制型高压锅,37 L 大容积,采用 304 不锈钢制作,底部为高强度复合材料。极限压力可达 2.4 kg,是家用普通高压锅的 2.3 倍,六重安全保护,限压阀、安全阀、放气阀、开盖安全联锁装置、防堵罩和泄压防爆设计让使用更安全,锅底圆形加强筋延长使用寿命,让高压锅更耐用不变形。

(3) 定制型焖饭器,使高压锅具备烹煮米饭、面食的两用功能。特殊设计的不锈钢焖饭器,配合高压锅使用,让蒸汽更均匀,不糊锅,米粒饱满,配蒸笼蒸馒头、包子同样可以使用。

(4) 配置齐全。野营炊事所需的各种炊具、盆、水桶等用品配置齐全,方便使用。

3. 炊事箱组集成和包装 炊事箱组由三个箱体组成,采用航空铝合金材料包装箱,便于远程运输。

(1) 箱体材质和结构要求:航空铝镁合金材料,主材厚度≥1.5 mm。箱体内外均采用特殊工艺,在表面增加一层涂层,增强了硬度和耐磨性。

箱体上翻盖结构,正面配有 2 个锁扣,两侧各有 2 个拉手,拉手采用橡胶护手,内部结构加强设计。箱体外侧配有 4 个加强包角,一方面增加箱体强度,增强防护性能;另外使箱体可以码垛堆放,方便运输。

(2) 箱体大小要求:综合考虑 B737、B747、A320、A330 这 4 种常规运输机型,以及国家铁路、公路运输对货物单件和集装要求,并按国家卫生健康委员会相关规定要求采用两种规格集成箱组,分别为 1200 mm×800 mm×600 mm 和 800 mm×600 mm×600 mm 两种规格,符合上述 4 种机型收货要求。

(3) 箱体内部保护材料:箱体内部整体填充设备固定保护材料,采用大于 PU40 的高密度材料,配合内部存放的设备形状量身定制,充分提供固定和安全保护,保护材料环保无异味。

4. 箱组标识要求 箱体外部标识按国家卫生健康委员会相关规范要求,符合国家卫生应急移动处置中心标识中的规定。详见图 16-8-4。

集成箱组正面的左上角印制卫生系统统一形象标识,右上角为中国援外医疗队标识,箱组反面的左上角印制卫生系统统一形象标识,右上角为中国援外医疗队标识。箱组正面居中位置为装备功能模块的中文名称,箱组反面居中位置为装备功能模块的英文名称。箱组上面为国家卫生应急移动处置中心队伍名称(如“国家移动医疗救治中心”)。

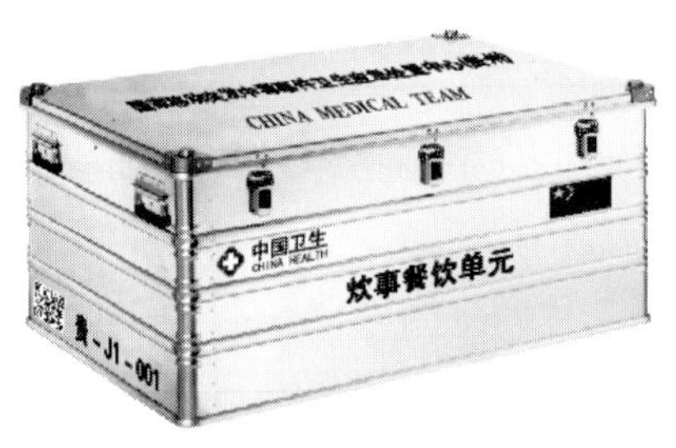

正面图(中文标识)

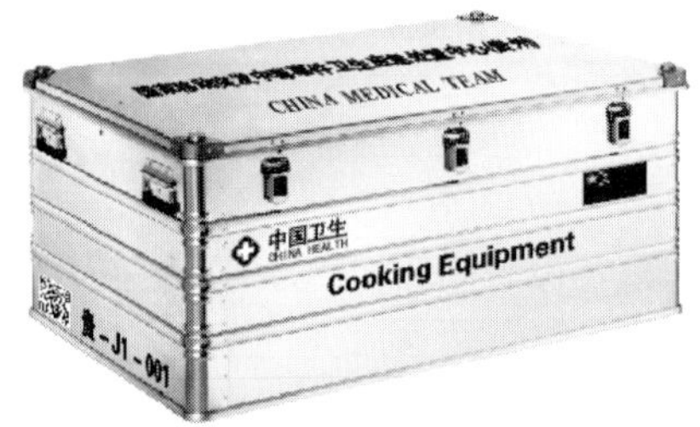

背面图(英文标识)

图 16-8-4 炊事箱组外观标识图

5. 炊事箱组应用实景 炊事箱组由三个箱体组成，采用航空铝合金材料包装箱，便于远程运输。详见图 16-8-5 炊事箱组运输、展开示意图。

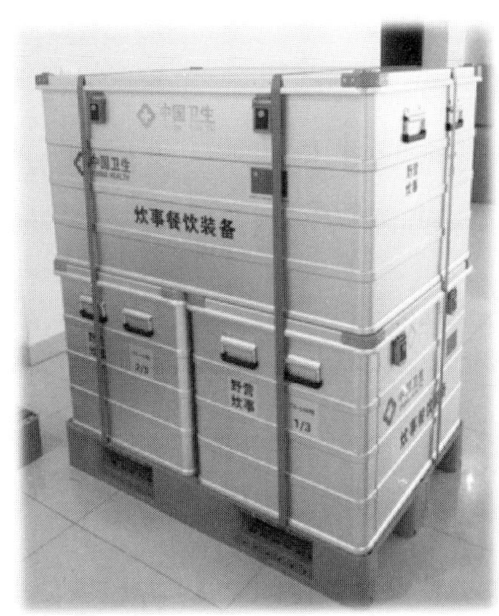

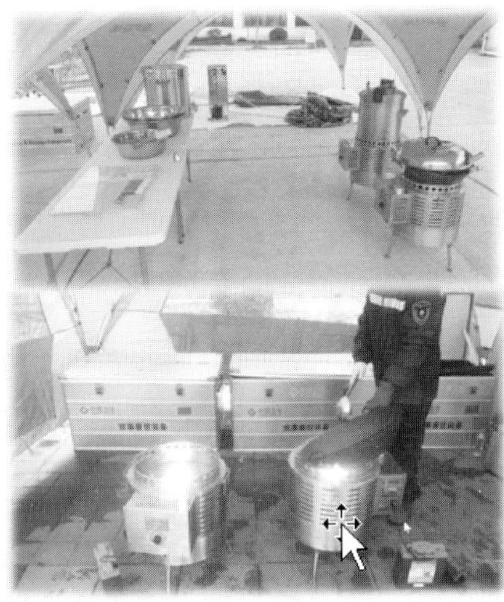

图 16-8-5 炊事箱组运输、展开示意图

6. 炊事箱组内部配置明细 炊事箱组由三个箱体组成，内部配置物品明细如表 16-8-2 所示。

表 16-8-2 CS-L50 型野营炊事箱组配置表

名　　称	单　　位	数　　量
1 号箱		
简易炊事帐篷	套	1
帐篷侧帘	个	3
不锈钢保温水桶	个	1
不锈钢汤桶	个	1
折叠水桶(100 L)	套	1
折叠操作台	张	2
不锈钢份数盆	个	2
主食燃气炉灶(小)	套	1
2 号箱		
高原型压力锅	套	1
焖饭器	套	1
笼屉	个	4
双耳炒锅	个	1
不锈钢盆	个	3
不锈钢漏勺	个	1

续表

名　称	单　位	数　量
2 号箱		
不锈钢水勺	个	1
切菜板	个	1
3 号箱		
副食燃气炉灶(大)	套	1
配套电瓶	套	1
不锈钢勺	个	1
不锈钢铲	个	1
厨具盒	个	1
菜刀	把	2
手套	双	1
油石	块	1
毛巾	条	1
刮皮器	个	1
油嘴清洗剂	个	1
点火器	个	1

参考文献

[1] 关小宏,程钢戈,潘广新,等.折叠式网架卫生帐篷的快速架设、撤收与技巧[J].空军总医院学报,2005,21(3):144-146.

[2] 白净,张永红.远程医疗概论[M].北京:清华大学出版社,2000.

[3] 柯尊彬.地区性医学资源共享的构想[J].现代医院,2004,4(3):85-86.

[4] 岳茂兴.灾害事故伤情评估及救护[M].北京:化学工业出版社,2009.

[5] 张璐,周建丽,温剑.汶川地震中卫星系统在救援信息保障中的应用[J].医疗卫生装备,2008,29(8):79.

[6] 温剑,赵广建,胡永峰.远程医学信息网与 HIS 及 PACS 整合的实现[J].中国医疗设备,2008,23(12):22-23.

[7] 傅征,任连仲.医院信息系统建设与应用[M].北京:人民军医出版社,2002.

[8] 闫庆广,吴宝明,李俊,等.全数字化野战伤员搜救与信息管理系统研制[J].中国医学装备,2006,3(9):3-6.

[9] 张忠义,李彦平,周文安,等.信息技术在野战医疗队中的初步应用[J].南京军医学院学报,2001,23(4):270-271.

[10] 董利.移动监护系统与 HIS 系统集成应用研究[J].福建电脑,2018,34(11),15-16.

[11] 李华.在院前急救中“远程医疗急救移动监护系统”的开发与实现[J].江苏卫生事业管理,2015,26(4):139-140.

[12] 陈伟,吴宝明,林金朝.院前急救移动监护终端中远程无线数据传输的实现[J].医疗卫生装备,2007,28(12):3-6.

[13] 栗文彬,罗二平,申广浩.军队卫生装备基础知识[M].西安:第四军医大学出版社,2013.

[14] 刘文,刘军红,杨素珺,等.野战条件下供氧装备新思路及方法[J].医疗卫生装备,2002,23(3):58-59.

[15] 孙振兴,樊毫军,侯世科,等.高原增压医疗保障车的研制[J].医疗卫生装备,2011,32(12):18-19,22.

[16] 何金圣,徐立平,杨积顺.野外超滤膜净水装置的设计及研制[J].中国医疗设备,2013,28(6):31-33.

[17] 张垚,王晓亮,张成飞,等.浅谈国内单兵野外饮水设备的发展现状[J].中国设备工程,2017,0(17):174-176.

[18] 罗蕾蕾,房文周,高毓蔚.灾害救援过程中的饮食保障[J].灾害医学与救援(电子版),2015,4(3),167-169.

[19] 石瑞婷.部队应急处突饮食保障研究[J].现代食品,2017,12(23):167-169.

[20] 冯志.野战饮食装备管理存在的问题及措施探讨[J].轻工科技,2015,31(12):152-153.